강박증의 통합적 이해

| 권준수 외 공저 |

Obsessive-Compulsive Disorder

학지사

| 머리말 |

1998년 6월 서울대학교병원 신경정신과에 강박증만을 전문적으로 치료하는 클리닉이 개설된 지 꼭 10년이 되었다. 그동안 강박증클리닉에서는, 학술적으로 국제회의 강박증 심포지엄에서의 발표를 비롯하여 SCI 등재 국제학술지에만 원저와 종설을 포함하여 40여 편 이상을 발표하는 등, 국내외적으로 강박증 연구와 진료에 주도적 역할을 해 오고 있다. 또한 임상적으로는 드러나지 않게 강박증상으로 고생하던 많은 분들이 클리닉을 방문하여 병세의 호전을 보이고 있으며, 완치의 희망을 버리지 않고 지속적인 치료를 받도록 도와주고 있다. 사회적으로도 일반인들에게는 잘 알려져 있지 않았던 강박증에 대한 이해를 넓힘으로써 환자들의 치료 환경을 한 단계 높이는 데 일조하였다고 자부한다.

강박증이 강박장애 또는 강박신경증이라는 병명으로 정신과 분야에서 분석과 치료의 대상이 된 지는 오래되었지만, 과거에는 유병률이 높지 않다고 여겨져 주목을 받지 못하였다. 하지만 최근에는 강박증의 유병률이 생각보다 많으며, 특히 강박증상과 관련이 있다고 보이는 증세, 즉 신체이형증, 건강염려증, 틱장애, 뚜렛 증후군, 섭식장애, 충동조절장애, 강박적 성격장애 등이 DSM-V에서는 '강박관련장애'에 해당되는 질환군에 포함될 가능성이 크기 때문에 지금까지의 환자 수보다 훨씬 더 많은 수의 강박증 관련 환자가 있을 것으로 생각된다. 그러나 강박증 치료에 적절한 치료방법이 제공되기 시작한 것은 1990년에 이르러서다. 약물치료로는 클로미프라민 이후 선택적 세로토닌 재흡수 차단제(SSRI)가 나오면서 치료 성적이 점차 좋아지기 시작하였고, 여기에 인지행동치료가 도입되면서부터 증상 호전과 재발방지에 큰 역할을 하게 되었다. 또한 뇌영상술과 분자생물학의 비약적인 발전으로 인해 많은 연구들이 수행되었고, 점차 그 원인과 병태생리가 밝혀짐으로써 치료에 많은 발전을 보이게 되었다.

강박증의 병태생리로 최근 가장 각광받고 있는 가설은 전두엽-선조체-시상 부위를 연결하는 신경회로의 이상이다. 이 신경회로 중 안와전두엽에서 선조체 안쪽으로 연결되는 직접신경회로는 외부에서 자극이 들어올 때 그 자극을 처리하는 기능을 하는 것으로 알려져 있다. 이에 비해 배외측전두엽에서 시작하여 바깥쪽 선조체를 통해 연결되는 간접신경회로는 새로운 자극이 들어왔을 때 기존 자극과 관련된 뇌기능을 억제하는 역할을 한다. 즉, 직접신경회로는 자동차의 엑셀과 같은 기능을 하고, 간접신경회로는 브레이크와 같은 기능을 한다고 볼 수 있다. 우리는 일상생활에서 무수히 많은 자극을 받는다. 그때 정상적인 뇌는 들어오는 자극이 다른 자극으로 바뀌면 그에 따라 적절한 반응을 보인다. 즉, 이전의 자극을 처리하는 직접신경회로는 그 작용을 약화시켜야 하고, 더불어 기존의 자극에 대한 처리를 억제시키는 간접신경회로는 오히려 활성화되어야 한다. 하지만, 강박증 환자의 뇌에서 직접신경회로는 활성이 감소되지 않고, 억제 기능을 하는 간접신경회로는 활성화되지 않는다. 따라서 새로운 자극이 들어오더라도, 기존의 자극에 맴돌면서 반복적인 강박사고와 행동에서 벗어날 수가 없는 것이다.

최근 본 연구팀은 약물치료를 하더라도 직접신경회로의 활성화는 정상화되는 데 비해, 간접신경회로는 변화가 없다는 사실을 관찰함으로써 강박증 치료의 새로운 패러다임을 적용할 가능성을 열었다. 이런 중에 좀 더 체계적인 강박증에 대한 전문가용 서적이 필요할 것으로 생각되어 본 클리닉을 운영하였던 정신과 전문의와 강박증을 전문으로 하는 외부 교수들에게 의뢰하여 책을 쓰게 되었다.

이 책이 나오게 되기까지 바쁜 시간에도 원고를 작성해 주신 선생님들께 감사드리며, 특히 외부에서 기꺼이 옥고를 주신 백기청, 김찬형, 채정호, 신영철 교수님, 서울대병원의 신민섭, 김붕년 교수님께 감사드린다. 또한 이 책의 원고 수집과 교정 등 번거로운 일들을 마다 않고 해 준 최정석, 장준환 선생에게 감사드리며, 학지사 김진환 사장님께도 심심한 감사의 뜻을 전하고 싶다.

무엇보다도 이 책은 강박증상으로 고생하는 환자들과 그 곁에서 환자 못지않은 힘든 시간을 함께하는 그 가족들이 아니었다면 나올 수 없었을 것이다. 아무쪼록 이 책이 강박증에 대한 이해를 넓히며, 나아가 강박증 치료에 대한 전문적 지식 취득에 미력이나 도움이 되길 바란다.

2009년 1월

연건동에서 권 준 수

제2부 강박증의 원인 및 생물학적 연구

제3부 강박증의 치료

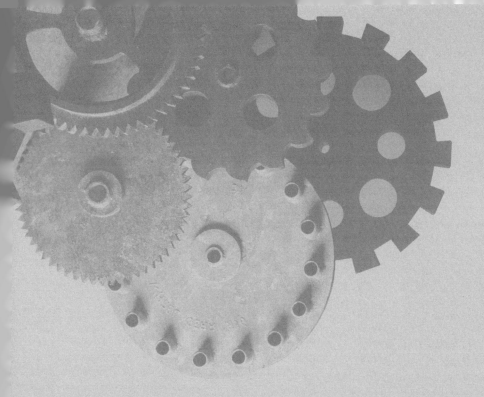

Part 1 ● 강박증상의
현상학적 이해

Chapter 1
강박증의 개관 및 역사적 변천

권준수, 정명훈

1. 정 의

 강박적인 생각과 강박적인 충동, 혹은 행동은 일상에서 흔하다. 문단속은 잘 했는지, 컴퓨터나 가스레인지의 불은 껐는지 확인하고, 다음 주에 있을 힘든 일에 대해 반복적으로 생각하기도 한다. 이런 현상은 우리의 생각과 행동 사이의 정상적인 되먹임(feedback) 반응이지만, 강박적인 생각이나 행동이 자주 나타나고 그 정도가 심하여 일상생활에 상당한 방해가 될 때 강박증으로 진단한다. 최근 연구들을 통해서 강박증 환자들은 뇌 회로 일부의 이상으로 지나치게 염려하고 같은 행동을 반복한다는 것을 알게 되었다. 즉, 환자들의 뇌 자체가 잘못된 정보를 보내고 있다고 할 수 있다.

 일반적으로 강박사고에 의해서는 불안이 증가하고 강박행동에 의해서는 불안이 감소하기 때문에 강박증은 불안이 핵심증상인 '불안장애'로 분류되고 있다. 한편, 최근 강박증을 불안장애와는 다른 범주로 간주하고 불안장애에서 분리하려는 움직임도 있다. 강박증상에 따라 그 내용이 비합리적이거나 기괴할 수 있으나, 그 외 다른 영역에서는 현실감이 유지되기 때문에 정신증으로 분류되지는 않는다.

프랑스의 Jules Falret(1824~1902)는 이러한 병적인 사고에 의해서 고통받고, 실수에 대한 지나친 염려에 지배되며 자기 의사와 반대로 생각하고 행동하는 현상에 대해서 '강박'이라는 용어를 처음 사용하였다. 이 용어는 독일의 Richard von Krafft-Ebing(1840~1902)에 의해서 지배와 강박사고를 의미하는 'Zwangsvorstellung'으로 번역되었는데 직역하면 저항할 수 없는 생각(irresistable idea)이란 의미이다. 이러한 강박이 임상에서 이론적 중요성을 띠고 알려지게 된 것은 바로 Sigmund Freud(1856~1939)에 의해서였고, Freud는 신경증의 구조에서 강박증을 히스테리 다음으로 중요한 구성 성분으로 평가하였다.

현재 강박증의 진단은 '정신장애의 진단 및 통계 편람 제4판(DSM-IV)'의 기준을 따르고,[1] 강박증으로 진단되기 위해서는 강박사고나 강박행동에 의해 사회적인 기능이나 역할이 심하게 간섭받고 저하되어야 한다.

강박사고는 '시작되기만 하면 침습적이고 무감각하게 경험되는 반복적이고 지속적인 사고, 생각, 표상 및 충동들'로 정의할 수 있는데, 예를 들면 사랑하는 자녀를 죽이고 싶은 반복적인 충동이나 신실한 사람이 신성모독적인 생각이 반복적으로 드는 경우가 해당한다. 환자는 이러한 사고, 충동, 심상을 무시하거나 억압하려고 시도하며 다른 생각이나 행동으로 중화하려고 노력하지만, 결국 강박사고가 사고의 주입처럼 외부에서 강요된 것이 아니라 자신의 정신적 산물임을 인식하게 된다.

강박행동은 강박사고로 인한 고통을 예방하거나 감소시키고 두려운 사건이나 상황을 방지하거나 완화하기 위해서 일련의 규칙, 상동적인 양상을 띤 반복적이고 의미가 있는 의도적인 행동으로 정의할 수 있다. 그러나 이러한 행위나 정신적 행위는 현실상황에서 중화시키려고 계획된 실제적인 방법과는 관련이 없거나, 관련이 있더라도 명백히 지나친 것이라고 할 수 있다.

DSM-IV에서는 일부 환자들이 반복해서 숫자를 센다든가 기도를 반복한다든지, 분단위로 당일 해야 할 일을 회상하는 등의 의식적인(ritualistic) 사고 형태의 정신적 강박행동을 경험한다고 보고하고 있다. 즉, 불안감을 없애기 위해 어떠한 생각을 끊임없이 하는 것으로 환자가 강박사고에 대해서 속으로 숫자를 세거나 기도를 하거나 세세하게 회상을 한다면 이러한 행동은 불안을 경감시키게 된다.

강박증상은 환자에게 현저히 고통을 초래하며 환자가 적어도 하루 중 한 시간 이상을 강박사고나 강박행동에 소비하게 만든다. 그 결과 환자의 일상생활이나

직업적 기능, 그리고 사회적 활동은 강박증으로 인해서 심하게 간섭받게 된다.[1]

DSM-III[2]에서는 강박사고가 뚜렛 증후군이나 정신분열병 등과 같은 다른 질환에 의한 것이 아니어야 했지만, DSM-III-R과 DSM-IV에서는 이 기준을 제외하였다. 그 이유는 강박증이 다른 질환과 공존할 수 있기 때문이다. 강박증이 양극성장애나 주요우울장애 등의 다른 정신과 질환보다 먼저 진단된다면 강박증과 다른 질환과의 공존이 더 분명해진다.[3] 강박증에서는 우울증이 흔히 동반이 되고 증상 자체로 환자의 기능이 저하될 뿐만 아니라 가족 전체도 무능력하게 된다. Rachman과 Hodgson[4]은 강박증으로 인한 기능 손상의 정도를 다음과 같이 말하고 있다.

독자들이 강박적인 사고나 행동이 얼마나 심각한지 이해하는 것은 어려운 일이다. 일례로 매일 아침 출근할 때 자기 집의 안전을 확인하고자 하는 지속적이고 강박적인 충동(urge)이 삶 전체를 왜곡시키고 저하시킨다는 것을 생각하는 건 쉬운 일이 아니다. 이러한 강박사고로 지속적인 고통을 받는 사람이 얼마나 힘든지, 이러한 증상이 얼마나 사람을 제한하고 일을 할 수 없게 만드는지 상상하기 쉽지 않다. 하물며 오염과 질병에 대한 극단적인 두려움으로 전 식구가 6개월마다 이사를 다니다 결국 전국을 다 돌아다니게 된 경우는 더욱 생각하기 어려울 것이다. 물론 강박증으로 고통받는 환자들이 모두 이 정도로 심각하진 않지만 그 고통을 평가 절하해서는 안 될 것이다.[4]

강박증은 이전에 알려져 왔던 것보다 훨씬 흔한데 과거에는 강박증 환자가 일반 인구의 약 0.05%로 추산되었으나 최근 연구들에 따르면 2~3%로 높은 평생 유병률을 보이고 있다. 이 부분은 이후 다른 장에서 좀 더 자세히 다룰 것이다.

2. 역 사

시간에 따라 질환의 개념이 변화하는 것에 있어 강박증도 예외는 아니다.

강박증은 역사적으로 오래된 질환으로 17세기에 William Shakespeare는 그의 작품을 통해 죄책감에 대한 강박사고로 반복적으로 손을 씻는 멕베드 부인의 증상을 묘사하였다. 당시에는 강박사고와 강박행동을 종교적 멜랑콜리(religious melancholy)의 증상으로 여겼는데, Oxford의 학감 Robert Burton은 「멜랑꼴리의 구조(Anatomy of Melancholy)」(1621)에서 "설교 시간에 침묵을 지키는 한 남자는 외설스럽고 적합하지 않은 말을 부지불식간에 큰소리로 말을 할까 봐 두려워하였다."라는 증례를 기술하였다. 또한, 북아일랜드의 Down & Connor의 주교 Jeremy Taylor는 「윤리관(Scruples)」(1660)에서 강박적 의심을 언급하였고, 영국의 Northwich의 주교 John Moore는 1691년 종교적 멜랑꼴리에 대한 설교에서 강박사고를 가진 사람들에 대해 "외설스럽거나 때로는 불경스런 생각을 짓누르고 억제하려고 전심을 다해 하나님께 간구하는 동안, 그러한 생각들이 당신들의 마음에서 떠오르고……. (중략) …… 그 생각을 억누르면 억누를수록, 더욱 증가한다."라고 묘사하였다. 당시에는 불경하거나 성적인 내용의 강박사고를 보이는 사람을 악마나 귀신 들린 것으로 여겨 치료는 종교적 믿음에 따라 이러한 악마나 귀신들을 내쫓는 의식이 치료법이었다. 즉, 엑소시즘(exorcism)을 최선의 치료법으로 여겨서 마귀를 내쫓기 위한 과정의 고통을 기꺼이 감수했고 드물게는 효과가 있는 경우도 있었다.

다른 질환들과 함께 세월이 지나면서 강박사고와 강박행동의 원인에 대한 관점은 종교적인 측면에서 의학적인 측면으로 변화하였다. 근대적 강박증에 대한 개념은 19세기부터 시작되었는데, 이 시기는 능력심리학(faculty psychology), 골상학(phrenology), 최면술(mesmerism) 등이 대중화되고 신경증이 신경병리적 상태를 의미하던 때였다. 당시 정신과 의사들은 정신질환을 철학, 생리학, 물리학, 화학 그리고 정치적인 사고를 통하여 연구하였다. 그들은 병식이 유지되는 강박증을 병식이 없는 망상과 구분하였고, 발작적이고 상동적이며 불가항력적인 충동과 강박행동을 구분하였다. 당시 유능한 정신과 의사들 사이에서도 강박증이 의지의 문제인지 아니면 정서나 지적인 영역의 문제인지에 대해서 의견이 일치되진 않았다.

1838년 Dominique Esquirol이 처음으로 정신과 문헌에 강박증을 편집광(monomania) 또는 부분적 광기(partial insanity)로 묘사하였다. 이후 1850년대 프랑스 정신과 의사들은 편집광의 개념을 버리고 강박사고와 강박행동을 상당히 넓은 범주로 이해하였다. 그 범주에는 현재의 공포증, 공황장애, 광장공포증, 건강염려증 등이 포함되어 있으며, 성도착증, 조증과 간질의 일부 증상도 포함되어 있다. Henri Dagonet(1823~1902)은 강박행동을 충동의 일부로 여겨서 강박증을 충동적 광기의 일종이라고 생각하였다. 즉, 격렬한 충동과 불가항력이 의지를 압도하여 강박사고와 강박행동의 양상으로 나타난다고 생각하였다. 반면에 Benedict Augustin Morel(1809~1873)은 강박증을 정서장애의 범주로 보아 자율신경계의 이상으로부터 기인한다고 보았는데 지적인 부분으로는 동반된 불안을 설명할 수 없다고 기술하였다. 한편, Valentin Magnan(1835~1916)은 강박증을 유전적 결핍에 의한 퇴행성 정신증이라고 보았다.

프랑스에서 강박증이 정동장애인지 아니면 의지의 문제인지에 대해서 논쟁이 있었던 반면, 독일에서는 강박증을 지적인 장애이며 편집증(paranoia)이라고 생각하였다. 1868년 Griesenger는 'Grunbelnsucht(되새기고 질문이 많은 질환, 골머리를 앓는다는 고어인 Grunbelen에서 기원)' 라는 용어를 사용하여 강박증의 세 증례를 발표하였다. 앞에서도 설명한 것처럼, 프랑스의 Falret가 도입한 강박이라는 용어는 Kraff-Ebing에 의해 독일어 'Zwangsvorstellung[강요되고 저항할 수 없는 표상(presentation) 또는 생각(idea)]' 으로 번역되었는데, 1877년 Westpahal은 강박사고를 지적 기능의 장애라고 주장하면서 'Zwangsvorstellung' 라는 용어를 사용하였다. 'Zwangsvorstellung' 라는 용어의 의미에는 정신적 경험과 행동이 모두 포함되어 있지만, 영국에서는 'Zwangsvorstellung' 이 강박사고로, 미국에서는 강박행동으로 각각 번역되었다가 현재는 이 두 용어가 절충되어 강박증(obsessive-compulsive disorder: OCD)이라는 용어가 널리 사용되고 있다.

19세기 후반에 강박증은 진단범주상 신경쇠약에 포함되었다가, 20세기에 들어 Pierre Janet(1859~1947)와 Freud 등에 의해 신경쇠약으로부터 분리되어 심리적 접근이 시도되었다. Janet[5]는 행동치료적인 기법으로 성공적으로 치료한 강박적인 행동에 대한 사례를 기술하였다. Freud는 '쥐 인간(the Rat Man)' 을 통해 강박신경증에 대한 정신분석 사례를 1909년에 출간하였는데, 그는 사고와 행동을 정서적인 면에서 고립시키려는 무의식적인 갈등으로부터 강박적인 생각과 행동이 기인한다고 여겼다.[6] 이후 강박증의 치료는 증상보다는 증상기저에 있는 무의식적인 갈등에 주목해서 강박행동 밑에 감추어져 있는, 개인이 자각하지 못하는 동기를 밝혀내는 데 초점이 맞추어졌다.

1950년대에 행동치료가 시작되면서 개념화된 학습 이론과 공포증에 대한 치료가 강박증에도 적용되었다.[7] 행동치료로는 비록 강박증상을 이해할 수는 없어도 1960년대 말과 1970년대 초에 강박적인 행동을 줄이는 효과적인 치료의 개발로 이어졌다.

오늘날 강박증에 대한 연구는 좀 더 의학적인 관점으로 돌아와서 뇌영상 연구, 유전연구, 신경심리 연구 그리고 관련 질환, 즉 뚜렛 증후군 등에 관한 연구가 활발히 이루어지고 있다. 그 결과 바닥핵(basal ganglia)과 전두엽(frontal lobe)의 장애에 대한 이론들이 제시되고 있고, 치료로서 변연계(limbic system) 부위에 대한 수술적 접근도 시도되고 있는 상태다.

서울대병원 강박증클리닉의 연구에서도 기존의 연구들과 일관되게 바닥핵이나 전두엽의 형태적인 변화가 확인되었으며, 강박증의 병리에 피질-줄무늬체-시상-피질(cortico-striato-thalamo-cortical: CSTC network) 영역이 관여하고 있음이 확인되었다.[8~10] 그 외에 다른 영역 중 특히 측두-변연계의 이상과 강박증과의 연관성도 관찰되었다.[11] 또한, 강박증상 유발 시 기능적으로 활성화되는 뇌 부위는 안와전두엽(orbitofrontal cortex)이나 꼬리핵(caudate nucleus) 등이었고[12] 신경심리검사에서도 강박증 환자들의 전두엽과 측두엽 영역의 장애가 확인되었다.[13]

한편 시대에 따라 강박증의 원인을 달리 보았던 것처럼 강박사고와 행동의 내용도 시대에 따라 변화해 왔다. 과거 역병에 대해 두려움을 느끼던 시대에는 역병이 강박증의 흔한 내용이었고 이후에는 매독이, 근래에는 암이, 최근에는 에이즈(AIDS)가 쉽게 접할 수 있는 강박사고와 행동의 내용이 되고 있다.

3. 강박증상의 분류

강박증은 단일한 질병으로 생각되었고 강박사고나 강박행동 또는 이 두 가지 모두를 갖는 경우를 DSM-IV의 진단기준에 따라 진단하였다. 그러나 최근 여러 특수 강박증클리닉에서 각 아형에 따라서 충분한 수의 환자를 모을 수 있게 되면서 전문가들은 다양한 아형에 따른 발병시기, 유병률, 병의 경과 등의 역학적 연구와 치료반응에 대한 연구를 수행할 수 있게 되었다.

강박증상은 (a) 청결에 대한 강박행동, (b) 확인행동, (c) 강박사고만 있는 경우, (d) 강박적 느림(obsessional slowness), (e) 복합된 강박행동 등과 같은 증상으로 나뉜다. Rachman과 Hodgson[14]은 강박행동의 아형을 묘사할 수 있는 심리평가

도구(Maudsley Obsessional Compulsive Inventory: MOCI)를 개발하였고, 그 결과 환자들의 48%가 청결에 대한 강박행동을, 53%가 확인행동을, 52%가 강박적 느림을, 60%가 의심하는 강박사고를 보이고 있음을 보고하였다. 환자들은 흔히 중복된 증상을 가지고 있었으나 대부분 한 가지의 주된 증상을 호소하였다. Rachman 과 Hodgson[4]은 질문에 답한 환자들을 확인군(checkers)과 청결군(cleaners)의 두 군으로 나눌 수 있었으며 주 증상이 강박적 느림인 경우는 드물었다.

현재 가장 널리 사용되고 있는 증상기술체계는 예일-브라운 강박척도(Yale-Brown Obsessive Compulsive Scale: Y-BOCS)의 증상목록(symptom checklist)으로 60개 이상의 강박증상들이 13개의 강박사고 및 강박행동 범주, 그리고 2개의 기타 증상 범주로 구분되어 있다. 서울대학교병원 강박증클리닉에 내원한 환자들의 강박증상을 Y-BOCS로 평가한 결과, 강박사고 중에서는 오염에 대한 공포(28.5%), 공격적 내용의 강박사고(20.0%) 및 신체적 강박사고(16.2%)가 가장 흔하였으며, 강박행동 중에서는 확인하기(49.2%), 세척행동(36.2%) 및 반복하기(31.5%)가 가장 흔한 증상이었다.[15]

다음은 강박증상 중 가장 흔한 청결에 대한 강박행동과 확인하는 강박행동에 대한 임상 사례를 요약한 것이다.

1) 청결에 대한 강박행동

대학교 때부터 결벽증을 보이다가 사회생활을 하면서도 나아지지 않아 집중적인 인지행동치료를 받고 있는 P라는 남자 환자가 있는데, 이 환자 자신이 기록한 생활 기록일지를 보면 직장에 출근하기 위해 씻는 시간이 총 5시간 10분으로 세부 내용은 다음과 같다.

용변을 보기 위해 변기 전체에 지저분한 것이 묻어 있는지 살펴본 다음 휴지로 변기를 닦는 데 33분, 7번 손을 씻고 나서 손톱 밑에 있는 때를 손톱으로 빼내는 데 12분, 눈 안을 뒤집어서 눈곱이 있는지 보고 눈곱을 빼내는 데 7분, 코를 풀고 나서 코 안에서 아무것도 나오지 않을 때까지 손가락으로 코를 후비는 데 23분, 면도를 할 때 면도한 부위를 반복해서 깎아 주는 데 35분, 이 닦는데 27분, 머리를 감으면서 몇 번이고 비누를 칠하고 헹군 다음 스펀지에 비누를 묻혀서 온 몸을 닦은 후 수건에 이물질이 묻었는지 확인해 보고 있으면 떼어 낸 다음 수건으로 몸의 물기를 닦는 데 2시간, 스킨 바르는 데 2분,

목과 팔에 향수를 뿌리는 데 1분, 손에 로션을 바르는 데 1분이 걸리며 심지어 얼굴의 버짐을 떼는 데 7분이 걸린다.

청결에 대한 강박행동을 가진 환자들은 지저분한 물건을 만지는 것을 피하고, 그들이 더럽다고 여기는 물건에 접촉하게 되었을 때 과도하게 씻게 된다. 이러한 청결군(cleaners)의 회피적인 행동은 공포증 환자들의 행동과 유사하여 Rachman과 Hodgson[4]은 이를 '공포-강박행동(phobic-compulsives)' 이라고 기술하였다.

2) 확인행동

주부 K씨는 고등학교 동창들과 강남의 한 음식점에서의 점심 약속 시간에 늦지 않기 위해서 자동차를 급하게 몰고 있었다. 일찌감치 집을 나왔지만 또다시 그 확인하는 습관 때문에 약속 시간에 벌써 30분이나 늦은 상태였다.

K씨는 출발하기 전에 네댓 번이나 가스레인지의 불은 껐는지, 수돗물은 잠갔는지, 마지막으로 방마다 전등은 껐는지를 확인하고 집을 나섰다. 동호대교를 지나 교차로를 지나려는 순간 신호등이 빨간 불로 바뀌어 갑자기 급정거를 했다.

"이놈의 신호등 때문에 더 늦겠네."라고 툴툴거리며 신호등이 바뀌기를 기다리는 순간, 갑자기 머리를 스쳐 지나가는 생각이 있었다.

"가스레인지 불을 끄지 않은 것 같은데……."

갑자기 K씨는 불안해지기 시작했다.

"아니야, 아까 집을 나오기 전에 몇 번이나 확인을 했지. 가스레인지의 꼭지를 오른쪽으로 돌려 불을 켜 보고, 또 왼쪽으로 완전히 돌려 불이 꺼졌는지 네 번이나 확인을 했잖아."

"내 기억이 맞아. 그런데 가스레인지 꼭지를 왼쪽으로 돌려서 끌 때, 그 다음에 다시 확인하려고 오른쪽으로 돌린 후 그냥 둔 것 같은데……. 만약 그렇다면 집에 불이 나는 것이 아닐까? 불이 나면 집은 어떻게 되지? 그동안 먹을 것 안 먹고 입을 것 안 입고 저축해서 겨우 집 한 채 장만했는데……."

K씨는 도저히 불안해서 견딜 수가 없었다. 이제 약속 장소에 거의 다 왔는데, 불을 껐는지 다시 확인하지 않으면 미칠 것 같았다. 결국 교차로에서 차를 돌린 K씨는 다시 동호대교를 지나 왔던 길을 되돌아 집으로 갔다. 문을 열고 집에 들어가자 가스레인지 불

은 쥐 죽은 듯 꺼져 있었다.

K씨는 다시 차를 몰아 약속 장소로 갔다. 물론 1시간 30분이나 지나서. 하지만 이제 친구들은 늦게 왔다고 탓하지도 않는다. K씨의 이 증세가 친구들 사이에 소문이 난 상 태이기 때문이다. K씨는 "외출 전에 확실하게 점검을 해야지." 하고 다짐하고 또 다짐 하지만 자신 스스로도 다음에는 어떻게 될지 확신할 수가 없었다.

위와 같이 확인행동(checking rituals)을 하는 환자들은 스스로 옳게 수행을 했 는지에 대해 '확신이 들지 않는다.'고 표현하며, 결과적으로 자신이 무언가 실수 하고 있다는 느낌을 갖게 된다. 따라서 이러한 환자들은 다른 사람들과 함께 일 을 하게 되었을 때 타인이 자신을 안심시켜 주기를 요구한다.[4] 환자들은 (a) 올바 르게 행동을 했는지, (b) 이 과정에서 누군가에게 피해를 준 것은 아닌지 강박적 으로 생각하고, (c) 나중에 위험할 만한 일이 생기지 않게 안심하고자 하는 확인 행동을 반복한다. 청결군과는 달리 확인군은 때로는 적극적으로 미래에 닥칠 파 국을 예방하기도 한다. Rachman과 Hodgson[4]은 이들을 '적극적인 회피군'이 라고 하였다.

강박증 아형에 따라 경과나 예후, 치료반응이 다르다고 알려져 있다. Rachman과 Hodgson[4]에 따르면 확인행동이 주된 증상인 경우는 증상의 발병이 늦고 발달 과정에서 초기 사회 학습의 문제가 중요한 역할을 하였다. 반면에 청 결행동은 갑자기 발현되고 발병 연령이나 남녀 성비가 다른 아형과는 달랐다.[16, 17] 또한 확인군과 청결군은 강박사고와 강박행동으로 인한 불안의 증가와 감소하 는 정도도 달랐다.

강박증은 다른 질환, 특히 정신분열병과 혼동되기도 했었고, 그 결과 많은 강 박증 환자들이 잘못된 진단으로 비효과적인 치료를 받기도 하였다. 강박증 환자 중에는 정신분열형 인격장애(schizotypal personality disorder)를 동반한 경우가 있는데 이 경우에는 약물치료나 행동치료 또는 두 가지 치료를 모두 적용해도 그 예후가 좋지 않다.[16~20] 또한 청결에 대한 강박행동을 보이는 환자들이 확인에 대한 강박행동을 보이는 환자들보다 행동치료와 약물치료에 좀 더 빠르게 잘 반 응한다. 강박행동 없이 강박사고만 보이는 환자들은 행동치료의 반응을 알기가 어렵기 때문에 다양한 항우울제와 좀 더 새로운 인지적 접근이 도움이 될 것이다.

4. 치료결과

과거부터 강박증은 예후가 좋지 않은 정신과 질환 중 하나로 여겨져 왔다. 그러나 최근의 연구를 통해서 볼 때 강박증의 예후에 대한 과거의 냉혹한 견해는 다소 과장되었던 것으로 여겨진다. 1940년대 후반부터 50년 가까이 강박증 환자들의 자연경과를 관찰한 연구에 따르면 환자의 20%가 완전한 회복을 보였고, 28%가 약간의 증상을 지닌 회복을, 35%가 증상은 남아 있으나 호전을 보였다. 따라서 전체적으로 83%에서 증상이 호전되었고 변화가 없거나 오히려 악화된 경우가 각각 9%, 8%이었다. 호전되지 않은 일부 환자들에게는 관찰 기간 후반부에서 수술치료와 클로미프라민(clomipramine) 약물치료가 시행되었고, 그 결과 대략 반은 회복이 되었고 나머지 반은 유의한 강박증상이 지속되었다.[21]

치료결과를 요약해 보면 다양한 심리 및 약물적 접근에 의해서 환자의 50~60%가 중등도 이상의 호전을 보이고 있으며 새로운 치료의 개발로 치료효과는 더욱 향상될 것으로 예상된다. 대략 60~80%의 강박증 환자들이 단기 행동치료나 약물치료 등을 통해서 강박행동이 중등도 이상 호전될 것으로 생각된다.

강박증이 난치성 질환임에도 (a) 강박증 전문 특수 클리닉의 등장, (b) 새롭고 효과적인 약물들의 사용, (c) 강박행동을 감소시키는 행동치료의 사용, (d) 행동치료와 약물치료의 병행, (e) 역학, 성격, 가족력 등에 대한 다각적이고 구체적인 연구, (f) 최후의 치료로서 효과적이고 안전한 뇌심부자기자극술(deep brain stimulation)이나 수술(psychosurgery) 등을 통해서 강박증의 예후 향상을 시도할 수 있을 것이다.

5. 결 론

강박증은 복잡다단한 양상을 보이며 뇌-마음-행동의 연결성을 연결할 수 있는 적합한 질환으로 여러 분야에서 다양한 접근이 이루어지고 있다. 과거 정신분석에서는 강박사고의 내용과 행동에서 성적이고 공격적인 상징을 찾아내었고, 행동주의에서는 학습 모델을 통해 불안을 줄이는 데 중점을 두었으며, 정신약물학에서는 적절한 약물의 투여로 강박증상과 강박증에 흔히 동반된 우울증이 호전되고 경감됨을 밝혀내었다. 또한 신경과와 신경외과에서는 특수 뇌 영역의 손상이 강박행동을 유발할 수 있으며, 일부 난치성 강박증 환자들에게는 수술적 치료가 증상을 완화시킬 수 있다는 것도 밝혀내었다. 신경심리학에서는 강박적 사고와 확인하는 행동을 보이는 환자들의 기억과 집중력의 장애에 대해 연구를 하고 있다. 결국 하나의 관점으로 강박증을 이해하기는 어려우며 여러 분야에서의 다양한 접근이 강박증을 이해하는 데에 도움이 될 것이다.

치료적인 측면에서도 상당수의 환자들이 중등도 이상의 호전을 보이고 있지만 더 나은 치료효과를 위해서는 아직은 좀 더 활발한 연구가 필요한 단계라고 할 수 있겠다.

참/고/문/헌

1. American Psychiatric Association: *Diagnostic and statistical manual of mental disorders*, ed 4, Washington, American Psychiatric Association, 1994.

2. American Psychiatric Association: *Diagnostic and statistical manual of mental disorders*, ed 3, Washington, American Psychiatric Association, 1980.

3. Baer L, Minichiello WE, Jenike MA: Behavioral treatment in two cases of obsessive compulsive disorder with concomitant bipolar affective disorder. *Am J Psychiatry* 1985; 142(3):358−360.

4. Rachman S, Hodgson R: *Obsessions and compulsions*, Englewood Cliffs, Prentice Hall, 1980, p. 203.

5. Marks IM: Review of behavioral psychotherapy, I: Obsessive compulsive disorders. *Am J Psychiatry* 1981; 138(3):584−592.

6. Freud S: *Three case histories*, New York, Macmillan, 1973. (Translated by P. Rieff; originally published in 1909.)

7. Wolpe J: *Psychotherapy by reciprocal inhibition*, Stanford, Stanford University Press, 1958.

8. Kim JJ, Lee MC, Kim JS, Kim IY, Kim SI, Han MH, Chang KH, Kwon JS: Grey matter abnormalities in obsessive−compulsive disorder: statistical parametric mapping of segmented magnetic resonance images. *Br J*

Psychiatry 2001; 179:330–334.

9. Kang DH, Kim JJ, Choi JS, Kim YI, Kim CW, Youn T, Han MH, Chang KH, Kwon JS: Volumetric investigation of the frontal–subcortical circuitry in patients with obsessive–compulsive disorder. *J Neuropsychiatry Clin Neurosci* 2004; 16(3):342–349.

10. Kwon JS, Kim JJ, Lee DW, Lee JS, Lee DS, Kim MS, Lyoo IK, Cho MJ, Lee MC: Neural correlates of clinical symptoms and cognitive dysfunctions in obsessive–compulsive disorder. *Psychiatry Res* 2003; 122(1):37–47.

11. Kwon JS, Shin YW, Kim CW, Kim YI, Youn T, Han MH, Chang KH, Kim JJ: Imilarity and disparity of obsessive–compulsive disorder and schizophrenia in MR volumetric abnormalities of the hippocampus–amygdala complex. J *Neurol Neurosurg Psychiatry* 2003; 74(7):962–964.

12. Shin YW, Kwon JS, Kim JJ, Kang DH, Youn T, Kang KW, Kang E, Lee DS. Lee MC: Altered neural circuit for working memory before and after symptom provocation in patients with obsessive–compulsive disorder. *Acta Psychiatr Scand* 2006; 113:420–429.

13. Shin MS, Park SJ, Kim MS, Lee YH, Ha TH, Kwon JS: Deficits of organizational strategy and visual memory in obsessive–compulsive disorder. *Neuropsychology* 2004; 18:665–672.

14. Hodgson R, Rachman S: Obsessional compulsive complaints. *Behav Res Ther* 1977; 15(5):389–395.

15. Ha TH, Youn T, Rho KS, Kim MS, Kwon JS: Symptom Dimensions of Obsessive–Compulsive Disorder and Their Relation to Comorbid Personality Pathology. *J Korean Neuropsychiatr Assoc* 2004; 43(1):46–53.

16. Minichiello WE, Baer L, Jenike MA: Schizotypal personality disorder: a poor prognostic indicator for behavior therapy in the treatment of obsessive–compulsive disorders. *J Anxiety Dis* 1987; 1(3):273–276.

17. Minichiello WE, Baer L, Jenike MA, Holland A: Age of onset major subtypes of obsessive–compulsive disorders. *J Anxiety Dis* 1990; 4(2):147–150.

18. Jenike MA, Baer L, Minichiello WE, Schwartz CE, Carey RJ Jr: Concomitant obsessive–compulsive disorder and schizotypal personality disorder: A poor prognostic indicator. *Arch Gen Psychiatry* 1986; 43(3):296.

19. Jenike MA, Baer L, Minichiello WE, Schwartz CE, Carey RJ Jr:Concomitant obsessive–compulsive disorder and schizotypal personality disorder. *Am J Psychiatry* 1986; 143(4):530–532.

20. Baer L, Jenike MA, Black DW, Treece C, Rosenfeld R, Greist J: Effect of axis II diagnoses on treatment outcome with clomipramine in 55 patients with obsessive-compulsive disorder. *Arch Gen Psychiatry* 1992; 49(11):862-866.

21. Skoog G, Skoog I: A 40-year follow-up of patients with obsessive-compulsive disorder. *Arch Gen Psychiatry* 1999; 56(2):121-127.

Chapter 2
강박증의 임상양상

하태현, 권준수

1. 서 론

강박증에 관한 과학적이고 체계적인 현대적 연구들은 지난 20년간에 주로 이루어졌다. 특히 세로토닌 재흡수 억제제(serotonin reuptake inhibitors: SRI)의 차별적 치료효과와 뇌영상학의 발전은 생물학적 병인론과 치료기전의 이해를 크게 발전시켰다. 그럼에도 불구하고, 강박증은 여전히 치료가 어렵고 많은 장해를 초래하는 주요정신장애로 남아 있으며, 궁극적으로 보다 특이하고 효과적인 치료법을 개발하고 적용하기 위해 더 많은 이해가 필요한 질환이다.

현 진단분류체계인 DSM-IV에서는 강박증을 '1시간 이상의 충분한 시간을 소모하거나 현저한 고통이나 장해를 초래할 만큼 심각한 강박사고 또는 강박행동'으로 정의하고 있다. 또한 경과 중의 어느 시점에서 강박증상의 불합리성에 대한 인식이 있어야 하며, 다른 I축 장애가 공존한다면 강박증상의 내용이 그 장애에만 한정되지 않아야 한다는 기준을 포함하고 있다.[1] 이 진단기준은 강박증을 감별하기 위한 현상학적 특징증상, 때로는 사회적으로 적응적이고 수용 가능한 행동과 병적 행동의 구분 역치, 공존장애와의 관련성 등을 고심한 결과물이라 할 수 있으나, 강박사고와 강박행동만으로 환원된 기술체계만으로는 대단히 복잡하고 이종적인 것으로 간주되고 있는 강박증의 임상양상을 포괄적으로 조망하기에는 부족하다.

18세기와 19세기에 걸친 영국, 프랑스 그리고 독일 의학자들의 기술은 각기 다른 관점에서 강박증의 주요 측면을 강조한다. 영국에서는 도덕관념(scruples) 또는 종교적 멜랑콜리(religious melancholy)라는 용어에서 시사되듯이 종교적, 도덕적 주제에의 집착과 우울증 사이의 관련성을 강조한 한편, 프랑스의 Dominique Esquirol과 Pierre Janet와 같은 학자들은 의심(Folie du doute)과 의지의 장애(Psychasthenia)로서 불안과 밀접히 연관된 증후군이라는 측면을 강조하였다. 독일에서는 좀 더 인지적인 측면을 강조하였는데, Westphal이 명명한 'Vorstellungen'은 비이성적 사고의 출현을 핵심적 병리로 간주하는 것이었다. Westphal은 비이성적 사고를 '정신적 틱(tic)'으로서, 인지적으로 표현되는 신경학적 사건으로 보고자 하였다. 그가 사용한 '유산된 광기(abortive insanity)'라는 용어는 정신병(insanity)과는 구분되는, 사고의 비합리성에 대한 인식을 기술한 것이었다.[2] 이러한 고전적 기술은 현 진단분류체계의 현상학적 조작적 정의를 넘어 이 장애를 이해하기 위한 중요한 내용들을 시사한다고 생각된다.

강박증은 약 3분의 2 이상에서 다른 정신장애, 특히 우울과 불안을 주 병리로 하는 공존장애를 지니며, 틱장애나 기타 신경학적 문제와 관련이 깊을 뿐 아니라, 이들 공존장애 혹은 공존정신병리는 치료반응이나 경과에 상당한 영향을 미친다. 공존장애의 개념 자체가 현대적 진단분류체계의 인공적 산물이라는 지적을 염두에 둔다면,[3] 강박사고와 강박행동으로 환원된 개념의 강박증에 수반된, 잠재적으로 강박증의 주요 측면을 내포하고 있는 다른 정신병리에 대한 이해의 중요성을 충분히 짐작할 수 있다. 따라서 강박증을 이해하기 위해서는 공존정신병리의 의미를 보다 활발히 연구해야 할 필요가 있다. 한편, 최근에는 강박증상의 표현 자체로부터 아형을 구분하기 위한 실마리를 찾고자 하는 노력이 활발하다. 수백 가지에 이르는 다양한 강박증상들로부터 의미 있는 증상 표현형을 구분하고 각 표현형의 공존장애, 치료반응이나 경과, 병태생리 등과의 관련성을 찾고자 하는 것이다.

이 장에서는 이와 같은 맥락에서 강박증의 현상학에 관한 문헌 고찰과 서울대학교병원 강박증클리닉의 자료분석 결과들의 검토를 통해, 강박증의 임상양상을 이해하고 나아가 임상적으로 의미 있는 아형 구분의 가능성을 논하고자 하였다.

2. 강박증의 임상양상

1) 강박증상: 강박사고와 강박행동

DSM-IV는 강박사고와 강박행동을 〈표 2-1〉과 같이 정의한다.

DSM-IV에서는 강박사고와 강박행동의 구분을 그것이 불안이나 고통을 일으키는지 혹은 불안이나 고통을 줄이거나 해소하는지에 근거한다. 이것이 강박행동을 행위에 기초하여 기술하고 있는 ICD-10[4]과의 차이점이다. 예를 들면, 불안을 감소시키기 위해 기도문을 머릿속으로 반복하는 것과 같은 증상은 DSM-IV에서는 불안을 감소시키는 데 기여한다는 점에서 강박행동으로 간주되나 ICD-10에서는 강박사고로 간주된다. 또한 ICD-10은 강박증의 진단에 연속한 2주 이상의 기간을 요구한다.

강박사고의 침입적이고 부적절한 성질은 '원치 않는 생각'이라는 자아 비동조적(ego dystonic) 특성을 지닌다. 그러나 강박사고는 자신의 정신적 산물이라는

〈표 2-1〉 DSM-IV 강박증상의 정의[1]

구분	DSM-IV의 정의
강박사고	(1) 반복적이고 지속적인 사고, 충동, 또는 심상. 이 주요 증상은 장애가 경과하는 도중 어느 시점에서 침입적이고 부적절한 것이라고 경험되며, 현저한 불안이나 고통을 일으킨다. (2) 사고, 충동, 심상은 실생활 문제를 단순히 지나치게 걱정하는 것이 아니다. (3) 개인은 이러한 사고, 충동, 심상을 무시하거나 억압하려고 시도하며 다른 생각이나 행동에 의해 중화하려고 한다. (4) 개인은 강박적인 사고, 충동, 심상이 [사고주입(thought insertion)과 같이 외부에서 강요된 것이 아닌] 개인이나 개인 자신의 정신적 산물임을 인정한다.
강박행동	(1) 반복적인 행동(예: 손씻기, 정돈하기, 확인하기) 또는 정신적 활동(예: 기도하기, 숫자세기, 속으로 단어 반복하기). 이러한 증상은 개인의 강박적 사고에 대한 반응으로, 또는 엄격하게 적용되어야 하는 원칙에 따라 수행되어야 한다는 압박감을 동반한다. (2) 강박적 행동이나 정신적 활동은 고통을 예방하거나 감소하고, 두려운 사건이나 상황을 방지하거나 완화하려는 것이다. 그러나 이런 행동이나 정신적 활동이 중화하거나 방지하려고 하는 것과 현실적인 방식으로 연결되어 있지 않으며 명백하게 지나친 것이다.

점을 분명히 인식할 수 있다는 점에서 정신병적 사고내용과는 뚜렷이 구별될 수 있다. 강박사고는 그것에 의해 야기된 정서적 불편함을 해소하고자 하는 목적의 어떤 행위, 즉 강박행동을 하고 싶은, 저항하기 어려운 강력한 욕구를 일으킨다.

가장 흔한 증상으로는 오염에 대한 공포인 강박사고와 청결을 유지하고자 지나치게 세척하는 강박행동을 들 수 있다.[5] 어떠한 오염물질이나 병균 등으로 손이 더러워졌을지도 모른다는 강박사고는 강한 불안과 손을 씻고 싶은 강력한 욕구를 야기한다. 통상 이러한 경우에 강박증상이 단순히 오염공포와 세척행위에만 국한되지는 않는다. 자신의 더러워진 손을 통해 가족이나 다른 사람들을 오염시킬지도 모른다는 걱정이 흔히 동반되는데, 이는 잠재적인 죄책감과 불안감을 더욱 증폭시키고 가능한 오염경로를 가정하고 기억하기 위해 애써 자신의 행위경로를 반추하는 데에까지 이어진다. 오염의 범위가 손을 벗어나 다른 사물들로 점차 확대되며, 세척행위는 끊임없이 그 대상을 확대시켜 나갈 수도 있다. 한편, 다른 사물을 오염시키지 않도록 최소한의 접촉만을 시도하면서 행동반경을 스스로 제한시켜 나가기도 한다. 오염되지 않은 청결한 공간과 오염에 노출된 공간이 관념적으로 설정되며, 오염되지 않은 공간의 청결이 유지되고 있다는 안도감은 대부분이 강박행동인 각고의 노력을 통해서라야만 얻어질 수 있게 된다.

때로는 이러한 강박행동이 매우 복잡한 양상을 띨 수 있다. 단순히 손을 씻는 행위는 당장의 불안을 떨치는 데에는 효과적일 수 있다. 그러나 그 안심은 너무나 짧은 것이어서, 오염에 대한 공포로 전치된(displaced) 불안은 '혹시나 오염물이 완전히 씻기지 않았다면', '혹시나 놓친 부위가 있다면' 등의 걱정을 끊임없이 생산한다. 이 걱정은 또다시 반복되는 세척행동을 요구하며, 결국은 더 많은 시간과 더 정교한 방법을 동원해야만 가까스로 안심을 얻을 수 있다. 이와 같이 형성된 의례적 세척행동은 그 과정에 오차나 실수를 용납하지 않는다. 중간에 조금이라도 잘못되면 다시 불안이 자극되며, 복잡한 의례는 처음부터 다시 시작되어야 하는 것이다. 구체적이고 지엽적인, 세척행위의 형식에 대한 집착이 강해지면서 '이제 됐다.'는 느낌을 얻기까지, 경우에 따라서는 수 시간 이상의 오랜 시간을 들여야만 하는 강박행동은 점점 더 고통스러운 작업이 된다. 그러나 환자들은 고통을 감소시키기 위해 그 행위를 수정하지 않는다. 대신, 상상의 구체화된 산물인 '오염'과의 접촉을 금기시함으로써 고통스러운 행위를 시작하지 않으려 할 뿐이다. 때문에 아이러니하게도, 오염에 대한 공포를 지닌 강박증 환자의 전반적인 청결상태가 일반적인 경우보다 불량한 것을 종종 목격할 수 있다.

오염에 대한 공포와 세척행동 이외에도 강박증상은 이루 셀 수 없이 매우 다양하다. 주요 강박증상에 관해서는 이 장의 후반부에 다시 언급할 것이다. 문헌에서 발견할 수 있는 초기의 증상 분류는 1975년의 Akhtar 등[6]에서 찾아볼 수 있다. 이들은 82명의 강박신경증 환자들의 현상학적 증상을 의심(doubt), 강박사고(obsessive thinking), 공포(fear), 충동(impulses) 및 심상(images)의 5개 유형으로 구분하였다. 강박사고의 내용은 그 빈도에 따라 불순물과 오염, 공격성, 무생물적/비인격적 주제, 종교, 그리고 성적 문제의 대략 5개 범주로 나누어질 수 있었다. 412명의 환자들의 증상을 기술한 인도의 Khanna 등의 일련의 업적은 아마도 가장 대규모의 초기 증상기술체계에 해당할 것으로 생각된다. 이들은 현상학적 구조를 일컫는 '형태(form)'와 거기에 담겨 있는 의미를 일컫는 '내용(content)'이라는 두 축을 고안하여, 환자들로부터 수집된 761종류의 강박사고와 461종류의 강박행동을, 6개 형태와 10개 내용의 강박사고, 4개 형태와 6개 내용의 강박행동, 그리고 9개의 관련 증상으로 구분하였다.[7, 8] 또한 이 증상들을 군집화하였을 때, 세척(washing), 확인(checking), 과거 생각(thoughts of past), 당황스러운 행동(embarrassing behavior), 공격성(aggression), 회피(avoiding)로 구분되었고, 우울증은 하나의 독립적인 군집을 형성하였다. 89%의 환자들이 적어도 한 가지 이상의 군집에 속하였고, 절반 이상의 환자들은 한 가지 종류의 군집에만 속하였다. 세척유형(washers)과 확인유형(checkers)을 합하면 전체의 절반 이상이었다.[9] 일반적으로 세척유형과 확인유형은 가장 흔한 증상으로서 치료 대상의 75%를 차지하는 것으로 알려져 있다.[10]

현재 가장 널리 사용되고 있는 증상기술체계는 예일-브라운 강박척도(Yale-Brown Obsessive Compulsive Scale: Y-BOCS)의 증상목록(symptom checklist)이다. 여기에는 60개 이상의 강박증상들이 13개의 강박사고 및 강박행동 범주, 그리고 2개의 기타 증상 범주로 구분되어 있다. [그림 2-1]과 [그림 2-2]는 각각 미국의 조사[11] 및 서울대학교병원 강박증클리닉 환자들을 대상으로 한 조사[5] 결과를 비교해서 보여 준다. 문화적 차이에 따른 증상의 빈도 차이는 전반적으로 뚜렷하지 않은 것으로 생각된다. 강박사고 중에서는 오염에 대한 공포와 공격적 사고가 약 60% 또는 그 이상에서 관찰되는 가장 흔한 증상이며, 그 다음으로 흔한 증상은 신체적 집착과 대칭에 대한 집착이다. 신체적 집착은 미국보다 한국에서 더 자주 출현하는 증상으로 보인다. 강박행동 중에서는 확인, 세척, 반복이 절반 이상에서 관찰되는 가장 흔한 증상이다.

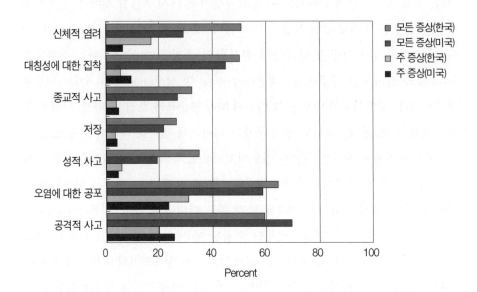

[그림 2-1] 미국(N=354)과 한국(N=152) 임상환자군의 강박사고 증상 빈도[5, 11]

오염에 대한 공포와 공격적 사고가 가장 흔히 나타나는 증상으로서 횡문화적 유사성을 보인다. 한국에서는 서구에서보다 신체적 염려증상이 더 흔히 관찰된다.

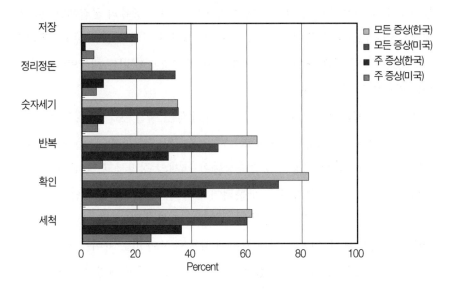

[그림 2-2] 미국(N=354)과 한국(N=152) 임상환자군의 강박행동 증상 빈도[5, 11]

약 절반 이상의 환자들에게서 확인, 반복, 세척의 강박행동이 관찰된다.

2) 강박증의 유병률과 인구학적 특성

1980년대까지 강박증은 일반인구의 0.05% 정도에서 발생하는 드문 질환으로 생각하였다. 그러나 1980년대 이후의 대규모 역학조사들을 통해 놀랍게도 강박증이 매우 흔하다는 사실을 발견하였다. 현재까지 가장 큰 역학조사에 해당하는 미국의 역학표집조사(Epidemiological Catchment Area Study)에서는 5개 지역 약 20,000명의 성인 중 DSM-III 기준을 만족하는 강박증의 평생유병률이 1.9~3.3%에 이르는 것으로 나타났다.[12, 13] 역학조사가 수행된 국가별 강박증의 유병률은 〈표 2-2〉와 같다.[14] 대만을 제외하면 전세계적으로 2.0~2.5% 정도에 달하는 평생유병률을 나타낸다.

일반인들도 다수가 어느 시점에서 강박사고 또는 강박행동을 경험한다. 병적인 상태와는 달리, 이들 증상은 미약하고 지속적이지 않으나, 그 내용이 환자들이 경험하는 것과 유사하다. 약 80% 그리고 약 55%의 일반인들이 강박사고와 강박행동을 각각 경험하는 것으로 조사된 바 있다.[15~17]

〈표 2-2〉에서 알 수 있듯이, 대부분의 발병연령이 20대 이후인 점을 고려하면, 소아나 청소년에서의 유병률은 성인에 비해 적을 것으로 예상되나, 실제 조사결과에 의하면 청소년에서의 유병률 역시 상당히 높다. 5~15세 사이를 대상으로 한 1999년 대영아동정신보건조사에 의하면, 10,438명 중 0.25%가 강박증으로 확인되었고 유병률은 연령에 따라 기하급수적으로 증가하였다고 한다.[18] 청소년의 경우는 연구에 따라 시점유병률이나 일년유병률이 1.9~4.0%에 달하는 것으로 보고되었다.[19~22]

〈표 2-2〉 세계 각국에서의 강박증의 유병률 [14]

국가	평생유병률 (%)	일년유병률 (%)	평균 발병연령 (세)	평생유병률의 남녀 차		
				여자	남자	여/남 비
미국	2.3	1.3	26.2	2.8	1.7	1.6
캐나다	2.3	1.4	21.9	2.7	2.0	1.3
푸에르토리코	2.5	1.8	35.5	2.7	2.3	1.2
독일	2.1	1.6	30.6	1.9	2.5	0.8
대만	0.7	0.4	34.6	0.9	0.5	1.8
한국	1.9	1.1	29.8	2.0	1.7	1.2
뉴질랜드	2.2	1.1	27.2	3.4	0.9	3.8

65세 이상에서의 6개월 유병률은 0.2~2.5%에 이른다고 조사되니,[23, 24] 노인에서도 강박증은 드문 질환이 아니다. 그러나 연령이 증가함에 따라 강박증은 점차 감소한다고 생각된다.[23, 25, 26] 분명치는 않으나 그 이유로는, 불안장애를 지닌 것과 관련된 만성적 스트레스와 심혈관계 합병증 등으로 사망률이 높거나, 입원을 해 있기 때문에 역학조사 대상에서 배제됨으로써 평가절하되었을 가능성 등이 거론된다. 또한, 코호트 효과(과거에 출생한 경우가 최근에 출생한 경우보다 유병률 자체가 낮을 것임을 가정)의 가능성도 배제할 수 없다.

일반적으로 남녀 성별에 따른 유병률의 차이는 유의하지 않다고 생각된다. 〈표 2-2〉는 일반인구집단에서 여자의 유병률이 약간 높은 경향을 나타내는 것을 보여 주나 통계적으로는 차이가 없다. 임상환자집단에서도 남녀의 비율은 동일하다고 알려져 있다.[27]

발병연령은 남녀 모두 10~19세 사이에 최고점을 이루며, 다음으로 20~29세가 이어진다.[24] 여자 환자들의 발병연령은 쌍봉선을 이루는데,[28, 29] 이는 임신이나 출산이 발병 위험요인으로 지적되는 것과 관련이 있다.[29~32] 서울대학교병원 강박증클리닉 환자들의 발병연령은 [그림 2-3]과 같다. 외국의 자료들과 비교적 잘 일치하는 소견을 나타내며, 여자의 경우는 쌍봉선의 양상을 보여 주고 있다.

성별에 따라 유병률의 차이는 없으나, 발병연령과 증상의 표현에는 차이가 있다. 서울대학교병원 강박증클리닉의 자료에서는 남자가 발병연령이 어리고, 강

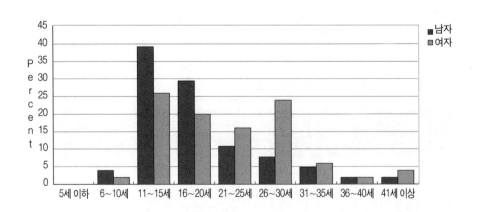

[그림 2-3] 서울대학교병원 강박증클리닉 환자들의 강박증 발병연령(152명)

남자는 11~15세 사이에서 발병연령의 정점을 나타내며, 여자는 11~15세 사이와 26~30세 사이에서 두 개의 정점을 보이는 쌍봉선을 나타낸다. 여자에서 발병연령의 두 번째 정점은 임신 및 출산과 관련 있다고 생각된다.

박행동이 덜 심한 것으로 나타났다. 여자는 오염에 대한 공포와 청결 강박행동이 훨씬 더 많았다. 발병연령, 오염공포, 세척행동의 성별 차는 외국의 선행 자료와 잘 일치한다. 이외에도 여자는 급성 발병과 삽화성 경과가 많으며, 강박증상이 스트레스에 의해 더 잘 유발되는 것으로 보인다.[33]

일반적으로 사회경제적 배경, 거주지역, 교육의 정도 등에 있어서 강박증에 특별한 소견은 일관되게 관찰되는 바가 없다. 다만, 남자보다 여자의 경우에 결혼과 출산의 비율이 더 높은데,[34, 35] 성별에 따른 경과의 차이, 그리고 주체의 성별에 따라 불안증상을 지니고 있음을 사회문화적으로 수용하는 정도의 차이 때문에 나타나는 결과로 생각된다.

3) 강박증의 전구단계가 존재하는가

강박증에는 발병 전 단계가 존재하는가? 고위험군을 대상으로 한 예방요법, 또는 관해되었던 환자들을 대상으로 한 재발 예방요법의 잠재적 가능성을 내포하고 있는 이 질문에 대한 대답은 아직 분명하지 않다. 소규모의 환자들을 대상으로 한 연구들은 강박증 환자들이 발병 전 해에 또는 6개월 이내에 인생사(life events)를 더 많이 겪었음을 보고하였다.[36, 37] 출산이나 승진과 같은 책임감의 증가, 그리고 상실은 강박증상을 촉발하는 전형적인 환경적 요인으로 보인다.[38] 그러나 강박적 성격, 불안이나 자의식적 성격특성 등 비정상적 성격특성을 지닌 환자들에게는 선행 인생사가 적게 관찰되었고,[36] 여자들에게서 발병 전 인생사가 더 많이 관찰되는 점[33] 등은 스트레스적 상황에 의해 촉발되는 종류의 강박증과 상대적으로 환경적 요인과 무관하게 발병하는 강박증의 구분을 암시한다고 볼 수 있다. 여자나 성격적 병리가 없는 경우가 전자와 관련되고, 남자나 성격 혹은 기질적 병리가 있는 경우가 후자와 관련되어 보인다. 강박증에 특이한 전구단계의 존재 여부와 그 특성에 관해서는 알려진 바가 거의 없다. 30명의 환자들을 대상으로 조사한 한 연구에 의하면 93%의 환자들이 전구증상을 경험하였다고 하니,[39] 전구증상의 경험은 오히려 일반적인 것일 가능성이 있다. 이 연구에서는 범불안(generalized anxiety), 짜증(irritability), 우유부단(indecision), 공포 및 신체불안(phobic and somatic anxiety) 등이 절반 이상의 환자들이 경험하는 흔한 전구증상이었고, 피로감, 자존감의 저하, 우울감, 염세주의, 직업능률 저하 및 죄책감 등의 우울증상도 흔히 나타났다.

4) 강박증의 경과

강박증상이 나타난다고 해서 곧바로 치료로 이어지지는 않는다. 44명의 강박증 환자들을 대상으로 조사한 바에 의하면, 발병으로부터 치료가 시작되기까지에는 평균 7.6년의 시간적 간극이 존재한다.[38] 이 연구에서 Rasmussen과 Tsuang[38]은 84%가 지속적 경과, 14%가 악화성 경과, 2%가 삽화성 경과임을 보고하였다. 이 연구가 강박증의 경과에 관한 첫 전향적 보고라 할 수 있다. 강박증의 경과에 관한 가장 대표적 연구로는, 1947년부터 수집한 251명의 자료를 평균 47년간 추적하여 144명을 재조사한 Skoog과 Skoog[40]의 연구를 들 수 있다. 48%의 회복을 포함하여 83%의 환자들이 호전되었는데, 완전한 회복이 20%였고, 약간의 증상을 지닌 회복이 28%였다. 48%는 30년 이상 강박증을 지니고 있었다. 이 연구는, 수십 년이 지난 후 대부분의 환자들은 호전되지만 한편으로는 대부분의 환자들이 유의한 강박증상을 지니고 있음을 보여 준다.

이외에도 몇몇 후향적 연구와 단기간의 전형적 연구를 종합하면, 가장 흔한 경과의 유형은 지속적 경과다. 일반적으로, 치료와 더불어 증상의 개선은 관찰되지만, 효과적인 치료를 유지하면서 2년이 경과한 시점에서도 57%는 강박증의 진단기준을 여전히 만족한다.[41] 엄격하게 정의한 관해의 기준을 사용한다면, 2년 후 관해에 이르는 비율은 12%에 불과하며, 관해된 환자들의 약 절반은 재발하였다.[41] 서울대학교병원 강박증클리닉 환자들의 2년간 치료결과는, 강박증상의 심각도가 전체적으로 첫 4개월간 약 24%, 첫 1년간 약 26%, 그리고 2년째에 약 39% 감소한 것으로 조사되었다.[42] 이는 치료효과로서 나타나는 증상의 개선은 초기 수년간에 걸쳐 지속될 수 있음을 시사한다.

이상의 소견들은 일반적으로 강박증이 만성적이고 재발이 흔하며, 장기간의 치료를 요한다는 것을 보여 준다.

3. 강박증의 정신과적 공존병리

일반적으로 불안장애는 다른 정신질환과 높은 공존율을 나타낸다. 강박증도 예외는 아니지만, 다른 불안장애와는 구별되는 특징적인 공존양상을 보이기도 한다. 미국의 역학조사에 의하면 강박증의 약 3분의 2에서 다른 정신질환의 일평생 공존이환이 관찰되며, 약 64%에서 I축 진단 공존이환을, 36~75%에서 II축 진단 공존이환을 나타내는 것으로 알려졌다.[43, 44] 임상환자군에서는 더 높은 공존율을 보여 외래환자들을 대상으로 한 조사에서는 92%에서 적어도 한 가지 이상의 I축 공존질환이 관찰되었고, 물질관련장애와 특정공포증을 제외한 나머지 모든 I축 질환이 일반인구보다 강박증 환자군에서 높았다.[45] 다른 정신질환을 공존한 경우와 그렇지 않은 경우의 비교되는 특성에 대해서는 별로 밝혀진 바가 없지만, 공존질환을 지닌 경우는 도움을 구하는 비율이 훨씬 높다.[46] 따라서 도움을 요청하는 임상환자군에서는 특히 공존질환이 더 흔하고 중요한 이슈가 될 수밖에 없다. 공존질환은 강박증상의 표현형을 복잡하게 하고 치료결과와 경과에 영향을 미칠 수 있으므로, 그 임상양상과 효과를 잘 이해하는 것이 중요하다. 강박증과 관련된 성격적 측면은 이 책의 다른 부분에서 다루고 있기에, 본 장에서는 II축 진단과의 공존을 제외하고 I축 진단과의 공존양상에 관해 살펴본다.

1) 기분장애(우울증 또는 조울증)의 공존

강박증에 가장 흔히 공존하는 질환은 우울증이다. 성인 강박증 환자 100명을 조사한 Rasmussen과 Eisen[47]은 우울증의 평생유병률이 67%이고, 31%는 현재 우울증을 지니고 있다고 보고하였다. 우울증의 평생유병률은 횡문화적으로는 12.4~60.3%까지 큰 차이를 나타낸다.[48]

우울증이 동반된 경우의 임상양상은 불안, 우울, 강박증상의 심각도가 더 높고, 강박행동보다는 강박사고가 더 많으며, 범불안장애의 공존이 흔하고, 자살기도를 포함한 만성적 경과를 보이기 쉽다.[49~51] 강박증상과 우울증상이 공존하는 경우에는 세 가지 가능성을 고려해야 한다. 첫째는 우울증이 강박증상의 오랜 고통에 의해 발생하는 이차적인 반응인 경우이고, 둘째는 우울증과 강박증이 무관하게 발생하는 순수한 공존질환인 경우이며, 셋째는 우울증상으로서 나타나는 강박증상이다. 이 세 가지는 면밀한 병력조사를 통해 감별될 수 있다. 마지막의 경우는 엄밀히 말해 강박증이라 보기는 어렵다(DSM-IV에서는 다른 I축 질환이 공존하는 경우, 강박증상의 내용이 그것에만 국한되지 않아야 한다는 조건을 달고 있는데, 이는 연대기적 관련성이 아니어서 우울증과의 감별을 충분케 하기에는 좀 부족한 조건으로 생각된다). 우울삽화에 국한되어 강박증상이 나타나고 우울삽화의 관해기에 강박증상도 좋아짐을 확인함으로써 쉽게 감별되며, 우울증의 성공적 치료는 강박증상을 자연적으로 없앨 것이다. 강박증상의 오랜 고통으로 야기된 우울증은 강박증상과 우울증상의 연대기적 발병시기를 조사함으로써 확인된다. 통상 강박증의 출현 후 오랜 시간이 경과해서 발생한 우울증을 이러한 유형으로 보는데, 아마도 대부분의 공존상태는 여기에 해당할 것으로 생각된다.[48, 52] 두 번째 유형은 양 질환의 연대기적 관련성이 뚜렷하지 않을 때에 고려할 수 있다. 예를 들면, 우울삽화가 관해된 후에도 유의한 강박증상이 지속될 때가 여기에 해당할 것이다. 이 경우, 강박증상은 우울기에는 더 심했다가 우울증의 관해기에는 조금 덜 심해지는 경과를 거칠 수 있다.

우울증의 공존은 강박증상의 치료반응에 부정적 영향을 미친다는 점에서 중요하다. 우울증이 약물치료에 대한 반응을 떨어뜨리지는 않는 것 같지만,[53] 행동치료 결과는 떨어뜨린다. 특히 우울증이 심할수록 행동치료 반응은 불량해진다.[48, 54, 55] 우울증 상태는, 강박증의 행동치료에서 나타나야 하는 '탈감작(desensitization)'에 의한 불안의 감소가 정상적으로 발생할 수 없는 상태이기 때문이다.

우울증 또는 우울증상이 공존하는 경우에 유념해야 하는 또 다른 중요한 이슈는 조울증(양극성장애)의 공존이다. 우울증과 조울증의 감별이 중요한 이유는, 그에 따라 치료반응에 결정적 영향을 미치는 약물 선택의 전략이 달라지기 때문이다. 일반적으로 강박증 치료에 이용하는 세로토닌 재흡수 억제제는 조울증의 경과를 악화시킬 수 있으며,[56~58] 나아가 공존하는 강박증상을 악화시키기도 한다.[59] 반면, 조울증의 치료제인 기분조절제(mood stabilizers)나 비정형 항정신병약물(atypical antipsychotics)은 동반된 강박증상의 치료에도 효과적이다.[59~61] 따라서, 공존하는 우울삽화나 우울증상을 감별할 때에는 조울증의 가능성을 염두에 둔 면밀한 병력조사가 필수적이다. 조울증과 강박증의 공존은 최근에 들어서야 관심을 받기 시작했으므로 문헌적 자료가 극히 부족하다. 강박증 환자의

〈표 2-3〉 강박증에 동반된 기분장애의 감별

소견	우울증	조울증
강박증상	강박사고 우세	대칭, 정렬증상 우세
강박증의 경과	지속적	삽화성
강박증상과 기분증상의 관계	강박증상이 오래전 선행	동시 발생
기분증상의 치료반응	항우울제에 반응	항우울제에 무반응 또는 악화 기분조절제에 반응
기분증상의 경과	우울삽화	우울삽화와 경조증삽화
흔한 공존정신병리	범불안장애	사회공포증

15.7%에서 조울증을 관찰한 Perugi 등[49]에 의하면, 대다수가 조울증 II형이며, 잠행성 발병이나 삽화성 경과가 많고, 강박증상의 출현이 우울삽화와 병발하는 경우가 많았다. 또한 조울증이 공존하는 경우는 사회공포증이 더 흔하고, 강박증상 중 대칭, 정확성, 정렬증상이 더 많다.[50]

강박증이 특히 삽화성 경과를 보이는 경우에는 우울증상이 뚜렷하지 않더라도 조울증과의 관련성에 주목해야 한다. 삽화성 경과의 강박증은 기분장애의 가족력과 조울증 II형의 평생유병률이 높기 때문이다.[62] 상당히 제한적이기는 하나, 문헌적 자료와 임상경험에 근거하여 강박증에 공존하는 기분장애를 감별하는 요령은 〈표 2-3〉과 같이 요약할 수 있겠다.

2) 다른 불안장애의 공존

불안장애는 기분장애에 뒤이어 강박증에서 두 번째로 흔한 공존질환이다. 강박증 환자들에서의 공황장애, 사회공포증, 특정공포증, 범불안장애 등의 각종 불안장애의 유병률은 각각 10~20% 정도로 알려져 있다.[63, 64] 역으로 다른 불안장애 환자들에게서도 강박증은 11~27%에서 관찰된다.[65~68] 불안장애가 공존하는 강박증의 임상특성, 그리고 공존하는 불안장애와 강박증의 관련성 등에 관해서는 아직 문헌적 정보가 부족하다.

강박증과 공존하는 공황장애는 발병연령이 이르고,[65, 69] 우울증의 기왕력이나 가족력, 그리고 불량한 치료반응과 관련 있다.[65] 공황장애 환자가 보이는 공포성 반응이 때로는 강박증상과 유사한 증후를 띨 때도 있는데, 이 증후는 공황증상의 치료에 좋은 반응을 보인다.[70] 사회공포증은 어린 나이에 발병하여 기분장애, 불안장애, 물질남용 등 공존질환에 선행하여 그 위험을 증가시키는 것으로 생각된다.[71~74] 강박증에 공존하는 사회공포증의 연대기적 관련성은 아직 직접 밝혀지진 않았으나, 사회공포증의 공존이 다양한 기분증상이나 불안증상 발생의 취약성을 내포하고 있다는 맥락을 강박증 환자들에서도 드물지 않게 관찰할 수 있다. 사회공포증이 공존하는 경우 세로토닌 재흡수 억제제보다 단가아민 산화효소 억제제(monoamine oxidase inhibitors: MAOI)가 더 효과적이라는 사례들을 고려할 때,[75] 표준적 치료에 반응이 불량한 환자에게는 단가아민 산화효소 억제제를 시도해 볼 만하다. 범불안장애의 공존은 여자에게서 더 많고 강박증상을 더 심화시키지는 않으나 우유부단함과 병적 책임감을 증가시킬 수 있다.[64] 위에서 언급한 바와 같이 범불안장애의 공존은 우울증에 대한 취약성을 내포하고 있음을 주지할 필요가 있다.

공존불안장애 중 가장 강력한 치료적 이슈는 외상후스트레스장애(posttraumatic stress disorder: PTSD)의 공존에 있다. 이는 강박증의 약물치료 및 행동치료 모두에 부정적 영향을 미치기 때문이다.[76~78] 외상적 체험에 의해서 발생하는 강박증은 때로는 외상후강박증(posttraumatic obsessive compulsive disorder)으로 불리기도 하는데, 이 강박증상은 외상의 고통스런 재체험(re-experiences)으로부터 환자를 보호해 주고 적응을 돕는 기능이 있기 때문에 이를 감소시키면 외상후스트레스장애 증상이 더 심해지기도 한다.[77] 이 상태는 향후 보다 효과적인 치료법에 대한 연구가 더 많이 필요한 영역이다.

3) 정신증의 공존

475명의 강박증 환자들을 조사한 Eisen과 Rasmussen[79]에 의하면, 14%의 환자들이 환각, 망상, 사고장애 등의 정신증적 증상(psychotic symptoms)을 동반하였는데, 6%는 병식의 부재, 즉 비합리적인 강박증상에 대해 높은 확신을 보이는 유형이었다. 정신증적 증상을 동반한 나머지 환자들은 정신증 진단을 동반하였다. 4%가 정신분열증, 2%가 망상장애, 3%가 정신분열형 성격장애 기준을 만족하였다. 정신증적 증상을 동반한 환자들은 그렇지 않은 환자들에 비해 남자가 많았고, 독신이 많았으며, 보다 악화성 경과를 보였다.

강박증에서 정신증의 여부를 따질 때에는 두 가지 측면이 포함된다. 첫째는 '불량한 병식'이고 둘째는 '정신증' 자체의 공존이다. 강박증상의 비합리성에 대한 이성적 인식의 여부로서 병식은, 고전적 개념에서는 강박증을 정신증과 구별해 내는 수단이었다. 그러나, DSM-IV를 준비하기 위한 현장연구에서는 강박증 환자들이 실제로는 다양한 수준의 병식을 나타내고 있음을 확인하였다.[80] 이는 DSM-IV에 반영되어, 강박증상이 지나치거나 비합리적임을 '경과 도중 어느 시점에서 인식'하는 정도로서의 병식을 그 기준에 포함하였고, '현재의 삽화 동안 거의 모든 시점에서' 비합리성을 인식하지 못하는 '병식의 부재' 유형을 세분하도록 하였다. 임상실제에서는, 병식이 부재한 강박증상과 과대관념(overvalued idea), 그리고 망상을 정확히 감별해 내기 어려운 경우가 적지 않다. 병식과 관련된 논의는 아형 구분에 관한 이 장의 뒷부분에서 다시 다루게 될 것이다.

강박증은 정신분열증의 발병 위험과는 무관하다. 그러나 강박증과 정신분열증의 공존은 일반인구에서의 유병률보다 각각의 질환에서 더 높게 관찰되는 임상적 중첩을 보인다. 정신분열증에서는 강박증 또는 강박증상이 1.1~59.6% 정도로 다양하게 보고되었고 임상적으로는 상당히 저평가되고 있음이 지적된다.[81] '강박-정신분열증(obsessive-compulsive-schizophrenia 또는 schizo-obsessive)'이라고도 불리는 이 공존상태는 크게 세 가지 유형으로 구분될 수 있다.[81] 첫째는 정신증이 발병하기 오래전부터 강박증이 존재하는 경우이다. 과거에는 강박증의 발생이 정신병의 발병에 대한 보호기능을 지닌다고 생각되기도 했으나, 실제 임상 자료는 강박증이 동반된 정신분열증 환자들의 기능이나 치료반응, 경과가 더 좋지 않아 이러한 의견을 지지하지는 못하였다.[82, 83] 이 첫 번째 유형에 해당하는 강박증은 항강박증 치료에 저항성인 경우가 많아 '악성 강박증'으로 언급되기도 한다. 이 유형의 환자들이 강박증에 대해 보이는 병식이나 강박증상에 대한 저항의 수준은 다양하다. 두 번째 유형은 정신분열증과 동시에 시작하거나 그 이후에 발병하는 강박증이다. 이 경우는 강박증상에 대한 병식이 거의 없고 정신분열증의 경과가 강박증이 없는 경우보다 좋지 않다. 세 번째 유형은 정신분열병의 경과 중 발생하는 일시적인 강박증으로서, 이는 정신증의 전체 경과에 거의 영향을 미치지 않는다. 이 외에도 항정신병약물에 의해서 유발된 강박증을 구분하기도 한다.[84]

4) 섭식장애의 공존

강박증 환자에서의 섭식장애(eating disorder) 유병률은 11~13%로 일반인구 집단에 비해 높다.[85~87] 또한, 섭식장애 환자들의 약 3분의 1은 강박증의 기준을 만족시킨다.[88] 이와 같은 높은 공존비율 이외에도 양 질환의 관련성은 현상학적 중첩에서도 나타난다. 예를 들면, 강박증 환자들은 정상인에 비해 더 병적인 섭식 태도와 행동을 나타낸다고 알려졌다.[89] 강박증 환자들과 신경성 식욕부진 또는 폭식증 환자들의 다양한 정신병리를 평가한 연구에서는 불안이나 신경증적 증상 그리고 강박증상에서 유사성을 보였다.[90, 91] 이러한 유사성에 기초하여 섭식장애는 강박증의 현대적 표현형태라는 주장도 있다.[92, 93] 즉, 동일한 정신병리 과정이 마른 체형을 선호하는 사회적 요인의 작용에 의해 섭식장애의 형태로 표현되도록 한다는 주장이다. 섭식장애를 동반한 강박증 환자들은 강박증상의 발병연령이 더 어리다.[87]

5) 신체이형장애의 공존

섭식장애와 유사한 맥락에서 신체이형장애(body dysmorphic disorder)도 강박증의 한 유형으로 간주하자는 주장도 있다.[94] 그러나 신체이형장애에서는 증상에 대한 병식이 불량한 비율이 높고 발병연령이 어리며, 우울증, 사회공포증, 물질남용의 공존이 높다는 점 등에서 강박증과 차이를 보인다.[95, 96]

강박증 환자의 약 12~15%에서 신체이형장애가 관찰된다.[95, 97] 양 질환이 공존하는 경우에 인구학적 정보 또는 강박증상에서의 차이는 뚜렷하지 않다. 그러나 공존병리를 지닌 환자들은 더 불안하고 충동적이며, 정신분열형 양상을 더 흔히 보인다.[97] 또한, 강박증상의 발병연령이 어리고 섭식장애나 물질남용의 공존 비율이 더 높다.[96]

6) 소아청소년 정신질환의 공존

(1) 틱장애 또는 뚜렛 증후군의 공존
높은 공존율에서뿐만 아니라, 현상학적 증상의 중첩, 그리고 병태생리기전에서의 관련성 등에 있어서, 틱장애(tic disorder) 또는 뚜렛 증후군(Tourette's syn-drome)은 강박증의 임상 및 연구에서 관심이 집중되어 있는 영역이다. 틱장애와 강박증은 유전적으로 관련성이 있어서 한 질환을 가진 환자의 가족 내에서 다른 질환의 가능성이 높은데,[98~100] 특히 강박증의 발병이 이른 남자 환자의 친족에서는 틱장애가 더 흔히 관찰된다.[101]

강박증 환자들의 약 20%가 틱장애의 평생유병률을 지니며, 약 5~10%는 뚜렛 증후군의 평생유병률을 나타낸다.[102] 한편, 틱장애 환자들의 23%와 46%에서 강박증과 강박증상이 각각 관찰된다.[103] 틱장애가 공존하는 경우는 강박증상의 발병이 이르고,[100, 101] 강박사고에서는 별 차이가 없으나, 만지거나 두드리거나 문지르거나 눈을 깜박이거나 쳐다보아야 하는 종류의 강박행동이 더 많다.[104, 105] 또한 대칭, 정렬과 관련된 증상이 더 많다.[43]

(2) 주의력결핍과잉행동장애의 공존

소아청소년 강박증 환자들의 약 25%에서 주의력결핍과잉행동장애(attention deficit hyperactivity disorder: ADHD)가 동반되었다는 보고[106]는 강박증과 이 장애의 높은 관련성을 시사한다. 역으로 주의력결핍과잉행동장애 환자의 약 11%에서 강박증이 관찰된다.[107]

주의력결핍과잉행동장애의 동반은 강박증의 표현형에는 별다른 영향을 미치지 않는 것으로 생각된다.[106, 108] 그러나 공존병리를 지닌 경우는 남자가 많고 강박증상의 발병이 이르며, 정신사회적 장해가 크고, 조울증, 틱장애, 반항장애, 품행장애의 공존질환이 더 많다.[106]

4. 강박증의 아형 분류를 위한 시도

강박증은 그 복잡한 현상학이나 다양한 치료반응 및 경과 등에서 이종적(het-erogeneous) 집단으로 가정된다. 따라서 보다 임상적으로 의미 있는 아형을 구분하고 적용하기 위한 노력들이 진행되어 왔다. 그 내용과 유용성을 간단히 살펴보면 다음과 같다.

첫째는 발병연령에 따른 구분이다. 발병연령이 청소년기 이전인 조기발병 강박중은 일관되게 더 심한 형태의 질병으로 밝혀지고 있다.[109~112] 이들은 강박증상이 더 다양하고 심하며, 치료반응이 불량하다. 남자가 우세하고 공존 틱증상을 비롯한 공존질환이 더 많다.

둘째는 경과적 특성에 따른 구분이다. 특히, 아직도 급성기 치료, 유지치료 등의 개념이 확립되어 있지 않은 강박증의 치료 영역에서 장기간의 치료계획을 수립하는 데에 큰 도움을 줄 수 있는 방법으로 생각된다.

셋째는 강박증상의 종류에 따른 구분이다. 이는 특정 강박증상을 나타내는 환자들이 병인론, 유전, 치료반응과 경과, 생물학적 표지자 등에서 구분될 수 있는가에 대한 관심을 포함한다. 강박증의 직접적 현상학에 근거하는 방법이므로 임상적으로 대단히 유용할 가능성을 지니고 있다. 그러나 강박증상은 시간이 경과함에 따라 그 내용이 다양하게 변화하므로, 특정 증상에 기초한 유형 구분의 타당성에 의문이 제기될 수 있다는 한계를 지닌다. 대표적인 예는 확인유형(checkers)과 세척유형(washers)을 구분하는 방법이다. 최근에는 강박증상에 대하여 범주적 구분이 아닌 차원적 접근방식이 유력하게 선호되고 있다.

1) 근거가 불분명한 '확인유형'

Khanna와 Mukherjee[113]는 123명의 세척유형, 70명의 확인유형, 그리고 89명의 혼합유형을 비교하여, 확인유형은 남자에게 우세하고 이른 발병과 관련 있는 유형이며, 혼합유형은 여자에게 우세한 확인유형의 한 변형으로 생각하였다. 일본의 한 연구에서는 확인유형과 세척유형 사이의 구별될 만한 임상적 특성이 관찰되지 않았고, 다만 세척과 확인을 모두 평생유병으로 지녔던 환자들이 좀 더 심한 강박증을 지닌 것으로 나타났다.[114]

확인유형은 인지기능의 측면에서 구별되는가? 설득력을 지녀 왔던 한 가지 가정은 확인유형에서의 기억력장애였다. 즉, 확인증상은 저하된 기억력에 따른 보상적 행동으로 해석될 여지가 있었던 것이다. 확인유형 10명을 비확인유형 20명과 비교한 Sher 등[115]에 의하면, 확인유형의 환자들은 기억결함, 특히 최근에 수행한 행위에 대한 기억결함을 보였다고 한다. 확인유형에서는 자전적 기억(auto-biographical memory)과 관련된 심상(imagery)을 덜 사용하는 것처럼 보였다. 게다가 이들은 더 신경증적이며 심리적 고통을 더 많이 호소하였다. Sher 등[116]은 비임상군을 대상으로 후속 연구를 수행하여 확인유형에서 일평생 주요우울증, 물질남용 그리고 사회공포증이 더 많음을 보고하면서 확인유형은 강박증 이외에도 광범위한 다른 질환들과 관련된 상태임을 시사하였다. 그러나 McNally와 Kohlbeck[117]은 실제로 한 행위에 대한 기억과 했다고 상상하는 기억을 구분하는 실험을 통해 확인유형은 자신의 기억에 대해 확신이 적을 뿐 실제 기억 자체의 결함은 발견되지 않았음을 보고하였다. 이러한 결과는 후속 연구에서도 재차 확인되었고, 확인유형에서의 문제는 불안을 야기하는 행위 기억의 생생함에 대한 불만족으로 간주되었다.[118] 비임상 대학생을 대상으로 한 확인유형에서의 기억기능 평가에서도 불안을 통제하였을 때 기억 자체의 결함이 관찰되지 않았고,[119] 확인유형 환자들을 대상으로 삽화적 기억(episodic memory)을 조사한 연구에서 역시 기억의 문제가 아닌 기억에 대한 확신감의 저하를 관찰할 뿐이었다.[120] 강박증에서 관찰되는 기억력장애는 확인유형에 더 두드러진 것은 아니었으며,[121] 확인증상의 또 다른 인지적 배후로 가정되는 억제적 통제력(inhibitory control)에서도 특별한 장애는 관찰되지 않았다.[122]

서울대학교병원 신경정신과 강박증클리닉 자료는 남자 환자의 85.3%와 여자 환자의 76.0%가 확인증상을 지니고 있음을 보여 준다. 이 증상의 성별 차이는 통계적으로 유의하지 않으며, 기억력과 관련된 인지기능 검사결과에서도 차이를 나타내지 않았다.

결론적으로, 그럴 듯한 가정에서 출발한 확인유형의 구분은 인구학적 정보나 공존병리의 측면에서 차이를 보인다는 일부 보고에도 불구하고 그 타당성을 입증할 만한 문헌적 증거가 부족하다고 할 수 있다.

2) 타당성 있는 아형, '저장유형'

강박증상의 한 특이한 형태인 저장(hoarding)은 쓸모나 가치가 없는 물건을 버리지 못하거나 불필요하게 수집하는 증상이다. '물건을 버리거나 잃게 될까' 하는 걱정이 대표적인 저장 강박사고이며, 물건을 수집하거나 쌓아 두는 것이 저장 강박행동이다. 물건을 버리고자 하면 '언젠가 필요할 것이다, 버리기엔 너무 아깝다, 내가 버릴 수는 없다, 언젠가는 가치 있는 물건이 될 것이다' 등의 걱정과 불안을 경험한다.[123] Frost와 Hartl[124]은 저장증상에 관한 일련의 연구를 토대로 강박적 저장의 인지행동적 모형으로서 정보처리의 결함, 감정적 애착 형성의 문제, 행동적 회피, 소유의 본성에 관한 오류적 신념의 네 가지 측면을 제시하였다.

Winsberg 등[125]은 저장증상을 지닌 20명의 강박증 환자들의 84%가 저장증상의 가족력을 지녔고 80%는 저장증상을 지닌 가족 안에서 성장하였다고 보고하였다. 이들은 주요우울증과 충동조절장애, 특히 강박적 쇼핑이 많았다. 저장유형은 나머지 강박증 환자들에 비해 불안과 우울이 심하고, 가정적/사회적 장해가 심하며, 더 많은 성격병리를 지니고 있다.[126] 또한 강박증상이 더 심하고, 병식이 불량하다. 이들에게서는 대칭, 숫자세기, 정렬, 반복증상이 흔하고, 사회공포증, 범불안장애, 성격장애, 병적 신체행동(피부긁기, 손톱물기, 머리뽑기 등)이 더 많이 관찰된다.[127, 128] 그리고 저장유형의 가족 중에는 틱증상의 빈도가 높다.[128] 저장유형의 불량한 치료반응은 반복적으로 일관되게 보고되었다.[11, 125, 129~131]

서울대학교병원 강박증클리닉의 환자들 중 28.9%는 저장증상을 지니고 있었다. 이들의 전체 강박증상의 심각도는 다른 강박증 환자들과 차이가 없었으나, 인지기능의 측면에서는 위스콘신 카드 분류 검사의 수행성적이 유의하게 저조하였다. 이는 저장증상과 관련된 전전두엽의 실행기능장애(executive dysfunction)를 시사하는 소견으로서 의미를 지닌다.

저장유형은, 그 현상학적 특성이나 공존병리, 가족력, 치료반응에서, 그리고 나아가 서울대학교병원의 자료가 시사하는 바와 같이 인지기능의 측면에서도 비교적 뚜렷하고 일관되게 구별되는 유형이라고 할 수 있다. 단일증상으로는 저장증상이 가장 분명한 한 아형을 형성한다.

3) 병식에 따른 구분은 타당한가

앞서 언급한 바와 같이, 강박증 환자들이 실제로 나타내는 병식의 수준은 다양하다. 96명의 환자들의 병식을 조사한 최근의 한 연구에 의하면,[132] 16%의 환자들은 강박증상이 비합리적이거나 과도하다는 데에 인식이 없고, 52%의 환자들은 저항하려 시도하지 않으며, 72%는 강박사고를 거의 통제하지 못한다. 또한 64%는 강박행동에 대한 효과적인 조절을 훈련하지 못한다고 한다.

불량한 병식은 임상적으로 정신증적 증상인 '망상'과의 감별이라는 모호한 문제점을 낳게 된다. 과대관념화된, 또는 망상화된 강박사고가 정신증 상태에서 나타내는 망상과는 전혀 다른 것인가? 강박증 환자들, 망상장애 환자들, 망상을 지닌 강박증 환자들을 대조군과 비교한 한 연구에서는,[133] 망상을 지닌 강박증 환자들에게서는 강박증상이 망상에 선행하며, 망상은 강박사고가 한 가지 종류일 때 생기기 쉽다는 것을 발견하였다. 이 연구에서 강박증에서의 망상 형성에 기여한 것은 우울증과 정신분열형 특성(schizotypy)이었다. 즉, 강박증에서 나타나는 망상은 강박증에 이차적인 것이지만, 정신분열증 연속선상의 문제와 관련된 것이기도 한 셈이었다. 이와 같은 맥락에서, 병식이 불량한 환자들은 강박증상의 심각도가 심하고 정신분열증 연속선 장애의 가족력이 많았으며, 아동기 정신과적 장애의 빈도가 높았다고 보고되어 있다.[132] 한편, 항정신병약물보다 표준적 강박증 치료 전략이 망상을 지닌 강박증에 대한 일차적 치료 전략이 되어야 함을 주장한, 망상을 지닌 일련의 강박증 사례보고에서는[134] 강박증의 망상과 정신증의 망상이 보다 분명히 구분되는 것처럼 보인다.

서울대학교병원 강박증클리닉 환자들의 병식의 정도는, 80.0%가 강박증상의 비합리성이나 지나침에 대해서 이성적으로 인식하고 있었고, 15.9%는 반신반의하며 동요하는 수준이었고, 나머지 4.2%는 불량한 병식을 지닌 것으로 나타났다. 또한 병식이 불량할수록 전반적인 강박증의 심각도가 높았다.

문헌적 자료들은 불량한 병식이 더 심각한 강박증상, 더 많은 공존병리, 그리고 정신분열증 연속선 병리 등과 관련됨을 시사한다. 그러나 치료반응에 미치는 영향에 대해서는 아직 분명치 않다. 불량한 병식이 세로토닌 재흡수 억제제에 대한 불량한 반응을 잘 예측한 조사도 있는가 하면,[135] 치료반응과 무관하다는 결과도 있다.[136] 현재까지 병식에 의한 아형 분류는 적어도 한 가지 문제점을 안고 있는 것처럼 보이는데, 그것은 불량한 병식이 강박증의 심각도와 관련된 경우, 즉 증상이 너무 심해 합리적 이성의 기능이 압도당하고 증상에 저항할 수 없는 상태인 경우와, 정신분열증 연속선 병리와 관련된 경우 두 가지를 모두 내포하고 있다는 점이다. 향후 불량한 병식의 질적 특성을 구분한 조사가 더 필요해 보인다.

4) 차원적 접근방식

요인분석을 통하여 환자들의 증상을 3~5개 정도의 증상차원으로 구분해 낼 수 있다.[5, 11, 137~139] [그림 2-4]는 외국의 분석결과와 서울대학교병원 강박증클리

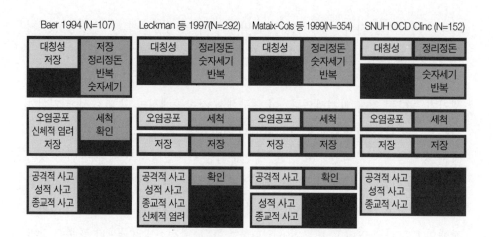

[그림 2-4] 강박증상을 요인분석한 증상차원들의 결과 비교

강박증상을 요인분석한 결과들은 모두 유사한 3~5개의 의미 있는 차원을 구분하였다. 각각의 증상차원은 유전, 생물학적 특성, 치료반응, 공존병리 등에서 몇 가지 구분되는 특성을 지니고 있는 것으로 밝혀지고 있어, 차원적 아형 구분의 실마리를 제공한다(각 증상차원의 특성은 본문에 자세히 기술하였다).

닉의 자료를 비교한 것이다.

각 연구결과들은 미세한 차이를 제외하고는 대략 유사하다. 서울대학교병원 강박증클리닉의 자료는 대칭/정렬 차원이 숫자세기 및 반복증상과 구분되었다는 점에서 선행 연구결과들과 구분된다. 네 연구를 통틀어 가장 불안정한 증상은 신체적 강박사고와 확인 강박행동이다. 강박증상은 시간이 지남에 따라 변천하는 특성이 있어 이러한 증상이 얼마나 안정적인지 의문이 제기되었으나, 최근 2년간의 추적 변화를 관찰한 연구에 의하면,[139] 증상이 변천하되 그 차원 내에서 주로 변하는 것으로 조사되어 시간에 따른 증상차원의 안정성을 시사하였다. 서울대학교병원 강박증클리닉의 자료분석 결과를 토대로 각 증상차원의 특성을 간단히 살펴보기로 한다. 각 증상차원은 상호 배제적이지 않으므로 한 환자에게서 몇 가지 증상차원이 표현될 수 있다.

(1) 대칭/정렬 증상차원

예일−브라운 강박척도의 강박증상 목록에는 '대칭 또는 정확성에 대한 강박사고'의 예로 물건들이 제자리에 정확하게 또는 가지런하게 놓여 있어야 한다는 증상을 들고 있다. 만약 그렇지 않을 경우 불행한 일이 생길 것 같은 경우도 있고 그렇지 않게 느끼는 경우도 있다. 전자의 경우는 마술적 사고(magical thinking)와 관련되는데, 주로 자신의 수행이 불완전함으로써 자신이나 가족들에게 불행한 일이 생길 것 같은 느낌에 시달리는 것이다. 이 강박사고는 특히 '정확하고' '완벽한' 수행을 요구한다. 관련된 강박행동은 물건을 필요 이상으로 지나치게 정리 또는 정렬하는 것이다. 이러한 행동은 완벽함에 가까운 안도감을 얻을 때까지 지속된다.

이 증상차원은 틱장애, 남자, 그리고 높은 강박행동 심각도와 관련 있다.[11] Baer[137]도 이 증상차원에 뚜렛 증후군과 틱장애의 위험이 높음을 보고하면서 Janet이 기술한 '내적인 불완전성의 느낌(inner sense of imperfection)'을 강박증과 틱장애 환자들의 공통적 경험으로 지적하였다. Attiullah 등[43]은 환자들이 지엽적 행위의 완전성을 추구하는 대가로 목적 지향성을 상실하게 됨을 지적하면서, 운동계획성(motor-planning)의 장해를 초래하는 전두변연-바닥핵(frontolimbic-basal ganglia)의 기능이상을 시사하였다. 이는 틱장애 환자들의 기능적 뇌영상 소견에서 변연-운동 및 전두-바닥핵의 이상이 나타나는 소견과 잘 맞는 가정이다.[140~142] 서울대학교병원 강박증클리닉 자료에서는 이 증상차원이 언어적 유창성(verbal fluency)과 유의한 관련을 보였다. 동일한 맥락에서 인지적 융통성을 상실한 변연-운동계의 기능장애로 해석될 수 있는 소견이다.

증상차원과 정신과 I축 장애의 공존 간의 관련성을 조사한 한 연구[143]에서는 이 증상차원과 관련된 질환이 조울증, 공황장애, 광장공포증, 알코올 또는 물질남용인 것으로 조사되었다. 또한 II축 장애와의 관련성은 군집 B 성격장애, 특히 경계선 성격장애와의 관련성이 높았다.[5] 이러한 소견은 틱장애나 주의력결핍과잉행동장애를 동반한 강박증 환자들이 충동적 공격성과 분노를 잘 나타낼 수 있다는 Hollander[144]의 지적과 더불어, 대칭/정렬 증상차원의 정동적 또는 충동적 특성의 병리를 반영한다고 생각된다.

또한 이 증상차원은 그 발현에 있어서도 유전적 성향이 있다고 생각된다.[145,146]

(2) 오염/청결 증상차원

이 증상차원의 임상양상은 전술한 강박증상에 관한 설명에서 자세히 언급하였다. 서울대학교병원 강박증클리닉의 자료는 이 증상차원이 여성에게서 우세하며, 특별한 성격병리나 인지장애와 무관한 것으로 분석되었다. I축 장애와의 공존은 섭식장애와 관련 있으며, 틱장애는 드물다.[143] 기능적 뇌영상 소견에서 이 증상차원은 섬이랑(insula)의 활성과 관련 있었는데,[147] 이는 혐오(disgust) 정서 반응과 관련이 높은 영역이다. 특별한 유전적 성향은 언급된 바가 없다.

따라서, 행동치료에 잘 반응하는 이 증상차원은 강박증상 중에서도 비교적 순수한 정서적 측면의 불안-공포증의 차원을 잘 대변하는 것으로 생각된다.

(3) 저장 증상차원

이 증상차원에 대해서도 유력한 한 아형으로서 앞서 그 특성을 기술하였다. I축 공존질환은 특별한 관련을 나타내지 않았으나,[143] 틱장애와는 관련이 높다.[129] II축 장애로서는 군집 A 성격장애, 특히 편집형 성격, 그리고 군집 C에 해당하는 강박적 성격과의 관련성을 보였다.[5] 비교적 뚜렷한 유전적 성향을 나타내며,[125] 특히 뚜렛 증후군을 지닌 환자들을 대상으로 저장증상과 4q, 5q, 17q 유전좌와의 관련성이 언급된 바가 있다.[148]

전술한 바와 같이 비교적 단일한 증상으로서는 가장 뚜렷한 특성을 나타내는 증상이 저장증상이다. 일반인구집단이나 강박증이 아닌 다른 정신질환에서도 흔히 관찰되며 특징적인 양상을 나타내므로, 강박증의 뚜렷한 한 아형이거나 혹은 강박증과 연속선상에 있는 또 다른 질환으로 보고자 하는 관점도 존재한다.

(4) 순수강박사고(공격적/성적/종교적) 증상차원

이 증상차원은 강박행동을 배제하고 있다는 점에서 특이하여 순수강박사고로 명명하였다. 여기에 포함되는 증상의 종류는 광범위하다. 대표적인 공격적 강박사고는 내 자신에게 또는 남에게 해를 끼치거나 공격적인 행동을 할지도 모른다는 불안감을 포함하며, 성적 강박사고에는 금기시된 성적/변태적 생각이나 충동을 포함한다. 종교적 강박사고는 신성모독이나 벌을 받을지도 모른다는 생각에 집착하며 도덕적으로 옳고 그름을 지나치게 따지는 것 등을 포함한다. 때로는 자신이 이미 그런 행동을 했을 것이라는 느낌에 시달리며, 그런 행동을 했었는지를 과거를 떠올리며 반추하거나 지나온 길을 뒤돌아 확인하기도 한다. 이러한 증상을 모두 고백을 해야 마음이 편해지는 강박행동으로 이어질 수도 있다. 이들 강박사고의 공통점은 증상을 경험하는 이에게 상당한 양심의 가책과 도덕적 고통을 야기하는 데에 있으며, 따라서 우울증과의 관련성을 가정할 수 있다.

서울대학교병원 강박증클리닉 자료에 의하면 이 증상차원이 이른 발병과 관련되며, 군집 A, B, C의 전반적인 성격장애와 두루 관련성을 보였다.[5] I축 진단과의 관련성도 우울증, 기분부전증, 범불안장애, 공황장애, 광장공포증, 사회공포증, 특정공포증, 알코올이나 물질남용, 신체이형장애와 광범위한 관련성을 보였다.[143] 강박증에 대한 또는 이 증상차원에 대한 유전적 성향도 시사된 바 있다.[145, 146]

이 증상차원은 이른 발병, 남자[143] 그리고 특히 우울과 불안에 관련되는 강박증의 한 형태를 대별하는 것으로 생각된다.

(5) 숫자세기/반복행동 증상차원

이 증상차원은 통상 대칭/정렬 증상차원에 포함되기도 하지만, 서울대학교병원 강박증클리닉 자료는 독립적인 차원을 형성하였다. 불필요하게 숫자에 집착하고 세는 행동, 일상적인 행위나 특별한 행동의 반복이 대표적인 예에 해당한다. 대칭/정렬 차원에서 언급한 '완벽성'의 추구에는 그 느낌을 얻을 때까지 반복하는 증상이 동반될 수 있다. 그러나 물건 위치나 정리방식과 무관하게 반복되어야 하고, 특히 정해진 수만큼 행위가 반복되어야 안심을 얻는 경우도 흔히 볼 수 있다.

현재까지 대개는 다른 강박사고에 의해 유발되는 강박행동으로 간주되어 독립적으로 연구되어 있지 못하다. 서울대학교병원 강박증클리닉의 자료는 이 증상차원이 전반적인 군집 A 병리와 관련되어 있음을 시사한다. 발병연령이나 성별, 혹은 특정 질환과의 공존성이 보고된 바는 없다. 다른 강박증상보다 반복행동이 세로토닌 수용체 유전자와 관련 있다는 보고가 있는데,[149] 이 유전자는 불안이나 우울에 대한 취약성을 나타낸다고 생각된다.

이 증상차원의 타당성에 관해서는 보다 많은 연구가 필요하다.

5. 결 론

강박증은 과거에 생각했던 것보다 훨씬 흔하며, 현상학이나 공존질환과의 관련성이 대단히 복잡한 질환이다. 병태생리와 치료반응의 측면에서 강박증은 이종적 집단으로 생각되며, 이에 대한 체계적인 이해를 위한 노력은 비교적 최근에서야 이루어지기 시작하였다. 때로는 상호 모순되기도 하는 다양한 강박증에 대한 연구결과들은 유의한 아형 구분을 통해 이해의 실마리를 찾고 있다. 정동적 측면, 인지적 측면, 행동적 또는 신경학적 측면에서 각각 강박증의 고유한 특성을 대별해 줄 수 있는 몇 가지 유력한 아형들이 제시되었으며, 강박증의 현상학적 증상에 기반한 차원적 접근방식은 그중 하나로 기대되고 있다.

현대정신의학의 발전에도 불구하고 강박증으로 인한 개인적 사회적 부담은 적지 않다. 강박증을 효과적으로 치료하기 위해 더 많은 이해와 연구가 필요하다.

참/고/문/헌

1. American Psychiatric Association: *Diagnostic and statistical manual of mental disorders*, ed 4, Washington, American Psychiatric Association, 1994.

2. Insel TR: Phenomenology of obsessive compulsive disorder. *J Clin Psychiatry* 1990; 51 Suppl:4–8; discussion 9.

3. Maj M: "Psychiatric comorbidity": an artefact of current diagnostic systems? *Br J Psychiatry* 2005; 186:182–184.

4. World Health Organization: The ICD–10 classification of mental and behavioural disorders: clinical descriptions and diagnostic guidelines. Geneva, Switzerland, WHO, 1992.

5. Ha TH, Youn T, Rho KS, Kim MS, Kwon JS: Symptom dimensions of obsessive–compulsive disorder and their relation to comorbid personality pathology. *J Korean Neuropsychiatr Assoc* 2004; 43(1):46–53.

6. Akhtar S, Wig NN, Varma VK, Pershad D, Verma SK: A phenomenological analysis of symptoms in obsessive–compulsive neurosis. *Br J Psychiatry* 1975; 127:342–348.

7. Khanna S, Channabasavanna SM: Towards a classification of compulsions in obsessive compulsive neurosis. *Psychopathology* 1987; 20(1):23–28.

8. Khanna S, Channabasavanna SM: Phenomenology of obsessions in obsessive–compulsive neurosis. *Psychopathology* 1988; 21(1):12–18.

9. Khanna S, Kaliaperumal VG, Channabasavanna SM: Clusters of obsessive–compulsive phenomena in obsessive–compulsive disorder. *Br J Psychiatry* 1990; 156:51–54.

10. Ball SG, Baer L, Otto MW: Symptom subtypes of obsessive–compulsive dis-

order in behavioral treatment studies: a quantitative review. *Behav Res Ther* 1996; 34(1):47−51.

11. Mataix−Cols D, Rauch SL, Manzo PA, Jenike MA, Baer L: Use of factor−analyzed symptom dimensions to predict outcome with serotonin reuptake inhibitors and placebo in the treatment of obsessive−compulsive disorder. *Am J Psychiatry* 1999; 156(9):1409−1416.

12. Karno M, Golding JM, Sorenson SB, Burnam MA: The epidemiology of obsessive−compulsive disorder in five US communities. *Arch Gen Psychiatry* 1988; 45(12):1094−1099.

13. Rasmussen SA, Eisen JL: Epidemiology of obsessive compulsive disorder. *J Clin Psychiatry* 1990; 51 Suppl:10−13; discussion 14.

14. Weissman MM, Bland RC, Canino GJ, Greenwald S, Hwu HG, Lee CK, Newman SC, Oakley−Browne MA, Rubio−Stipec M, Wickramaratne PJ, et al.: The cross national epidemiology of obsessive compulsive disorder. The Cross National Collaborative Group. *J Clin Psychiatry* 1994; 55 Suppl:5−10.

15. Muris P, Merckelbach H, Clavan M: Abnormal and normal compulsions. *Behav Res Ther* 1997; 35(3):249−252.

16. Rachman S, de Silva P: Abnormal and normal obsessions. *Behav Res Ther* 1978; 16(4):233−248.

17. Salkovskis PM, Harrison J: Abnormal and normal obsessions—a replication. *Behav Res Ther* 1984; 22(5):549−552.

18. Heyman I, Fombonne E, Simmons H, Ford T, Meltzer H, Goodman R: Prevalence of obsessive−compulsive disorder in the British nationwide survey of child mental health. *Br J Psychiatry* 2001; 179:324−329.

19. Flament MF, Whitaker A, Rapoport JL, Davies M, Berg CZ, Kalikow K, Sceery W, Shaffer D: Obsessive compulsive disorder in adolescence: an epidemiological study. *J Am Acad Child Adolesc Psychiatry* 1988; 27(6):764−771.

20. Zohar AH, Ratzoni G, Pauls DL, Apter A, Bleich A, Kron S, Rappaport M, Weizman A, Cohen DJ: An epidemiological study of obsessive−compulsive disorder and related disorders in Israeli adolescents. *J Am Acad Child Adolesc Psychiatry* 1992; 31(6):1057−1061.

21. Valleni−Basile LA, Garrison CZ, Jackson KL, Waller JL, McKeown RE, Addy CL, Cuffe SP: Frequency of obsessive−compulsive disorder in a community sample of young adolescents. *J Am Acad Child Adolesc Psychiatry* 1994;

33(6):782−791.

22. Douglass HM, Moffitt TE, Dar R, McGee R, Silva P: Obsessive−compulsive disorder in a birth cohort of 18−year−olds: prevalence and predictors. *J Am Acad Child Adolesc Psychiatry* 1995; 34(11):1424−1431.

23. Bland RC, Orn H, Newman SC: Lifetime prevalence of psychiatric disorders in Edmonton. *Acta Psychiatr Scand Suppl* 1988; 338:24−32.

24. Kolada JL, Bland RC, Newman SC: Epidemiology of psychiatric disorders in Edmonton. Obsessive−compulsive disorder. *Acta Psychiatr Scand Suppl* 1994; 376:24−35.

25. Brickman AL, Eisdorfer C: *Anxiety in the elderly*. Washington, American Psychiatry Press, 1989.

26. Kramer M, German PS, Anthony JC, Von Korff M, Skinner EA: Patterns of mental disorders among the elderly residents of eastern Baltimore. *J Am Geriatr Soc* 1985; 33(4):236−245.

27. Rasmussen SA, Eisen JL: The epidemiology and clinical features of obsessive compulsive disorder. *Psychiatr Clin North Am* 1992; 15(4):743−758.

28. Khanna S, Rajendra PN, Channabasavanna SM: Sociodemographic variables in obsessive compulsive neurosis in India. *Int J Soc Psychiatry* 1986; 32(3):47−54.

29. Neziroglu F, Anemone R, Yaryura−Tobias JA: Onset of obsessive−compulsive disorder in pregnancy. *Am J Psychiatry* 1992; 149(7):947−950.

30. Sichel DA, Cohen LS, Dimmock JA, Rosenbaum JF: Postpartum obsessive compulsive disorder: a case series. *J Clin Psychiatry* 1993; 54(4):156−159.

31. Sichel DA, Cohen LS, Rosenbaum JF, Driscoll J: Postpartum onset of obsessive−compulsive disorder. *Psychosomatics* 1993; 34(3):277−279.

32. Maina G, Albert U, Bogetto F, Vaschetto P, Ravizza L: Recent life events and obsessive−compulsive disorder(OCD): the role of pregnancy/delivery. *Psychiatry Res* 1999; 89(1):49−58.

33. Bogetto F, Venturello S, Albert U, Maina G, Ravizza L: Gender−related clinical differences in obsessive−compulsive disorder. *Eur Psychiatry* 1999; 14(8):434−441.

34. Castle DJ, Deale A, Marks IM: Gender differences in obsessive compulsive disorder. *Aust N Z J Psychiatry* 1995; 29(1):114−117.

35. Noshirvani HF, Kasvikis Y, Marks IM, Tsakiris F, Monteiro WO: Gender−divergent aetiological factors in obsessive−compulsive disorder. *Br J*

Psychiatry 1991; 158:260−263.

36. McKeon J, Roa B, Mann A: Life events and personality traits in obsessive−compulsive neurosis. *Br J Psychiatry* 1984; 144:185−189.

37. Khanna S, Rajendra PN, Channabasavanna SM: Social adjustment in obsessive compulsive disorder. *Int J Soc Psychiatry* 1988; 34(2):118−122.

38. Rasmussen SA, Tsuang MT: Clinical characteristics and family history in DSM−III obsessive−compulsive disorder. *Am J Psychiatry* 1986; 143(3):317−322.

39. Fava GA, Savron G, Rafanelli C, Grandi S, Canestrari R: Prodromal symptoms in obsessive−compulsive disorder. *Psychopathology* 1996; 29(2):131−134.

40. Skoog G, Skoog I: A 40−year follow−up of patients with obsessive−compulsive disorder [see comments]. *Arch Gen Psychiatry* 1999; 56(2):121−127.

41. Eisen JL,Goodman WK, Keller MB, Warshaw MG, DeMarco LM, Luce DD, Rasmussen SA: Patterns of remission and relapse in obsessive−compulsive disorder: a 2−year prospective study. *J Clin Psychiatry* 1999; 60(5):346−351.

42. Choi JS, Ha TH, Park SK, Roh KS, Kwon JS: A 2−year naturalistic study on trends in pharmacotherapy and change of clinical symptoms in the patients with obsessive−compulsive disorder. *Korean J Psychopharmacol* 2003; 14(3):199−205.

43. Attiullah N, Eisen JL, Rasmussen SA: Clinical features of obsessive−compulsive disorder. *Psychiatr Clin North Am* 2000; 23(3):469−491.

44. Kwon JS, Ha TH: Pharmacotherapy and the proposal of the integrative therapy model for treatment resistant obsessive−compulsive disorder. *J Korean Neuropsychiatr Assoc* 2003; 42(3):302−313.

45. LaSalle VH, Cromer KR, Nelson KN, Kazuba D, Justement L, Murphy DL: Diagnostic interview assessed neuropsychiatric disorder comorbidity in 334 individuals with obsessive−compulsive disorder. *Depress Anxiety* 2004; 19(3):163−173.

46. Torres AR, Prince MJ, Bebbington PE, Bhugra D, Brugha TS, Farrell M, Jenkins R, Lewis G, Meltzer H, Singleton N: Obsessive−compulsive disorder: prevalence, comorbidity, impact, and help−seeking in the British National Psychiatric Morbidity Survey of 2000. *Am J Psychiatry* 2006; 163(11):1978−1985.

47. Rasmussen SA, Eisen JL: Clinical and epidemiologic findings of significance

to neuropharmacologic trials in OCD. *Psychopharmacol Bull* 1988; 24(3):466-470.

48. Abramowitz JS: Treatment of obsessive-compulsive disorder in patients who have comorbid major depression. *J Clin Psychol* 2004; 60(11):1133-1141.

49. Perugi G, Akiskal HS, Pfanner C, Presta S, Gemignani A, Milanfranchi A, Lensi P, Ravagli S, Cassano GB: The clinical impact of bipolar and unipolar affective comorbidity on obsessive-compulsive disorder. *J Affect Disord* 1997; 46(1):15-23.

50. Tukel R, Meteris H, Koyuncu A, Tecer A, Yazici O: The clinical impact of mood disorder comorbidity on obsessive-compulsive disorder. *Eur Arch Psychiatry Clin Neurosci* 2006; 256(4):240-245.

51. Tukel R, Polat A, Ozdemir O, Aksut D, Turksoy N: Comorbid conditions in obsessive-compulsive disorder. *Compr Psychiatry* 2002; 43(3):204-209.

52. Welner A, Reich T, Robins E, Fishman R, Van Doren T: Obsessive-compulsive neurosis: record, follow-up, and family studies. I. Inpatient record study. *Compr Psychiatry* 1976; 17(4):527-539.

53. den Boer JA: Psychopharmacology of comorbid obsessive-compulsive disorder and depression. *J Clin Psychiatry* 1997; 58 Suppl 8:17-19.

54. Steketee G, Chambless DL, Tran GQ: Effects of axis I and II comorbidity on behavior therapy outcome for obsessive-compulsive disorder and agoraphobia. *Compr Psychiatry* 2001; 42(1):76-86.

55. Foa EB, Grayson JB, Steketee GS, Doppelt HG, Turner RM, Latimer PR: Success and failure in the behavioral treatment of obsessive-compulsives. *J Consult Clin Psychol* 1983; 51(2):287-297.

56. Hantouche EG, Kochman F, Demonfaucon C, Barrot I, Millet B, Lancrenon S, Akiskal HS: [Bipolar obsessive-compulsive disorder: confirmation of results of the "ABC-OCD" survey in 2 populations of patient members versus non-members of an association]. *Encephale* 2002; 28(1):21-28.

57. Vieta E, Bernardo M: Antidepressant-induced mania in obsessive-compulsive disorder. *Am J Psychiatry* 1992; 149(9):1282-1283.

58. Berk M, Koopowitz LF, Szabo CP: Antidepressant induced mania in obsessive compulsive disorder. *Eur Neuropsychopharmacol* 1996; 6(1):9-11.

59. Raja M, Azzoni A: Clinical management of obsessive-compulsive-bipolar comorbidity: a case series. *Bipolar Disord* 2004; 6(3):264-270.

60. Petrikis P, Andreou C, Bozikas VP, Karavatos A: Effective use of olanzapine for obsessive-compulsive symptoms in a patient with bipolar disorder. *Can J Psychiatry* 2004; 49(8):572-573.

61. Swartz CM, Shen WW: Is episodic obsessive compulsive disorder bipolar? A report of four cases. *J Affect Disord* 1999; 56(1):61-66.

62. Perugi G, Akiskal HS, Gemignani A, Pfanner C, Presta S, Milanfranchi A, Lensi P, Ravagli S, Maremmani I, Cassano GB: Episodic course in obsessive-compulsive disorder. *Eur Arch Psychiatry Clin Neurosci* 1998; 248(5):240-244.

63. Austin LS, Lydiard RB, Fossey MD, Zealberg JJ, Laraia MT, Ballenger JC: Panic and phobic disorders in patients with obsessive compulsive disorder. *J Clin Psychiatry* 1990; 51(11):456-458.

64. Abramowitz JS, Foa EB: Worries and obsessions in individuals with obsessive-compulsive disorder with and without comorbid generalized anxiety disorder. *Behav Res Ther* 1998; 36(7-8):695-700.

65. Mellman TA, Uhde TW: Obsessive-compulsive symptoms in panic disorder. *Am J Psychiatry* 1987; 144(12):1573-1576.

66. Steketee G, Eisen J, Dyck I, Warshaw M, Rasmussen S: Predictors of course in obsessive-compulsive disorder. *Psychiatry Res* 1999; 89(3):229-238.

67. Servant D, Bailly D, Le Seac' h H, Parquet PJ: [Obsessive-compulsive symptoms associated with panic disorder. Predictive factor of a good therapeutic response to fluvoxamine]. *Encephale* 1990; 16 Spec No:359-362.

68. Torres AR, Dedomenico AM, Crepaldi AL, Miguel EC: Obsessive-compulsive symptoms in patients with panic disorder. *Compr Psychiatry* 2004; 45(3):219-224.

69. Goodwin R, Lipsitz JD, Chapman TF, Mannuzza S, Fyer AJ: Obsessive-compulsive disorder and separation anxiety co-morbidity in early onset panic disorder. *Psychol Med* 2001; 31(7):1307-1310.

70. Fontenelle LF, Mendlowicz MV, Kalaf J, Domingues AM, Versiani M: Obsessions with aggressive content emerging during the course of panic disorder: a different subtype of obsessive-compulsive disorder? *Int Clin Psychopharmacol* 2005; 20(6):343-346.

71. Weiller E, Bisserbe JC, Boyer P, Lepine JP, Lecrubier Y: Social phobia in general health care: an unrecognised undertreated disabling disorder. *Br J Psychiatry* 1996; 168(2):169-174.

72. Wittchen HU, Zhao S, Kessler RC, Eaton WW: DSM−III−R generalized anxiety disorder in the National Comorbidity Survey. *Arch Gen Psychiatry* 1994; 51(5):355−364.

73. Perugi G, Akiskal HS, Toni C, Simonini E, Gemignani A: The temporal relationship between anxiety disorders and (hypo)mania: a retrospective examination of 63 panic, social phobic and obsessive−compulsive patients with comorbid bipolar disorder. *J Affect Disord* 2001; 67(1−3):199−206.

74. Chartier MJ, Walker JR, Stein MB: Considering comorbidity in social phobia. *Soc Psychiatry Psychiatr Epidemiol* 2003; 38(12):728−734.

75. Carrasco JL, Hollander E, Schneier FR, Liebowitz MR: Treatment outcome of obsessive compulsive disorder with comorbid social phobia. *J Clin Psychiatry* 1992; 53(11):387−391.

76. Pitman RK: Posttraumatic obsessive−compulsive disorder: a case study. *Compr Psychiatry* 1993; 34(2):102−107.

77. Gershuny BS, Baer L, Jenike MA, Minichiello WE, Wilhelm S: Comorbid posttraumatic stress disorder: impact on treatment outcome for obsessive−compulsive disorder. *Am J Psychiatry* 2002; 159(5):852−854.

78. Bae H, Kim D, Ahn J: A case series of post−traumatic obsessive compulsive disorder: a six month follow−up evaluation. *J Korean Neuropsychiatr Assoc* 2006; 45(5):476−480.

79. Eisen JL, Rasmussen SA: Obsessive compulsive disorder with psychotic features. *J Clin Psychiatry* 1993; 54(10):373−379.

80. Foa EB, Kozak MJ, Goodman WK, Hollander E, Jenike MA, Rasmussen SA: DSM−IV field trial: obsessive−compulsive disorder. *Am J Psychiatry* 1995; 152(1):90−96.

81. Hwang MY, Yum SY, Kown JS, Opler LA: Management of schizophrenia with obsessive−compulsive disorder. *Psychiatric Ann* 2005; 35(1):36−43.

82. Berman I, Kalinowski A, Berman SM, Lengua J, Green AI: Obsessive and compulsive symptoms in chronic schizophrenia. *Compr Psychiatry* 1995; 36(1):6−10.

83. Fenton WS, McGlashan TH: The prognostic significance of obsessive−compulsive symptoms in schizophrenia. *Am J Psychiatry* 1986; 143(4):437−441.

84. Poyurovsky M, Weizman A, Weizman R: Obsessive−compulsive disorder in schizophrenia: clinical characteristics and treatment. *CNS Drugs* 2004; 18(14):989−1010.

85. Zribi S, Chambon O, Cottraux J: [Anorexia nervosa. A frequent antecedent of obsessive compulsive disorder]. *Encephale* 1989; 15(3):355-358.

86. Rubenstein CS, Pigott TA, L' Heureux F, Hill JL, Murphy DL: A preliminary investigation of the lifetime prevalence of anorexia and bulimia nervosa in patients with obsessive compulsive disorder. *J Clin Psychiatry* 1992; 53(9):309-314.

87. Fahy TA, Osacar A, Marks I: History of eating disorders in female patients with obsessive-compulsive disorder. *Int J Eat Disord* 1993; 14(4):439-443.

88. Thiel A, Broocks A, Ohlmeier M, Jacoby GE, Schussler G: Obsessive-compulsive disorder among patients with anorexia nervosa and bulimia nervosa. *Am J Psychiatry* 1995; 152(1):72-75.

89. Pigott TA, Altemus M, Rubenstein CS, Hill JL, Bihari K, L' Heureux F, Bernstein S, Murphy DL: Symptoms of eating disorders in patients with obsessive-compulsive disorder. *Am J Psychiatry* 1991; 148(11):1552-1557.

90. Solyom L, Freeman RJ, Miles JE: A comparative psychometric study of anorexia nervosa and obsessive neurosis. *Can J Psychiatry* 1982; 27(4):282-286.

91. Bulik CM, Beidel DC, Duchmann E, Weltzin TE, Kaye WH: Comparative psychopathology of women with bulimia nervosa and obsessive-compulsive disorder. *Compr Psychiatry* 1992; 33(4):262-268.

92. Rothenberg A: Eating disorder as a modern obsessive-compulsive syndrome. *Psychiatry* 1986; 49(1):45-53.

93. Rothenberg A: Adolescence and eating disorder: the obsessive-compulsive syndrome. *Psychiatr Clin North Am* 1990; 13(3):469-488.

94. Solyom L, DiNicola VF, Phil M, Sookman D, Luchins D: Is there an obsessive psychosis? Aetiological and prognostic factors of an atypical form of obsessive-compulsive neurosis. *Can J Psychiatry* 1985; 30(5):372-380.

95. Phillips KA, Gunderson CG, Mallya G, McElroy SL, Carter W: A comparison study of body dysmorphic disorder and obsessive-compulsive disorder. *J Clin Psychiatry* 1998; 59(11):568-575.

96. Frare F, Perugi G, Ruffolo G, Toni C: Obsessive-compulsive disorder and body dysmorphic disorder: a comparison of clinical features. *Eur Psychiatry* 2004; 19(5):292-298.

97. Simeon D, Hollander E, Stein DJ, Cohen L, Aronowitz B: Body dysmorphic disorder in the DSM-IV field trial for obsessive-compulsive disorder. *Am J*

Psychiatry 1995; 152(8):1207−1209.

98. Leckman JF, Chittenden EH: Gilles de La Tourette's syndrome and some forms of obsessive−compulsive disorder may share a common genetic diathesis. *Encephale* 1990; 16 Spec No:321−323.

99. Pauls DL, Towbin KE, Leckman JF, Zahner GE, Cohen DJ: Gilles de la Tourette's syndrome and obsessive−compulsive disorder. Evidence supporting a genetic relationship. *Arch Gen Psychiatry* 1986; 43(12):1180−1182.

100. Pauls DL, Alsobrook JP 2nd, Goodman W, Rasmussen S, Leckman JF: A family study of obsessive−compulsive disorder. *Am J Psychiatry* 1995; 152(1):76−84.

101. Grados MA, Riddle MA, Samuels JF, Liang KY, Hoehn−Saric R, Bienvenu OJ, Walkup JT, Song D, Nestadt G: The familial phenotype of obsessive−compulsive disorder in relation to tic disorders: the Hopkins OCD family study. *Biol Psychiatry* 2001; 50(8):559−565.

102. Swedo SE, Rapoport JL, Leonard H, Lenane M, Cheslow D: Obsessive−compulsive disorder in children and adolescents. Clinical phenomenology of 70 consecutive cases. *Arch Gen Psychiatry* 1989; 46(4):335−341.

103. Leckman JF, Walker DE, Goodman WK, Pauls DL, Cohen DJ: "Just right" perceptions associated with compulsive behavior in Tourette's syndrome. *Am J Psychiatry* 1994; 151(5):675−680.

104. Holzer JC, Goodman WK, McDougle CJ, Baer L, Boyarsky BK, Leckman JF, Price LH: Obsessive−compulsive disorder with and without a chronic tic disorder. A comparison of symptoms in 70 patients. *Br J Psychiatry* 1994; 164(4):469−473.

105. Petter T, Richter MA, Sandor P: Clinical features distinguishing patients with Tourette's syndrome and obsessive−compulsive disorder from patients with obsessive−compulsive disorder without tics. *J Clin Psychiatry* 1998; 59(9):456−459.

106. Masi G, Millepiedi S, Mucci M, Bertini N, Pfanner C, Arcangeli F: Comorbidity of obsessive−compulsive disorder and attention−deficit/hyperactivity disorder in referred children and adolescents. *Compr Psychiatry* 2006; 47(1):42−47.

107. Arnold PD, Ickowicz A, Chen S, Schachar R: Attention−deficit hyperactivity disorder with and without obsessive−compulsive behaviours: clinical characteristics, cognitive assessment, and risk factors. *Can J Psychiatry* 2005;

50(1):59−66.

108. Geller DA, Coffey B, Faraone S, Hagermoser L, Zaman NK, Farrell CL, Mullin B, Biederman J: Does comorbid attention−deficit/hyperactivity disorder impact the clinical expression of pediatric obsessive−compulsive disorder? *CNS Spectr* 2003; 8(4):259−264.

109. Sobin C, Blundell ML, Karayiorgou M: Phenotypic differences in early− and late−onset obsessive−compulsive disorder. *Compr Psychiatry* 2000; 41(5):373−379.

110. Rosario−Campos MC, Leckman JF, Mercadante MT, Shavitt RG, Prado HS, Sada P, Zamignani D, Miguel EC: Adults with early−onset obsessive−compulsive disorder. *Am J Psychiatry* 2001; 158(11):1899−1903.

111. Albert U, Picco C, Maina G, Forner F, Aguglia E, Bogetto F: [Phenomenology of patients with early and adult onset obsessive−compulsive disorder]. *Epidemiol Psichiatr Soc* 2002; 11(2):116−126.

112. Fontenelle LF, Mendlowicz MV, Marques C, Versiani M: Early− and late−onset obsessive−compulsive disorder in adult patients: an exploratory clinical and therapeutic study. *J Psychiatr Res* 2003; 37(2):127−133.

113. Khanna S, Mukherjee D: Checkers and washers: valid subtypes of obsessive compulsive disorder. *Psychopathology* 1992; 25(5):283−288.

114. Matsunaga H, Kiriike N, Matsui T, Iwasaki Y, Koshimune K, Ohya K, Stein DJ: A comparative study of clinical features between pure checkers and pure washers categorized using a lifetime symptom rating method. *Psychiatry Res* 2001; 105(3):221−229.

115. Sher KJ, Frost RO, Kushner M, Crews TM, Alexander JE: Memory deficits in compulsive checkers: replication and extension in a clinical sample. *Behav Res Ther* 1989; 27(1):65−69.

116. Sher KJ, Martin ED, Raskin G, Perrigo R: Prevalence of DSM−III−R disorders among nonclinical compulsive checkers and noncheckers in a college student sample. *Behav Res Ther* 1991; 29(5):479−483.

117. McNally RJ, Kohlbeck PA: Reality monitoring in obsessive−compulsive disorder. *Behav Res Ther* 1993; 31(3):249−253.

118. Constans JI, Foa EB, Franklin ME, Mathews A: Memory for actual and imagined events in OC checkers. *Behav Res Ther* 1995; 33(6):665−671.

119. Roth RM, Baribeau J: Performance of subclinical compulsive checkers on putative tests of frontal and temporal lobe memory functions. *J Nerv Ment*

Dis 1996; 184(7):411-416.

120. MacDonald PA, Antony MM, Macleod CM, Richter MA: Memory and confidence in memory judgements among individuals with obsessive compulsive disorder and non-clinical controls. *Behav Res Ther* 1997; 35(6):497-505.

121. Tallis F, Pratt P, Jamani N: Obsessive compulsive disorder, checking, and non-verbal memory: a neuropsychological investigation. *Behav Res Ther* 1999; 37(2):161-166.

122. Maki WS, O' Neill HK, O' Neill GW: Do nonclinical checkers exhibit deficits in cognitive control? Tests of an inhibitory control hypothesis. *Behav Res Ther* 1994; 32(2):183-192.

123. Frost RO, Gross RC: The hoarding of possessions. *Behav Res Ther* 1993; 31(4):367-381.

124. Frost RO, Hartl TL: A cognitive-behavioral model of compulsive hoarding. *Behav Res Ther* 1996; 34(4):341-350.

125. Winsberg ME, Cassic KS, Koran LM: Hoarding in obsessive-compulsive disorder: a report of 20 cases. *J Clin Psychiatry* 1999; 60(9):591-597.

126. Frost RO, Steketee G, Williams LF, Warren R: Mood, personality disorder symptoms and disability in obsessive compulsive hoarders: a comparison with clinical and nonclinical controls. *Behav Res Ther* 2000; 38(11):1071-1081.

127. Samuels JF, Bienvenu OJ 3rd, Pinto A, Fyer AJ, McCracken JT, Rauch SL, Murphy DL, Grados MA, Greenberg BD, Knowles JA, Piacentini J, Cannistraro PA, Cullen B, Riddle MA, Rasmussen SA, Pauls DL, Willour VL, Shugart YY, Liang KY, Hoehn-Saric R, Nestadt G: Hoarding in obsessive-compulsive disorder: Results from the OCD Collaborative Genetics Study. *Behav Res Ther* 2007; 45(4):673-686.

128. Samuels J, Bienvenu OJ 3rd, Riddle MA, Cullen BA, Grados MA, Liang KY, Hoehn-Saric R, Nestadt G: Hoarding in obsessive compulsive disorder: results from a case-control study. *Behav Res Ther* 2002; 40(5):517-528.

129. Black DW, Monahan P, Gable J, Blum N, Clancy G, Baker P: Hoarding and treatment response in 38 nondepressed subjects with obsessive-compulsive disorder. *J Clin Psychiatry* 1998; 59(8):420-425.

130. Abramowitz JS, Franklin ME, Schwartz SA, Furr JM: Symptom presentation and outcome of cognitive-behavioral therapy for obsessive-compulsive disorder. *J Consult Clin Psychol* 2003; 71(6):1049-1057.

131. Saxena S, Maidment KM, Vapnik T, Golden G, Rishwain T, Rosen RM, Tarlow G, Bystritsky A: Obsessive—compulsive hoarding: symptom severity and response to multimodal treatment. *J Clin Psychiatry* 2002; 63(1):21–27.

132. Catapano F, Sperandeo R, Perris F, Lanzaro M, Maj M: Insight and resistance in patients with obsessive—compulsive disorder. *Psychopathology* 2001; 34(2):62–68.

133. Fear C, Sharp H, Healy D: Obsessive—compulsive disorder with delusions. *Psychopathology* 2000; 33(2):55–61.

134. O' Dwyer AM, Marks I: Obsessive—compulsive disorder and delusions revisited. *Br J Psychiatry* 2000; 176:281–284.

135. Erzegovesi S, Cavallini MC, Cavedini P, Diaferia G, Locatelli M, Bellodi L: Clinical predictors of drug response in obsessive—compulsive disorder. *J Clin Psychopharmacol* 2001; 21(5):488–492.

136. Eisen JL, Rasmussen SA, Phillips KA, Price LH, Davidson J, Lydiard RB, Ninan P, Piggott T: Insight and treatment outcome in obsessive—compulsive disorder. *Compr Psychiatry* 2001; 42(6):494–497.

137. Baer L: Factor analysis of symptom subtypes of obsessive compulsive disorder and their relation to personality and tic disorders. *J Clin Psychiatry* 1994; 55 Suppl:18–23.

138. Leckman JF, Grice DE, Boardman J, Zhang H, Vitale A, Bondi C, Alsobrook J, Peterson BS, Cohen DJ, Rasmussen SA, Goodman WK, McDougle CJ, Pauls DL: Symptoms of obsessive—compulsive disorder. *Am J Psychiatry* 1997; 154(7):911–917.

139. Mataix—Cols D, Rauch SL, Baer L, Eisen JL, Shera DM, Goodman WK, Rasmussen SA, Jenike MA: Symptom stability in adult obsessive—compulsive disorder: data from a naturalistic two—year follow—up study. *Am J Psychiatry* 2002; 159(2):263–268.

140. Jeffries KJ, Schooler C, Schoenbach C, Herscovitch P, Chase TN, Braun AR: The functional neuroanatomy of Tourette' s syndrome: an FDG PET study III: functional coupling of regional cerebral metabolic rates. *Neuropsychopharmacology* 2002; 27(1):92–104.

141. Moriarty J, Costa DC, Schmitz B, Trimble MR, Ell PJ, Robertson MM: Brain perfusion abnormalities in Gilles de la Tourette' s syndrome. *Br J Psychiatry* 1995; 167(2):249–254.

142. Stern E, Silbersweig DA, Chee KY, Holmes A, Robertson MM, Trimble M,

Frith CD, Frackowiak RS, Dolan RJ: A functional neuroanatomy of tics in Tourette syndrome. *Arch Gen Psychiatry* 2000; 57(8):741−748.

143. Hasler G, LaSalle−Ricci VH, Ronquillo JG, Crawley SA, Cochran LW, Kazuba D, Greenberg BD, Murphy DL: Obsessive−compulsive disorder symptom dimensions show specific relationships to psychiatric comorbidity. *Psychiatry Res* 2005; 135(2):121−32.

144. Hollander E: Managing aggressive behavior in patients with obsessive−compulsive disorder and borderline personality disorder. *J Clin Psychiatry* 1999; 60 Suppl 15:38−44.

145. Alsobrook IJ, Leckman JF, Goodman WK, Rasmussen SA, Pauls DL: Segregation analysis of obsessive−compulsive disorder using symptom−based factor scores. *Am J Med Genet* 1999; 88(6):669−675.

146. Leckman JF, Pauls DL, Zhang H, Rosario−Campos MC, Katsovich L, Kidd KK, Pakstis AJ, Alsobrook JP, Robertson MM, McMahon WM, Walkup JT, van de Wetering BJ, King RA, Cohen DJ: Obsessive−compulsive symptom dimensions in affected sibling pairs diagnosed with Gilles de la Tourette syndrome. *Am J Med Genet B Neuropsychiatr Genet* 2003; 116(1):60−68.

147. Mataix−Cols D, Wooderson S, Lawrence N, Brammer MJ, Speckens A, Phillips ML: Distinct neural correlates of washing, checking, and hoarding symptom dimensions in obsessive−compulsive disorder. *Arch Gen Psychiatry* 2004; 61(6):564−576.

148. Zhang H, Leckman JF, Pauls DL, Tsai CP, Kidd KK, Campos MR: Genomewide scan of hoarding in sib pairs in which both sibs have Gilles de la Tourette syndrome. *Am J Hum Genet* 2002; 70(4):896−904.

149. Cavallini MC, Di Bella D, Siliprandi F, Malchiodi F, Bellodi L: Exploratory factor analysis of obsessive−compulsive patients and association with 5−HTTLPR polymorphism. *Am J Med Genet* 2002; 114(3):347−353.

Chapter 3
소아-청소년기 발병 강박증

김붕년

1. 서 론

지난 10년 동안 강박증, 특히 소아기 발병 강박증에 대한 연구가 급속도로 증가하였다. '소아기 발병 강박증'은 소아 연령의 강박증 환자군과 소아기에 발병하여 성인기까지 지속되는 강박증 환자군을 포괄적으로 지칭하는 용어다. 20년 전만 해도 소아-청소년 연령에서의 강박증은 매우 드물다고 생각되었지만, 1980년대 후반부터의 역학조사에서 1~3.6% 정도의 유병률을 보이는 것으로 나타나 성인기의 강박증 유병률과 크게 다르지 않다는 주장이 많아지고 있다.[1] 일부 연구에서 사춘기 전 유병률이 성인기에 비해 현저히 낮다는 다소 상충되는 보고도 있긴 하지만 그러한 연구에서도 청소년기에는 거의 성인과 유사한 유병률을 보인다고 보고하고 있다. 확실한 것은 과거(80년대 이전)에 추론하였던 것보다는 소아 및 청소년 연령에서 확인되는 강박증이 매우 흔하다는 사실이다.

한편, 성인기 강박증 환자를 대상으로 한 연구들에서 성인 환자 중 약 1/3~1/2 정도가 소아 내지는 청소년기에 발병하였다는 보고가 있어서 소아-청소년기의 강박증 유병률이 상당함을 반증하고 있다. 그러므로 소아-청소년기 강박증이 예상보다 흔하고, 만성적인 경과를 보인다는 것은 상당히 일관된 소견으로 생각된다.

소아기 강박증이 몇 가지 면에서 특이한 점은 있지만, 전반적인 특성은 성인기 강박증과 동일하다는 것이 현재까지의 일반적인 생각이다. 하지만 일부에서는 소아기 발병 강박증이 성인기까지 지속되는 장애이기는 하지만, 성인기 발병 강박증과는 분명하게 구분되는 특징을 가진 새로운 아형이라는 주장이 꾸준히 제기되고 있다. 그러므로 이 장에서는 이와 같은 소아기 발병 강박증에 대한 논쟁에 초점을 맞추어 현재까지의 다양한 분야의 연구내용을 정리하고, 아울러 치료가 어려운 난치성 소아기 강박증에 대한 치료원칙과 치료방법에 대해서도 정리하였다.

2. 소아-청소년기 강박증의 특성

1) 임상증상

증상의 평면적 현상학을 기준으로 하여 질병을 분류하고 있는 현재의 정신과적 진단분류(DSM-IV, ICD-10)체계에서는 강박증의 나이에 따른 임상적 특징을 따로 기술하지 않고 있다. 단지 소아에서는 강박사고에 대한 저항, 통찰력 그리고 자아 이질적인(ego-alien) 특징이 없을 수 있다는 단서만 제시하고 있다.[2] 그러면, 과연 소아기 발병 강박증은 성인기 강박증과 임상적으로 같은 것인가? 소아기 발병 강박증의 정신병리 중 대부분이 성인기까지 이어진다는 점에서 성인기 강박증과 연속성이 있다고 말할 수 있으며, 소아-청소년 연령 강박증 환자의 사고 및 행동 내용이 성인 환자의 증상 내용과 매우 유사하다는 점에서도 연속적이라고 할 수 있을 것이다. Riddle 등[2]의 연구에서도 흔한 소아-청소년기 강박사고는 오염에 대한 공포, 타인을 해치는 생각에 대한 공포, 정확성과 대칭성에 대한 집착, 성적-공격적 사고 등이며, 흔한 강박행동은 반복적으로 씻고 닦는 행동, 확인행동, 반추행동, 세기, 정렬하기 등이라고 하였다. 강박행동이 강박사고 없이도 나타난다는 일부 차이를 제외하고는 이러한 증상 목록들은 성인의 것과 거의 유사한 양상이었다. 또한 증상이 복합적으로 한 환아에서 여러 개가 나올 수 있다는 점도 성인과 유사하며, 이러한 증상이 병의 경과에 따라서 변화할 수 있다는 점이나, 만성적이고 악화-호전을 반복하는 경과를 보인다는 점도 유사하다.

그러므로 임상적인 면에서는 소아기 및 성인기 강박증이 거의 비슷하게 보이는 것이 사실이다.

2) 성별 분포

그러나 위에 기술한 임상양상의 유사성에도 불구하고, 성인기 양상과 뚜렷이 구별되는 점 중의 하나는 성별 분포 면에서의 차이다. 소아-청소년 강박증례는 유병률에 있어서 분명한 남성우위를 보여 준다. 대부분의 임상연구에서 남자 강박증 환아가 여아에 비해 1.5~2.5배 많다는 보고를 하고 있고[3] 지역사회군을 대상으로 한 역학조사에서도 남아가 2배 이상 많다는 보고를 하고 있다. 이러한 보고는 남녀 성비가 거의 유사하거나, 여성이 조금 많다는 결과를 보고하는 성인에서의 연구결과와 대비된다. 성인기 환자의 발병연령에 대한 조사에서 남자 환자군의 발병연령이 여성에 비해 유의하게 낮다는 결과가 있는데, 이는 소아-청소년에서 남자 환아가 많다는 것과 일맥상통하는 소견이다. 다른 연구에서는 강박증이 두 번의 발병률 고조시기를 보이는데, 두 시기는 소아-청소년기와 성인기라고 하였다. 이에는 남성과 여성의 발병시기 차이가 관련되어 있고, 성별에 따라서 서로 다른 발병기전이 관여할 가능성을 시사하는 것이라고 하였다. 이와 같이 소아기와 성인기 발병 강박증 사이에는 분명한 성비의 차이가 있다는 사실을 주목할 필요가 있다.

3) 공존장애-틱장애와의 높은 관련성

Leonard 등[4]은 54명의 강박증 환아들을 2년 내지 7년간 추적조사한 연구결과를 발표하였는데, 이들 중 32명(59%)이 틱의 평생유병력이 있었고, 32명 중 8명은 후에 뚜렛 증후군으로 진단되었다. 연구대상 환아군을 모집할 때에, 일차적으로 틱장애의 공존을 배제한 일차성 강박증만 포함되었다는 점을 감안하면 강박증에서 매우 높은 틱장애의 평생유병률과 뚜렛 증후군 발생률을 시사하는 소견이고, 또한 소아기 발병 강박증과 틱장애와의 강한 관련성을 시사한다고 볼 수 있다. 이 외에도 많은 연구들이 강박증 아동에서의 높은 틱장애 공존율을 보고하고 있는데, 대개 평가 당시의 공존율은 20~38%이고, 평생공존율은 26~59%이었다. 물론 이러한 틱장애 공존율은 일반인구에서의 틱장애 유병률을 크게 넘어서는 것이다.

성인기에 발병한 강박증 환자들만을 대상으로 하여 현재 또는 과거 틱장애 공존율에 대해 조사한 연구는 거의 없고 소아-청소년기 발병과 성인기 발병이 뒤섞인 환자군에서의 틱장애 유병률을 살펴본 성인대상 연구는 몇 편이 있다. 그 연구들에 따르면 성인기의 강박증군의 틱장애 공존율은 소아-청소년기 강박증군보다 낮은 양상을 보이는데 틱증상 평생공존율이 약 12~19% 정도로 보고되고 있다.

높은 틱장애의 공존율과 더불어 소아-청소년 강박증 환자군에서 의미 있게 발견되는 또 다른 소견은 틱증상과 연관이 높아 보이는 비전형적인 강박사고 및 행동이 비교적 자주 관찰된다는 점이다. Riddle 등의 연구[2]에 따르면 일차 강박증 환아의 약 30%에서 쓰기, 말하기, 몸 움직이기 등의 양상을 보이는 의식(ritual)적인 강박행동이 관찰되었다. 그리고, 20%의 환아에서는 '건드리기(touching)' 의식이 포함된 강박행동이 관찰되었다. 다른 연구에서도 기분 좋은 생각이 날 때까지 "흠, 흠" 하는 소리를 내야만 하는 강박행동이 관찰되었고, 눈을 깜빡이고 다양한 형태의 숨쉬기 의식이 동반된 강박행동도 관찰되었다. 이러한 비전형적 강박행동이 대상 환아군의 10%에서 50%까지 보고되고 있다. 음성, 안구, 호흡, 건드리기 등의 의식적 강박행동은 뚜렛 증후군에서 관찰되는 단순 및 복합 운동 그리고 음성 틱증상과 상당히 유사한 것으로, 성인기 발병 강박증 환자에서는 거의 관찰되지 않는 소견이다.[5] 위의 비전형 강박증상들과 틱증상과의 차이는, 틱증상은 대개 갑자기 발생하거나 정의되지 않는 어떤 애매한 초조감 뒤에 발생하는 데 반해서, 비전형 강박증상들은 불안을 불러일으키는 분명한 침습적이고 반복적인 사고 내용 뒤에 나타나고 침습적인 사고가 가져오는 불안을 없애기 위한 의식적인 행동이라는 데에 있다. 이러한 비전형적인 강박행동들은 소아-청소년기 환자들 중에서도 특히 10세 이전에 일찍 발병하는 군과 공존틱의 개인력이 있었던 경우에 더 흔하다는 연구보고가 있고, 나중에 뚜렛 증후군으로 발전하는 경우가 더 흔하다고 한다.[6] 그러나 틱이 공존되지 않은 소아기 강박증 환아에서도 이러한 비전형적 강박행동은 관찰된다.

이와 같이 소아기 강박증에서는 틱의 공존율이 높을 뿐만 아니라 틱과 유사한 비전형적 강박행동의 출현도 높은 것으로 일관되게 보고되고 있는데, 이는 소아기 강박증과 틱장애 간의 유사성과 연관성을 강하게 시사하는 소견이다.

4) 가족력, 유전적 배경

소아기 발병 강박증과 성인기 강박증 간의 또 하나의 차이는 가족연구에서 발견된다. Riddle 등[2]은 강박증 환아의 부모에 대한 연구에서 강박증 환아의 약 71%에서 최소한 한쪽 부모가 강박증상(52%)을 보이거나 또는 강박증(19%)을 가지고 있다고 하였다. 게다가, 강박증상 또는 강박증을 가진 부모들 중 10%가 현재 가벼운 틱증상을 가지고 있고, 과거 만성적인 운동틱을 가진 과거력도 있음을 보고하였다. Leonard 등[4]은 강박증 환아의 1차 친척 141명을 조사한 연구에서 1차 친척들 중 30%에서 강박증을, 44%에서 틱장애를 발견하였다. 이러한 높은 강박증 및 틱장애 유병률은 일반인구에서 발견되는 두 장애의 유병률에 비해 유의하게 높은 것이다. 재미있는 것은 두 번째 연구에서 1차 친척의 틱장애 유병 여부가 해당 환아의 틱장애 공존 여부와는 전혀 무관했다는 점으로, 소아기 강박증 자체가 틱장애와 연관된다는 사실과 두 장애에 동일한 원인적-병태생리적 기전이 관여할 가능성을 시사하는 소견이다.

소아기 강박증 환아군에서 관찰되는 부모 및 1차 친척에서의 높은 강박증 및 틱장애 유병률은 성인기 강박증 환자군의 친척에 대한 연구결과와 사뭇 다른 것이다. Black 등[5]은 32명의 성인 강박증 환자군과 33명의 정상 대조군의 1차 친척에 대해서 조사를 하였는데, 강박증이나 틱장애의 유병률에서 차이가 없어서 강박증의 경우 환자군이 3%, 대조군이 2%이었고, 틱장애의 경우 환자군이 4%, 대조군이 7%이었다.

소아기 발병증례들과 성인기 발병증례들 사이의 가족적 위험도에 대한 직접 비교연구에서도 소아기 발병증례의 가족위험도가 유의하게 높은 것으로 나타났다. Pauls 등 예일대학의 연구팀은 100명의 강박증 성인환자의 친척들 모두를 1:1 면접한 후 증상평가를 하고, 이 결과를 33명의 정상 대조군의 친척자료와 비교하였다. 이 연구에서 강박증군의 친척이 정상 대조군 친척에 비해서 임상적 강박증, 역치하 강박증, 틱장애의 유병률이 모두 유의하게 높았다. 그런데, 이러한 결과는 특히 소아-청소년기 발병(18세 이전 발병) 강박증군에서 더욱 두드러졌다. 18세 이전 발병 환자군은 이후 발병 환자군에 비해 가족 내 강박증 및 역치하 강박증의 유병률이 2배 이상 높았으며, 또한 흥미로운 것은 소아기 강박증 환자군만이 뚜렛 증후군 및 틱장애의 가족 유병률이 증가하였고 성인기 환자에서는 증가하지 않았다. 소아기 환자들의 이와 같이 높은 가족위험도와 틱장애 가족력은 다른 연구들에서도 보고된 바다. 그러나 18세 이후에 발병한 강박증의 경우에는 환자 가족 내 강박증 유병률이 일반인구의 유병률보다 높지 않다는 보고가 비교적 일관되게 나오고 있다. 이상의 가족력 연구결과들은, 소아기 발병 강박증이 성인기 발병 강박증보다 높은 강박증 및 틱장애의 가족력을 가지며, 강박증 환아군의 높은 틱장애 가족력은 소아기 강박증과 틱장애가 동일한 유전적 요인을 가진 동일 질병 과정의 다른 표현일 가능성이 있음을 시사하는 소견으로 생각된다.

5) 뇌영상 연구를 통해 본 병태생리

성별 분포의 차이, 공존병리의 차이와 틱장애와의 연관성, 가족력의 차이와 역시 높은 틱장애 가족력과의 연관성 등은 소아기 발병 강박증이 성인기 강박증과 원인과 병태생리적인 측면에서 뭔가 다른 기전을 가질 가능성을 시사한다. 그러나 아직까지 성인기 발병 강박증과 소아기 발병 강박증의 병태생리 차이를 규명하기 위한 생물학적 연구는 매우 드문 실정이다. 하지만 강박증에 대한 그간의 생물학적 연구결과들을 검토하여 소아기 발병 강박증의 병태생리상 특이점을 논하려 한다.

강박증 환자에 대한 구조적/기능적 뇌영상 연구결과 중 가장 일관된 소견은 안와전두엽(orbital frontal cortex)과 띠피질(cingulate cortex)의 기능적 과활성화다.[6] 대조군에 비해 이들 영역이 기능적으로 과활성화되어 있다는 결과는 여러 연구에서 일관되게 보고되고 있으며, 성공적인 약물치료 및 행동치료 후에 이들 영역의 활성화가 정상화된다는 보고들도 일관된 편이다. 이에 반해서 신피질(neo-cortex)과 유기적인 연관성을 가지면서 다양한 구조물로 이루어진 바닥핵의 이상소견은 그렇게 일관적이지는 못하다. 몇몇 연구에서는 꼬리핵(caudate nucleus)이 강박증의 병태생리에 관여한다는 점이 시사되고 있는데, 일부 연구에서는 강박증 환자에서 꼬리핵의 크기가 증가되어 있다고도 하나 다른 연구에서는 감소되어 있다고 보고하였다. 게다가 몇몇 최근의 다른 연구에서는 대조군과 강박증 환자군의 꼬리핵 용적에 아무런 차이가 없다는 결과를 보고하기도 하였다. 마찬가지로, 꼬리핵의 기능에 대한 연구에서도 비일관적인 결과가 제시되고 있다. 최근 여러 연구결과를 종합한 메타분석(meta analysis) 결과에서도 꼬리핵의 기능이 대조군과 별 차이가 없는 것으로 나타났는데, 특히 전체 대사율을 보정한 뒤에 더욱 그러하였다. 꼬리핵 이외의 다른 바닥핵의 이상은 아직 보고되지 않은 상태다.

최근까지의 뇌영상 연구는 강박증의 신경생물학적 기질(substrate)에 대해서 성인기 강박증과 소아기 강박증을 구분지어서 별도로 보고하지 않았다. 소아기 발병군의 뇌기능과 구조에 대한 여러 연구보고가 있는 반면, 성인기 발병군만을 특이하게 연구한 논문은 한두 편에 불과하다. 이렇게 아직까지 연구가 매우 불충분하기는 하지만, 소아기 발병 장애의 경우, 성인기 발병에 비해 바닥핵, 특히 줄무늬체(striatum)[꼬리핵+조가비핵(putamen)] 이상이 나타난다는 점이 일관되게 보고되고 있다. 그간 소아기 발병 강박증에 관한 여러 편의 구조적/기능적 뇌영상 연구는 모두 꼬리핵 또는 줄무늬체의 용적 감소를 보고하였고, 줄무늬체의 기능적인 증가를 보고하였다.[7] 또한 강박증상의 심각도와 줄무늬체 용적 감소량 사이에 유의한 상관관계가 있음도 증명하였으며, 시상(thalamus)의 용적 감소와 기능이상도 보고하고 있다. 소아기 강박증의 줄무늬체 기능 증가를 보고한 연구에서는 또한 약물반응이 50% 이상이었던 환아들은 치료 후 줄무늬체 대사가 정상화됨을 밝혀서 줄무늬체 대사율의 감소가 증상 감소와 직접 연관된다는 점을 시사하였다.

소아기 강박증 환자들에서 비교적 일관되게 바닥핵, 특히 줄무늬체의 구조 및 기능이상이 발견되는 데에 반하여, 성인기 발병 환자들에서는 줄무늬체 구조에 대한 보고가 일관적이지 않다. Aylward 등은 24명의 성인기 발병 강박증 환자들을 나이, 성, 교육 그리고 인종이 동일한 정상 대조군과 비교하여 연구하였는데, 줄무늬체, 꼬리핵, 조가비핵 등의 용적이 양 군 간 아무런 차이가 없었다고 하였다. 이 연구 이외에는 소아기 발병 강박증과 성인기 발병 강박증을 구분하여 성인기 발병 장애만을 따로 연구한 논문은 찾을 수가 없었다. 그러므로, 현재까지 이러한 결론은 예비적일 수밖에 없으며, 향후 영상연구에서 발병 나이에 따라 강박증을 구분한 후 성인기 발병 강박증군에 대해서 연구를 진행한다면 보다 명확한 사실을 확인할 수 있을 것이다. 그런데, 소아기 강박증에서 발견되는 줄무늬체와 시상의 이상은 틱장애군에서도 가장 일관되게 발견되는 이상 중 하나다. 뚜렛 증후군에 대한 일련의 연구에서도 이러한 줄무늬체 용적 감소와 좌우대칭의 역전, 조가비핵, 창백핵(globus pallidus), 꼬리핵의 이상, 시상의 구조적/기능적 이상 등이 광범위하고 일관성 있게 보고되고 있다. 뚜렛 증후군군과 소아기 강박증군의 뇌영상학적 소견의 유사성은 이 두 장애 간의 강한 병태생리적 연관성을 다시 한 번 시사한다고 볼 수 있다. 줄무늬체의 이상이 성인기 강박증에 비해서 소아기 강박증에서 보다 중심적인 역할을 한다고 볼 수 있지만, 사실 강박증의 발현은 한 구조의 이상이 아니라 유기적으로 여러 구조가 상호 연결된 신경망, 특히 피질-줄무늬체-시상-피질망(cortico-striato-thalamo-cortical network: CSTC network)의 이상으로 이해할 수 있다. 이는 소아-성인 모두에게 적용된다. 하지만 동일 신경망의 이상이라 하더라도 보다 1차적인 이상 영역은 상정할 수 있는데, 아마도 소아 강박증은 줄무늬체가 보다 1차적인 병리를 갖는 영역이라고 생각된다. CSTC network은 일련의 병렬식, 상호연결식, 복합구조로 이루어져 있는 폐쇄식 루프로 형성되어 있고, 각 구조는 이 전체 신경망의 기능에 세부 기능역할을 맡고 있다. 예를 들면, 안와전두엽은 사회적 혹은 인지적인 주제와 연관된 복잡한 인지과정을 매개하고 있으며, 조가비핵을 통한 감각운동회로는 감각 및 신체 움직임의 조절과 관련이 있고, 배쪽 줄무늬체(ventral striatum)를 통한 변연계(limbic system)회로는 감정과 동기 조절에 기여한다.

그러나 어느 한 구조물의 이상은 특정 기능상의 이상만을 초래하는 것이 아니라 이 전체 신경망의 이상을 가져와서 동일한 병리 형성을 통해서 비슷한 증상 발현으로 이어질 수 있다. 이러한 특성은 뇌손상 환자들의 증례들을 통해 증명되고 있는데, 이 신경망의 다양한 영역의 손상이 같은 강박증상 발현으로 이어지는 예들이 많이 보고되어 있다. 뚜렛 증후군과의 연관성에 대해서 일부 연구가들은 소아기 강박증이 뚜렛 증후군과 동일한 기저병리를 갖는데, 다만 약간의 위치 차이가 있을 가능성에 대해 언급하고 있다. 다른 연구자들은 뚜렛 증후군은 아마도 주로 조가비핵의 손상으로 인해 주된 증상이 체성감각적 전조충동(premonitory urge)과 틱증상으로 나타나며, 소아기 강박증은 주손상이 배내측 꼬리핵(ventro-medial caudate nucleus)에 있어서 주로 정서자극에 의해 유발되는 인지적인 강박증상으로 나타날 가능성이 있다고 주장하였다. 그리고 이 두 영역이 함께 손상받은 경우에는 뚜렛 증후군과 강박증의 공존병리로 나타난다고 하였다. 이런 주장은 최근 소아기 강박증의 원인으로 A군 베타 용혈성 연쇄상 구균 감염(group A β-hemolytic streptococcal infection: GABHS)에 의한 소아기 자가면역 신경정신질환(pediatric autoimmune neuropsychiatric disorder associated with streptococcal infection: PANDAS)을 주장하는 일련의 연구진에 의해 받아들여지고 있다.[8, 9]

6) 치료반응을 통해 본 차이—병태생리적, 임상적 시사점

강박증에서 가장 많이 주목받은 신경전달물질은 세로토닌이다. 일련의 신경생화학적 연구들에서 강박증상은 특정 세로토닌계 중추신경의 과활성(과반응 또는 과예민성)과 연관되어 있다는 일관된 보고가 있어 왔다.[10] 또한 세로토닌과의 관련성에 대한 강력한 지지는 약물치료 효과에서도 증명되고 있다. 대부분의 항강박약물은 세로토닌계 신경활성을 조절하는 물질로서 세로토닌계에 작용하지 않는 약물에 비해 월등히 우수한 효과를 보여 주고 있다. 일반적으로 가장 많이 사용되는 선택적 세로토닌 재흡수 억제제(selective serotonin reuptake inhibitor: SSRI) 계열의 약물은 단독 사용에서 50~60% 정도의 효과를 보이는 것으로 보고되고 있다.[11] 그러나, 30~40%의 환자는 SSRI 계통 약물의 단독 혹은 병용투여에 반응을 보이지 않는 것으로 보고되고 있어서 어떤 특정 환자군은 다른 신경전달물질계와 관련되어 있을 가능성도 강력히 의심된다. 그러한 환자군 중에 소아기 발병군이 포함되어 있을 가능성이 있다. 왜냐하면, 최근의 연구에서 소아기 발병군이 단독 또는 병합 SSRI 치료에 잘 반응하지 않는다는 보고가 늘고 있기 때문이다.[11]

클로미프라민(clomipramine)에 대한 치료반응을 조사한 한 연구에서 이환기간을 보정한 뒤에도 이른 발병연령이 반응부재의 예측인자로 나타났는데, 20대 이전 발병한 경우에 이후 발병한 경우에 비해서 30% 가까이 낮은 반응률을 보였다고 한다. 소아기 발병군의 이러한 낮은 치료반응은 다른 여러 척도를 사용한 연구에서도 일관되게 나와서 다른 SSRI 약물들, 예를 들면, 플루옥세틴(fluoxetine), 파록세틴(paroxetine) 등에서도 보고되었다.[12] SSRI계 약물에 대한 낮은 치료반응은 세로토닌계의 작용이 소아기 발병 강박증에서 성인기에 비해 덜 중요할 가능성을 시사하는 것이다. 이와 더불어, 소아기 발병 강박증이 틱증상과 흔한 공존을 보인다는 점, 틱장애와 비슷한 바닥핵의 병리를 보인다는 점, 틱이 도파민계 이상과 관련이 깊다는 점 등을 들어 도파민계 이상이 소아기 발병 강박증에 함께 연관될 가능성에 대해 거론되고 있다. 또한 최근 SSRI에 반응이 좋지 않은 치료저항군이 SSRI와 항정신병약물(도파민 수용체 길항제)의 병용투여로 우수한 효과를 보였다는 보고를 하고 있어서 일부 강박증 환자들, 특히 소아기 발병 환자들의 도파민계 이상을 강력히 지지하고 있다고 볼 수 있다. McDougle 등은 플루복사민(fluvoxamine)에 치료저항을 보인 강박증 환자들에게 할로페리돌(haloperidol)을 병합하였을 때에 우수한 치료효과를 보였다고 하였고, 31명의 SSRI 치료저항군 중 61%가 할로페리돌 병합 후에 중등도 이상의 강박증상 완화를 보였다고 하였다. 특히 증상의 완화를 보인 군은 만성 틱장애의 공존병리를 가진 사람들로, 틱을 동반한 환자 중 92%가 우수한 반응을 보인 반면, 틱을 동반하지 않은 환자는 39%만이 반응을 보였다. 소아기 발병 강박증에서 틱을 동반하는 것이 드물지 않은 현상임을 생각할 때 도파민 수용체 길항제가 소아기 발병 강박증의 치료에 필요할 가능성이 있다고 볼 수 있다. 또한 SSRI 단독치료에 저항적인 환자의 약 40% 정도가 치료반응을 보였다는 점을 볼 때, 틱을 동반하지 않은 강박증의 경우에도 SSRI에 저항적일 경우, 특히 발병이 소아-청소년기일 경우에는 도파민 수용체 길항제를 사용해 볼 수 있겠다.

최근까지의 연구들을 종합해 보면 소아기 발병 강박증은 성인기 발병 강박증에 비해서 SSRI 단일요법에는 덜 반응하고 도파민 수용체 길항제를 필요로 하는 때가 보다 흔하다고 할 수 있다. 특히 장단기 운동계 부작용이 적은 비정형 항정신병약물(atypical antipsychotics)이 개발되면서 도파민 수용체 길항제의 부가적 사용이 크게 늘고 있는 추세다. 성인기 발병과 소아기 발병 환자 간의 이러한 약물반응 차이는 병태생리의 차이를 반영하는 것으로 생각된다. 소아기 발병 환자의 경우 세로토닌계의 이상뿐만 아니라 도파민계의 이상도 상당히 관여하고 있다고 할 수 있겠다.

7) 소아-청소년기 강박증—성인기 발병군과 다른 아형인가

이상의 연구결과로부터 추론해 보면 소아-청소년기 강박증은 성인기 발병 강박증과는 다른 장애일 가능성이 있다. 즉, 동일한 임상양상을 보이지만 기저 병태생리와 원인은 다른 질환임을 시사한다. 강박증 환자들 중 성인기 발병 환자들만의 특성을 따로 분석한 연구결과는 매우 드물어서 소아-청소년기 발병 환자만을 따로 분석한 연구에 비해서도 적은 실정이다. 이와 같이 연구가 빈약한 것이 두 군을 직접 비교하는 데 제한점이 되고 있다. 또 하나의 제한은 소아-청소년기 강박증 환자도 성인이 되면 성인 강박증 환자가 되어 성인기 강박증군으로 범주화 된다는 것이다. 성인이 된 후에 자신의 발병시기를 정확히 기억해 내기란 쉽지 않은 일이어서 성인 강박증 환자가 소아기 발병증례인지, 청소년기 발병증례인지, 성인기초 발병증례인지를 연구자나 임상가가 구별하는 것은 쉽지 않은 일이 된다. 바로 이 점이 소아-청소년기 강박증을 따로 개념화하여 연구하는 데 있어서 걸림돌이 되고 있다. 그러므로 소아-청소년기 강박증에 관한 추론과 유추를 지지하는 강력하고도 다양한 연구를 찾는 것이 매우 힘들었다. 그러나 다행인 점은 최근 몇 년 사이에 성인기 주요 정신질환에 대한 연구가 늘어난 것처럼 소아기 발병 강박증에 대한 연구가 활발해지고 있다는 것과, 소아정신과 의사들 사이에서 강박증에 대한 관심이 계속 증가하고 있다는 점이다. 그러므로 향후 현재의 추론을 뒷받침할 또는 부정할 실증적 증거들이 더 많이 축적될 수 있으리라 기대된다.

연구의 수적인 제한에도 불구하고 소아기 발병과 성인기 발병 강박증을 구분하여 이해하는 것은 여러 가지 면에서 의의가 있다. 현재까지의 연구결과로는 소아기 발병 강박증이 틱장애와 유전적으로 밀접하게 연관되어 있고, 공통적인 병태생리학적 기전을 가지고 있을 가능성이 많다. 그렇다면 모든 소아기 발병 강박증이 틱관련장애라고 할 수 있을 것인가? Leonard 등의 연구[4]에서 소아기 강박증 환자 중 틱을 가지고 있거나, 과거력상 틱증상을 가진 적이 있었던 아동이 60%이었고, 나머지 40%의 반(20%)은 가족력상에 틱장애가 있어서 총 80%의 강박증 환아가 틱장애와 관련된 강박증이라고 규정하였다. 그리고 나머지 20%에 대해서도 추후 틱발생 가능성을 언급하면서 틱과 연관성이 있을 가능성을 배제하지 않았다. 하지만 다른 연구에서는 이렇게 높은 빈도의 아동이 틱과 관련된다고 주장하지는 않고 있다. 따라서 소아기 발병 강박증이 어느 정도 틱과 관련되어 있는지 결론 내리기에는 지금까지의 자료로는 부족한 실정이다. 소아기 강박증과 틱장애의 관련성 정도를 결정하기 전에 추가적인 뇌영상 연구, 신경생화학 연구, 신경심리 연구 등이 보강되어야 할 것이다. 유전적인 연관성이 분명해 보인다고 해서 모든 강박증 환자가 틱과 관련되어 있다고 보기는 어려울 것이다. 왜냐하면, 발달 과정의 뇌손상 등으로 인해 발병한 강박증의 경우 유전적인 영향을 최소한 받은 상태에서 발병하므로 틱과 관련이 없는 경우도 있기 때문이다. 덧붙여서 성인기에 발병하는 틱관련강박증도 좀 더 연구가 필요한 분야다.

소아기 발병군의 구분은 임상적인 시사점을 갖는데, 소아기 발병 강박증은 원인적인 면에서 성인기와 다른 측면이 있으므로 다른 치료 접근이 필요하다. 특히, 약물치료에 있어서 SSRI 단독요법에 대한 반응이 낮으므로 도파민 수용체 길항제, 특히 비정형약물의 병용투여가 필요한 경우가 많다. 특히 틱장애가 동반되거나 틱의 과거력 또는 가족력이 있는 경우에는 더욱 비정형약물 병용투여가 효과적이라고 생각된다. 그러므로 소아-청소년 연령의 강박증 또는 소아기 발병 성인 강박증 환자를 보는 임상가는 반드시 발병연령을 구체적으로 검토하고, 틱장애와의 관련성을 개인력, 가족력 등을 통해 광범위하게 파악하려고 노력해야 할 것이다. 그러나 아직까지 틱공존력이 없는 소아기 발병 성인 강박증 환자에서의 도파민 길항제 투여 효과는 정립되어 있지 않으므로 추가적인 연구가 필요하다.

임상적으로 소아기 발병 강박증은 강박증 및 틱장애의 가족력이 높다는 점도 주목해야 할 부분이다. 특히 강박증이나 틱장애력이 있는 가족의 자녀일 경우, 강박증 발병 위험성이 있다는 사실을 알고 강박증이나 틱장애의 가족력을 통해서 강박증을 일찍 발견하고 조기치료를 할 수 있어야 할 것이다. 강박증상을 비밀로 하는 경우가 많은데, 그럴 경우 증상이 만성화되어서 기능적으로 심각한 영향을 받은 후에야 병원을 찾는 경우가 적지 않다. 따라서 고위험군 선별을 통한 조기발견, 조기치료가 더욱 중요하다 하겠다. 조기발견, 조기치료는 합병증과 후유증을 예방하고 예후를 좋게 하는 데 결정적인 역할을 하기 때문이다.

소아기 발병 강박증의 구분은 또한 향후 연구의 방향에 있어서도 시사점을 제공한다. 정신과 질환 대부분이 그러하듯이, 지금까지 생물학적 연구의 가장 큰 난제는 동일 진단군 내의 이질성(heterogeneity)이다. 특히 강박증은 이런 문제가 더 크므로 더 균질한 하위그룹을 발견한다면 본질과 병태생리를 규명하는 데 많은 도움이 될 것이다. 소아기 발병증례와 성인기 발병증례를 나누는 구분이 현재까지의 강박증 연구의 비일관성을 개선시켜 줄 가능성이 있다. 예를 들면, 구조 및 기능적 뇌영상 연구결과, 바닥핵과 관련된 부분이 매우 비일관적인데, 이는 강박증 발병시기가 구분 없이 섞여 있기 때문일 가능성이 높다. 그러므로 향후 연구에서는 발병 나이에 대한 정확한 조사와 고려가 반드시 필요하다고 생각된다.

강박증과 다양한 강박관련 장애에 대한 연구에서도 소아기 발병과 성인기 발병의 구분은 유용할 것이라고 생각된다. 특히 최근에는 신경성 거식증(anorexia nervosa), 발모광(trichotillomania) 연구에서 이러한 구분의 중요성이 강조되고 있다. 예를 들면, 과거에 신경성 거식증을 가진 환자는 그렇지 않은 환자보다 더 일찍 강박증상이 발병했다는 보고가 있고, 다른 연구에서도 신경성 거식증의 과거력과 강박증상의 이른 발병이 연관됨을 보고한 바 있다. 이러한 연구결과들은 소아−청소년기 발병 강박증과 신경성 거식증이 관계가 있다는 점과 강박증의 조기발병이 거식증 발생의 위험률을 높인다는 점을 시사하고 있다. 또한 발모광에 대한 연구에서도 충동조절장애인 발모광이 소아기 강박증과 매우 밀접하게 연관되어 있다는 주장이 늘고 있는데, 발모광에서 보이는 발모 전 긴장감과 발모 이후의 긴장해소는 틱장애에서의 전조충동 및 틱증상과 유사하며, 강박증에서 강박행동 전의 긴장과 행동 후의 긴장해소와 또한 유사하다. 흥미롭게도 틱장애의 개인력이나 가족력을 가진 강박증 환자는 강박행동 전에 긴장을 고조시키는 특정 감각체험을 한다는 보고가 있다. 발모광, 틱장애, 소아기 강박증(틱관련 강박증) 간의 유사성은 이 세 가지 장애의 유사한 병태생리를 반영하는 것으로 보여 향후 강박관련장애 연구에 중요한 시사점을 주고 있다.

3. 소아−청소년기 강박증의 치료

강박증의 치료는 크게 비생물학적 치료와 생물학적 치료로 나눌 수 있다. 비생물학적 치료 중 대표적인 것은 인지행동치료이고 생물학적 치료 중 대표적인 것은 약물치료다. 성인에서는 인지행동치료와 약물치료를 병합할 때 가장 효과적이라고 알려져 있는데 이것은 소아에게도 마찬가지로 확대 적용할 수 있다.

소아−청소년기 강박증에는 종종 인지행동치료가 첫 번째 치료 전략으로 사용되며 대개 이 장애에 대한 가족교육과 함께 시작된다. 가족교육은 가족생활에 심각한 문제를 야기하는 아이의 행동을 다루는 방법에 대한 안내와 부모가 보일 수 있는 처벌적 반응을 피하는 방법 또는 대안적 방법의 교육 등을 포함한다. 미국 등 외국에서는 흔히 가족을 위한 강박증 안내서가 추천되기도 하고 다양한 강박증 환자그룹이 존재하여 서로 정보를 공유하고 지지하고 만남을 갖기도 한다. 그 외 국가별로 강박증재단, 연결망, 웹사이트 등이 있어서 개인이 강박증에 대한 정보를 쉽게 얻을 수도 있다.

제일선의 치료는 환아와 가족의 선호도에 따르거나 아니면 증상의 양상과 심한 정도에 따라 결정할 수 있으며, 강박증 치료에서는 융통성이 중요하다.

1) 인지행동치료

인지행동치료는 (a) 노출-반응방지(exposure and response prevention: ERP), (b) 인지치료, (c) 이완요법 3가지로 나눌 수 있다. 이 중 강박증에서 가장 널리 사용되는 것은 ERP이다. 인지치료 단독으로는 강박증에 효과가 없는 것으로 보이나 인지행동치료 프로그램에의 참여를 격려한다면 개별 증례에는 도움이 된다. 이완요법은 노출 동안의 감정을 다루는 데 주로 사용되며 강박증에 대한 직접적인 효과는 없다.

(1) 노출-반응방지

강박증에 대한 노출-반응방지(ERP)는 성인을 대상으로 개발되었고 지금도 방법론적으로 더 정교화되고 있다. ERP는 다음의 과정으로 구성되어 있다. (a) 불편감과 의례를 야기하는 피하고자 하는 단서에 매일 노출시키고, (b) 적어도 1시간 이상 또는 불편감이 서서히 가라앉을 때까지 노출을 유지하고 의례를 하지 않는다. 실제 상황에서는 최소 10~20시간의 노출이 최적이다. ERP는 치료를 마친 후에도 효과가 있지만 추가치료(booster therapy)가 장기적으로 도움을 줄 수 있다.

그러나 대부분의 임상가들이 행동치료를 훈련받지 못했고 비용 문제도 있기 때문에 컴퓨터를 이용한 자기평가와 자조 프로그램, 즉 컴퓨터 보조 행동치료 프로그램(computer-assisted behavioral treatment program: BT STEPS)이 유용할 수도 있다. 청소년에서의 컴퓨터 보조의 ERP 치료효과에 대한 보고는 아직 없지만 앞으로 유용한 접근이 될 것이다. 소아에서도 ERP의 적용은 중요한데, 치료를 이해하고 강한 감정을 견디는 능력이 중요하기 때문이다. 많은 아이들이 강박행동을 하지 않으면 불안 정도가 너무나 높아져 미쳐 버릴지도 모른다는 공포를 가지기 때문에 인지치료가 이러한 감정을 다루는 데 도움을 줄 것이다. 불안을 야기하는 자극에의 노출 정도를 아이가 조절하도록 하는 프로그램과 아이가 강박증을 객관화하고 자기 통제력을 느끼도록 하는 프로그램 역시 불안을 줄여 준다. 아주 어린 아이들에게는 강박증을 인격화해서 강박증에게 나쁜 별명을 붙여 주어, '착한 아이(환아, 부모, 치료자)'가 '나쁜 아이(강박증)'를 없애는 작업을 한다고 하면 치료동맹이 생겨 아이를 치료에 끌어들일 수 있다.

프로그램 중에 가족을 개입시키는 것이 중요한데, 가족의 참여는 심리적 지지에도 필수적이지만 병적인 상호작용 양상을 알아내는 데도 도움이 된다. 개인 세션에서 부모를 보조 치료자로서 참여시키는 집중적인 가족 작업의 병용이 가장 좋다.

(2) 증상에 따른 인지행동치료의 적용

인지행동치료는 특정 증상에 따라 다르게 적용될 필요가 있다. 지나치게 꼼꼼하거나 도덕적 죄책감 또는 병적 의심이 있을 때 ERP는 일반적으로 적절하지 않고 대신 인지치료가 도움이 된다. 오염공포, 대칭의례, 숫자세기/반복, 저장(hoarding), 공격적 충동 등의 증상이 있을 때 ERP가 보다 적합하다. 반면 강박적 느림은 행동치료나 약물치료에 별로 반응이 없어 보이므로 적응적 행동을 실연하는 모형화(modeling)나 목표행동에 근접할수록 긍정적 강화를 하는 형상화(shaping)를 고려해 볼 수 있다. 병식이 있는 경우가 치료결과도 더 좋고 치료에 더 협조적으로 되기 쉽다.

성인에서 순수하게 강박적 사고만 있는 경우는 ERP 치료에 저항적인 것으로 알려져 있다. ERP 치료법으로 알려진 '사고 중지'는 그 효과가 아직 검증되지 않았으나 강박적 사고만 있는 경우 포괄적 인지행동치료 프로그램이 효과적이다. 그 외 '사고의 포화(semantic satiation)' 원칙을 이용한 '집중학습(massed practice)'도 고려해 볼 수 있다. 즉, 강박적 사고에 대해서 반복적으로 쓰거나, 큰 소리로 말하거나, 카세트 테이프로 녹음하여 반복적으로 듣는 방법이 효과적일 수 있다.

ERP에 반응하지 않는 경우 '인지적 재구조화(cognitive restructuring)'가 권유된다. 예를 들어 자신의 생각이 무시무시하고 위험하고 그로 인해서 결국에는 자신이 미쳐 버릴 것이라고 느끼는 청소년에게 "흰곰을 생각하지 않도록 노력해라."라고 말하였을 때, 침투적 사고가 그 생각을 억제하려는 노력의 일부분으로 발생한다는 것을 경험할 수 있다. 생각에 대한 자신의 억압적인 반응이 문제, 즉 강박적 사고를 만든다는 인식을 얻게 되는 것이다.

2) 약물치료

(1) 1차선택 치료제

세로토닌 재흡수 억제제(serotonin reuptake inhibitor: SRI), 특히 선택적 세로토닌 재흡수 억제제(SSRI)가 강박증의 1차선택 치료제에 해당한다. 클로미프라민은 강박증에 효과적이라고 알려진 첫 번째 SRI계 항우울제다. SSRI 계열에 속하는 플루옥세틴, 플루복사민, 서트랄린(sertraline), 파록세틴도 성인의 강박증에 효과적인 것으로 입증되었다. SSRI 중 비교적 늦게 임상에 도입된 시탈로프람(citalopram) 역시 성인에서 효과적임이 입증되었다. 무작위 대조군 연구의 메타분석결과는 클로미프라민이 SSRIs보다 더 나은 결과를 보여 주지만, 두 개를 직접 비교한 연구에서는 두 치료군이 동등한 효과를 보이면서 SSRI가 내약력(tolerance)이 다소 양호한 것으로 나타났다.

소아에서는 클로미프라민, 플루옥세틴, 플루복사민, 서트랄린에 대한 통제연구(controlled trial)가 수행되었다. 파록세틴의 비교연구는 진행 중인데 비통제 결과상으로는 역시 효과가 있는 것으로 나타났다. 〈표 3–1〉은 성인과 비교하여 소아–청소년에서의 SRI의 투여용량과 사용기간을 보여 준다. 소아–청소년에서는 초기 용량을 낮게 하고 서서히 증량하는 것이 원칙이다.

강박증에서 일반적인 SRIs의 치료적 지침은 다음과 같다.[13]

첫째, 환자의 40~60%는 반응한다(즉, '많이 호전(much improved)' 또는 '아주 많이 호전(very much improved)').

〈표 3–1〉 강박증의 1차 선택약

약물	성인 용량 (1일 기준)	소아–청소년 용량 (1일 기준)	기간
클로미프라민	250mg까지	150~200mg까지(최대 3mg/kg)	> 10주
플루옥세틴	80mg까지	60~80mg까지	> 8주
플루복사민	300mg까지	200mg까지	> 10주
서트랄린	200mg까지	200mg까지	> 10주
파록세틴	60mg까지	60mg까지	> 12주

성인 용량은 일반적 최대용량을 기준으로 함. 13장 '강박증의 약물치료'를 참조.

둘째, 완전한 반응은 거의 없어서 대부분의 환자들이 약간의 잔여증상을 가진다.

셋째, 처음의 SRI에 반응하지 않는 환자는 그 다음의 SRI에도 잘 반응하지 않는 경향이 있다. 그러나 SRIs를 더 시도해 볼 가치는 있다.

넷째, 대체로 가장 효과적인 용량은 우울증에서 사용되는 용량보다 더 높다. 따라서 저용량에서 실패한 환자는 더 높은 용량에 잘 반응할 수 있는데, 클로미프라민이 이런 경우가 가장 많다.

다섯째, SRI 간의 부작용 발생률은 다르지만 대부분의 환자들이 잘 견딘다. 가장 최소의 용량으로 시작하여 용량을 서서히 올리고, 환자에게 조심스럽게 부작용에 대해서 알려 준다면 치료중단율을 감소시킬 수 있다.

여섯째, 대부분의 환자들은 6주 이전에는 효과를 경험하지 못하므로 적절한 치료적 적용을 위해서는 최고용량을 적어도 6주간 유지하는 것이 필요하다.

일곱째, 초기반응 후 여러 달 동안 호전이 유지되기도 한다. 반응하는 경우 장기간 유지하면 지속적인 이로움이 있다.

여덟째, 증상이 충분히 호전된 후에는 최소한의 효과적인 용량으로 서서히 감량하여야 하지만 완전히 약물을 중단하면 80~90%의 환자가 재발한다. 약물중단 기간 동안에 ERP는 재발을 예방하거나 지연시킬 수 있다.

성인에서는 처음으로 SRI 치료를 받는 환자들의 65~70% 정도가 임상적으로 유의한 반응을 보이며 다른 약물로 순차적인 치료 과정을 가진다면 90%까지 반응할 수 있다. 반면, 소아에서는 초기 SRI 치료에 효과가 없거나 부분반응을 보이는 경우가 50% 이상이다. 성인에 비해서 낮은 SRI 치료반응률은 소아 강박증이 성인 강박증과는 다른 원인적-병태생리적 기전을 가지는 것을 시사한다고 할 수 있다. 적정 용량의 SSRI를 10~12주 동안 쓰고도 전혀 반응이 없거나 부분적인 반응뿐이라면 다른 SSRI를 사용해 볼 수 있다. 성인에서는 부분적 반응을 보일 때 다른 약물의 강화요법이 효과적인데 일부 보고에서는 강화요법이 소아에서도 마찬가지로 유용하다고 한다.

(2) 유지치료

강박증은 만성적 경과를 가지기 때문에 유지치료가 필요한 질병이다. 유지치료는 낮은 용량으로 충분하며 용량이 낮아지면 순응도가 증가한다. 약물치료를 중단할 경우 성인 강박증 환자의 80%가 2년 이내에 재발하였다. 강박증의 삽화적 경과는 치료평가를 복잡하게 하는 데 치료반응이 좋았던 성인에서는 적어도 1~2년 동안 유지치료가 지속되어야 한다. 소아에서도 유지치료는 필요한데, 클로미프라민을 평균 17.1개월 투여받았던 심한 강박증 소아-청소년 환자 26명을 대상으로 한 8개월간의 연구는 장기간 유지치료의 필요성을 시사한다. 2개월간 시행된 이중맹검(double-blind) 데시프라민(desipramine) 교체 실험에서 데시프라민으로 교체된 군에서는 89%의 재발을, 비교체군에서는 18%의 재발을 보였다.

약물 중단을 고려할 때 감량은 몇 주에 거쳐서 점진적으로 이루어져야 한다. 체계적인 자료가 요구되기는 하지만 장기약물치료는 2~4번의 재발 이후에 고려할 수 있다. 약물 중지 후 재발하는 환자는 대부분 2개월 이내에 재발한다.

4. 치료저항성 소아-청소년 강박증에서 고려해야 할 사항들

강박증의 '비반응자(non-responder)' 또는 '치료저항성(treatment resistant)'에 합의된 정의는 없다. 일반적인 연구에서 '반응(response)'의 정의는, 첫째 예일-브라운 강박척도(Yale-Brown Obsessive-Compulsive Scale: Y-BOCS) 점수가 기저치에 비해 25%(또는 35%) 이상 감소하고, 둘째 임상 전반적 인상-호전척도(Clinical Global Impression-Improvement: CGI-I) 점수가 3점 이하인 경우를 말한다. 통상적으로 임상에서 인지행동치료와 약물치료의 병합요법에 반응이 부족한 경우를 '비반응자' 또는 '치료저항성'이라고 하는데 이때 약물치료는 두 가지 이상의 SRI를 충분한 용량으로 충분한 기간(최소 10~12주) 유지하였을 때를 의미한다. 그러나 강박증을 치료저항성이라고 결정하기 전에 반드시 고려해야 할 사항이 몇 가지 있다.

첫째, 강박증의 일차 선택치료제인 SRI를 2종류 이상 충분한 용량으로 충분한 기간 동안 사용하였는지를 검토해 보아야 한다. 실제로 한 연구에 의하면 전체 환자 중 약 50%만이 SRI 처방을 받았고 그중 충분한 용량을 복용한 환자는 전체 환자의 7.6%에 불과하였다.[14]

둘째, 순응도 문제다. 치료자가 치료 시작 전에 발생 가능한 약물부작용에 대해서 솔직히 설명해 준다면 환자는 부작용을 더 잘 보고하게 된다. 강박증 환자의 약 1/4은 ERP에 참여할 수 없거나 참여하지 못하게 된다. 왜냐하면 치료자 간의 능력 차이가 크기 때문이다. 순응도가 떨어져서 치료효과가 떨어진다면 순응도를 올려 주어 약물치료, 인지행동치료의 효과를 최대화시켜야 한다.

셋째, 공존장애의 존재 유무다. 공존장애의 유무는 치료전략의 선택뿐만 아니라 치료성적에도 영향을 미칠 수 있다. SSRI는 성인과 소아에서 조증증상을 유발할 가능성이 있고 강박증의 어떤 아군은 약물치료와 상관없이 '전양극성(pre-bipolar)'일 수 있다. 따라서 조증증상이 약물의 효과 때문인지 아니면 내재된 양극성 기분장애가 드러났기 때문인지는 추가적인 조사가 필요하다.[14] 강박증에서 주의력결핍과잉행동장애(attention deficit hyperactivity disorder: ADHD)가 높은 비율로 공존하는데, 강박증 치료 동안에도 중추신경자극제는 계속 사용할 수 있다. 그러나 중추신경자극제가 강박증에 안 좋은 영향을 미칠 수 있다는 일부 증거가 있으며 심지어는 강박적/의례적 행동을 촉발할 수도 있다고 보고되었다. 클로자핀(clozapine)이나 리스페리돈(risperidone) 같은 비정형 항정신병약물로 치료받고 있는 정신분열병 환자는 강박증이 악화될 수도 있다. 이는 아마도 세로토닌 수용체(5-HT2 receptor)에 대한 길항작용의 결과로 여겨지는데 이럴 경우 항정신병약물 용량을 낮추거나 SRI를 추가하면 3주 내에 저절로 없어질 수도 있다. 또는 반대로 약물 용량을 높여서 도파민 수용체(D2 receptor)에 대한 길항작용을 증가시켜서 도움을 줄 수도 있고 정형 항정신병약물을 추가해서 도움을 줄 수도 있다. 틱장애를 동반할 때는 할로페리돌이나 피모자이드(pimozide)를 서서히 2~10mg까지 증량함으로써 반응률을 높힐 수 있다고 알려져 있다. 추정되는 기전은 D2 수용체를 봉쇄해서 바닥핵의 과도한 도파민 활성을 억제하는 것이다. 그러나 도파민 길항제를 투여할 경우 불안증상을 악화시킬 수 있으며 이럴 경우에는 약물을 중단하여야 한다. 이런 경우에 합리적인 대안일 수 있는 클로니딘(clonidine)에 대해서는 아직 명확한 결론이 없다. 마지막으로 환자가 비반응군으로 의심되거나 비반응군이라면 물질남용을 반드시 고려해 보아야 한다. 강박증은 약물과 알코올에 의해 악화되거나 경감될 수 있다.

넷째, 치료저항성 강박증과 관련된 요인을 고려해야 한다. 행동요법과 SRI 약물치료에도 불구하고 강박증 환자들의 대략 1/3은 치료에 반응을 보이지 않는다. 치료저항에 관련된 요인들을 밝히기 위한 많은 시도의 결과, 여러 가지 예측인자가 밝혀졌지만 중요한 몇 가지 요인을 우선적으로 고려하여야 한다. 많은 예측인자들의 영향은 아직 불분명한데 그 이유로는 우선 연구의 수가 적은 점, 치료 목록의 다양성, 환자군의 이질성 등을 들 수 있다. 치료저항성 강박증과 관련된 요인은 크게 인구학적 요인, 증상, I축 공존질환, II축 공존질환, 신경학적 또는 신경심리학적 요인으로 나누어볼 수 있다.

인구학적 요인으로는 발병연령이 늦거나, 갑자기 발병했을 때, 삽화적 경과를 보이는 경우, 과거에 관해된 적이 있었던 경우, 약물치료를 받은 적이 없는 경우는 치료반응이 좋았고 성별, 병의 기간 등의 영향에 대해서는 일치된 보고가 없다. 즉, 소아기 발병 강박증 자체가 성인기 발병 강박증보다는 치료반응이 떨어지는 예측인자로 작용할 수 있음을 알 수 있다. 증상 면에서 살펴보면 확인의례(checking rituals)증상은 치료반응이 좋았고 심한 증상, 저장(hoarding), 느림(slowness)증상은 치료반응이 좋지 않았다. 그리고 불량한 병식, 우울증 점수에 관해서는 일치된 보고가 없다. 공존질환 면에서 살펴보면 I축 공존질환 중 양극성장애, 사회공포증, 외상후스트레스장애, 물질남용, 틱장애, 섭식장애는 치료에 반응이 좋지 않았고 단극성 우울증은 일치된 보고가 없다. 그리고 II축 공존질환 중 정신분열형 인격장애, 경계선 인격장애, 회피형 인격장애, 강박적 인격장애, 1개 이상의 A군집(cluster A) 인격장애, 다수의 인격장애가 치료에 반응이 좋지 않았다. 신경학적 또는 신경심리학적 요인 면에서 신경학적 연성징후나 신경심리학적 과제 수행은 치료반응과 무관한 것으로 생각된다. 아직까지는 신경심리학적 요인에서 특이한 관련성을 발견하지 못하였다. 저해된 의사결정능력(decision-making ability)이 치료반응이 나쁜 경우와 연관되어 있으나 여기에 대해서는 더 많은 연구가 필요하다.

마지막으로 특히 소아기 발병 강박증에서는 연쇄상 구균 감염과 관련된 소아기 자가면역 신경정신질환(pediatric autoimmune neuropsychiatric disorder associated with streptococcal infection: PANDAS)의 가능성을 고려해야 한다. PANDAS라는 약자로 불리는 이 질환은 시드넘 무도병(Sydenham's chorea: SC)의 연구에 근거하여, 소아기 발병 강박증 증례의 아군으로 동정되었다. 미국에서 현재 PANDAS는 연구의 중요 과제가 되고 있으며 소아 인구의 어느 정도가 여기에 해당하는지 아직 밝혀진 바는 없다. 한 연구는 PANDAS의 유병률을 약 10%로 추정하고 있다.[15] PANDAS를 가진 환자는 A군 베타 용혈성 연쇄상 구균(group A beta-hemolytic streptococcal: GABHS) 감염에 반응하여 전형적으로 극적인 발

〈표 3-2〉 PANDAS의 진단 기준

(1) 강박증 그리고/또는 틱장애의 존재(DSM-IV 기준 만족)
(2) 사춘기 전 발병
(3) 급성으로 심한 증상의 발병과 극적인 증상의 악화로 특징지어지는 삽화적 경과
(4) 증상의 악화 동안 신경학적 이상[예, 무도병 운동(choreiform movements)]의 존재
(5) GABHS 감염과 증상 악화 사이의 시간적 관계

- PANDAS: A군 베타 용혈성 연쇄상 구균 감염에 의한 소아기 자가면역 신경정신질환(pediatric autoim-
  mune neuropsychiatric disorder associated with streptococcal infection)
- GABHS: A군 베타 용혈성 연쇄상 구균(group A beta-hemolytic streptococcus)

병과 극적인 악화를 보이는 강박증 또는 틱장애를 보인다. PANDAS의 진단 기준
은 〈표 3-2〉에 제시되어 있다.

연쇄상 구균 감염 후 나타나는 자가면역이 가능한 환경적 유발자로 여겨지며
류마티스 열(rheumatic fever)의 신경학적 이형인 SC가 PANDAS의 병태생리적
모델이 되었다. SC 발현에는 분자적 유사성(molecular mimicry)이 관여하는 것으
로 생각되는데 GABHS에 대한 항체가 신경세포와 교차 반응하여 중추신경계 특
히 바닥핵에 염증을 만드는 과정을 통하여 SC가 발생하는 것으로 설명되고 있다.
SC 환자의 70% 정도가 강박증을 가지고 있고 SC의 병력이 없는 강박증, 틱장애
환자에서 연쇄상 구균 감염 후 증상 악화를 보일 수 있기 때문에 일부 강박증과
틱은 SC의 변이로 생각된다.

한편 SC뿐만 아니라 GABHS 감염 후 자가면역에서 기인하는 것으로 추정되는
다른 중추신경계 질환들도 바닥핵의 기능장애에서 비롯되는 것으로 보인다.
GABHS 감염 후 PANDAS뿐만 아니라 틱장애, 근긴장이상증(dystonia), 무도증
뇌병증(chorea encephalopathy), 근긴장이상성 무도성 무정위운동(dystonic
choreoathetosis) 등의 후유증이 나타난다는 보고가 있다.[16]

PANDAS에는 유전적 취약성이 관여할 수도 있는데 그 근거로는 한 가족연구
에서 류마티스 열이 상염색체 열성유전 질환임이 주장된 점을 들 수 있다. 최근에
는 이러한 질환에 감수성을 가지는 환자의 유전적 표지자(genetic marker)뿐만 아
니라 항연쇄상 구균-항신경세포성 항체(antistreptococcal-antineuronal antibod-
ies)를 분리해 내고 동정하는 연구가 시작되었다. 한편 면역기능의 이상과 강박증
과의 연관성을 밝힌 연구도 있는데 지속적인 면역학적 스트레스가 강박증의 위

험인자가 될 수도 있음을 시사한다. 면역학적 스트레스가 혈액뇌장벽(blood brain barrier: BBB)의 변화를 초래하여 항신경세포성 항체가 중추신경으로 침투하는 것을 허용할지도 모른다. 한편 류마티스 열의 감수성 표지자(susceptibility marker)인 B 림프구(B lymphocytes)의 항원 D8/17의 과다발현(overexpression)이 강박증과 틱장애에서도 보이는데 D8/17 분석(assay)의 방법론적인 한계 때문에 현 단계에서 이것이 연쇄상 구균과 관련된 강박증이나 틱장애를 동정할 수 있다고 말하기는 힘들다.

최근 PANDAS에 대한 관심이 커지고 연구가 많이 이루어지고 있지만 앞으로 PANDAS와 관련된 질환들의 현상학을 상세히 연구해야 하고, 질환별로 특이한 항신경세포성 항체를 동정해서 그것들의 생물학적 활성과 병리적 기전을 알아내기 위한 시도가 지속적으로 필요하다.

5. 소아-청소년기 치료저항성 강박증의 치료전략

상기 치료저항성 강박증의 고려점들을 충분히 검토한 후에도 치료저항성이라고 간주되는 경우에는 약물을 대체하거나 강화요법을 하거나 기타 실험적 치료법도 고려해 볼 수 있다. 그러나 소아-청소년기 치료저항성 강박증에서 특히 고려해야 할 점은 소아기 발병 강박증이 성인기 발병 강박증과는 분명히 구분되는 일부 특징을 가지고 있고 기존의 SRI에 대한 반응률이 떨어져서 보다 쉽게 치료저항군으로 여겨지고 있다는 것이다. 이는 소아기 발병 강박증이 성인기 발병 강박증과는 다른 원인론적-병태생리학적 기전을 가지는 새로운 아형을 포함하기 때문이라고 생각되는데, 현재 2가지 정도의 아형을 추정해 볼 수 있다.

첫째, 틱장애와 높은 공존율 및 유전적 연관성을 가지는 소아기 발병 강박증군을 새로운 아형으로 볼 수 있다. 틱장애는 도파민계 이상과 관련이 깊기 때문에 이 아형은 SSRI에 잘 반응하지 않고 도파민 수용체 길항제가 오히려 더 도움이 될 것이라고 추정할 수 있다.

둘째, PANDAS를 새로운 아형으로 볼 수 있다. PANDAS는 기존의 강박증과는 전혀 다른 병태생리적 기전을 가지므로 치료에 있어서도 기존의 치료법과는 전혀 개념이 다른 치료적 접근을 할 때 도움이 될 것이라고 추정할 수 있다. 실제로 PANDAS는 면역억제요법이 효과적이라고 알려져 있다.

상기 두 아형에 대한 적절한 치료적 접근이 이루어진다면 기존에 치료저항성이라고 여겨지던 소아기 발병 강박증의 치료반응률을 높임과 동시에 강박증에 대한 보다 깊은 이해를 할 수 있을 것이다. 그러면 소아-청소년기 강박증의 2가지 새로운 아형을 염두에 두면서 소아-청소년기 치료저항성 강박증에서 SRI를 대체할 수 있는 약물들, 강화요법으로 사용될 수 있는 약물들, 그리고 새로운 치료법에 대해서 간략히 살펴보기로 하자.

1) 강화요법

(1) 클로나제팜

클로나제팜(clonazepam)은 벤조디아제핀(benzodiazepine) 효과뿐만 아니라 전두엽의 세로토닌(5-HT1과 5-HT2) 수용체의 상향조절(upregulation)로 항강박 효과를 나타내는 것으로 추정된다. 단독요법 또는 강화요법으로도 효과가 있다고 보고되고 있다. 용량은 0.5~4mg을 쓸 수 있으며, 7세 때 발병한 강박증 환자에게 다양한 약물치료를 시도하다 20세 때 플루옥세틴에 클로나제팜을 추가하여 극적인 증상 감소를 보고한 증례가 있다.

(2) 할로페리돌

McDougle은 SRI 저항성 강박증은 추가적으로 도파민 기능의 비정상을 가진다고 가정하였다. 도파민 길항제인 정형 항정신병약물은 틱을 동반한 SRI 저항성 강박증에 효과적인 것으로 나타났지만 틱을 동반하지 않는 경우에는 그 효과가 입증되지 않았다. 할로페리돌(haloperidol)은 틱을 동반하거나 틱의 가족력이 있는 성인 강박증 환자에서 가장 효과적인 것으로 밝혀졌다. 최근의 연구는 '틱관련강박증'과 '비틱관련강박증'의 구분이 유용함을 시사한다. 두 군은 임상적 증상, 신경생물학적 소견 그리고 치료에 대한 반응이 서로 다를 수 있다. '틱관련강박증'은 SSRI 단독치료에는 반응이 덜 만족스럽다.

(3) 리스페리돈

지연성 운동장애에 대한 우려 때문에 비정형 항정신병약물인 리스페리돈을 투여한 연구는 최근에 시행되었고, 그 결과 치료저항성 성인 강박증 환자에서 효과가 있는 것으로 나타났다. 정신분열형 인격장애나 틱장애의 공존은 리스페리돈 치료반응과 무관하다고 한다. 소아 강박증 환자에서 리스페리돈 추가의 역할에 대해서는 더 많은 연구가 필요하나 한 연구에 따르면 8~13세 아동의 강박증에서 리스페리돈 강화요법이 도움이 되었다고 한다. 또한 뚜렛 증후군과 틱장애를 가진 7명의 소아-청소년에 대한 11주 리스페리돈 개방시험(open trial) 연구에서 리스페리돈의 항강박효과가 관찰되었다. 연구에 참여한 7명 중 3명은 강박증을 동반하였는데, 이 중 1명은 강박증 증상이 100% 사라졌고 나머지 2명은 약간의 호전을 보였다. 당시 리스페리돈은 초기 용량 0.5mg으로 시작하여 5일마다 0.5mg씩 증량해서 최대 2.5mg까지 증량하였다. 부작용으로 모든 환아에서 체중이 증가되었다고 한다. 할로페리돌이나 리스페리돈 모두 졸음을 유발할 수 있지만 체중 증가는 리스페리돈에서만 우려된다.

(4) 올란자핀

SRI에 부분적 반응을 보이는 성인 환자에게 올란자핀(olanzapine)을 사용한 2개의 개방 연구[17]에서 올란자핀의 치료효과가 입증되었다. 그중 한 연구에서 정신분열형 인격장애의 공존이 치료반응과 유의한 상관관계를 보였다고 한다. 반면 틱장애의 공존은 치료반응과 상관관계가 없었다.

(5) 클로미프라민 + SRI

클로미프라민(clomipramine)과 SRI 병합요법은 성인에서 강화요법 중의 하나로 이용되었다. 세로토닌 재흡수의 억제를 증진시키는 기전으로 설명되며 SSRI와의 상호작용 때문에 클로미프라민 용량은 단독요법보다 저용량(75~150mg)이 사용된다. 약물독성의 위험성 때문에 클로미프라민 용량은 서서히 조심스럽게 증량되어야 하고 맥박, 혈압, 심전도, 혈중 농도 감시가 필요하다. 이 병합요법은 소아에서는 제한적 범위에서 이용되었다. 9~23세, 7명의 환자를 대상으로 한 연구에서 클로미프라민에 플루옥세틴, 서트랄린, 플루복사민, 파록세틴 중의 하나를 추가하여 5~22개월간 치료하였을 때 모든 경우에서 단독요법보다 치료효과가 더 나은 것으로 나타났다. 그 근거에 대해서는 논란이 많지만 병합요법의 효과적인 사용에 대한 연구는 증가하고 있다.

(6) 클로미프라민 정맥주사

최근의 연구는 성인에서 클로미프라민의 정맥주사가 치료의 초기반응을 가속화하고 비반응자들을 반응자로 전환시킴을 보여 준다. 그러나 정맥주사 이후 경구투여로 유지하는 것은 여전히 필요하다. Fallon의 연구에서 14번의 정맥주사 후 21%는 반응자로 바뀌었고 위약군은 0%의 비율을 보였다. 정맥주사 후 1달 후에는 58%가 반응자였고, 심각한 부작용은 없었다.

그 기전은 정맥주사된 약물이 첫 번째 간장관 대사를 우회함으로써 노르아드레날린 재흡수 억제제(noradrenaline reuptake inhibitor)인 데스메틸클로미프라민(desmethyl clomipramine)보다 세로토닌 재흡수 억제제인 클로미프라민의 생체이용도가 높아지기 때문인 것으로 추정된다.

소아에서는 우울증 또는 우울증과 강박증을 가진 청소년에서의 클로미프라민 정맥주사 효과에 관한 소규모 연구가 있었다. 17~19세의 주요우울증과 강박증을 가진 청소년 3명을 대상으로 15~20분간 75mg 클로미프라민의 시험적 주입이 행해졌다. 3명 중 1명은 심한 오심과 구토가 발생하여 치료가 중단되었고, 2명은 오심만 경험하였고 다음 날 200mg(1mg/min) 주입 시에는 부작용을 호소하지 않았다. 부작용으로 주사 후 18시간까지 졸리움과 진정작용이 지속되었으나 우울증상이 없어지고 강박증상은 즉각적인 감소를 보였다. 6개월간의 추적관찰 시 경구 클로미프라민(350mg/day)에 대한 강박증상은 지속적으로 보이지 않았고 우울증상도 관찰되지 않았다. 따라서 심한 치료저항성 청소년의 경우에 클로미프라민 정맥주사의 치료효과에 관한 체계적인 연구가 필요하다.

(7) 기타 약물들

최근의 연구는 강박증이 부분적으로는 오피오이드(opioid) 시스템에 의해 중재될 수도 있음을 시사한다. 오피오이드 길항제인 날록손(naloxone)이 일부 환자의 강박증을 악화시켰기 때문에 오피오이드 효현제인 트라마돌(tramadol)의 개방시험이 7명의 치료저항성 성인 강박증 환자에 대하여 수행되었다. Shapira 등의 연구에서 6명은 일평균 250mg(3~4회 분복)의 트라마돌로 최소 2주간의 연구를 마쳤다. 이 6명은 강박적 사고와 강박적 행동을 하고자 하는 충동의 경감을 보고하였다. 이 중 공황장애의 병력을 가진 1명은 6주 후에 공황증상을 겪고 치료를 중단하였다. 부작용으로는 진정작용이 있지만 일반적으로 잘 견딜 만하였다. 가정된 바와 같이 작용기전이 SRI와 다르다면 트라마돌은 강박증 치료에 가치 있는 것으로 입증될 수도 있다. 소아에서는 트라마돌에 대한 자료가 없다. 그 외 치료 저항성 성인 강박증에서 단가아민 억제제(monoamine oxidase inhibitors: MAOIs), 즉 페넬진(phenelzine), 모클로베마이드(moclobemide), 이노시톨(inositol), 클로니딘이 효과가 있다는 보고가 있으며, 클로자핀(clozapine), 쿼티아핀(quetiapine), 핀돌롤(pindolol), 트립토판(tryptophan), 부스피론(buspirone), 리튬(lithium), 카바마제핀(carbamazepine), 트라조돈(trazodone), 그리고 갑상선 호르몬(thyroid hormone) 강화요법 역시 효과가 있다는 보고가 있으나 현재까지 소아 강박증에서의 자료는 없다.

2) PANDAS의 치료

(1) 항생제요법

소아에서 갑작스러운 강박증 그리고/또는 틱장애가 발생 시 인후 가검물을 48시간 배양하여 A군 베타 용혈성 연쇄상 구균의 감염을 평가하여야 한다. 배양결과가 양성이라면 즉시 10일간의 표준적 항생제 치료를 시작하여야 한다. 만약 갑작스러운 강박증 그리고/또는 틱장애가 적어도 방문 4~6주 전에 발생하였다면 인후 가검물에 대한 48시간 배양과 함께 항연쇄상 구균 항체역가(antistreptococcal antiboby titers), 즉 항스트랩톨리신 O(antistreptolysin O: ASO) 그리고 항디옥시리보누클레아제 B(antideoxyribonuclease B: anti-Dnase B)에 대한 혈액검사가 실시되어야 한다. GABHS 배양이 음성이라면 항체역가가 올라가 있더라도 항생제 치료는 적절하지 않다.

증상이 삽화적 경과를 보일 때는 GABHS 감염에 대한 전향적인 평가가 필수적이다. 즉, 강박증 그리고/또는 틱증상이 재발할 때는 즉시 GABHS에 대한 인후 가검물에 대한 배양을 하거나 4~6주 후에 항체역가를 조사하여야 한다. 항생제 예방을 시작하기 위해서는 환아가 PANDAS 아군에 분명히 속한다는 확실한 근거가 있어야 한다. 이런 PANDAS군 환아에서 GABHS 감염의 즉각적인 진단과 적절한 치료는 분명히 적응증이 된다. PANDAS에서 페니실린 예방이 감염과 관련하여 강박증 증상이 악화되는 아이들에게 도움을 줄 수 있는지에 관한 연구가 진행 중이다. 경구용 페니실린 V(250mg, 하루에 2번)으로는 연쇄상 구균 예방의 적절한 수준을 달성하기에는 부족하다. 고용량을 투여하는 새로운 연구나 다른 항생제를 투여하는 연구가 진행 중이다.

(2) 면역억제요법

혈장교환이나 면역글로불린정맥주사 같은 면역억제요법은 급성으로 아주 심한 증상을 보이는 PANDAS에서 시도해 볼 수 있다. 최근의 연구에 의하면 면역글로불린정맥주사(intravenous immunoglobulin: IVIG)와 혈장교환(plasma exchange: PEX)이 효과적인 것으로 보인다. 연쇄상 구균 관련 강박증/틱을 가진 30명의 소아(5~14세, 모두 사춘기 전 발병) 중 9명은 IVIG, 10명은 PEX, 10명은 위약을 투여받았다. 1개월과 12개월 후의 치료결과를 보면 위약군은 효과가 없었지만 IVIG군과 PEX군은 놀라운 효과를 보였고 호전된 상태가 유지되었다. PEX군은 치료 시작 첫 주 만에 증상의 호전을 종종 보인 반면, IVIG군은 치료 후 3주까지는 대개 증상의 호전을 보이지 않았다. 또한 PEX군이 IVIG군보다는 증상의 감소가 더 큰 것으로 보인다. 이 연구의 결과는 PEX와 IVIG가 효과적임을 보여 주지만 향후 이러한 면역억제요법의 효과에 대한 검증이 더 요구된다. 그러나 면역억제요법은 위험성을 수반할 수 있으므로 연쇄상 구균 감염 후 자가면역적 원인이 확실한 급성으로 심각한 신경정신과적 증상이 있을 때만 시행되어야 한다. 일부의 경우에는 임상적 호전과 바닥핵 용적의 감소가 연관되었다. 이러한 결과는 매우 흥분되는 것이지만 소아기 강박증의 어느 정도가 PANDAS인지는 아직 분명하지 않다.

3) 경두개자기자극술

경두개자기자극술(transcranial magnetic stimulation: TMS)은 뇌를 비침습적, 부분적으로 자극하는데 뇌활성을 수정하기 위하여 강력한 자기장을 이용한다. TMS는 기분장애와 불안장애를 포함하는 다양한 장애에 앞으로 연구도구로 쓰일 뿐 아니라 치료적 가치를 가질 것으로 보인다. 성인 강박증 환자에서 우측 전전두엽(prefrontal cortex)의 반복적 경두개자기자극술(repetitive TMS: rTMS) 단일 세션으로 강박행동의 충동을 8시간 동안 감소시켰다. TMS는 치료저항군에서는 적용되지 못했고 소아에서는 아직 자료가 없다.

4) 신경외과적 수술

신경외과적 수술(neurosurgery)은 성인에서 치료저항성 강박증의 마지막 치료법으로 이용된다. 신경외과적 수술을 할 수 있는 기준연령은 18~65세이며 최소한 5년 이상 강박증이 지속되면서 모든 약물, 행동치료에 실패했을 때 최종적으로 고려해 볼 수 있다. 속섬유막절개술(capsulotomy)이 가장 널리 사용되는 방법이다. 이 분야에서 극적인 기술적 진보는 병변의 '정위적 MRI 국소화(stereotactic MRI localization)'를 포함하며 방사선 수술, 즉 '감마나이프(gamma knife)'는 개두술(craniotomy)의 필요성을 없게 한다. 그러나 이러한 수술적 치료의 효과는 궁극적으로 이중맹검에 의해서만 판단될 수 있다. 현재까지는 어떠한 연구도 완료되지 못했기 때문에 이 치료는 실험적인 것으로만 여겨져야 한다. 비가역적 기술을 포함하는 이러한 과정은 소아에서 연구된 적이 없었고 앞으로도 연구될 것 같지는 않다. 발달하는 중추신경계에 대한 이 치료의 효과는 알려지지 않았다.

6. 결 론

소아-청소년기 강박증은 지난 10년간 다른 소아기 불안장애보다 많은 관심을 받아 왔다. 이것은 이 질환의 빈도가 알려지고 강박증에 많은 새로운 치료법이 도입되었기 때문인 것으로 생각된다. 실제로 인지행동치료의 발전과 많은 응용이 있었고 약물치료에 있어서도 새로운 SSRI의 개발뿐만 아니라 다중처방이 일반화되면서 다양한 강화요법이 시도되었다. 그럼에도 불구하고 소아기 발병 강박증은 성인기 발병에 비해 기존 치료에 좀 더 치료저항성을 가지는 것으로 알려져 있다.

소아기 발병 강박증은 성인기 발병 강박증과 거의 동일한 임상양상을 갖지만 기저 병태생리과 원인을 달리하는 다른 질환일 가능성이 있다. 강박증의 이질성을 설명하기 위하여 강박증의 새로운 아형을 가정해 볼 수 있는데 소아기 발병 강박증에서 새로운 아형의 가능성을 찾아볼 수 있다. 현재까지의 임상자료는 소아기 발병 강박증이 틱장애와 유전적으로 밀접하게 연관되어 있으며, 공통적인 병태생리학적 기전을 가지고 있을 가능성이 있는 새로운 아형임을 시사한다. 또한 A군 베타 용혈성 연쇄상 구균 감염과 관련되어 강박증과 틱장애의 급성 발병과

극적인 악화를 보이는 PANDAS는 강박증의 자가면역아형의 가능성을 보여 주고 있다.

소아기 발병과 성인기 발병 강박증을 구분하여 이해하는 것은 여러 가지 의미에서 의의가 있는데 특히 치료적인 측면에서 시사점을 갖는다. 특히 약물치료에 있어서, SSRI 단독요법에 대한 반응이 낮으므로 도파민 수용체 길항제, 특히 비정형 약물의 병용투여가 필요한 경우가 많다. 특히 틱장애가 동반되거나, 틱의 과거력 또는 가족력이 있는 경우에는 더욱 효과적이라고 생각된다. 또한 소아기 발병 강박증에서는 PANDAS 가능성도 염두에 두고 연쇄상 구균 감염 유무를 확인하여 PANDAS라고 확진이 된다면 항생제요법이나 면역억제요법도 고려해 볼 수도 있겠다. 어떤 유형의 강박증이 어떤 치료에 더 잘 반응하는가에 관한 지식이 증가하면서 성인과 소아의 강박증의 향후 치료는 그 아형에 따라 달라질 것이다.

한편 소아기 발병 강박증을 따로 구분하는 것은 치료적 측면 이외에 예방적 측면에서도 유익하리라고 생각된다. 특히 강박증이나 틱장애력이 있는 가족의 자녀일 경우, 강박증 발병 위험성이 있다는 사실은 강박증의 조기발견과 조기치료에 도움을 줄 수 있다. 고위험군 선별을 통한 조기발견, 조기치료는 합병증과 후유증을 예방하고 예후를 좋게 하는 데 결정적인 역할을 하기 때문에 매우 중요하다고 하겠다. 또한 소아기 발병 강박증의 구분은 향후 연구의 방향에 있어서도 시사점을 제공한다. 정신과 질환 대부분이 그러하듯 지금까지 생물학적 연구의 가장 큰 난제는 동일 진단군 내의 이질성이다. 특히 강박증에는 이런 문제가 더 크다고 할 수 있겠다. 더 균질한 하위그룹을 발견한다면 본질과 병태생리를 규명하는 데 많은 도움이 될 것이다.

참/고/문/헌

1. Zohar A: The epidemiology of obsessive-compulsive disorder in children and adolescence. *Child Adolesc Psychiatr Clin N Am* 1999; 8:445-460.
2. Riddle MA, Scahill L, King R, Hardin MT, Towbin KE, Ort SI, Leckman JF, Cohen DJ: Obsessive compulsive disorder in children and adolescents: Phenomenology and family history. *Journal of the American Academy of*

Child and Adolescent Psychiatry 1990; 29:766−772.

3. Thomsen PH, Mikkelsen HU: Course of obsessive−compulsive disorder in children and adolescents: A prospective follow−up study of 23 Danish cases. *Journal of the American Academy of Child and Adolescent Psychiatry* 1995; 34:1432−1440.

4. Leonard HL, Lenane MC, Swedo SE, Rettew DC, Gerson ES, Rapoport JL: Tics and Tourette's disorder: A 2 to 7year follow−up of 54 obsessive−compulsive children. *American Journal of Psychiatry* 1992; 149:1244−1251.

5. Black DW, Noyes R Jr, Goldstein RB, Blum N: A family study of obsessive−compulsive disorder. *Archives of General Psychiatry* 1992; 49:362−368.

6. Insel TR, Winslow JT: Neurobiology of obsessive compulsive disorder. *Psychiatric Clinics of North America* 1992; 15:813−824.

7. Rosenberg DR, Keshavan MS, O'Hearn KM, Dick EL, Bagwell WW, Seymour AB, Montrose DM, Pierri JN, Birmaher B: Frontostriatal measurement in treatment−naive children with obsessive−compulsive disorder. *Archives of General Psychiatry* 1997; 54:824−830.

8. Skoog G, Skoog I: A 40−year follow−up of patients with obsessive compulsive disorder. *Arch Gen Psychiatry* 1999; 56:121−127.

9. Leonard H, Swedo S, Garvery M et al.: Post infectious and other forms of obsessive−compulsive disorder. *Child Adolesc Psychiatr Clin North Am* 1999; 8:497−511.

10. Hollander E: Obsessive−compulsive disorder: The hidden epidemic. *Journal of Clinical Psychiatry* 1997; 58 Suppl 12:3−6.

11. Thomsen PH: Obsessive−compulsive disorder in children and adolescents: Clinical guidelines. *European Child and Adolescent Psychiatry* 1998; 7:1−11.

12. Emslie GJ, Walkup JT, Pliszka SR, Ernst M: Nontricyclic antidepressents: Current trends in children and adolescents. *Journal of the American Academy of Child and Adolescent Psychiatry* 1999; 38:517−528.

13. Maj M, Sartorius N, Okasha A, Zohar J: *Obsessive−compulsive disorder*. Brisbane, John Wiley & Sons, 2000, pp. 116−119.

14. Jefferson JW, Greist JH: The pharmacotherapy of OCD. *Psychiatr Ann* 1996; 26:202−209.

15. Bottas A, Richter MA: Pediatric autoimmune neuropsychiatric disorders associated with streptococcal infections(PANDAS). *Pediatr Infect Dis J* 2002;

21:67−71.

16. Dinn WM, Harris CL, McGonigal KM, Raynard RC; Obsessive−compulsive disorder and Immunocompetence. *Int J Psychiatry Med* 2001; 31:311−320.

17. Bogetto F, Bellino S, Vaschetto P, Ziero S: Olanzapine augmentation of fluvoxamine refractory obsessive−compulsive disorder(OCD): a 12−week open trial. *Psychiatry Res* 2000; 96:91−98.

Chapter 4
강박관련장애와 병적도박

신영철

1. 서 론

강박증상(강박사고와 강박행동)은 강박증 외에도 다양한 정신과적 질환에서 흔히 볼 수 있는 증상이다. 강박증의 경우 동반질환이 많고 다른 질병과의 구분이 명확하지 않는 경우가 많아 다른 정신질환과의 감별이 중요하며 주의 깊게 경과를 관찰하는 것이 필요하다.[1]

1990년대 중반에 이르러 일부 학자들이 여러 측면에서 강박증과 유사성을 가지는 일부의 질환군을 모아 강박관련장애(obsessive compulsive related disorders) 또는 강박연속선장애(obsessive compulsive spectrum disorders)라는 개념을 도입하였다.[2] 이들 질환들은 강박증과 유사한 증상을 보이면서 원인이나 생물학적 표지자, 가족력, 치료에 대한 반응 등에서 강박증과 연관이 있는 것으로 알려져 있는데 Hollander는 이 질환들을 크게 세 가지 유형으로 분류하였다([그림 4-1]).[2]

첫째, 신체 외양이나 감각에 대한 집착: 신체형장애(신체이형장애, 건강염려증), 해리장애(이인증), 식이장애(신경성 식욕부진, 폭식증) 등

둘째, 신경학적 질환: 뚜렛 증후군, 시드넘 무도병(Sydenham's chorea: Sc) ,
　　　 파킨슨병, 자폐증 등
셋째, 충동조절장애: 발모광, 병적도박, 병적도벽, 성중독 등

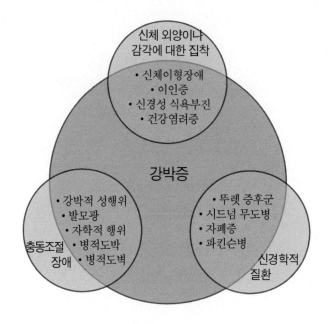

[그림 4-1] 강박관련장애

정신병리를 다차원적인 관점에서 분류하는 것은 질병을 이해하는 데 큰 도움이
되는데 강박관련장애에 대해서는 현재까지 여러 차원에서 접근이 이루어지고 있
고, 이 중에서 가장 흔히 알려져 있는 것은 위험(risk)의 평가에 따라 분류하는 것
이다([그림 4-2]).[3] 즉, 위험의 정도를 어떻게 평가하는가에 따라 양극단으로 분류
하는데 위험의 정도를 과대평가하는 극단에 강박증이 있고 반대의 극단에 충동

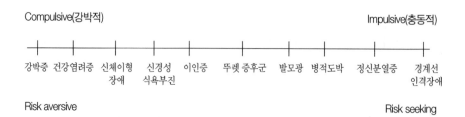

[그림 4-2] 강박연속성장애

적 성격장애가 있다. 강박증 환자의 경우 앞으로 일어날 위험이나 위험을 추구하는 행동이 일으킬 결과에 대해 과대평가하고, 반대로 충동성 극단에 있는 질병의 환자들은 부정적인 결과에 대한 심사숙고 없이 행동으로 옮긴다는 것이다. 이 중간에 정도에 따라 여러 종류의 강박관련장애가 있다.

2. 임상양상

강박관련장애는 여러 측면에서 강박증과 공통점을 가지고 있다. 특히 임상양상, 발병연령이나 질병의 경과, 신경생물학적 측면, 유전 연구결과나 가족력, 치료에 대한 반응 등에서 공통적인 특징이 있다.

1) 증상학적 측면

강박관련장애는 강박사고나 강박적 행위에 집착한다는 측면에서 강박증의 양상을 보인다. 자신의 외모(신체이형장애)나 신체적 감각(이인증), 체중(신경성 식욕부진)에 대한 과도한 집착이나 질병에 대한 공포(건강염려증) 등에 강박적으로 몰두한다. 또한 발모광, 병적도박, 강박적 성행위 등에서 볼 수 있듯이 반복적 행동을 보이는 측면에서 강박증과 유사한 양상을 보인다.

2) 발병연령과 임상경과

강박증은 주로 10대나 초기 성인기에 시작하는 경우가 많고 만성적인 경과를 보이는데 대부분의 강박관련장애도 10대 후반이나 20대 초반에 발병하는 경우가 많고 비슷한 경과를 보인다.[4, 5] 그러나 신체이형장애나 발모광의 경우는 발병연령이 좀 더 낮아 10대 초 중반에 시작하는 경우가 많다.[6] 한편 남녀 비율에 있어서 일부 강박관련장애는 강박증과는 다른 양상을 보인다. 강박증이 일반적으로 남녀 비율에 큰 차이가 없는 것으로 알려져 있지만 발모광은 여성에서 흔하고 병적도박은 남성의 발병률이 더 높다.[7, 8] 아직 강박관련장애에 대한 연구가 많지 않고 특히 경과에 대한 대규모 장기관찰 연구가 부족하기 때문에 단정하기는 어렵지만 일부 차이가 있어도 임상적인 측면에서 강박증과 유사한 면이 많고 경과도 비슷한 것으로 보인다.

3) 치료에 대한 반응

잘 알려진 바와 같이 선택적 세로토닌 재흡수 억제제(selective serotonin reuptake inhibitor: SSRI)가 강박증의 치료에 있어 1차약물로 사용되고 있다. 대규모 연구는 부족하지만 SSRI가 신체이형장애, 병적도박, 강박적 성행위 등의 강박관련장애에 상당한 효과가 있는 것으로 알려지고 있다.[9, 10] 또한 대부분의 강박관련장애 치료에 사용된 SSRI의 용량이 비교적 고용량이며 강박증에서와 마찬가지로 치료반응을 보이는데 비교적 장기간(대개 6~9주)이 필요하다는 사실 등이 강박증과 유사하다고 하겠다.[11]

그러나 모든 강박관련장애에서 SSRI가 효과가 있다고 알려진 것은 아니다. 예를 들어 발모광의 경우 일부 SSRI를 사용한 이중맹검 연구에서 위약에 비해 효과가 있다는 것을 검증하지 못하였다.[12, 13]

앞서 언급한 이러한 유사성에도 불구하고 다른 여러 측면에서는 강박관련장애와 강박증 사이에 차이가 있다.[5] 예를 들어 임상양상의 측면에서 보면 강박증의 경우 불안이 주가 되며 이를 줄이기 위한 노력으로 강박행위를 하게 된다. 다시 말하면 이러한 반복적인 행동들은 자아 이질적(ego-dystonic) 측면이 강하다. 그러나 강박관련장애로 분류된 일부 질환의 환자가 보이는 강박행위는 자아 동조적(ego-syntonic) 측면이 강하다. 즉, 반복행위를 할 때의 다행감과 쾌감으로 인해 행위를 지속하게 된다. 병적도박 환자들이 도박행위에 몰두하는 것을 생각해 보면 차이를 쉽게 알 수 있다.

3. 병적도박

1) 강박증과 병적도박

심각한 후유증에도 불구하고 도박 충동을 억제하지 못하여 지속적으로 도박에 빠지는 경우를 병적도박이라고 할 수 있는데, DSM-IV에서는 충동조절장애의 일종으로 분류하고 있다.[14] 도박행동이 반복적이며 스스로 조절하기가 어렵고 일시적으로 긴장과 불안을 줄여 주는 등의 측면이 있어 강박증 환자들이 보이는 강박행위와 유사한 측면이 있다. 또한 약물치료에 있어서도 SSRI에 반응한다고 알려져 있어 강박증과 유사하다. 그러나 강박증과 병적도박 환자들의 동반 이환율을 조사한 몇몇 연구에서는 일관된 결과를 보이고 있지 못하다. 한 연구[15]에서는 병적도박 환자의 경우 강박증의 동반 비율이 20% 정도로 높다고 조사되기도 했지만, 반대로 701명의 강박증 환자들에 있어 병적도박의 비율을 조사한 결과를 보면 병적도박의 동반 비율은 1.0% 이하로 일반인과 차이가 없는 것으로 알려져 있다.[16]

성격 특성을 비교한 연구에서도 강박증 환자와 병적도박 환자는 차이를 보이는 것으로 보고되었다. Kim 등[17]은 'Tridimensional Personality Questionnaire (TPQ)'를 이용하여 41명의 강박증 환자와 33명의 병적도박 환자를 비교하였는데, 병적도박 환자들이 강박증 환자에 비해 새로운 것을 추구하는 경향(novelty seeking)과 충동성 등은 높고 예기불안(anticipatory worry), 불확실성에 대한 두려움(fear of uncertainty), 위험회피(harm avoidance) 등의 요인은 낮은 것으로 조

〈표 4-1〉 충동조절장애 환자들에 있어서의 강박증 동반비율

충동조절장애	참고문헌	강박증 동반 비율
병적도박	Argo and Black(2004)	1~20%
발모광	Christenson and Mansueto(1999)	3~27%
방화증	–	–
간헐성 폭발성 장애	McElroy et al.(1998)	22%
병적도벽	Presta et al.(2002)	6.5~60%
강박적-충동적 인터넷 사용 장애	Black et al.(1999) Shapira et al.(2000)	0% current; 10% lifetime 15% current; 20% lifetime
강박적-충동적 쇼핑	Christenson et al.(1994) McElroy et al.(1998)	12.5~30%
강박적-충동적 피부 뜯기	Simeon et al.(1997) Arnold et al.(1998) Wilhelm et al.(1999)	6~52%
강박적-충동적 성행위	Kafka and Prentky(1994) Black et al.(1997)	12~14%

사되었다. 저자들은 이러한 결과를 바탕으로 강박증과 병적도박은 다른 병태생리적 메커니즘을 갖고 있다고 주장하였다.

참고로 병적도박을 비롯한 충동조절장애 환자들에 있어서 강박증 동반비율을 표로 나타내었다(〈표 4-1〉).[18]

2) 역 학

일반적으로 병적도박의 유병률은 전 인구의 1~2% 정도로 알려져 있으나, 그 사회가 도박에 대해 허용적이거나 쉽게 도박에 접근이 가능할수록 높게 나타난다.[19, 20] 우리나라의 경우 아직 대규모 연구는 없으나 일부 연구에서는 4% 이상이 되는 것으로 조사되고 있다.[21] 이는 우리 사회가 그만큼 도박에 대해 허용적이고 도박장에 대한 접근이 쉽다는 것을 반증하는 것으로 보인다. 특히 카지노, 경마, 경륜 등 합법적인 도박은 물론이고 불법적인 도박이 성행하고 있는 현실을 반영하는 것이라고 할 수 있다.

3) 원 인

(1) 심리적 요인

정신분석적 견해로는 도박 행위를 피학적이고 강박적인 인격성향, 흥분의 추구, 권위에 대한 도전, 우울감을 없애려는 노력 등으로 해석하기도 한다. 행동이론가들은 학습된 비적응적 행동으로 설명하고, 인지론자들은 스스로 도박의 확률을 조종할 수 있다는 잘못된 생각으로 인해 반복적으로 도박에 빠지는 것으로 설명하기도 한다.[22] 도박 자체가 가지고 있는 요인도 중독의 중요한 이유가 된다. 도박은 인간의 본성이라고 할 수 있는 놀이와 쾌락추구 성향에 가장 근접한 것이다. 도박은 그 자체가 자극적이고 스릴을 추구하는 성향을 만족시킨다. 반응이 즉각적으로 나타나고 보상이 주어지기 때문에 한 번 중독에 빠지면 헤어나기 어렵다. 한편으로는 현실도피적인 측면도 만족시켜 준다. 우울하고 불안하고 걱정이 있어도 최소한 도박장에 있는 동안은 이러한 걱정에서 벗어날 수 있다는 점도 도박의 매력이다.[22]

(2) 유전적 요인

병적도박은 가족력이 있는 경우가 많다. 한 조사에서는 부모 중에 도박 문제가 있을 때 자녀에게 도박 문제가 생길 가능성이 3배 정도로 높은 것으로 나타났는데, 흥미롭게도 조부모가 도박 문제가 있을 경우 12배나 발생 빈도가 높은 것으로 나타났다.[23] 그러나 대상자 수가 많지 않아 추후 연구가 필요할 것으로 보인다.

한편 Eisen 등[24]은 대규모의 쌍생아 연구(3,359쌍의 남자 쌍생아)를 통해 유전적 요인이 35~54% 정도를 설명할 수 있다고 보고하였고, Winters와 Rich의 쌍생아 연구[25]에서는 high action그룹(자극추구 성향이 높고 고위험 도박을 즐기는 유형)의 남자 도박자들이 유전적 성향이 높다고 나타났다. 이러한 여러 연구결과들을 종합해 볼 때 병적도박의 발생 원인으로 가족력이 크게 작용하는 것은 확실한 것으로 보인다.

현재까지 알려진 유전학적 연구에서는 도파민(D1, D2, D3, D4, 도파민 수송체), 세로토닌, 단가아민 산화효소-A(MAO-A) 등 다양한 유전자가 병적도박과 관련이 있는 것으로 나타났는데, 이러한 결과들은 물질중독에서의 결과와 유사한 양상으로 보인다.[26] 그러나 아직 병적도박의 신경생물학적 측면, 분자유전학적 측면 등에서의 대규모 연구가 부족하기 때문에 이 분야에서 더 많은 연구가 필요할 것으로 생각된다. 저자가 국내 환자들을 대상으로 실시한 유전 연구에서는 DRD1-48A/G 다형성이 조기발병군의 병적도박자와 연관이 있는 것으로 나타났다.[27]

(3) 신경생물학적 요인

병적도박은 욕구나 갈망이 주 증상이고 이를 통제하는 능력을 상실했다는 측면에서 충동조절장애로 분류되고 있지만, 임상적으로는 내성, 의존, 금단증상을 보이고 심각한 후유증에도 불구하고 도박행동을 지속하는 등 중독의 양상과 유사한 것으로 보인다.[28] 또한 알코올중독 등의 중독성 질환이 동반되는 경우가 많고[29] 알코올이나 코카인중독과 거의 유사한 신경회로가 관여하는 것으로 알려지고 있어,[30] 중독의 일종으로 보는 것이 타당할 것으로 생각된다.

이전의 약물중독 환자들에 대한 연구에 따르면 인간의 보상체계(reward system)에는 중피질 변연계(mesocorticolimbic) 도파민 회로가 주로 관여하는 것으로 알려져 있다.[31] 이 회로는 배쪽 피개부(ventral tegmental area)에서 시작하여

측핵(nucleus accumbens) 또는 배쪽 줄무늬체(ventral striatum)로 뻗어 있고 여기서 변연계 또는 전두엽 쪽으로 확장된다. 코카인 의존 환자에 대한 PET 연구에 따르면 코카인에 의한 도파민 수송체(transporter) 점유율과 다행감이 연관이 있는 것으로 나타났고,[32] 약물에 대한 갈망이 심한 환자의 경우 안와전두엽(orbital frontal cortex)의 당대사가 증가되는 것으로 알려져 있어[33] 도파민에 의해 매개되는 변연계 부위와 전두엽 등이 중독과 밀접한 연관이 있는 것으로 보인다. 즉, 중독행위는 중피질 변연계 도파민 활성의 증가에 따른 비정상적인 욕구와 이를 조절하는 전두엽의 조절기능 저하에 따른 행동으로 볼 수 있는데, 아직 명확하지는 않으나 약물뿐만 아니라 약물과 연관되지 않은 욕구나 갈망도 비슷한 뇌 부위가 관여하는 것으로 알려져 있다. 따라서 병적도박의 경우도 약물이나 다른 물질중독과 유사한 신경생물학적 소견을 보일 것으로 생각된다.[30] 이 외에도 인간의 충동성과 연관이 있는 세로토닌, 각성과 '새로움을 추구하는 경향(novelty seeking)'에 관여하는 노르에피네프린의 활성 증가가 병적도박 환자에게서 나타나는 것으로 보고되고 오피오이드 체계도 간접적으로 연관이 있다고 알려져 있어, 병적도박에는 다양한 신경전달물질이 관여하는 것으로 생각된다.[34]

4) 진 단

도박에 대한 계속적인 집착을 보이며 스스로 조절하는 능력을 상실한 경우 병적도박으로 진단할 수 있다. 내성이 생겨 바라는 흥분을 얻기 위해 액수를 늘리면서 도박하게 되고, 금단증상이 있어 도박을 조절하거나 줄이거나 중지시키려는 노력이 반복적으로 실패하게 된다. 잃은 돈을 만회하기 위해 또 도박판을 찾고 가족이나 주변 사람들에게는 도박 행위를 숨기고 거짓말을 하는 경우가 흔하다. 도박자금을 마련하기 위해 불법행위를 하거나 도박으로 인해 가정적, 사회적으로 심각한 후유증이 있는데도 도박이 지속되면 병적도박으로 진단할 수 있다. DSM-IV의 진단기준은 아래와 같다.[14]

> A. 다음 중 다섯 개(또는 그 이상) 항목에 해당하는 도박행동이 비적응적인 성격을 띠고 지속적이고 반복적으로 일어난다.

☐ 1. 도박에 집착한다. 예를 들면 과거의 도박 경험을 계속 떠올리고, 다음에 돈을 걸었을 때 승산을 예상하거나 계획하고, 도박을 해서 돈을 벌 수 있는 방법에 집착한다.

☐ 2. 같은 흥분감을 느끼기 위해 돈의 액수가 점점 커진다. 따라서 자신이 바라는 흥분감을 얻기 위해 돈의 액수를 계속 늘이면서 도박을 하려는 욕구가 있다.

☐ 3. 스스로 도박행동을 조절하거나 줄이거나 중지하려는 노력이 거듭 실패로 돌아간다.

☐ 4. 도박행동을 줄이거나 그만두려고 시도할 때 안절부절못하거나 신경과민이 된다.

☐ 5. 무기력감, 죄책감, 불안감, 우울감 등과 같은 정신적 문제에 부딪쳤을 때 여기에서 탈출하기 위한 수단으로 도박을 하거나, 불쾌한 기분을 가라앉히기 위한 수단으로 도박을 한다.

☐ 6. 도박으로 돈을 잃고 나서 이를 만회하기 위해 다음 날 다시 도박판으로 간다.

☐ 7. 자신이 도박에 빠져 있는 정도를 숨기기 위해 가족, 치료자, 다른 사람들에게 거짓말을 한다.

☐ 8. 도박자금을 위해 지폐를 위조하거나 사기, 도둑질, 공금횡령과 같은 불법행위를 저지른다.

☐ 9. 도박으로 인해 중요한 대인관계가 위태로워지거나, 직업이나 교육의 기회, 출세의 기회를 잃어버리게 된다.

☐ 10. 도박으로 인한 절망적인 경제상태에서 벗어나기 위해 다른 사람에게 돈을 빌린다.

B. 도박행동이 조증삽화로 인한 것이 아닐 것.

병적도박은 친구들과 모여서 일정한 범위 내에서 도박을 즐기는 사교적 도박(social gambling)과는 구별해야 하지만, 많은 중독자들이 스스로 심각성을 인식하지 못하고 사교적 도박자라고 우기는 경우가 많아 주의를 요한다. 따라서 도박으로 인해 문제가 생기고 그럼에도 불구하고 도박행위를 조절할 수 없다면 병적도박을 의심해야 한다.

동반질환도 흔한데 과거력상 주의력결핍과잉행동장애(ADHD)의 병력이 있는 경우가 많다.[35] 또한 알코올이나 약물의존 등 다른 중독이나 충동조절장애가 동반된 경우도 많고 강박증과 우울증의 비율도 높다.[36] 특히 우울증은 도박에 빠지는 원인이 되기도 하고 반대로 도박의 후유증으로 인해 발생할 수도 있다. 조증의 시기에 도박에 빠지는 경우도 있는데 이 시기에 한정해서 도박행위가 일어나는 경우는 진단에서 제외하도록 되어 있다.

5) 치 료

(1) 약물치료

선택적 세로토닌 재흡수 억제제

선택적 세로토닌 재흡수 억제제가 강박증에 효과적이라는 사실로 인해 병적도박에도 효과가 있을 것으로 기대되는데,[37] 뇌의 세로토닌 농도, 특히 전전두엽이나 안와전두엽의 낮은 세로토닌 농도가 인간의 충동적 행동과 연관된 것으로 알려져 있어서[38] 병적도박 환자들의 충동적 행동을 감소시킬 것으로 기대된다.

Hollander 등[39]은 일일 125~150mg의 클로미프라민(clomipramine)으로 성공적으로 치료한 증례를 보고하였는데, 28주간의 지속된 개방연구 기간 중에도 효과가 지속되었음을 보고하였다.

또한 Hollander 등[40]은 16명의 병적도박 환자들을 대상으로 플루복사민(fluvoxamine)을 시도하였는데 처음 8주간의 위약투여에 이어 8주간 플루복사민을 투여하였다(single blind). 10명의 환자가 연구를 끝마쳤고, 종료 시 사용된 플루복사민의 평균 용량은 일일 220mg으로 PG-YBOCS(Yale-Brown Obsessive Compulsive Scale modified for Pathological Gambling)가 평균 6.1에서 4.1점으로 하락하였으며, 완료한 10명 중 7명에서 현저한 효과가 있었다고 보고하였다.

이후 Hollander 등[41]은 15명의 병적도박 환자들을 대상으로 위약대조, 이중맹검 교차시험을 실시하여 플루복사민의 효과를 검증하였는데, 8주간의 투약 후(일평균 195mg) 위약대조군(16.6%)에 비해 플루복사민 사용군(40.6%)에서 월등히 높은 호전을 보였다.

Blanco-Jerez 등[42]도 플루복사민을 사용하여 34명의 환자를 대상으로 이중맹검 연구를 실시하였다. 일 평균 200mg을 6개월간 사용하고 도박비용과 시간을 평가하였는데 남성과 젊은 환자군에서만 효과가 있는 것으로 보고하였다.

Kim 등[43]은 파록세틴(paroxetine)을 사용하여 41명의 병적도박 환자를 대상으로 8주간의 위약대조, 이중맹검 연구를 시행하였다. 평가를 위해 환자의 자기보고 임상 전반적 인상(clinical global impression: CGI), 의사가 측정한 임상 전반적 인상, 도박증상 평가척도(gambling symptom assessment scale: G-SAS)를 사용하였는데, 치료 6~8주 사이의 CGI 호전이 파록세틴군에서 높게 나타났으나 연구 종료 시에는 의사가 측정한 CGI에서만 통계적으로 유의한 차이가 있는 것으로 나타났다. 이 연구에 사용된 파록세틴의 평균 용량은 1일 51mg이었다. Grant 등이 실시한 또 다른 파록세틴 연구에서는 위약의 반응률이 너무 높아 파록세틴과 위약이 모두 효과가 있는 것으로 나타났다.

Zimmerman 등[44]은 8명의 환자를 대상으로 3개월간 시탈로프람(citalopram)을 사용한 개방연구를 시행하였는데 연구를 종료한 7명 중 5명에서 PG-YBOCS 점수가 평균 27.8점에서 6.7점으로 감소하였음을 보고하였다.

De la Gandara[45]는 20명의 환자를 두 그룹으로 나누어 한 그룹(11명)은 플루옥세틴(fluoxetine)과 지지적 정신치료를, 또 다른 그룹(9명)은 지지적 정신치료를 단독으로 실시한 후 효과를 비교하였는데, 6개월간 치료 후 평가에서 플루옥세틴과 지지적 정신치료를 함께 받은 그룹이 더 현저한 호전을 보였다고 보고하였다.

이 외에도 부프로피온(bupropion), 에스시탈로프람(escitalopram)을 사용한 두 편의 개방연구에서도 치료적 효과가 있는 것으로 보고되었다.[46, 47]

앞서 살펴본 바와 같이 대부분의 세로토닌 제제가 병적도박의 치료에 효과가 있는 것으로 보고되고 있으나, 실제로 세로토닌 제제가 도박과 연관된 충동을 줄여 주는 것인지 도박에 대한 강박적 사고를 줄여 주는 것인지 혹은 이 두 부분에 다 효과적인지에 대해서는 명확한 결과가 없다. 또한 이전의 연구들이 대부분 증례 보고이거나 이중맹검의 연구도 대상 환자 수가 적고 연구기간이 짧다는 단점이 있어 추후 이들에 대한 대규모 연구가 필요할 것으로 생각된다.

기분조절제

기분조절제(mood stabilizer)를 사용하여 병적도박 환자를 치료한 증례 보고가 있다. Moskowitz[48]는 3명의 환자에게 1일 1,800mg의 리튬(lithium)을 사용하여 효과를 보았다고 보고하였는데, 리튬이 도박으로 인한 다행감을 감소시켜 도박 행동을 중단하는 것으로 언급하였다. 그러나 이들 환자들이 병적도박의 진단기준에 부합하였는지, 또는 조증의 한 증상으로 도박행동이 발생하였는지에 대한 명확한 언급이 없어 신뢰성에 의문이 있다. 이 외에 1일 600mg의 카바마제핀(carbamazepine)을 12주간 사용하여 한 명의 환자를 치료한 증례 보고[49]가 있었으며, 최근에는 리튬[50]과 토피라메이트(topiramate)[51]의 효과에 대한 보고가 각각 한 편씩 있는데 증례 수가 적다는 점 등의 문제로 인해 후속 연구가 필요한 실정이다.

조증 환자들의 경우 고양된 기분으로 인해 도박과 같은 충동적 행동을 벌이고 이로 인해 심각한 경제적 문제를 야기하는 경우가 많다. 또한 일부에서는 충동조절장애를 양극성장애의 연속선으로 보는 경향이 있고[52] 조증에서 보이는 충동성과 병적도박 환자들이 보이는 갈망이 같은 신경생물학적 근거를 가지고 있는 것으로 알려져 기분조절제가 일부의 병적도박 환자들에게 효과가 있을 것으로 보인다.

아편유사물질 길항제: 날트렉손과 날메펜

뮤(Mu) 아편유사물질 수용체 길항제(opioid antagonist)인 날트렉손(naltrexone)은 갈망이 주가 되는 여러 정신과 질환에 시도되어 효과가 있는 것으로 알려지고 있다. 특히 알코올중독 환자들의 갈망을 줄여 주는 것으로 알려져 있어 같은 기전으로 병적도박에도 효과가 있을 것으로 생각되어 왔다. 날트렉손은 중추신경계에서 아편유사물질계(opioid system)에 대한 길항작용을 통해 병적도박의 가장 주된 문제인 쾌락과 갈망을 차단시키는 데 도움을 주는 것으로 생각된다.[53]

Crockford 등[54]은 병적도박과 알코올의존이 동반된 한 명의 환자에게 일일 50mg의 날트렉손과 우울증상의 호전을 위해 일일 20mg의 플루옥세틴을 함께 처방하여 도박 및 알코올에 대한 갈망이 현저히 호전되었음을 보고하였다.

Kim 등[55]은 89명의 병적도박 환자들을 대상으로 12주간(초기 1주는 위약투여)의 위약대조 이중맹검 연구를 실시하여 45명(날트렉손군 20명, 위약대조군 25명)의 연구를 완료하였는데 날트렉손군이 대조군에 비해 CGI와 G-SAS 척도에 있어 통계적으로 유의미한 호전을 보였다. 이 연구에서는 날트렉손을 고용량 사용하였는데 서서히 증량하여 필요에 따라 최고 250mg까지 사용하였고 날트렉손군의 경우 평균 용량은 일일 187.5mg이었다. 또한 고용량에도 불구하고 심각한 부작용이 나타나지 않았는데 진통소염제를 병용복용한 경우 간기능 수치의 상승이 나타났음을 보고하였다.

날트렉손이 중독 환자들의 갈망을 줄여 주는 것으로 보이지만, 이전의 알코올 의존 환자에 대한 연구들을 보면 결과가 일정하지가 않다. 또한 대부분의 연구들이 일일 50mg의 날트렉손을 사용하였고 갈망에 대한 명확한 측정이 이루어지지 않아 갈망이 높은 병적도박 환자군을 대상으로 한 고용량의 날트렉손 사용의 효과와 안전성에 대한 추후 연구가 필요할 것으로 보인다.

날트렉손과 유사한 약리작용을 가지고 있지만 간독성이 적은 것으로 알려진 날메펜(nalmefene)에 대한 연구가 최근 발표되고 있다. 15명의 외래 환자들을 대상으로 16주간 조사한 결과[56]에 따르면 저용량의 날메펜(25mg/일)이 부작용이 적으면서도 위약에 비해 도박의 심각성을 줄여 주는 것으로 나타나 향후 병적도박의 치료에 사용될 수 있을 것으로 보인다.

기타 약물들

Carlton 등[57]의 보고에 따르면 병적도박 환자의 20%에서 주의력 결핍증이 동반되어 있는데 노르에피네프린과 도파민의 이상이 두 질환에서 공통적으로 관여하는 것으로 생각된다. 따라서 이런 경우는 덱스트로암페타민(dextroamphetamine)이나 메틸페니데이트(methylphenidate)와 같은 자극제(stimulants)나 부프로피온과 같은 도파민계 약물을 시도해 볼 수 있을 것으로 기대되지만 아직 임상적인 근거는 부족한 실정이다.[58] 임상에서는 어린 시절부터 장기간에 걸쳐 여러 종류의 중독에 빠진 환자들을 볼 수 있는데 이런 경우 반드시 집중력장애에 대한 평가가 필요하고, 아직 효과가 명확히 검증된 것은 아니지만 약물치료가 도움이 될 수 있을 것으로 생각된다.

임상에서의 약물치료 실제

저자는 주로 날트렉손과 SSRI를 단독, 또는 병용투여한다. 환자와의 면담과 성격검사, 심리검사 등을 통해 성격유형과 우울, 불안증상 등을 파악하여 약물을 선택한다. 임상환자군은 성격적으로 감각추구성향이 높고 충동성이 강하고 갈망이 높은 그룹(감각추구형)과, 우울성향이 높고 내성적이며 사회적응이 어려운 유형(현실도피-적응장애형)으로 크게 나눌 수 있다(〈표 4-2〉). 감각추구형은 남성에

〈표 4-2〉 병적도박의 증상 아형

자극추구형	현실도피-적응장애형
남성 > 여성	남성 < 여성
이른 발병연령	늦은 발병연령
높은 가족력	내성적, 의존적
다른 중독성 질환 동반	불안, 우울증 동반
여러 유형의 도박	사회활동의 부재
충동조절회로의 이상	관계중독

많고 대부분 어린 시절부터 여러 가지 중독성향을 보인 경우가 많다. 이들에게는 주로 날트렉손을 초기 25mg에서 시작하여 서서히 증량 후 일일 50~100mg 정도를 사용하는데 비싼 약가와 보험 등의 문제로 증량에 어려움이 있다. 간독성의 부작용을 고려해 주기적으로 간기능 검사를 실시하는데, 저자의 경험에 의하면 알코올의존 환자들에 비해 간독성이 나타나는 경우가 거의 없으며 다른 부작용도 월등히 적어 사용에 큰 어려움이 없는 것으로 생각된다. 그러나 초기 간기능 검사상 이상이 있거나 사용 도중 간기능이 악화되는 경우는 사용을 하지 않는 것을 원칙으로 한다. 또한 아스피린 등의 진통소염제와 함께 사용할 경우 간독성이 나타날 가능성이 높다는 보고가 있어 주의를 요한다.[55]

적응장애형의 경우 우울증상이 동반되어 있는 경우가 많다. 우울이 도박에 선행하거나 도박의 후유증으로 인해 이차적으로 우울증이 동반된 경우, 주로 SSRI를 사용하는데 역시 소량부터 서서히 증량한다. 처음 내원 당시에는 특별한 우울증상을 보이지 않지만 도박을 끊고 난 후 우울증에 빠지는 경우도 흔히 보는데, 일시적인 경우 약물을 사용할 필요가 없지만 장기간 지속되는 경우 항우울제가 도움이 되는 경우도 많다.

가끔 날트렉손과 SSRI를 병용투여하는 경우도 있다. 특히 병적도박에 우울증이 동반된 경우나 알코올과 같은 다른 중독성 질환이 동반된 경우 병용투여가 효과가 있을 것으로 생각되는데, 아직 병용투여의 효과나 안정성이 명확히 알려져 있지는 않지만 일부 외국의 치료기관에서 시도하고 있는 것으로 알려져 있고 저자의 경험으로도 특별한 부작용은 아직 관찰할 수 없었다. 발모광 환자에게 일일 60mg의 플루옥세틴과 50mg의 날트렉손을 병용투여하여 효과가 있었다는 보고[59]

가 있어 병적도박에도 시도할 수 있을 것으로 보이지만 효과와 안전성에 대한 연구가 필요할 것으로 생각된다. 또한 날트렉손이나 SSRI를 얼마나 지속해야 되는지 등 장기치료의 효과와 필요성에 대한 연구는 거의 없어, 현재로서는 임상상황에서 치료자의 판단에 의해 사용할 수밖에 없는 실정이다.

이 두 약물 외에 아캄프로세이트(acamprosate)도 사용하는데 아직 증례가 많지 않아 효과를 검증하기가 어려운 상태다. 그러나 일부 환자에서 도박욕구의 감소를 보이고, 어떤 경우는 과거와 같이 도박을 하는데도 흥미가 반감되었다는 등의 자가 보고를 하는 경우가 있어 추후 임상연구가 필요할 것으로 보인다.

약물치료의 가장 문제점은 역시 약물순응도의 문제다. 적절한 용량을 지속적으로 복용하면 많은 환자에서 효과를 보일 것으로 기대되지만 대부분의 환자들은 약물치료를 꺼리고 실제 처방을 제대로 복용하지 않는 경향이 많다. 따라서 약물을 처방할 경우 치료자는 반드시 약물치료의 중요성과 효과, 규칙적 복용의 필요성 등에 대해 설명하고 순응도에 관심을 갖는 것이 필요하다.

(2) 인지행동치료

도박중독자들의 도박욕구를 감소시키기 위해 과거에는 혐오요법이나 체계적 탈감작 기법 등을 시도했지만 큰 성과는 없었던 것으로 보이며, 1980년대 이후에는 중독자들의 인지체계에 큰 결함이 있고 이로 인해 지속적으로 도박행동을 보인다는 이론을 바탕으로 다양한 형태의 인지행동치료가 시도되고 있다.[60] 이들 중 Sharpe와 Terrier[61]는 병적도박에 있어서 인지행동치료의 이론적 기초를 제공하였다. 현재 흔히 사용되고 있는 인지행동치료는 인지적 교정(cognitive correction), 문제해결기술 훈련, 사회기술 훈련, 재발방지의 4단계로 구성되어 있다. 인지적 교정이란 중독자들이 흔히 가지고 있는 도박에 대한 오해와 잘못된 신념을 바로잡아 주는 과정이다. 도박은 종류에 따라서는 자신의 기술이 다소 필요한 경우도 있지만 일종의 확률일 뿐인데, 중독자들은 자신의 능력이나 기술로 이 확률을 조절할 수 있다는 확신을 가지고 있다. 돈을 잃으면 운이 나쁘다거나 재수가 없다고 생각하고 이길 경우 자신의 능력을 과대평가하는 경향이 있다(통제력의 착각). 또한 머리 속에는 늘 과거의 승리만을 기억하고 있기 때문에 발걸음이 늘 도박장으로 향하는 것이다(회상의 편파성). 또한 미신적인 생각도 많은데 좋은 꿈을 꾸었을 때 복권을 사는 행동과 같이 특정한 상황이나 행동, 생각이 승패에 영향을 미친다고 믿고 집착하는 경향이 있다(미신적 사고). 이런 미신적 사고는 착각의 상관(illusory correlation)과도 연관되는데 아무런 상관도 없는 두 사건을 인과관계가 있는 것으로 착각해 특정한 상황에서 승리를 얻었을 경우 계속 그 상황을 고집해 큰 돈을 잃는 경우가 있다. 이런 잘못된 생각과 믿음을 체계적으로 교정하여 도박충동을 조절할 수 있게 하는 것이 인지행동치료의 기본이며, 이와 더불어 도박충동을 부추기는 상황을 피하는 기술, 스트레스 관리, 가정 및 사회에서의 적응훈련 등을 통해 재발을 방지하는 작업 등이 포함된다. 그러나 이런 외국의 인지행동치료를 그대로 한국 상황에 적용시키기에는 많은 문제가 있는 것으로 보인다. 저자의 경험으로는 인지적 교정이 치료 과정에 필요한 것은 사실이지만 우리 환자들의 경우 대부분 극단적인 상황에서 병원을 찾는 경우가 많아 환자 개개인의 실정에 맞는 다양한 접근이 필요할 것으로 보인다.

임상에서 환자를 볼 때 가장 어려운 점은 다른 중독과 마찬가지로 대부분의 중독자들이 치료동기가 부족한 상태에서 비자발적으로 병원을 찾는다는 데 있다. 억지로 가족의 손에 이끌려 내원한 환자에게 병식을 심어 주고 치료동기를 불어넣는다는 것은 쉬운 일이 아니며 첫 대면 시 치료자의 태도가 결정적인 역할을 한다. 이때 가장 중요한 것은 치료자가 절대 환자의 도박에 대해 비난하지 말아야 한다는 점이다. 환자는 이미 가족이나 주변 사람들의 비난에 익숙해져 있고 강력히 증상을 부인하거나 축소함으로써 자신을 방어하는 데 익숙해져 있다. 따라서 도박에 대한 비난이나 피해, 부정적 결과 등에 대해 먼저 언급할 경우 치료적 관계가 형성되기 어렵다. 대부분의 중독자들은 치료에 대해 회의적이거나 양가감정을 가지고 있다. 자신이 중독자임을 인정하고 치료를 받겠다고 생각하는 순간 엄청난 두려움이 몰려온다는 사실을 환자와 가족들에게 설명하는 것이 좋다. 중독자들은 대부분 도박으로 돈을 따거나 만회해서 모든 문제를 한꺼번에 해결하겠다는 막연한 희망을 가지고 있는데 도박을 끊는 순간 이러한 희망이 사라지게 된다. 또한 빚 문제, 가족구성원으로서의 역할, 직장 및 장래 문제 등 현실적인 어려움에 직면해야 하기 때문에 중독자들은 더 강력히 저항하게 되는데, 이런 이유로 그동안 환자가 병원을 찾기가 어려웠을 것이라는 사실을 먼저 언급하고 격려하는 것이 좋다. 또한 도박 자체보다는 치료자가 자신의 심리적 고통에 대해 관심을 가지고 있다는 사실을 전달하는 것이 치료적 관계의 형성과 동기부여에 도움이 된다.

치료에 대한 확신을 심어 주는 것이 중요한데 도박은 치료가 필요한 질병이며 치료자가 도움을 줄 수 있다는 것을 인식시켜야 한다. 환자들은 대부분 주변 사람들로부터 의지가 약하다거나 성격장애자라는 이야기를 들어 왔기 때문에 자기 자신에 대해서도 부정적인 생각이 차 있는 경우가 많다. 또한 과거 일시적으로 끊고 다시 재발된 경우가 많기 때문에 더 이상 의지의 문제가 아니고 제대로 된 치료를 통해 회복이 될 수 있다는 확신을 주어야 한다. 저자의 경우 치료 경험과 선배 환자들의 회복에 대한 이야기를 통해 환자로 하여금 치료에 대한 확신을 갖도록 유도한다. 또한 내원했다는 자체가 희망이 있다는 사실을 언급하고, 환자의 건강한 측면과 치료에 있어서의 희망적인 측면을 조금이라도 찾아내어 언급함으로써 치료에 희망을 주는 것이 좋다.

치료의 궁극적인 목표는 환자의 내적 통제력을 통해 도박충동을 조절하고 더 나은 삶을 살도록 유도하는 것이지만 이를 위해서는 상당한 시간이 필요하다. 따라서 초기에는 반드시 환자가 도박을 할 수 없는 상황이 되도록 환경을 조성하는 것이 필요하다. 쉽게 말하면 돈을 가지고 다니는 상황을 피하게 한다. 환자의 동의를 얻어 지갑에 돈과 신용카드가 어느 정도 있는지 검사하고 논의를 한다. 필요한 경우는 가족들로 하여금 환자가 은행 등에서 대출을 받거나 신용카드를 사용하지 못하도록 조치를 하게 하는데 이때도 어떤 식으로든지 환자의 동의를 받는 것이 좋다.

어느 정도 치료 의지가 생긴 경우 시간계획표를 작성하도록 한다. 계획표는 구체적으로 작성하는 것이 좋은데 도박의 종류에 따라 융통성 있게 작성한다. 예를 들어 경마나 경륜의 경우 주말이 문제가 되기 때문에 주말계획서를 작성하고 달성 여부 등을 꼼꼼히 챙기는 것이 좋다.

치료가 어느 정도 진행이 되어 일정기간 도박을 끊게 되면 정신적인 긴장이 풀리고 환자는 어느 정도 스스로를 통제할 수 있다는 생각을 가지게 되는데, 불행히도 이때 재발하는 경우가 많다. 치료자는 환자의 통제능력을 인정하고 지지해 주되, 동시에 고위험 상황을 계속 피하도록 격려하고 언제든지 재발의 위험성이 있다는 사실을 주지시켜야 하며 치료는 장기간에 걸쳐 진행이 되어야 함을 강조하는 것이 좋다.

현재 강북삼성병원에서는 8주간의 집단인지행동치료를 실시하고 있는데 매주 1회, 2시간씩, 총 8회기로 진행되며 가족들을 위한 시간이 포함되어 있다. 프로그램의 주제는 아래와 같다.

1회 : 치료진 소개
  자기 소개
  프로그램 소개
  도박중독이란 무엇인가?
    – 도박중독의 정의, 원인, 치료방법 소개
2회 : 흔히 갖는 인지왜곡의 이해 및 교정
3회 : 도박의 장단점 비교
  빚 문제를 비롯한 경제적 문제 의논
  정서적 빚 갚기
4회 : 도박욕구 해결하기
  위험상황 피하기
5회 : 성격문제
  자기존중감 훈련
6회 : 가족이야기
7회 : 재발의 방지
  스트레스 관리
8회 : 가족과 자신에게 주는 편지
  아직도 남은 문제점 토론
  수료식

(3) 가족교육

환자가 도박을 하는 것은 가족들의 잘못이 아니지만 가족들의 비난이나 집착, 과거 빚에 대한 잘못된 행동 등이 환자의 도박행동을 더 강화시켜 준다는 사실을 교육해야 한다. 도박으로 인한 빚이 얼마나 있는지, 과거 빚은 누가 어떻게 갚았는지 등에 대해 토론하고, 가족들이 더 이상 환자의 도박행동에 대해 집착하지 않도록 하되 그 결과에 대해서도 반드시 환자 스스로 책임지도록 교육을 해야 한다. 또한 자녀가 있는 경우 자녀들이 환자의 도박행동에 대해 알고 있는지, 아는 경우 어떻게 생각하는지 등에 대해서도 토론하는 것이 좋다. 가족들의 지나친 간섭이나 집착과 같은 잘못된 태도나 가족 간의 갈등, 건강한 의사소통의 부족 등이 치료를 방해하고 재발을 일으키는 요인이 될 수 있으므로, 가족 및 자녀들에 대한 교육과 이들의 정신건강에 대해서도 치료자가 관심을 갖고 도움을 주는 것이 궁극적으로 환자에게 큰 도움이 된다.

(4) 단도박 모임

환자들의 자발적인 모임인 단도박 모임은 도박의 치료는 물론이고 재활 및 재발방지에 중요한 역할을 한다. 국내에는 1984년 결성되어 서울을 비롯하여 전국적으로 40군데 이상의 지역모임이 활성화되어 있다(www.dandobak.co.kr, www.dandobak.or.kr). 가족들의 모임도 따로 결성되어 있어서 서로 경험을 공유하는 등의 중요한 역할을 한다. 따라서 치료자는 초기부터 반드시 병원치료와 함께 단도박 모임의 참여를 권유하는 것이 좋다.

4. 결 론

강박증상(강박사고와 강박행동)은 강박증 외에도 다양한 정신과적 질환에서 흔히 볼 수 있는 증상이다. 이러한 이유로 인해 일부 학자들이 여러 측면에서 강박증과 유사성을 가지는 일부의 질환군을 모아 강박관련장애(obsessive-compulsive related disorders) 또는 강박연속선장애(obsessive-compulsive spectrum disorders)라는 개념을 도입하였다. 이들 질환들은 강박증과 유사한 증상을 보이면서 원인이나 생물학적 표지자, 가족력, 치료에 대한 반응 등에서 강박증과 연관이 있는 것으로 알려져 있다. 여기에 포함되는 질환들은 크게 세 가지 유형이 있는데 신체 외양이나 감각에 집착하는 유형(신체이형장애, 건강염려증, 이인증, 신경성 식욕부진) 등과 신경학적 질환(뚜렛 증후군, 시드넘 무도병, 파킨슨병, 자폐증 등), 그리고 충동조절장애(발모광, 병적도박, 병적도벽, 성중독 등)가 있다.

병적도박은 현재 충동조절장애로 분류되고 있지만, 도박에 대한 강박적인 집착과 반복적 도박행위로 인해 넓은 의미에서 강박관련장애로 분류되기도 한다. 그러나 내성과 금단증상, 그리고 조절력의 상실이라는 측면에서 임상적으로는 중독에 가까운 것으로 보인다. 도박중독의 원인에 대해서는 다양한 이론이 있지만 최근에는 신경생물학적 측면에 대한 연구가 많이 진행되고 있다. 도박중독은 다른 중독과 마찬가지로 도파민, 세로토닌 및 노르에피네프린 등의 여러 신경전달물질이 관여하는 것으로 알려지고 있다. 보상체계와 연관된 중피질 변연계의 도파민 회로가 병적도박에 중요한 역할을 하며, 인간의 충동성, 공격성 등에 관여하는 세로토닌, 각성 및 새로움을 추구하는 경향과 연관된 노르에피네프린 등이 관여하고 있다. 이 외에도 단가아민 산화효소, 아편유사물질계 등이 직접, 또는 간접적으로 작용하는 것으로 알려져 있다. 그러나 아직 이들에 대한 연구가 부족하기 때문에 뇌영상 및 신경생물학적 측면에서의 연구가 더 필요한 실정이다.

병적도박의 약물치료는 아직 초보단계이지만 최근에는 이중맹검 연구 등을 통해 SSRI와 날트렉손 등이 병적도박 환자들의 도박욕구를 감소시키는 것으로 알려져 있다. 임상에서는 환자의 유형에 따라 이들 약물을 선택하여 사용하는 것이 좋은데 필요에 따라서는 두 약물을 병용하는 것이 도움이 될 수도 있다. 이 외에도 동반질환에 따라 기분조절제, 자극제(stimulants)나 부프로피온 등의 약물도 도움이 될 것으로 기대되며, 알코올중독에 효과적인 아캄프로세이트나 날트렉손의 간독성을 줄인 날메펜 및 현재 연구 중인 다양한 약물들이 향후 사용될 수 있을 것으로 기대된다.

병적도박의 치료에 있어 현재까지 알려진 가장 좋은 방법은 약물치료와 함께 인지행동치료를 실시하는 것이다. 인지행동치료는 집단으로 실시하는 것이 여러 측면에서 효과적으로 보이는데, 확률에 대한 오해를 비롯해 환자들의 도박에 대한 잘못된 생각을 바로잡고 위험상황을 파악하고 대처하는 등의 행동 요법 등이 포함된다. 그러나 단순히 도박 자체뿐 아니라 스트레스 관리나 가족과의 관계 회복 등 다양한 측면에서의 접근이 이루어져야 한다.

재발을 막기 위해서는 병원치료와 함께 단도박 모임을 병행하는 것이 효과적이며 가족들에 대한 치료적 접근도 반드시 필요하다.

참/고/문/헌

1. Rasmussen SA, Eisen JL: The epidemiology and differential diagnosis of obsessive compulsive disorder. *J Clin Psychiatry* 1994; 55(suppl 10):5–10.
2. Hollander E: Introduction. *In obsessive-compulsive related disorders*. Washington, American Psychiatric Association, 1993, pp. 1–17.

3. McElroy SL, Phillips KA, Keck PE Jr.: Obsessive compulsive spectrum disorder. *J Clin Psychiatry* 1994; 55 Suppl 10:33−51.

4. Thyer B, Parrish RT, Curtis GC, Nesse RM, Cameron OG: Ages of onset of DSM−III anxiety disorders. *Compr Psychiatry* 1985; 26:113−122.

5. Castle DJ, Phillips KA: Obsessive−compulsive spectrum of disorders: a defensible construct? *Aust N Z J Psychiatry* 2006; 40:114−120.

6. Phillips KA, McElroy SL, Keck PE Jr, Pope HG, Jr, Hudson JI: A comparison of Psychopharmacol Bull 1994; 30:179−186.

7. O' Sullivan RL, Mansueto CS, Lerner EA, Miguel EC: Characterization of trichotillomania. A phenomenological model with clinical relevance to obsessive−compulsive spectrum disorders. *Psychiatr Clin North Am* 2000; 23:587−604.

8. Phillips KA, Gunderson CG, Mallya G, McElroy SL, Carter W: A comparison study of body dysmorphic disorder and obsessive−compulsive disorder. *J Clin Psychiatry* 1998; 59:568−575.

9. Rasmussen SA: Obsessive compulsive spectrum disorders. *J Clin Psychiatry* 1994; 55:89−91.

10. Stein DJ: Neurobiology of the obsessive−compulsive spectrum disorders. *Biol Psychiatry* 2000; 15:296−304.

11. Hadley S, Newcorn JH, Hollander E: The neurobiology and psychopharmacology of body dysmorphic disorder. In Castle DJ, Phillips KA, eds. *Disorders of body image.* Petersfield, UK, Wrightson Biomedical Publishing, 2002, pp. 139−155.

12. Streichenwein SM, Thornby JI: A long−term, double−blind, placebo−controlled crossover trial of the efficacy of fluoxetine for trichotillomania. *Am J Psychiatry* 1995; 152:1192−1196.

13. Christenson GA, Mackenzie TB, Mitchell JE, Callies AL: A placebo−controlled, double−blind crossover study of fluoxetine in trichotillomania. *Am J Psychiatry* 1991; 148:1566−1571.

14. American Psychiatric Association: *Diagnostic and statistical manual of mental disorders*, 4th ed, Washington, American Psychiatric Association, 1994.

15. Linden RD, Pope HG Jr, Jonas JM: Pathological gambling and major affective disorder: preliminary findings. *J Clin Psychiatry* 1986; 47:201−203.

16. Hollander E, Stein DJ, Kwon JH: Psychosocial function and economic costs of obsessive−compulsive disorder. *CNS Spectrums* 1997; 2:16−25.

17. Kim SW, Grant JE: Personality dimensions in pathological gambling disorder and obsessive-compulsive disorder. *Psychiatry Res* 2001; 104:205-212.

18. Dell' Osso B, Altamura AC, Allen A, Marazziti D, Hollander E: Epidemiologic and clinical updates on impulse control disorders: a critical review. *Eur Arch Psychiatry Clin Neurosci* 2006; 256:464-475.

19. Volberg RA: Prevalence studies of problem gambling in the United States. *J Gambl Stud* 1996; 12:111-128.

20. Bondolfi G, Osik C, Ferrero F: Prevalence estimates of pathological gambling in Switzerland. *Acta Psychiatr Scand* 2000; 101:473-475.

21. 이시형: 현대인의 사회 부적응(I): 도박성향에 관하여. 연구보고서 제99-1호. 삼성생명공익재단 사회정신건강연구소, 1999.

22. 이홍표: 도박의 심리. 학지사. 2002; 33-53.

23. Gambino B, Fitzgerald R, Shaffer H, Renner J, Courtnage P: Perceived family history of problem gambling and scores on SOGS. *J Gambl Stud* 1993; 9:169-184..

24. Eisen SA, Lin N, Lyons MJ, Scherrer JF, Griffith K, True WR, Goldberg J, Tsuang MT: Familial influences on gambling behavior: an analysis of 3359 twin pairs. *Addiction* 1998; 9:1375-1384.

25. Winters KC, Rich T: A twin study of adult gambling behavior. *J Gambl Stud* 1999; 14:213-225.

26. Lobo DSS, Kennedy JL: The genetics of gambling and behavioral addictions. *CNS Spectr* 2006; 11-12:931-939.

27. 신영철: 병적도박과 도파민 수용체 유전자 다형성의 연관 연구. 고려대학교 의과대학 박사학위 논문, 2007.

28. 신영철: 병적도박의 약물 및 인지행동치료. 대한정신약물학회지 2001; 12:287-293.

29. Lesieur HR, Blume SB: Evaluation of patients treated for pathological gambling in a combined alcohol, substance abuse and pathological treatment unit using the addiction severity index. *Brit J Addiction* 1991; 86:1017-1028.

30. Lambert C: Deep cravings. *Harvard Magazine* 2000; 102:60-68.

31. Potenza MN: The neurobiology of pathological gambling. *Seminars in clinical neuropsychiatry* 2001; 6:217-226.

32. Volkow ND, Wang GJ, Fischman MW, Foltin RW, Fowler JS, Abumrad NN, Vitkun S, Logan J, Gatley SJ, Pappas N, Hitzemann R, Shea CE: Relationship between subjective effects of cocaine and dopamine transporter occupancy.

Nature 1997; 386:827−830.

33. Volkow ND, Fowler JS, Wolf AP, Hitzemann R, Dewey S, Bendriem B, Alpert R, Hoff A: Changes in brain glucose metabolism in cocaine dependence and withdrawal. *Am J Psychiatry* 1991; 148:621−626.

34. DeCaria CM, Begaz T, Hollander E: Serotonergic and noradrenergic function in pathological gambling. *CNS spectrums* 1998; 3:38−47.

35. Rodriguez−Jimenez R, Avila C, Jimenez−Arriero MA, Ponce G, Monasor R, Jimenez M, Aragues M, Hoenicka J, Rubio G, Palomo T: Impulsivity and sustained attention in pathological gamblers: influence of childhood ADHD history. *J Gambl Stud* 2006; 22:451−461.

36. Petry NM, Stinson FS, Grant BF: Comorbidity of DSM−IV pathological gambling and other psychiatric disorders: results from the National Epidemiologic Survey on Alcohol and Related Conditions. *J Clin Psychiatry* 2005; 66:564−574.

37. Hollander E: Treatment of obsessive−compulsive spectrum disorders with SSRIs. *Br J Pschiatry* 1998; 35 suppl:7−12.

38. Davidson RJ, Putman KM, Larson CL: Dysfunction in the neural circuitry of emotion regulation−A possible prelude to violence. *Science* 2000; 289:591−594.

39. Hollander E, Frenkel M, DeCaria CM, Trungold S: Treatment of pathological gambling with clomipramine. *Am J Psychiatry* 1992; 149:710−711.

40. Hollander E, DeCaria CM, Mari E, Wong CM, Mosovich S, Grossman R: Short−term single−blind fluvoxamine treatment of pathological gambling. *Am J Psychiatry* 1998; 155:1781−1783.

41. Hollander E, DeCaria CM, Finkell JN, Begaz T, Wong CM, Cartwright C: A randomized double−blind fluvoxamine/placebo crossover trial in pathological gambling. *Biol Psychiatry* 2000; 47:813−817.

42. Blanco−Jerez C: A long−term, double−blind, placebo−controlled study of fluvoxamine for pathological gambling. New Research Program and Abstracts, 152nd Annual Meeting of the American Psychiatric Association. Washington, 1999.

43. Kim SW, Grant JE, Adson DE, Shin YC, Zaninelli R: A double−blind placebo−controlled study of the efficacy and safety of paroxetine in the treatment of pathological gambling. *J Clin Psychiatry* 2002; 63:501−507.

44. Zimmerman M, Breen R: An open−label study of citalopram in the treat-

ment of pathological gambling. 11th International Conference on Gambling and Risk Taking, sponsored by the University of Nevada, Las Vegas, NV, 2000.

45. De la Gandara JJ: Fluoxetine: open-trial in pathological gambling. New Research Program and Abstracts, 152nd Annual Meeting of the American Psychiatric Association, Washington, 1999.

46. Black DW: An open-label trial of bupropion in the treatment of pathological gambling. *J Clin Psychiatry* 2004; 24:108-110.

47. Grant JE, Potenza MN: Escitalopram treatment of pathological gambling with co-occurring anxiety: an open-label pilot study with double-blind discontinuation. *Int Clin Psychopharmacol* 2006; 21:203-209.

48. Moskowitz JA: Lithium and lady luck: Use of lithium carbonate in compulsive gambling. *NY State J Med* 1980; 80:785-788.

49. Haller R, Hinterhuber H: Treatment of pathological gambling with carbamazepine. *Pharmacopsychiatry* 1994; 27:129.

50. Hollander E, Pallanti S, Allen A, Sood E, Baldini Rossi N: Does sustained-release lithium reduce impulsive gambling and affective instability versus placebo in pathological gamblers with bipolar spectrum disorders? *Am J Psychiatry* 2005; 162:137-145.

51. Dannon PN, Lowengrub K, Musin E, Gonopolski Y, Kotler M: Sustained-release bupropion versus naltrexone in the treatment of pathological gambling: a preliminary blind-rater study. *J Clin Psychopharmacol* 2005; 25:593-596.

52. McElroy SL, Pope HG Jr., Keck PE, Hudson JI, Phillips KA, Strakowski SM: Are impulse control disorders related to bipolar disorder? *Comp Psychiatry* 1996; 37:229-40.

53. Kim SW: Opioid antagonists in the treatment of impulse-control disorders. *J Clin Psychiatry* 1998; 59:159-164.

54. Crockford DN, El-Guebaly N: Naltrexone in the treatment pathological gambling and alcohol dependence. *Can J Psychiatry* 1998; 43:86.

55. Kim SW, Grant JE, Adson DE, Shin YC: Double-blind naltrexone and placebo comparison study in the treatment of pathological gambling. *Biol Psychiatry* 2001; 49:914-921.

56. Grant JE, Potenza MN, Hollander E, Cunningham-Williams R, Nurminen T, Smits G, Kallio A: Multicenter investigation of the opioid antagonist nalme-

fene in the treatment of pathological gambling. *Am J Psychiatry* 2006; 163:303−312.

57. Carlton PL, Manowitz P, McBride H, Nora R, Swartzburg M, Goldstein LJ: Attention deficit disorder and pathological gambling. *Clin Psychiatry* 1987; 48:487−488.

58. Hollander E, Begaz T, DeCaria CM: Pharmacological approaches in the treatment of pathological gambling. *CNS Spectrums* 1998; 3:72−80.

59. Carrion VG: Naltrexone for the treatment of trichotillomania: A case report. *J Clin Psychopharmacol* 1995; 15:444−445.

60. Petry NM, Roll JM: A behavioral approach to understanding and treating pathological gambling. *Seminar in Clinical Neuropsychiatry* 2001; 6:177−183.

61. Sharpe L, Terrier N: Towards a cognitive behavioural theory of problem gambling. *Br J Psychiatry* 1993; 162:407−412.

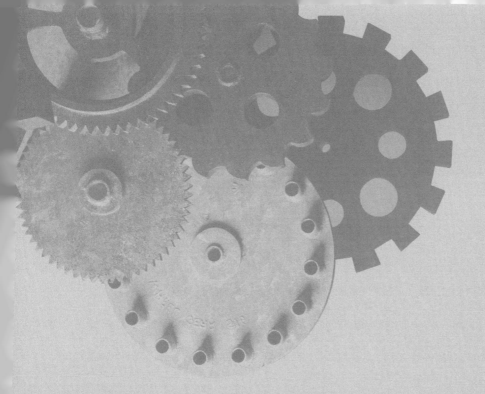

Part 2 ● 강박증의 원인 및 생물학적 연구

Chapter 5
강박증의 원인에 대한 이론들

홍순범, 권준수

1. 서 론

역사적으로 강박증의 원인을 바라보는 시각이 많이 바뀌어 왔다. 가장 오래된 문헌들에서는 반복되는 불경스런 생각들의 원인을 악마에 홀렸기 때문으로 보고 있다. Jean Etienne Dominique Esquirol은 최초로 강박증 사례를 보고한 정신 의학자이며, 1838년에 보고한 '익명의 아가씨(Mademoiselle F)' 사례가 그것이다. 이후 Pierre Janet는 1903년의 논문에서 강박증에 대한 최초의 심리적 설명을 시도했으며, 얼마 지나지 않아 Sigmund Freud는 '쥐 인간(the Rat Man)' 사례를 통해 강박증이 무의식적 갈등에 의해 발생한다고 설명했다. 이에 더불어 학습 이론이 강박증의 원인을 설명하는 데 적용되기도 했다.[1]

현대에는 강박증을 뇌의 질환으로 보는 견해가 추가되었고, 이를 뒷받침하는 근거가 계속 발견되고 있다. 바야흐로 심리학적 원인론에서 생물학적 원인론으로 무게중심이 이동하고 있는 셈이다. 이처럼 오늘날까지 강박증의 원인을 밝히려는 다양한 시도가 이루어져 왔으나 아직 강박증의 원인을 단일 이론으로 설명하지는 못하고 있다. 그러나 다양한 관점에서 진전이 이루어져 강박증의 원인에 대한 이론들을 형성하게 되었다. 여기에서는 강박증의 원인에 대한 이론들을 개괄적으로 알아보고자 한다.

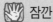 잠깐

한동안 인터넷에서는 유명 연예인들의 뇌 그림이 유행했다. TV에서 보이는 그 사람의 언행에 비추어 뇌 속에 어떤 마음들이 들어 있으리라고 뇌 구역들을 나누어 희화화했다. 과학적인 근거는 없었지만 오늘날 심리현상의 원인을 뇌에서 찾는 설명방식이 대중적인 상식이 되고 있음을 보여 준다.

2. 정신역동 이론

고전적 정신분석 이론에서 강박증은 강박신경증으로 불렸으며, 무의식적 충동에 대한 심리적 방어기제에 의해 강박증상이 나타난다고 보았다. 배변훈련 시기에 아이는 대변에 집착하지만 어머니를 만족시키기 위해선 대변을 버려야 하는 양가감정의 위치에 있다. 그런데 이후 오이디푸스 소망이 불안을 유발하면 항문기로 퇴행함으로써 강박증이 발병한다고 보았다. 무의식적 욕동 때문에 거세불안을 느끼거나 중요한 사랑의 대상을 잃을까 불안할 때, 이 같은 내적 불안 상태를 조절하기 위해 환자는 오이디푸스 단계에서 항문기와 관련된 양가감정의 단계로 퇴행한다는 것이다.[2] 환자를 이해하는 데 도움이 되지만 오늘날에는 정신역동적 혹은 정신분석적 정신치료만으로 강박증을 치료하기는 어렵다는 견해가 일반적이다.

3. 학습 이론

이 이론에 따르면 강박사고는 조건화된 자극이다. 그 자체로는 불안을 유발하지 않던 중립적 자극이 불안을 유발하는 사건과 짝지어지는(paired) 현상을 통해 강박사고가 발생한다고 설명하며, 이는 고전적 조건화(classical conditioning) 현상에 해당된다. 그리고 강박행동은 불안을 경감시키는 조건화된 반응이다. 이를 통해 강박사고로 인한 불안을 줄일 수 있음을 학습함에 따라 강박행동이 강화된다. 그리하여 강박행동은 학습된 행동양상으로 고착되며, 이는 조작적 조건화

(operant conditioning) 현상에 해당된다.[3] 행동치료가 강박증의 치료에 효과적임이 밝혀짐에 따라 더욱 주목받게 된 이론이며, 이 치료방법은 정신역동보다는 증상 자체에 초점을 맞춘다. 행동치료에 대한 추가적인 논의가 이 책의 다른 장에서 다루어질 것이다.

4. 생물학적 요인들

강박증은 한동안 심리학적 원인에 의해 발병하는 것으로 생각되었으나 오늘날에는 생물학적 관점에서 강박증의 원인들이 정립되고 있다. 원인을 바라보는 관점이 이 같이 변화하게 된 주요 사건으로 폰 에코노모 뇌염(von Economo's encephalitis)의 미국 내 유행을 꼽을 수 있다.[4] 이 질환을 앓고 생존한 사람들에게서 다양한 신경정신과학적 후유증들이 발견되었는데 그중에는 강박증도 포함되어 있었다. 강박증은 이 같은 일련의 증례들에 근거하여, 기질적 원인이 있을 것으로 의심받은 최초의 정신장애 중 하나다.

1) 신경면역학

연쇄상 구균 감염과 강박증 사이의 관련성이 제기되었다. A군 베타 용혈성 연쇄상 구균 감염에 의해 류마티스 열이 발병할 수 있으며, 소아 류마티스 열 환자의 10~30%에서 시드넘 무도병이 발생한다.[5] 그런데 시드넘 무도병을 일으킬 경우 강박증상 발생과 관련을 보인다.[5,6]

더불어 A군 베타 용혈성 연쇄상 구균 감염과의 시간적 연관을 갖고 증상이 악화되는 소아 강박증 환자들이 있는데, 이들을 지칭하여 소아기 자가면역 신경정신질환(pediatric autoimmune neuropsychiatric disorders associated with streptococcal infections: PANDAS)라는 용어가 사용되었다.[7,8]

한편 단클론 항체(monoclonal antibody) D8/17을 이용해 확인되는 특정 B 림프구 항원이 거의 모든 류마티스 열 환자에서 표현되는데, 류마티스 열이나 시드넘 무도병의 병력이 없는 소아 강박증 환자들에서도 D8/17 B 림프구 표현이 증가되었음이 보고되었다.[9,10] 이로부터 D8/17 B 림프구 표현의 증가가 소아기 발병 강박증의 감수성 지표(susceptibility marker)일 가능성이 제기되었다. 그러나 더 최근의 연구들은 이러한 결과를 재현하는 데 실패했다.[11, 12]

2) 신경전달물질

신경전달물질의 일종인 세로토닌(serotonin) 조절의 이상이 강박증상 발생의 원인이라는 가설이 많은 연구에 의해 지지되고 있다. 이 가설은 세로토닌 관련 약물들이 강박증상의 완화에 효과가 있음이 보고되면서 수립되었고, 현재는 클로미프라민이나 선택적 세로토닌 재흡수 억제제와 같은 약물들의 강박증상 완화 효과가 잘 보고되어 있다.[13~16] 반면에 삼환계 항우울제(TCA)나 단가아민 산화효소 억제제(MAOI)와 같이 세로토닌 특이성이 적은 항우울제들은 강박증의 치료에 일관된 효과를 보여 주지 못했다.[17]

더불어 부분적 세로토닌 효현제(partial serotonin agonist)인 엠-클로로페닐피페라진(m-chlorophenylpiperazine: m-CPP)의 경구복용은 강박증 환자에서 강박증상을 일시적으로 악화시키는 것으로 나타났다.[18, 19] 다만 엠-클로로페닐피페라진의 정맥투여로는 이 같은 결과가 재현되지 않았다.[19] 그리고 클로미프라민이나 플루옥세틴(fluoxetine)으로 치료한 후에는 엠-클로로페닐피페라진의 경구투여가 더 이상 유의한 증상의 악화를 일으키지 않았다.[19~21]

한편 강박증 환자에서는 엠-클로로페닐피페라진의 경구투여에 따라 프로락틴(prolactin) 반응이 저하됨이 발견되었다.[18, 22] 비록 연구결과의 일관성이 결여되기는 하나,[23] 이는 강박증에서의 세로토닌 조절장애가 뇌 영역이나 수용체 종류에 따라 다를 수 있음을 시사한다. 즉, 강박증상을 매개하는 영역에서의 세로토닌 수용체는 과다반응(hyperresponsive)하고 프로락틴 분비를 매개하는 시상하부 세로토닌 수용체는 과소반응(hyporesponsive)할 가능성이 제기되었다.[22]

3) 뇌영상 연구

구조적 및 기능적 뇌영상 연구들은 안와전두엽(orbitofrontal cortex), 꼬리핵(caudate), 시상(thalamus) 사이의 신경회로 이상이 강박증의 병태생리에 중요하게 관여함을 시사한다. 이 외에도 영상 기법의 발전과 더불어 강박증의 원인에 대

한 활발한 연구가 이루어지고 있다. 강박증의 뇌영상 연구에 대해서는 이 책의 9,
10장에서 상세히 다룰 예정이다.

4) 유전학

강박증의 발병에 유전적 요소가 중요하게 관여하는 것으로 보인다.[24~26] 더욱
이 단일 주요 유전자(single major gene)가 관여할 가능성을 시사하는 연구들이
보고되었다.[27, 28] 그러나 이 같은 주요 유전자가 아직 발견되지는 않았으며, 현재
강박증의 유전학 연구가 활발하게 이루어지고 있지만 극복해야 하는 중요한 한
계들도 놓여 있는 상황이다. 강박증의 유전학에 대해서는 이 책의 8장에서 상세
히 다룰 예정이다.

5) 두부 외상

두부 외상 후에 강박증이 발병한 증례가 간혹 보고되고 있다.[29~31] 이는 강박
증의 기질적 원인을 시사하는 소견으로 관심을 끌고 있다. 다만 외상에 수반되는
스트레스에 대한 심리적 반응으로, 혹은 동반된 우울장애와 관련하여 강박증이
발병했을 가능성도 배제할 수 없다는 비판도 있다.[30] 보고된 증례 수도 많지 않아
현재 두부 외상이 강박증의 일반적인 원인으로 받아들여지지는 않고 있다. 또한
두부 외상 후 발병한 강박증의 경우에도 통상적인 치료전략이 동등한 효과를 나
타내는지에 대해서도 확실치 않다. 더불어 외상에 의해 손상된 부위와 정신병리
발생 사이의 관계에 대한 연구도 향후 필요할 것으로 판단된다.[4]

6) 뇌종양

뇌종양에 2차적으로 강박증상이 발생했다는 보고들이 있다.[32~34] 강박증의 생
물학적 원인론을 지지하는 소견들이라 볼 수 있겠고, 종양 발생 부위에 따라서는
강박증과 특정 뇌 영역들과의 관련성을 시사하기도 한다.

7) 혈액형과의 관련성

강박증과 ABO 혈액형과의 관련성이 보고되기도 했다. 강박증 환자들은 정상 대조군에 비해 A형이 많고 O형이 적다는 것이었다.[35~38] 참고로 당시 연구는 강박증과 강박적 성격 사이의 구분이 모호했다.

5. 결 론

정신역동 이론으로부터 도출된 치료방법이 강박증 환자들에게 미치는 효과가 제한적이라고 해서 이 이론이 틀렸다고 볼 수는 없다. 반면에 학습 이론이 효과적인 치료방법의 토대를 제시하고 있으나 어떤 사람들에서는 강박증이 발병하고 어떤 사람들에서는 강박증이 발병하지 않는 이유를 설명하지 못하고 있다. 강박증 환자들과 정상 대조군 사이에 생물학적 차이가 존재하고, 이 질환이 약물이나 수술치료에 반응한다는 점은 강박증의 원인에 대한 생물학적 이론을 지지한다. 어쩌면 강박증은 단일한 원인에 의해 발병하지 않고 다양한 경로로 발병하는 증후군일 수 있으며, 강박증의 원인을 밝히기 위해 현재도 많은 연구가 진행 중이다. 생물학적 관점에서 오늘날 활발히 진행되고 있는 연구들에 대해서는 이어지는 장들에서 상세히 다루기로 한다.

참/고/문/헌

1. Weiss AP, Jenike MA: Late-onset obsessive-compulsive disorder: a case series. *J Neuropsychiatry Clin Neurosci* 2000; 12(2):265-268.

2. Sadock BJ, Sadock VA: *Kaplan & Sadock's synopsis of psychiatry: behavioral sciences, clinical psychiatry*. Philadelphia, Lippincott Williams & Wilkins, 2003.

3. Hales RE, Yudofsky SC (Eds.): *The american psychiatric publishing textbook of clinical psychiatry*. Washington, American Psychiatric Publishing, Inc., 2003.

4. Grados MA: Obsessive−compulsive disorder after traumatic brain injury. *Int Rev Psychiatry* 2003; 15(4):350−358.

5. Swedo SE, Rapoport JL, Cheslow DL, Leonard HL, Ayoub EM, Hosier DM, Wald ER: High prevalence of obsessive−compulsive symptoms in patients with Sydenham's chorea. *Am J Psychiatry* 1989; 146(2):246−249.

6. Maia DP, Teixeira AL Jr., Quintao Cunningham MC, Cardoso F: Obsessive compulsive behavior, hyperactivity, and attention deficit disorder in Sydenham chorea. *Neurology* 2005; 64(10):1799−1801.

7. Swedo SE, Garvey M, Snider L, Hamilton C, Leonard HL: The PANDAS subgroup: recognition and treatment. *CNS Spectr* 2001; 6(5):419−422, 425−426.

8. Pavone P, Parano E, Rizzo R, Trifiletti RR: Autoimmune neuropsychiatric disorders associated with streptococcal infection: Sydenham chorea, PANDAS, and PANDAS variants. *J Child Neurol* 2006; 21(9):727−736.

9. Murphy TK, Goodman WK, Fudge MW, Williams RC Jr., Ayoub EM, Dalal M, Lewis MH, Zabriskie JB: B lymphocyte antigen D8/17: a peripheral marker for childhood−onset obsessive−compulsive disorder and Tourette's syndrome? *Am J Psychiatry* 1997; 154(3):402−407.

10. Chapman F, Visvanathan K, Carreno−Manjarrez R, Zabriskie JB: A flow cytometric assay for D8/17 B cell marker in patients with Tourette's syndrome and obsessive compulsive disorder. *J Immunol Methods* 1998; 219(1−2):181−186.

11. Morer A, Vinas O, Lazaro L, Bosch J, Toro J, Castro J: D8/17 monoclonal antibody: an unclear neuropsychiatric marker. *Behav Neurol* 2005; 16(1):1−8.

12. Hoekstra PJ, Minderaa RB: Tic disorders and obsessive−compulsive disorder: is autoimmunity involved? *Int Rev Psychiatry* 2005; 17(6):497−502.

13. Goodman WK, Ward H, Kablinger A, Murphy T: Fluvoxamine in the treatment of obsessive−compulsive disorder and related conditions. *J Clin Psychiatry* 1997; 58 Suppl 5:32−49.

14. Milanfranchi A, Ravagli S, Lensi P, Marazziti D, Cassano GB: A double−blind study of fluvoxamine and clomipramine in the treatment of obsessive−compulsive disorder. *Int Clin Psychopharmacol* 1997; 12(3):131−136.

15. Gorman JM, Kent JM: SSRIs and SMRIs: broad spectrum of efficacy beyond major depression. *J Clin Psychiatry* 1999; 60 Suppl 4:33−38; discussion 39.

16. Zohar J, Chopra M, Sasson Y, Amiaz R, Amital D: Obsessive compulsive dis-

order: serotonin and beyond. *World J Biol Psychiatry* 2000; 1(2):92−100.

17. Zohar J, Zohar−Kadouch RC, Kindler S: Current concepts in the pharmacological treatment of obsessive−compulsive disorder. *Drugs* 1992; 43(2):210−218.

18. Hollander E, DeCaria CM, Nitescu A, Gully R, Suckow RF, Cooper TB, Gorman JM, Klein DF, Liebowitz MR: Serotonergic function in obsessive−compulsive disorder. Behavioral and neuroendocrine responses to oral m−chlorophenylpiperazine and fenfluramine in patients and healthy volunteers. *Arch Gen Psychiatry* 1992; 49(1):21−28.

19. Gross−Isseroff R, Cohen R, Sasson Y, Voet H, Zohar J: Serotonergic dissection of obsessive compulsive symptoms: a challenge study with m−chlorophenylpiperazine and sumatriptan. *Neuropsychobiology* 2004; 50(3):200−205.

20. Zohar J, Insel TR, Zohar−Kadouch RC, Hill JL, Murphy DL: Serotonergic responsivity in obsessive−compulsive disorder. Effects of chronic clomipramine treatment. *Arch Gen Psychiatry* 1988; 45(2):167−172.

21. Hollander E, DeCaria C, Gully R, Nitescu A, Suckow RF, Gorman JM, Klein DF, Liebowitz MR: Effects of chronic fluoxetine treatment on behavioral and neuroendocrine responses to meta−chlorophenylpiperazine in obsessive−compulsive disorder. *Psychiatry Res* 1991; 36(1):1−17.

22. Khanna S, John JP, Reddy LP: Neuroendocrine and behavioral responses to mCPP in Obsessive−Compulsive Disorder. *Psychoneuroendocrinology* 2001; 26(2):209−223.

23. Zohar J, Mueller EA, Insel TR, Zohar−Kadouch RC, Murphy DL: Serotonergic responsivity in obsessive−compulsive disorder. Comparison of patients and healthy controls. *Arch Gen Psychiatry* 1987; 44(11):946−951.

24. Hettema JM, Neale MC, Kendler KS: A review and meta−analysis of the genetic epidemiology of anxiety disorders. *Am J Psychiatry* 2001; 158(10):1568−1578.

25. Pato MT, Schindler KM, Pato CN: The genetics of obsessive−compulsive disorder. *Curr Psychiatry Rep* 2001; 3(2):163−168.

26. Grados MA, Walkup J, Walford S: Genetics of obsessive−compulsive disorders: new findings and challenges. *Brain Dev* 2003; 25 Suppl 1:S55−S61.

27. Alsobrook IJ, Leckman JF, Goodman WK, Rasmussen SA, Pauls DL: Segregation analysis of obsessive−compulsive disorder using symptom−

based factor scores. *Am J Med Genet* 1999; 88(6):669–675.

28. Nestadt G, Lan T, Samuels J, Riddle M, Bienvenu OJ, 3rd, Liang KY, Hoehn–Saric R, Cullen B, Grados M, Beaty TH, Shugart YY: Complex segregation analysis provides compelling evidence for a major gene underlying obsessive–compulsive disorder and for heterogeneity by sex. *Am J Hum Genet* 2000; 67(6):1611–1616.

29. McKeon J, McGuffin P, Robinson P: Obsessive–compulsive neurosis following head injury. A report of four cases. *Br J Psychiatry* 1984; 144:190–192.

30. Kant R, Smith–Seemiller L, Duffy JD: Obsessive–compulsive disorder after closed head injury: review of literature and report of four cases. *Brain Inj* 1996; 10(1):55–63.

31. Berthier ML, Kulisevsky JJ, Gironell A, Lopez OL: Obsessivecompulsive disorder and traumatic brain injury: behavioral, cognitive, and neuroimaging findings. *Neuropsychiatry Neuropsychol Behav Neurol* 2001; 14(1):23–31.

32. John G, Eapen V, Shaw GK: Frontal glioma presenting as anxiety and obsessions: a case report. *Acta Neurol Scand* 1997; 96(3):194–195.

33. Mordecai D, Shaw RJ, Fisher PG, Mittelstadt PA, Guterman T, Donaldson SS: Case study: suprasellar germinoma presenting with psychotic and obsessive–compulsive symptoms. *J Am Acad Child Adolesc Psychiatry* 2000; 39(1):116–119.

34. Gamazo–Garran P, Soutullo CA, Ortuno F: Obsessive–compulsive disorder secondary to brain dysgerminoma in an adolescent boy: a positron emission tomography case report. *J Child Adolesc Psychopharmacol* 2002; 12(3):259–263.

35. Rinieris PM, Stefanis CN, Rabavilas AD, Vaidakis NM: Obsessive–compulsive neurosis, anancastic symptomatology and ABO blood types. *Acta Psychiatr Scand* 1978; 57(5):377–381.

36. Rinieris P, Stefanis C, Rabavilas A: Obsessional personality traits and ABO blood types. *Neuropsychobiology* 1980; 6(3):128–131.

37. Rinieris P, Rabavilas A, Lykouras E, Stefanis C: Neuroses and ABO blood types. *Neuropsychobiology* 1983; 9(1):16–18.

38. Boyer WF: Influence of ABO blood type on symptomatology among outpatients: study and replication. *Neuropsychobiology* 1986; 16(1):43–46.

Chapter *6*

강박증의 신경생물학적 모델

김의태, 최정석, 강도형, 권준수

1. 서 론

강박증은 손을 반복적으로 씻는 행동과 같은 상징적인 의미를 지니는 증상들을 보이는 질환으로, 오랫동안 정신치료적 접근방식의 흥미로운 대상이 되어 왔으나 잘 호전되지 않아 정신치료자를 절망하게 해 온 질환이었다. 그러던 중 정신치료에는 잘 반응하지 않던 강박증이 약물치료에 호전되는 모습을 보고 연구자들은 강박증의 신경생물학적 원인에 대해 관심을 가지기 시작하였다.

신경생물학자들이 보는 강박증의 특징은 다음과 같다.

첫째, 강박증 환자들은 강박사고와 강박행동이 상식적으로 이해되지 않는 것임을 알고 있고 이를 고치기 위해 부단히 노력함에도 불구하고 증상을 스스로 조절하기 어렵다.

둘째, 강박사고나 강박행동은 대개 일상적인 것들이다.

셋째, 강박사고나 강박행동 등의 강박증상의 내용은 서로 다른 문화적 배경을 가진 환자들에서 비교적 동일하게 나타난다.

넷째, 어떤 환자는 주로 강박사고 때문에 힘들어하지만 어떤 환자는 강박행동만을 보이는 경우도 있다. 또, 어떤 환자는 강박사고와 강박행동을 모두 보이기도 한다. 이런 점에서 강박증은 '인지-정서 장애(cognitive-affective disorder)' 또는 '실행-행동 장애(executive-behavioral disorder)' 로 볼 수 있다.

다섯째, 강박사고와 강박행동은 수 시간 동안 지속된다. 주로 '만약에……' 라는 의문이 불안감을 유발하고 이 불안감을 해소하기 위한 방법으로 같은 행동을 반복하지만 아무리 반복적으로 행동해도 그 의문이 해소되지 않는다.

이러한 강박증의 특징들은 신경생물학적 원인, 특히 신경회로 이상을 의심하게 하는 소견들로 강박증의 신경화학, 신경해부학적 원인에 대한 연구를 촉발시켰다.

2. 신경화학적 모델

1) 세로토닌 가설

다양한 치료적 접근을 시도하여도 호전되지 않던 강박증 환자가 삼환계 항우울제인 클로미프라민(clomipramine)에 반응하는 것을 보고, 연구자들은 세로토닌과 강박증과의 연관성에 대해 연구하기 시작하였다. 클로미프라민은 삼환계 항우울제 중에서 세로토닌에 대한 영향이 가장 크기 때문이다. 같은 삼환계 항우울제이지만 클로미프라민과는 달리 노르에피네프린에 주로 영향을 미치는 데시프라민(desipramine)이 강박증의 치료에서 클로미프라민에 비해 효과적이지 않다는 연구결과는 강박증의 신경생물학적 원인으로서 세로토닌의 중요성에 대한 간접적인 근거가 되기도 하였다.[1]

치료반응에 대한 연구결과뿐만 아니라 뇌척수액에 있는 신경전달물질 대사체에 대한 연구결과도 세로토닌이 강박증의 신경생물학적 원인으로서 중요한 역할을 한다는 근거를 제시해 주었다. 즉, 클로미프라민 복용 후 증상의 호전을 보이는 환자의 경우, 세로토닌 대사체인 5-수산화인돌산(5-hydroxyindolacetic acid: 5-HIAA)의 뇌척수액 농도가 약물치료에 반응하지 않는 환자에 비해 높았는데 이는

클로미프라민이 세로토닌 신경세포에 영향을 주고 있음을 의미하는 것이었다.[2]

이와 같은 연구결과들은 뇌신경전달물질의 하나인 세로토닌이 강박증의 발생과 연관성이 있음을 시사해 주는 것들이지만 세로토닌만이 강박증의 신경생물학적 원인이라고 말하기는 어렵다. 왜냐하면 세로토닌 대사체 연구의 경우, 연구결과가 일관되게 나오지 않고 있으며 결과에 대한 해석이 연구자들마다 각각 다르기 때문이다.[3] 뿐만 아니라, 강박증 계열의 질환들 사이에서 세로토닌 재흡수 억제제(serotonin reuptake inhibitor: SRI)에 대한 치료효과가 다르다고 보고되고 있는데 이 또한 강박증의 원인으로 세로토닌 이외의 요소가 작용하고 있음을 의미하는 근거가 될 수 있겠다. 즉, 세로토닌 재흡수 억제제가 건강염려증(hypochondriasis), 병적도박(pathologic gambling), 병적도벽(kleptomania), 강박적 쇼핑(compulsive shopping) 등의 호전에 효과적이지만,[4] 발모광(trichotillomania)이나 상동적 운동 장애(stereotypic movement disorder) 등에는 효과가 떨어진다고 보고되고 있다.[5, 6]

이렇게 일관되지 않은 결과들로 연구자들은 강박증에서 세로토닌 이외의 다른 신경생물학적 원인에 대해 연구하게 하였다.

2) 도파민-세로토닌 가설

앞서 설명한 바와 같이 세로토닌만으로 강박증의 신경생물학적 원인을 설명하기에는 어려운 점이 있다. 환자의 치료에서 세로토닌 재흡수 억제제가 강박증의 1차 치료제로 권장되고 있지만 일부 환자에서는 세로토닌 재흡수 억제제로 치료를 하여도 증상이 호전되지 않거나 부분적으로만 호전되는 모습을 보인다.

반복적인 행동을 보이도록 한 동물 모델에 대한 연구는 세로토닌뿐만 아니라 도파민도 강박증의 원인으로서 중요한 영향을 미치는 신경전달물질이라고 보고하고 있다.[7] 이와 더불어 세로토닌 재흡수 억제제 치료로 호전되지 않는 환자를 도파민 길항제로 함께 치료할 경우 증상이 호전된다는 보고가 이어지고 있다.[8]

강박증 계열의 질환 중 특히 뚜렛 증후군의 경우, 세로토닌 재흡수 억제제와 도파민 길항제를 함께 사용할 때 치료효과가 좋다고 보고되고 있으며,[7, 9] 신경영상학 연구와 사후 뇌 연구에서는 뚜렛 증후군을 보이는 환자의 줄무늬체(striatum)에서 도파민 수용체의 증가가 관찰되었다고 보고되었다.[10, 11]

앞서 언급하였던 또 다른 강박증 계열 질환인 발모광의 경우, 세로토닌 재흡수
억제제만으로는 치료가 잘 되지 않았으나 도파민 길항제로 함께 치료할 경우 증
상이 호전된다는 보고가 잇따르고 있다.[12, 13]

위의 연구결과들은 모두 세로토닌뿐만 아니라 도파민도 강박증의 신경생물학
적 원인과 연관이 있음을 시사하는 것이라 할 수 있겠다. 하지만 세로토닌과 도
파민은 뇌세포 간의 기능을 조절(modulation)하는 신경전달물질로서 강박증뿐만
아니라 정신분열병, 우울증, 양극성장애 등 매우 다양한 정신질환에 영향을 미치
고 있어 세로토닌과 도파민의 강박증에서만의 특별한 역할에 대해서는 아직 규
정하기 어려운 상황이다.

3. 신경해부학적 모델

앞서 언급한 바와 같이, 강박증의 특징에는 증상이 반복된다는 것과 그러한 증
상이 다양한 문화권에서 일관되게 나타난다는 사실이 있다. 이러한 특징들은 강
박증의 생물학적 원인, 특히 신경회로의 이상을 의심하게 하는 것들이다.

이전까지는 신경회로의 이상이 의심되더라도 연구방법의 제약으로 사후 뇌 조
직만을 연구할 수 있었으나 최근 신경영상학의 발달로 강박증 환자의 뇌를 직접
연구할 수 있게 되어 강박증 환자의 신경회로 이상에 대한 연구가 활발히 이루어
지고 있다.

1) 피질-피질하회로 이상

지금까지의 연구결과를 보면, 강박증에서는 파킨슨병이나 헌팅턴병에서 보이
는 것과 같은 뇌 특정 부위의 퇴행성 신경병변이 관찰되지는 않는다. 그러나 신경
영상학 연구결과를 보면 강박증 환자의 안와전두엽(orbitofrontal cortex), 앞쪽 띠
이랑(anterior cingulate), 꼬리핵(caudate nucleus), 즉 피질-바닥핵회로(cortico-
basal ganglia network)에서 뇌 대사 이상이 관찰된다.[14] 즉, 강박증 환자의 피
질-바닥핵회로는 정상인에 비해 휴식상태에서 활성이 증가되어 있었고 증상을
유발할 경우에 증가한 상태가 더 심해졌다. 치료가 잘 되어 증상이 호전된 경우

에는 그렇게 증가된 활성이 감소되는 것이 관찰되었다. Laplane 등[15]은 줄무늬체에 생긴 병소가 강박증과 유사한 증상을 유발하는 임상증례들을 보고 바닥핵이 강박증의 발병에 중요할 것이라는 가설을 주장하였는데, 앞의 신경영상학 연구결과는 그러한 가설을 뒷받침해 주는 것이라 할 수 있겠다.

2) 피질−피질하회로의 신경생물학

사람에 생긴 병소에 대한 임상증례 연구나 원숭이를 대상으로 한 한 단위 전기생리(single unit electrophysiological recording) 연구결과들을 종합해 보면 세 영역(안와전두엽, 앞쪽 대상, 꼬리핵)들은 모두 외부와 내부로부터 오는 자극을 평가하는 기능을 하는 것으로 보인다. 뿐만 아니라 세 영역은 모두 실행기능(executive function)과 연관되어 있으며 습관적인 것을 배우는 데 중요한 역할을 하는 것으로 보고되고 있다.

피질−피질하회로를 구성하는 부위의 기능들을 살펴보면 다음과 같다.

(1) 안와전두엽

안와전두엽(orbitofrontal cortex: OFC)은 측두연합피질(temporal association cortex), 편도(amygdala), 시상하부(hypothalamus), 바닥핵과 같은 변연계(limbic system)로부터 정보를 받아들이고 있어 감정정보의 처리를 최종적으로 담당하는 부위라고 보고 있다.[16] 등외측 전전두피질(dorsolateral prefrontal cortex: DLPFC)은 두정엽(parietal lobe)과 연관이 많은 데 비해 OFC는 측두엽(temporal lobe)과 기능적으로 연관이 많다.

OFC는 주로 보상(reward)과 관련된 상황이나 주변 상황의 변화에 재빨리 적응하기 위해 행동해야 할 때 중요한 역할을 하는 것으로 보인다.[16, 17] 많은 보고들이 OFC가 보상에 기초한 의사결정(decision−making)에 관여한다는 근거를 제시하고 있는데 OFC에 병소가 있는 환자들이 의사결정에 어려움을 보인다는 보고가 그중 하나다. 그러한 병소를 가진 환자들은 비록 어떤 행동을 하는 방법에 대해서는 잘 알고 있지만 그런 행동을 한 직후에 일어날 수 있는 부정적인 결과를 예상하지 못하였고, 그런 어려움 때문에 의사결정을 제대로 하지 못하는 모습을 보였다.[16]

영장류의 OFC에 병소를 유발한 경우, 보상과 관련된 작업을 수행하거나 배우는 데 어려움을 보였고 주변 환경에 대한 감정반응이 소실되는 것이 관찰되었다.[18, 19] 뿐만 아니라 병소를 가진 영장류들은 하고 있던 행동을 멈추어야 할 상황에서도 해서는 안 될 행동을 멈추지 못하고 계속하는 모습을 보였다.[20]

신경세포의 활성을 기록한 연구에서 OFC에 있는 신경세포들이 보상과 관계된 상황에서 활성화된다고 보고되고 있으며,[21, 22] 기대했던 보상을 받지 못하는 경우에는 그러한 활성에 변화가 생긴다고 한다.[23, 24] OFC에는 사람의 표정에 대해 선택적으로 반응하는 신경세포가 있다는 보고가 있는데, 표정을 읽고 상대방의 의도를 파악하는 것이 사회생활에서 어떤 결정을 내리는 데 있어 매우 중요하다는 점에서 흥미로운 연구결과라 할 수 있겠다.[25] 이러한 신경세포들은 특정 표정을 긍정적인 보상으로서 파악하는 데 중요한 역할을 하고 있을 것으로 보인다.

한편 OFC는 어떤 자극을 받아들일 때 그 자극의 중요한 정도를 평가하고 이전 경험과 통합시키는 역할을 한다. 따라서 어떤 자극이 있을 때 그에 대해 어떠한 결정을 내릴 필요가 있는지를 결정하는 데 주도적인 역할을 하게 된다. 만약 OFC가 과활성화될 경우, 어떤 행동으로부터 유발될 수 있는 결과에 대한 평가를 과도하게 하게 되어 불필요하고 조절이 어려운 생각과 행동이 유발되게 된다. 이러한 이유로 강박증에서처럼 OFC가 과활성화되면 어떤 행동을 계획하고 실행할 때 '무언가 잘못되었다.'는 부적절하고 불필요한 인지적 오류가 생기게 된다.

(2) 앞쪽 띠피질

신경영상학 연구에 따르면 앞쪽 띠피질(anterior cingulate cortex: ACC)은 주의력, 동기, 보상, 오류인식 등과 같은 다양한 인지기능에 관여하는 것으로 알려져 있다.[26~29] 특히, ACC는 갈등이 유발되는 상황이나 오류가 발생할 가능성이 높은 상황에 활성화되는 것으로 보고되고 있는데, 이러한 연구결과들은 ACC가 갈등이 유발될 수 있는 상황을 모니터링하는 역할을 하는 부위라는 것을 의미하는 것들이라 하겠다.[30, 31] 뿐만 아니라 기능적 자기공명영상을 이용한 연구에서는 ACC가 인지적 정보와 감정적 정보의 처리에 관여한다고 보고하고 있다.[29]

ACC는 위치와 기능에 따라 크게 두 부위로 나눌 수 있다. 즉, 인지기능을 주로 담당하는 등쪽 부위(dorsal region)와 감정기능을 담당하는 배쪽 부위(ventral region)로 크게 나누어진다. 등쪽 부위는 주의력과 관련된 신경회로망의 일부분일 것으로 생각되며 DLPFC, 전운동피질(premotor cortex), 두정피질(parietal cortex)과 긴밀하게 연결되어 있다.[29] 이에 비해 배쪽 부위는 편도, 측위신경핵 (nucleus accumbens), 시상하부, 앞쪽 섬이랑(anterior insula), 해마(hippocampus) 그리고 OFC와 연결되어 있으며 내분비계나 자율신경계의 기능을 조절한다고 보고되고 있다.[27, 29]

강박증의 연구에서는 배쪽 부위가 정보의 감정적 처리 과정에 관여하기 때문에 더 많이 연구되고 있다. 공포증이나 강박증 그리고 기분장애에서처럼 혼란한 정신상태를 보이는 환자의 경우 배쪽 부위가 과활성화되어 있다고 보고되고 있으며 전기생리연구에서는 오류감지(error-detection) 과정에서 배쪽 부위가 특별한 역할을 하는 것으로 보고되었다.[32]

이상에서 살펴본 ACC의 기능을 고려할 때, 강박증 환자에서 관찰되는 몇 가지 증상으로부터 ACC의 기능이상을 유추해 볼 수 있다. 그중 하나가 강박증 환자에서 관찰되는 오류감지나 갈등을 모니터링하는 능력의 저하다. 다른 하나는 강박증 환자에서 흔히 관찰되는 어떤 행동에 뒤따를 수 있는 부정적 감정을 다루는 능력의 저하다. 이러한 능력의 저하는 많은 신경영상학 연구에서 보고되고 있다. 즉, 강박증 환자의 경우 불안감, 특히 불특정한 불안감을 호소하는 경우가 많은데 이러한 증상이 ACC의 기능이상과 연관되어 있다는 보고가 많다.[26~29] 강박증뿐만 아니라 과도한 불안감을 호소하는 공포증, 기분장애 환자에서도 ACC의 과활성이 보고되고 있는데 이는 ACC의 기능이상과 강박증에서 관찰되는 불안감 등의 감정장애 사이의 연관성을 지지해 주는 연구결과라 할 수 있겠다.[33]

그러나 ACC의 과활성이 강박증을 유발한다고 보기보다는, Carter 등[30]이 제안한 것처럼 ACC가 내적 감정상태와 불편한 감정상태를 모니터링한다는 점을 감안할 때, 강박증 증상에 의해 유발된 결과라고 보는 것이 더 마땅할 것 같다.

(3) 등외측 전전두피질

전체 뇌뿐만 아니라 전두엽에서도 매우 넓은 부위를 차지하고 있는 등외측 전전두피질(DLPFC)은 인간의 사고기능 중에서 최고 수준의 인지기능을 담당하고 있는 것으로 알려져 있다. 이 부위에 병소가 생길 경우, 시간에 관련된 정보를 처리하지 못하고 목적지향적인 행동을 수행하지 못하게 된다.

DLPFC는 정보를 분석하고 순서대로 처리하고 관련된 정보들을 기억하며 장차 일어날 수 있는 일에 대해서 세밀하게 계획하는 기능을 한다고 보고되고 있다.[34] 더불어 환경의 변화에 적응하고 자극에 대한 행동반응을 조절하는 역할도 한다고 보고되고 있다.[34]

많은 신경영상학 연구에서 DLPFC가 작동기억(working memory)에 관여하는 것으로 보고되고 있으며,[35~37] 주위의 자극이나 의사결정에 필요한 정보들 가운데서 의미 있는 정보들에 대해 선택적으로 주의를 집중하는 데도 중요한 역할을 하는 것으로 보고되고 있다.[38~40]

종합해 보면, DLPFC는 실행 기능을 수행하는 데 있어 임의의 정보들 사이의 관계를 설정하는 역할을 하는 것으로 보인다. 강박증 환자에서 DLPFC의 활성이 감소되어 있는 것이 관찰된다.[14, 33, 41] DLPFC 활성의 감소가 어떤 행동결과에 대하여 인지적으로 통합하고 분석하는 능력이 떨어진다는 것을 의미함을 고려할 때, 강박증 환자들이 강박적 행동을 멈추지 못하고 반복하는 현상을 설명해 주는 연구결과라 할 수 있겠다.

(4) 줄무늬체

줄무늬체(striatum)는 스트리오솜(striosomes)과 매트리오솜(matriosomes)이라는 두 가지 형태의 정보처리 단위로 구성되어 있다.[42] 스트리오솜은 편도, OFC 그리고 ACC 등과 같은 변연계로부터 정보를 받아 이를 처리하여 흑색질(substantia nigra)의 도파민 신경세포로 전달한다고 알려져 있다.[43, 44] 이러한 사실은 스트리오솜이 피질–줄무늬체 회로(cortico–striatal loop) 안에서 처리되는 정보들의 정서적 조절을 담당하고 있다는 것을 시사하는 것이라 할 수 있겠다.

스트리오솜과 달리 매트리오솜은 전운동피질과 전전두피질에서 오는 정보들을 받아 결과들을 예상하고 행동을 계획하는 역할을 하는 것으로 보고되고 있다.[45] 줄무늬체에 있는 콜린 신경간세포를 긴장성 활성신경세포(tonically active neuron: TAN)라 하는데 이러한 신경세포가 스트리오솜과 매트리오솜을 통해 처리되는 정보의 흐름을 조절하는 데 중요한 역할을 하는 것으로 보인다.[46]

도파민 신경세포의 영향을 받고 있는 줄무늬체의 변연계 부위(limbic part)인 배쪽 줄무늬체(ventral striatum)는 보상과 관련된 학습 과정에 관여하는 것으로 보이며,[47] TAN과 도파민 신경세포가 이러한 학습에 관련된 신경세포들의 활성을 조절하는 것으로 보인다. 기대되었던 보상의 특성이 달라지면 줄무늬체에 있는 신경세포의 활성도 변화한다는 연구결과도 있다.[48~51]

배쪽 줄무늬체와는 달리 등쪽 줄무늬체(dorsal striatum)는 의식적인 노력 없이 이루어지는 절차 학습(procedural learning)과 연관이 있는 것으로 보인다.[52] 실제로 등쪽 줄무늬체에 있는 신경세포들의 활성이 버릇이나 습관 등을 익힐 때 역동적으로 변화된다는 보고가 있다. 특히 그러한 학습의 과정에서 줄무늬체에 있는 신경세포들은 어떤 행동이 시작되거나 끝날 때 반응을 보이곤 한다. 이러한 세포들의 반응은 줄무늬체가 어떤 행동을 준비시키고 수행하게 하는 기능에 기반이 되는 것들로서 그러한 반응에 문제가 생길 경우 파킨슨병과 같은 운동장애가 발생된다.

줄무늬체의 한 부분인 꼬리핵의 중요한 기능은 의미 있는 자극에 반응하여 어떤 습관화된 행동을 선택하고 수행하게 하는 것이다.[52] 절차학습 과정에서 줄무늬체의 역할인 어떤 행동을 준비시키고 수행하게 하는 기능에 문제가 생길 경우 강박증에서 보일 수 있는 여러 가지 증상이 발생할 수 있다. 즉, 어떤 행동을 종료해야 할 시점에 줄무늬체에서 행동종료와 관련된 정보가 주어지지 않을 경우 그 행동은 끝나지 않고 계속된다.[33] 반복되는 행동뿐만 아니라 강박증에서 관찰되는, 어떤 행동에 의해 기대되는 결과에 대한 정보의 감정적 조절의 장애에도 줄무늬체가 중요한 역할을 하는 것으로 보인다.

줄무늬체가 한 부분을 이루고 있는 바닥핵은 길항작용을 하는 '푸쉬풀(push-pull)' 회로를 통해 불필요한 움직임을 줄이고 원하는 동작이 되도록 조절하는 기능을 한다. 이러한 기능이 특징적으로 손상된 질환에는 파킨슨병과 헌팅턴병이 있다. 파킨슨병은 바닥핵 기능의 손상으로 움직임이 과도하게 억제된 예이고 헌팅턴병은 반대로 움직임이 과도하게 증가된 예다.

비록 강박증과 강박증 계열 질환 중의 하나인 뚜렛 증후군이 파킨슨병이나 헌팅턴병과 같이 신체 움직임의 조절이상이 주로 문제가 되는 병은 아니지만, 두 질환군이 몇몇 특징적인 점들을 공유한다는 점에서 연구자들은 강박증과 뚜렛 증후군에서의 피질-바닥핵회로(cortico-basal ganglia pathway)의 기능이상 가능성을 제안하였다. 연구결과 피질-바닥핵회로는 다양한 기능의 대뇌피질과 상호작용을 하고 있는데, 이렇게 이상을 보이는 회로와 상호작용하는 대뇌피질에 따라 강박증의 증상이 다양하게 나타나는 것으로 생각되고 있다.[53] 즉, 강박증 계열의 질환이기는 하지만 반복되는 틱증상을 주로 보이는 등 강박증에 비해 신체 움직임 조절이 더 문제가 되는 뚜렛 증후군의 경우 강박증과는 달리 바닥핵 중 조가비핵(putamen)을 포함한 '운동회로(motor loop)'의 이상이 신경영상학 연구에서 많이 보고되고 있다. 이에 비해 강박증에서는 OFC와 ACC가 바닥핵과 상호작용할 수 있도록 하는 신경회로의 이상이 주로 관찰된다.

바닥핵은 불안, 공포 등의 감정을 담당하는 변연계로부터 신호를 받아들이고 있으며 꼬리측(caudal) OFC와 ACC도 바닥핵의 일부분인 꼬리핵의 머리(head) 부분에 신호를 보내고 있다.[44, 54] 꼬리핵의 머리 부분은 스트리오솜계(striosomal system)의 일부분으로 자극에 반응하여 보인 행동에 대한 보상효과와 연관이 있다고 보고되고 있으며,[55, 56] 약물로 반복적인 행동을 유발한 동물실험에서 특히 과활성화되어 있다는 연구결과가 있다.[57]

이와 같이 바닥핵과 관련된 신경회로에 대한 이해는 강박증 증상에 대한 신경생물학적 고찰의 폭을 넓히는 데 도움이 된다.

(5) 강박증에서의 피질-피질하 신경회로 이상 모델

피질-피질하회로를 구성하는 각 부분의 기능에 대해 간략하게 살펴보았다. 현재까지 강박증에 관한 다양한 신경해부학적 모델이 제안되었는데 대부분은 OFC, ACC로 구성된 전전두피질의 변연계 부위(limbic area)와 바닥핵으로 이루어진 신경회로의 이상을 이야기하는 것들로서 제안자마다 강조점만 다르다([그림 6-1]).

제안된 모델 중 대표적인 것을 보면 Baxter가 제안한 모델은 '직접줄무늬체-창백핵회로(direct striato-pallidal pathway)'와 '간접줄무늬체-창백핵회로(indirect striato-pallidal pathway)'의 길항적 작용에 기반을 둔 모델이다. 줄무늬체는 세포들로 구성된 스트리오솜이 세포간질(matrix)에 둘러싸인 형태로 구성되어 있다. 스트리오솜은 '직접바닥핵회로(direct basal ganglia pathway)'와 연관되어 있고 세포간질은 간접회로를 조절하는 것으로 알려져 있다. 직접회로는 일상적인 행동(routine)이 촉진되도록 하는데, 이러한 회로는 강박증에서 과활성화되어 있다고 보고되고 있다. 반면, 일종의 스위치 역할을 하는 간접회로가 효과적으로 기능하지 않아 강박증에서 어떤 특정한 행동이 반복된다는 것이다.

즉, 강박증에서 관찰되는 증상들은 이러한 두 개 회로 사이의 균형이 깨어져

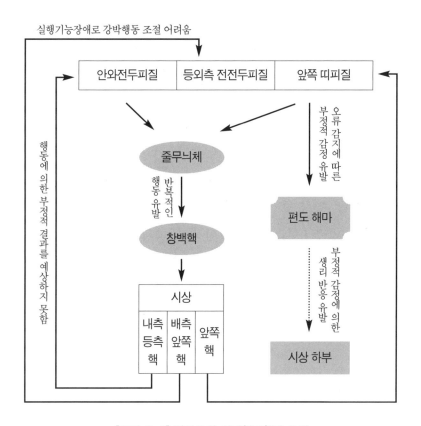

[그림 6-1] 강박증의 신경해부학적 모델

OFC와 ACC는 과활성화되어 있고 DLPFC는 제대로 기능을 하지 못하는 상황에서 나타나는 것이고, OFC의 과활성으로 걱정하고 의심하며 과도하게 죄책감을 느끼게 하는 침투적 사고가 생긴다는 것이다.

이상의 연구결과와 제안된 모델들로부터 바닥핵의 기능이상이 뇌간(brainstem)과 척수(spinal cord)에 영향을 미쳐 행동으로 나타나는 강박증 증상, 즉 강박행동을 유발할 수 있고 대뇌피질(cerebral cortex)에 영향을 미쳐 인지기능의 이상으로 나타나는 증상, 즉 강박사고를 일으킬 수 있다는 가설을 세워 볼 수 있겠다.[58]

또 한편 생각해 볼 수 있는 가설로는 사고를 진행시키고 행동을 촉발시키는 과정에서 중개 역할을 해야 할 바닥핵의 기능이상이 강박증을 유발한다는 것이다.[59] 즉, 정상적인 상태에서는 바닥핵이 대뇌피질이나 그 밖의 다른 부위에서 신호를 받아들이고 이를 잘 조합해서 일관되고 조화된 행동이 나올 수 있도록 하는 일련의 과정이 매끄럽게 돌아갈 수 있도록 하지만, 강박증 환자에서는 그러한 일련의 과정이 매끄럽게 진행되지 못하고 어떤 한 단계에 고착되어 특정 개념 틀에서 벗어나지 못해 같은 행동을 반복하게 된다는 것이다.

대뇌기능이 원만하게 발휘되는 데는 지금까지 언급되었던 피질-바닥핵계(cortico-basal ganglia system)뿐만 아니라 피질-시상계(cortico-thalamic system)도 중요한 역할을 하는 것으로 생각된다. 정상인에서는 두 개의 시스템이 상호 보완적인 역할을 하는 것으로 보고 있다. 즉, 피질-시상계는 의식적 정보처리 과정(explicit)을 담당하고, 피질-바닥핵계는 자동적 정보처리 과정(implicit)을 수행한다고 보고 있다.

강박증에서는 앞에서 언급한 바와 같이 피질-바닥핵계의 기능이상이 있다. 이럴 경우 자동적으로 처리되던 정보들이 의식으로 침투되어 병적인 강박사고를 형성하게 되고 행동을 결정하고 선택함에 있어서도 원활하지 못하고 제한되게 되어 강박행동이 유발될 수 있다.

4. 강박증의 유전적 모델

지금까지의 가족연구에 의하면 강박증은 강박증 환자가 있는 가족의 구성원에서 환자가 없는 가족 구성원에 비해 유병률이 더 높은 것으로 보고되고 있다. 이는 강박증이 유전적 영향을 받고 있음을 시사하는 결과들로서, 비록 아직까지 강박증의 유전적 요인에 대해 확실하게 검증된 것은 없지만 특정 염색체 부위가 강박증과 연관이 있을 것 같다는 결과들은 많이 나오고 있다.[60]

강박증 계열 질환 중 뚜렛 증후군의 경우, 강박증과 유전적 원인을 공유하고 있음을 시사하는 연구결과들이 나와 관심을 끌고 있다. 즉, 강박증 환자의 가족들 중에 틱증상이 있는 경우가 많고, 반대로 뚜렛 증후군 환자의 가족들 중에 강박증을 가진 환자가 많았다. 연구자들 중에는 두 개의 질환이 같은 유전자형을 공유하고 질환의 표현형에 있어서만 다른 질환일 것이라는 가설을 주장하기도 한다.[61]

5. 강박증의 신경면역학적 모델

강박증과 강박증 계열의 질환들이 감염에 의해 유발될 수 있다는 주장도 있다. Von Economo 등은 1917년 유럽에 뇌염이 창궐한 이후 강박사고와 강박행동을 호소하는 사람이 눈에 띄게 증가한 것을 보고 그러한 가설을 주장하게 되었다. 이러한 가설은 이후 Swedo 등[62]에 의해 뒷받침되었는데, 그는 A군 베타 용혈성 연쇄상 구균(group A β-hemolytic streptococcus)에 감염된 후 류마티스 열(rheumatic fever)과 함께 강박증과 기타 강박증 계열의 질환에서 볼 수 있는 강박사고, 강박행동, 틱증상이 나타나는 시드넘 무도병(Sydenham's chorea)이 발생하는 것을 보고 그러한 질환들을 A군 베타 용혈성 연쇄상 구균 감염에 의한 소아기 자가면역 신경정신질환(Pediatric Autoimmune Neuropsychiatric Disorders Associated with Streptococcal infection: PANDAS)이라 부르기도 하였다.

PANDAS의 병리기전은 연쇄상 구균 감염 이후 발생한 줄무늬체에 대한 자가면역 반응에 의한 것으로 알려졌다. 많은 자가면역 질환이 그렇듯이 PANDAS에서도 유전적인 요인이 있을 것으로 예상되나 아직까지 명확히 관련된 것으로 보고된 유전적 요인은 없다.

6. 결 론

강박증에 대한 다양한 신경생물학적 연구들이 이루어지고 있다. 많은 질환들이 그렇듯이 강박증도 복합적인 요인에 의해 발생하는 것으로 보인다. 그중 신경전달물질 중에는 세로토닌과 도파민이 강박증의 발생에 중요한 영향을 미치고 있는 것으로 보인다. 신경영상학을 이용한 연구에서는 피질−바닥핵회로의 이상이 강박증 환자에서 관찰되고 있다. 가족연구에서는 강박증의 발생에 유전적 요인이 영향을 주고 있음을 시사하는 결과가 보고되고 있는데 강박증이 뚜렛 증후군과 유전적인 원인을 공유하고 있음을 의미하는 연구결과가 있어 흥미롭다.

연쇄상 구균 감염 이후 발생하는 PANDAS 등은 강박증의 신경생물학적 원인으로 신경면역학적 요인이 영향을 미칠 가능성을 제시하는 예라고 할 수 있겠다.

참/고/문/헌

1. Zohar J, Insel TR: Obsessive–compulsive disorder: psychobiological approaches to diagnosis, treatment, and pathophysiology. *Biol Psychiatry* 1987; 22(6):667–687.

2. Thoren P, Asberg M, Bertilsson L, Mellstrom B, Sjoqvist F, Traskman L: Clomipramine treatment of obsessive–compulsive disorder. II. Biochemical aspects. *Arch Gen Psychiatry* 1980; 37(11):1289–1294.

3. Barr LC, Goodman WK, Price LH, McDougle CJ, Charney DS: The serotonin hypothesis of obsessive compulsive disorder: implications of pharmacologic challenge studies. *J Clin Psychiatry* 1992; 53 Suppl:17–28.

4. Kruesi MJ, Fine S, Valladares L, Phillips RA Jr, Rapoport JL: Paraphilias: a double–blind crossover comparison of clomipramine versus desipramine. *Arch Sex Behav* 1992; 21(6):587–593.

5. Castellanos FX, Ritchie GF, Marsh WL, Rapoport JL: DSM–IV stereotypic movement disorder: persistence of stereotypies of infancy in intellectually normal adolescents and adults. *J Clin Psychiatry* 1996; 57(3):116–122.

6. Stein DJ, Simeon D, Cohen LJ, Hollander E: Trichotillomania and obsessive–compulsive disorder. *J Clin Psychiatry* 1995; 56 Suppl 4:28–34; discussion 35.

7. Goodman WK, McDougle CJ, Price LH, Riddle MA, Pauls DL, Leckman JF: Beyond the serotonin hypothesis: a role for dopamine in some forms of obsessive compulsive disorder? *J Clin Psychiatry* 1990; 51 Suppl:36–43; discussion 55–58.

8. McDougle CJ, Goodman WK, Leckman JF, Lee NC, Heninger GR, Price LH: Haloperidol addition in fluvoxamine–refractory obsessive–compulsive disorder. A double–blind, placebo–controlled study in patients with and without tics. *Arch Gen Psychiatry* 1994; 51(4):302–308.

9. Hyde TM, Weinberger DR: Tourette's syndrome. A model neuropsychiatric disorder. *JAMA* 1995; 273(6):498–501.

10. Malison RT, McDougle CJ, van Dyck CH, Scahill L, Baldwin RM, Seibyl JP,

Price LH, Leckman JF, Innis RB: [123I]beta−CIT SPECT imaging of striatal dopamine transporter binding in Tourette's disorder. *Am J Psychiatry* 1995; 152(9):1359−1361.

11. Singer HS, Hahn IH, Moran TH: Abnormal dopamine uptake sites in post-mortem striatum from patients with Tourette's syndrome. *Ann Neurol* 1991; 30(4):558−562.

12. Stein DJ, Hollander E: Low−dose pimozide augmentation of serotonin reup-take blockers in the treatment of trichotillomania. *J Clin Psychiatry* 1992; 53(4):123−126.

13. Stein DJ, Wessels C, Carr J, Hawkridge S, Bouwer C, Kalis N: Hair pulling in a patient with Sydenham's chorea. *Am J Psychiatry* 1997; 154(9):1320.

14. Saxena S, Brody AL, Schwartz JM, Baxter LR: Neuroimaging and frontal−subcortical circuitry in obsessive−compulsive disorder. *Br J Psychiatry* 1998; Suppl 35:26−37.

15. Laplane D, Levasseur M, Pillon B, Dubois B, Baulac M, Mazoyer B, Tran Dinh S, Sette G, Danze F, Baron JC: Obsessive−compulsive and other behavioural changes with bilateral basal ganglia lesions. A neuropsychologi-cal, magnetic resonance imaging and positron tomography study. *Brain* 1989; 112 (Pt 3):699−725.

16. Krawczyk DC: Contributions of the prefrontal cortex to the neural basis of human decision making. *Neurosci Biobehav Rev* 2002; 26(6):631−664.

17. Rolls ET: The orbitofrontal cortex and reward. *Cereb Cortex* 2000; 10(3):284−294.

18. Baylis LL, Gaffan D: Amygdalectomy and ventromedial prefrontal ablation produce similar deficits in food choice and in simple object discrimination learning for an unseen reward. *Exp Brain Res* 1991; 86(3):617−622.

19. Dias R, Robbins TW, Roberts AC: Dissociation in prefrontal cortex of affec-tive and attentional shifts. *Nature* 1996; 380(6569):69−72.

20. Iversen SD, Mishkin M: Perseverative interference in monkeys following selective lesions of the inferior prefrontal convexity. *Exp Brain Res* 1970; 11(4):376−386.

21. Tremblay L, Schultz W: Modifications of reward expectation−related neu-

ronal activity during learning in primate orbitofrontal cortex. *J Neurophysiol* 2000; 83(4):1877−1885.

22. Hikosaka K, Watanabe M: Delay activity of orbital and lateral prefrontal neurons of the monkey varying with different rewards. *Cereb Cortex* 2000; 10(3):263−271.

23. Niki H, Watanabe M: Prefrontal and cingulate unit activity during timing behavior in the monkey. *Brain Res* 1979; 171(2):213−224.

24. Thorpe SJ, Rolls ET, Maddison S: The orbitofrontal cortex: neuronal activity in the behaving monkey. *Exp Brain Res* 1983; 49(1):93−115.

25. Rolls ET: The neural basis of emotion. In Rolls ET (Ed.), *The Brain and Emotion*. New York, Oxford University Press, 1999, pp. 112−138.

26. Paus T: Primate anterior cingulate cortex: where motor control, drive and cognition interface. *Nat Rev Neurosci* 2001; 2(6):417−424.

27. Devinsky O, Morrell MJ, Vogt BA: Contributions of anterior cingulate cortex to behaviour. *Brain* 1995; 118 (Pt 1):279−306.

28. Bush G, Vogt BA, Holmes J, Dale AM, Greve D, Jenike MA, Rosen BR: Dorsal anterior cingulate cortex: a role in reward−based decision making. *Proc Natl Acad Sci U S A* 2002; 99(1):523−528.

29. Bush G, Luu P, Posner MI: Cognitive and emotional influences in anterior cingulate cortex. *Trends Cogn Sci* 2000; 4(6):215−222.

30. Carter CS, Braver TS, Barch DM, Botvinick MM, Noll D, Cohen JD: Anterior cingulate cortex, error detection, and the online monitoring of performance. *Science* 1998; 280(5364):747−749.

31. Botvinick M, Nystrom LE, Fissell K, Carter CS, Cohen JD: Conflict monitoring versus selection−for−action in anterior cingulate cortex. *Nature* 1999; 402(6758):179−181.

32. Scheffers MK, Coles MG, Bernstein P, Gehring WJ, Donchin E: Event−related brain potentials and error−related processing: an analysis of incorrect responses to go and no−go stimuli. *Psychophysiology* 1996; 33(1):42−53.

33. Baxter LR: Functional imaging of brain systems mediating obsessive−compulsive disorder: clinical studies. In Charney DS, Nestler EJ, Bunney BS (Eds.), *Neurobiology of Mental Illness*. New York, Oxford University Press,

1999, pp. 534–547.

34. Dubois B, Verin M, Teixeira-Ferreira C, Sirigu A, Pillon B: How to study frontallobe functions in humans, In Thierry AM, Glowinski J, Goldman-Rakic PS, Christen Y. Berlin (Eds.), *Motor and Cognitive Functions of the Prefrontal Cortex*. Springer-Verlag, 1994, pp. 1–16.

35. Jonides J, Smith EE, Koeppe RA, Awh E, Minoshima S, Mintun MA: Spatial working memory in humans as revealed by PET. *Nature* 1993; 363(6430):623–625.

36. Cohen JD, Perlstein WM, Braver TS, Nystrom LE, Noll DC, Jonides J, Smith EE: Temporal dynamics of brain activation during a working memory task. *Nature* 1997; 386(6625):604–608.

37. Belger A, Puce A, Krystal JH, Gore JC, Goldman-Rakic P, McCarthy G: Dissociation of mnemonic and perceptual processes during spatial and non-spatial working memory using fMRI. *Hum Brain Mapp* 1998; 6(1):14–32.

38. Miller EK: The prefrontal cortex: complex neural properties for complex behavior. *Neuron* 1999; 22(1):15–17.

39. Duncan J, Seitz RJ, Kolodny J, Bor D, Herzog H, Ahmed A, Newell FN, Emslie H: A neural basis for general intelligence. *Science* 2000; 289(5478):457–460.

40. Prabhakaran V, Narayanan K, Zhao Z, Gabrieli JD: Integration of diverse information in working memory within the frontal lobe. *Nat Neurosci* 2000; 3(1):85–90.

41. Martinot JL, Allilaire JF, Mazoyer BM, Hantouche E, Huret JD, Legaut-Demare F, Deslauriers AG, Hardy P, Pappata S, Baron JC, et al.: Obsessive-compulsive disorder: a clinical, neuropsychological and positron emission tomography study. *Acta Psychiatr Scand* 1990; 82(3):233–242.

42. Graybiel AM, Aosaki T, Flaherty AW, Kimura M: The basal ganglia and adaptive motor control. *Science* 1994; 265(5180):1826–1831.

43. Gerfen CR: The neostriatal mosaic: multiple levels of compartmental organization in the basal ganglia. *Annu Rev Neurosci* 1992; 15:285–320.

44. Eblen F, Graybiel AM: Highly restricted origin of prefrontal cortical inputs to striosomes in the macaque monkey. *J Neurosci* 1995; 15(9):5999–6013.

45. Flaherty AW, Graybiel AM: Input—output organization of the sensorimotor striatum in the squirrel monkey. *J Neurosci* 1994; 14(2):599—610.

46. Schwartz JM: Neuroanatomical aspects of cognitive—behavioural therapy response in obsessive—compulsive disorder. An evolving perspective on brain and behaviour. *Br J Psychiatry* 1998; Suppl 35:38—44.

47. Robbins TW, Everitt BJ: Neurobehavioural mechanisms of reward and motivation. *Curr Opin Neurobiol* 1996; 6(2):228—236.

48. Hollerman JR, Tremblay L, Schultz W: Influence of reward expectation on behavior—related neuronal activity in primate striatum. *J Neurophysiol* 1998; 80(2):947—963.

49. Kawagoe R, Takikawa Y, Hikosaka O: Expectation of reward modulates cognitive signals in the basal ganglia. *Nat Neurosci* 1998; 1(5):411—416.

50. Tremblay L, Hollerman JR, Schultz W: Modifications of reward expectation—related neuronal activity during learning in primate striatum. *J Neurophysiol* 1998; 80(2):964—977.

51. Hassani OK, Cromwell HC, Schultz W: Influence of expectation of different rewards on behavior—related neuronal activity in the striatum. *J Neurophysiol* 2001; 85(6):2477—2489.

52. Jog MS, Kubota Y, Connolly CI, Hillegaart V, Graybiel AM: Building neural representations of habits. *Science* 1999; 286(5445):1745—1749.

53. Alexander GE, Crutcher MD, DeLong MR: Basal ganglia—thalamocortical circuits: parallel substrates for motor, oculomotor, "prefrontal" and "limbic" functions. *Prog Brain Res* 1990; 85:119—146.

54. Lynd—Balta E, Haber SN: The organization of midbrain projections to the ventral striatum in the primate. *Neuroscience* 1994; 59(3):609—623.

55. Aosaki T, Kimura M, Graybiel AM: Temporal and spatial characteristics of tonically active neurons of the primate's striatum. *J Neurophysiol* 1995; 73(3):1234—1252.

56. White NM, Hiroi N: Preferential localization of self—stimulation sites in striosomes/patches in the rat striatum. *Proc Natl Acad Sci U S A* 1998; 95(11):6486—6491.

57. Canales JJ, Graybiel AM: A measure of striatal function predicts motor

stereotypy. *Nat Neurosci* 2000; 3(4):377−383.

58. Graybiel AM: The basal ganglia and cognitive pattern generators. *Schizophr Bull* 1997; 23(3):459−469.

59. Graybiel AM: The basal ganglia and chunking of action repertoires. *Neurobiol Learn Mem* 1998; 70(1−2):119−136.

60. Karayiorgou M, Altemus M, Galke BL, Goldman D, Murphy DL, Ott J, Gogos JA: Genotype determining low catechol−O−methyltransferase activity as a risk factor for obsessive−compulsive disorder. *Proc Natl Acad Sci U S A* 1997; 94(9):4572−4575.

61. Pauls DL, Towbin KE, Leckman JF, Zahner GE, Cohen DJ: Gilles de la Tourette's syndrome and obsessive−compulsive disorder. Evidence supporting a genetic relationship. *Arch Gen Psychiatry* 1986; 43(12):1180−1182.

62. Swedo SE, Leonard HL, Garvey M, Mittleman B, Allen AJ, Perlmutter S, Lougee L, Dow S, Zamkoff J, Dubbert BK: Pediatric autoimmune neuropsychiatric disorders associated with streptococcal infections: clinical description of the first 50 cases. *Am J Psychiatry* 1998; 155(2):264−271.

Chapter 7
강박증의 신경심리학

신민섭, 박세란

1. 서 론

최근까지 뇌손상 환자들, 뇌영상 기법과 신경심리학적인 검사들로부터 발견되는 증거들은 강박증이 전전두엽(prefrontal area), 특히 안와전두엽(orbitofrontal area)과 바닥핵(basal ganglia)을 포함하는 신경학적 고리와 관련된다는 것을 지지한다.[1~4] 이 장에서는 안와전두피질, 바닥핵 등에 존재하는 구조적 및 기능적인 이상이 신경인지 과제(neurocognitive task)에서의 수행을 손상시킬 것이라는 가설 아래 수행된 강박증 환자 대상의 신경심리학적 연구에 대해 살펴볼 것이다.

2. 강박증의 인지기능: 신경심리학적 검사를 사용한 연구

기존의 연구결과들로부터 안와전두피질, 앞쪽 띠이랑, 바닥핵(특히 꼬리핵), 줄무늬체, 등외측 전전두엽 등에 존재하는 구조적/기능적 이상이 강박증 환자들의 신경인지 과제에서의 수행을 손상시킬 것이라는 가설을 세워 볼 수 있다. 하지만, 신경심리검사들은 대부분 뇌의 한 영역이 아니라 다양한 영역과 관련되어 있기 때문에 신경심리학적인 검사결과를 뇌의 한 영역, 혹은 한 회로의 이상과 일대일로 짝짓기 어렵다. 따라서 강박증에 대한 신경심리학적 검사연구를 해석함에 있어 이러한 한계를 충분히 고려해야 할 것이다. 최근 들어 개발된 캠브리지 신경심리검사 자동화 배터리(Cambridge Neuropsychological Test Automated Battery: CANTAB)는 여러 정신과적 장애 및 신경심리학적 질병의 이상을 프로파일링(profiling)하도록 촉진하는 역할을 하고 있다.

1) 기억력과 조직화 능력

강박증 환자들이 여러 종류의 기억력 과제에서 손상된 수행을 보인다는 증거들이 발견되었다. 더구나, 강박증에서 보이는 반복적인 확인행동은 주의의 문제나 자기-행동에 대한 기억을 정확히 부호화하는 데 실패하였기 때문일 수도 있다. 하지만, 현실감찰과 자기-행동기억을 명세한 많은 연구들에서는 기억과 관련된 영역이 손상되었다는 증거를 발견할 수 없었다.[5~7] 이러한 불일치 결과는 기억력 과제가 단순히 기억력만을 측정하는 것이 아니기 때문일 수 있으며, 기억을 위한 조직화 전략(organization ability)의 사용 실패 때문이라는 주장이 제기되고 있다. 강박증 환자들의 기억력 과제의 수행에 대한 구체적인 연구결과를 살펴보도록 하자.

(1) 시공간적 능력과 비언어적 기억력

시공간적 능력(visuospatial ability)이란 공간에서 대상을 지각하고 조작할 수 있는 피검자의 능력을 말한다. 강박증 환자에서의 시공간적 기능장애를 측정한 연구들에서는 Money's Road Map Test(MRM),[8] 후퍼 시각조직화 검사(Hooper Visual Organization Test),[9] 토막짜기 검사,[10] 레이 복합도형 검사(Rey-Osterrieth Complex Figure Test: RCFT)[11] 등이 사용되었다. 하지만 사용된 대부분의 검사들이 시공간적 능력에만 관련된 검사는 아니라는 점을 주의해야 한다.

비언어적 기억(nonverbal memory)은 주로 RCFT[11]로 측정된다. RCFT는 복잡하고 추상적이며 친숙하지 않은 도형 자극([그림 7-1])을 제시하고 이를 모사하도록 한 후에, 자극을 제거하고 피검자가 기억에 의존하여 다시 도형을 그리도록(즉 시회상) 하는 검사다. 즉시회상을 마치고 약 30분 후에 다시 한 번 도형을 기억해 그리도록 하는 지연회상 단계를 실시한다. 이 검사에서는 복잡한 자극을 조직화하는 전략(시공간적 조직화 능력)이 요구되며, 이 능력이 결여되어 있을 시에는 즉시회상 및 지연회상 단계에서의 수행이 저하된다. 또한 시공간적 조직화 능력과 더불어 비언어적 기억 능력이 요구되며, 따라서 이 검사에서의 수행 손상은 시공간적 조직화 능력의 결여와 비언어적 기억 능력의 결여가 동시에, 혹은 각각 반영된 것일 수 있다.[12]

강박증 환자들을 대상으로 RCFT를 수행한 많은 연구들에서, RCFT의 회상 단계에서의 수행에 손상이 있다는 일관된 결론을 얻고 있으며, 이를 두고 다수의 연구자들이 정확한 조직화 전략의 차용에 실패했기 때문이라고 주장하였다.[12~18] 예를 들어, 실제로 강박증 환자들은 파편화되지 않은 도형의 중요한 구성적 요소를 파악하지 못하고 세부에 집착하는 경향이 있다. 즉, 강박증 환자들은 새로운 기억을 저장하는 능력에서는 손상이 없으나, 조직화 전략의 부재로 인해 정보를 부호화(encoding)하고 회상해 내는 것은 어렵기 때문이라는 주장이다.

조직화 전략의 차용에 실패했기 때문에 비언어적 기억이 어렵다는 주장에 대한 근거로서, 강박증 환자에게서 비교적 조직화 전략이 덜 요구되는 언어적 기억은 손상되지 않았다는 연구결과가 제시되었다.[19, 20] 또한 언어적 과제라 할지라도

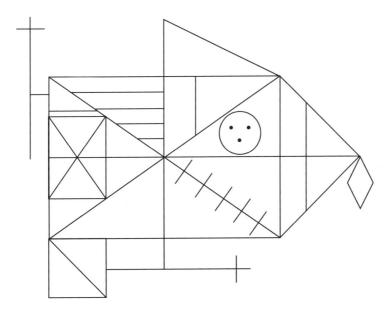

[그림 7-1] 레이 복합도형 검사(RCFT) 자극 [11]

의미적으로 군집화되도록 요구하는 과제에 대해서는 강박증 환자들이 손상된 수
행을 보였는데,[18, 21] 이를 통해 언어기억에서도 기억력 그 자체보다는 조직화 전
략을 사용할 수 있는 능력이 기억 과제의 수행 손상에 더욱 영향을 미친다는 잠정
적인 결론을 내릴 수 있다. 하지만 RCFT의 모사 단계에서 시공간적 조직화 전략
이 부호화에 영향을 미치고 이러한 영향이 즉시회상 및 지연회상에서의 수행 손
상을 매개한다고 하더라도, 이러한 매개의 영향을 통계적으로 통제한 후에 여전
히 시각적 기억력의 손상이 관찰된다는 연구결과도 제시되고 있다.[22] 이러한 불
일치하는 결과들을 살펴볼 때, 시공간적인 조직화 능력 및 비언어적 기억에 대한
추후 연구가 필요할 것이다.

한편, 강박증 환자들 중 발병연령이 빠른 환자(early onset)와 발병연령이 비교
적 늦은 환자(late onset)의 RCFT 수행에서 편차가 나타난다는 연구결과도 제시
되었다. 이 연구에서 후기 발병한 강박증 환자들은 RCFT의 즉시 및 지연회상 조
건에서 대조군 집단이나 초기 발병한 강박증 환자들에 비해 손상된 수행을 보였
다. 따라서 저자들은 발병연령이 강박증의 하위 유형을 탐지하는 데 잠정적인 표
지(marker) 역할을 할 수 있다고 제안하였고, 조직화 전략의 실패 및 시각적 기억
능력의 문제도 후기 발병 강박증 환자에게서 주로 관찰된다는 경험적 자료를 얻
었다.[23]

CANTAB의 하위 소검사 중 기억력과 관련된 검사로, 패턴재인기억(pattern
recognition memory: PRM), 공간재인기억(spatial recognition memory: SRM) 및
공간작업기억(spatial working memory: SWM) 과제가 있다. Purcell 등[24, 25]은 강
박증 환자를 대상으로 한 연구에서 SWM과 SRM의 손상을 보고한 바 있으며,
Barnett 등[26]은 SRM 손상을, Nielen과 Den Boer[27]는 SWM 손상을 보고하였다.
여러 가지 공간작업기억에 관련된 과제를 수행하는 동안의 fMRI를 촬영한 결과,
강박증 환자들은 대조군 집단에 비해 수행의 곤란을 겪었고 그동안 앞쪽 띠이랑
이 높은 활성화 수준을 보였는데,[28] 이들은 이러한 결과가 공간작업기억 체계의
문제라기보다는 실행기능상의 기능장애를 반영한다는 결론을 내렸다. 즉, 저자
들은 SWM은 전략의존적이고, SRM 과제에서도 전략을 사용하기 때문에 결국은
SRM에서 수행 곤란은 전략 사용에서의 실패를 반영한다고 해석하였다.

(2) 언어적 기억력

대부분의 선행 연구들에서 언어적 작업기억을 측정하는 검사로, WAIS–R의 숫자외우기 소검사 중 거꾸로 외우기(digit span backward)를 사용하고 있으며, 선언적 언어기억(declarative verbal memory)은 Auditory Verbal Learning Test (AVLT)[29]와 WMS–Logical Memory[30]를 사용하고 있다. 이 검사들에서의 손상이 관찰되기도 하였고,[13, 20, 31~34] 앞서 언급한 대로 이러한 검사들에서 언어적 기억의 손상이 없었다는 연구결과도 있다.[17] Cabrera 등[21]은 문장구조의 분석을 통해 의미적 단위의 통합 정도가 강박증 환자들에서 낮다고 보고하였다. 이러한 조직화는 결국 실행기능(executive functioning)과 상당한 관련성을 갖는다.

2) 실행기능

(1) 개념적 사고와 계획 능력

문제 해결과 계획 능력(planning ability)을 측정하기 위해서 주로 사용되는 과제 두 가지는 '하노이 탑(Tower of Hanoi)'[35]과 '런던 탑(Tower of London)'[36]이다. 하노이 탑은 기둥에 끼워진 여러 모양의 고리를 옮겨 표적자극과 같은 모양으로 만드는 과정에서 최소한의 이동을 하도록 계획을 세워야 하는 과제로, 일반적으로 전두엽의 기능장애에 민감한 검사로 알려져 있다. Cavedini 등[36]은 강박증 환자들의 수행과 정상군의 수행을 비교하는 연구에서 하노이 탑 검사의 소검사 형태인 명제적 혹은 절차적 형식을 모두 시행한 결과, 명제적 형식의 손상은 절차적 형식의 손상에 영향을 주지 않는다는 사실을 관찰하였다. 즉, 명제적 형식의 수행이 손상된 강박증 환자가 손상되지 않은 강박증 환자에 비해 절차적 형식의 손상이 더 심한 것은 아니었다. 이 실험에서 저자들은, 강박증에서 명제적인 문제 해결과 기능적으로 분화된 절차적 문제 해결의 피질 혹은 피질하 영역의 기능장애가 존재한다고 제안하였고, 특히 강박증에서의 줄무늬체(striatum)의 역할이 이러한 문제 해결 및 계획 능력과 관련될 것이라 제안하였다.

런던 탑 과제는 현재 컴퓨터로 수행할 수 있는 형태가 나와 있는데, 하노이 탑과 비슷하게 최소한의 이동을 통해 일련의 공들을 재배열하는 패러다임이다. Rowe 등[37]은 이 과제가 등외측 전전두엽피질(dorsolateral prefrontal cortex)의 활성화와 관련되고, 추가적으로 전운동(premotor) 및 두정엽피질(parietal cortex)과도 관련된다고 하였다. 강박증 환자들이 이 과제를 수행했을 때, 일부 연구에서는 손상된 수행을 보였고,[27] 일부 연구에서는 손상된 수행을 보이지 않았다.[24, 25, 38] Veale 등[38]의 실험에서는 런던 탑 과제에서 오류를 범했을 때, 강박증 환자들이 대안적인 전략을 산출하는 데 더 많은 시간이 걸린다는 것을 관찰하였다. 또한, Purcell 등[25]의 연구에서는 첫 이동까지의 시간과 수반되는 이동 시간을 강박증 환자와 단극성 우울장애 환자 혹은 공황장애 환자, 그리고 정상 대조군과 비교하였을 때 유의미한 차이가 있었다. 하지만, 이들은 이러한 어려움이 등외측 전전두엽피질과 관련되는 실행기능상의 인지적 문제라기보다는 과도한 확인증상의 부차적인 결과일 수 있다고 해석하였다.

현재까지의 연구결과를 살펴볼 때, 계획 능력과 관련하여서는 순수한 계획 능력만의 손상을 지지하는 증거들이 부족하며, 오히려 정신운동성 지체에 따른 시간의 지연은 확연하게 관찰되는 양상이었다. 하지만, 런던 탑 과제에서 시간 지연은 전략 실패, 주의의 문제, 혹은 컴퓨터 피드백을 통해 방금 오류를 저질렀다는 정보를 받는 상황에 대한 지속적인 의심 등의 문제 해결이나 계획 능력과 관련될 가능성은 여전히 남아 있다.

(2) 의사결정

Cavedini 등[39]은 강박증에서의 반복적인 강박행동이 의사결정(decision-making)에서의 실패로 명명될 수 있다고 제안하였다. '아이오와 도박 과제(Iowa Gambling Task)'[40]는 일상생활의 의사결정과 관련되며, 많은 신경정신의학적 연구에서 사용되고 있는데, 배내측(ventromedial) 전전두엽피질의 손상에 민감한 검사다. 이 도구를 사용한 강박증에서의 연구는 일관되지 않다. 다만, 과제 수행의 손상이 치료저항의 탐침 역할을 할 수 있다는 주장도 있다.[39]

(3) 유창성

현재까지 19개의 연구가 행해졌는데, 주로 언어적 유창성(fluency) 과제, 특히 제한된 시간 안에 환자가 주어진 글자로 시작하는 단어를 최대한 많이 만들어 내도록 지시하는 글자 유창성 과제를 중심으로 이루어졌다. 불행히도, 많은 연구들에서 주어진 시간 제한이 너무 다르기 때문에, 직접적으로 결과를 해석하기는 어렵다. 7개의 연구들에서는 적어도 하나의 유창성 과제에서 강박증 환자가 정상군보다 수행이 저하되었다는 결과를 도출하였으나, 나머지 9개 과제에서는 통계적 평균과 비교하여 차이가 없게 나타났고, 1개의 과제에서는 강박증 환자의 수행이 오히려 정상군보다 좋았다는 결과도 있다. 몇몇 연구들에서 비교 정상군이 없었고, 따라서 해석에 상당한 제한점이 있으므로 추후 연구가 필요하다.

(4) 세트 변환

세트 변환(set-shifting)은 과제가 진행되는 동안 강화 수반성이 변화하는 것에 부합하도록 자극의 한 측면에서 다른 측면으로 주의를 이동하는 능력을 일컫는데, 이는 실제 임상에서는 보속성(perseveration)과 반복으로 나타나기 때문에 강박증의 핵심 특성 중 하나로 간주될 수 있다. 이는 바닥핵 운동 혹은 인지적 프로그램을 억제하는 전두엽회로의 손상 때문에 나타나는 인지적 손상일 수 있다.

세트 변환 능력을 측정하는 도구는 여러 가지인데, '위스콘신 카드 분류 검사(Wisconsin Card Sorting Test: WCST)'[41]는 뇌손상에 민감하고, 특히 등외측 전전두엽피질과 관련이 있다. 강박증 환자가 이 검사에서 손상된 수행을 보인다는 결과가 있으나,[31, 42, 43] 그렇지 않다는 결과[1, 14, 34, 44~46]가 대다수다.

최근의 뇌영상 기법을 사용한 연구들로부터 강박증의 병태생리는 강박증의 안와전두피질, 꼬리핵, 앞쪽 띠이랑을 포함한 피질-피질하회로의 특이한 과도 활성화로 요약될 수 있다. Barnett 등[26]은 후각적 명명의 손상이 강박증에서 발견되며, 이는 안와전두피질의 붕괴와 관련될 수 있다고 하였다. WCST가 주로 등외측 전두엽에 있는 영역에 의해 영향을 받는 과제이기 때문에,[47] 강박증 환자의 실행기능과 관련된 인지적 손상을 WCST로 측정할 수 있는지는 의문이다. 또한 세트 변환의 기능장애를 어떤 확실한 한 부분의 뇌 영역으로 국한시키는 것이 어렵다. 세트 변환은 오히려 여러 영역에 관련된 인지기능이기 때문에 한 가지 영역으로 환원하는 것은 지나치게 단순하다는 점에 유념해야 한다.

최근의 신경심리학적인 연구에서는 강박증 환자들의 세트 변환을 측정하기 위해 'Object Alternation Test(OAT)'[48]와 'Delayed Alternation Test(DAT)'[49]를 주로 사용하고 있으며, 이 두 검사의 수행에서 강박증 환자들의 뚜렷한 결함이 있음이 밝혀지고 있다. OAT는 피검자에게 2개의 통 밑에 동전을 하나 숨겨 놓고 동전의 위치를 추측하도록 하는 검사인데, 피검자가 동전의 위치를 맞추면 다른 위치로 동전이 이동되고, 위치를 맞추지 못하면 맞출 때까지 2개의 통 중 하나의 통에 계속해서 동전이 있도록 한다. DAT에서는 피검자가 동전의 위치를 맞추지 못하더라도 다른 통으로 동전을 이동시킨다는 점이 약간 다르다. OAT와 DAT는 행동적인 시연, 즉 규칙이 학습되고 난 후 좋은 수행을 유지하기 위해 계속해서 억제와 반전을 할 수 있는 능력을 측정한다. 이 과제는 안와전두피질의 손상에 민감한 것으로 알려져 있다.[50] Zald 등[51]은 OAT의 수행 동안 안와전두피질의 활성화가 증가한다는 것을 발견하였다. 이와 비슷하게 Abbruzzese 등[52]은 WCST는 등외측 전전두엽피질과 더 관련된 검사이고, OAT와 DAT는 안와전두피질과 더욱 관련이 깊다고 보고하였다. 정신분열증 환자와 강박증 환자의 수행을 비교한 결과, 정신분열증 환자는 WCST에서 손상된 수행을 보이고 OAT에서는 정상에 가까운 수행을 보이는 반면, 강박증 환자는 WCST에서는 정상의 수행을 보이고 DAT에서는 손상된 수행을 보인다는 연구결과를 도출하기도 하였다. 이러한 연구결과로, 이들은 정신분열증 환자는 등외측 전두피질의 손상, 강박증 환자는 안와전두피질 손상과 관련 있다는 결론을 내렸다. 하지만 한편으로는 OAT의 수행이 단순히 전두엽의 활성화와만 관계된 것이 아니라, 여러 비전두엽 영역의 활성화도 함께 관찰된다는 점을 고려하여야 한다.

CANTAB에 포함된 내적 차원/외적 차원 세트 변환 과제(IDED)는 내적 차원 변환(새로운 자극에 대한 규칙 일반화), 외적 차원 변환(관련된 자극 차원의 변환)을 포함하며, 강박증 환자들이 오류를 많이 보였다는 연구결과가 있다.[38] Purcell 등[24]은 통계적인 유의미성은 발견하지 못했으나, 규준연구에서 강박증 환자들과 대조군 집단 간의 차이를 발견하였다. 이상의 결과로 미루어 볼 때 추후에는 더 많은 피험자를 대상으로 한 연구가 필요하다.

요약하면, 강박증 환자에 대한 최근의 신경심리학적 연구들에서 안와전두 손상은 세트 변환의 결함을 초래할 수 있다는 설명이 가능하나, 궁극적인 결론을 내리기에는 아직 연구의 수가 부족한 실정이다.

3) 반응억제

반응억제(response inhibition)는 전잠재적 운동반응을 실행적으로 통제하는 것을 가능하게 하는 인지적 과정을 일컫는다. 이를 측정하기 위해 Go-No-Go 검사를 주로 사용하는데, 이는 평가자가 손가락을 한 개 올리면 피검자가 손가락을 두 개 올리고, 평가자가 손가락을 두 개 올리면 피검자가 손가락을 하나 올리는 식으로 바로 반응하도록 하는 검사이며, 20번의 검사 시행 후에는 손가락을 두 개 올리면 하나도 올리지 않는 것으로 규칙을 변환한 후 20번의 시행을 한다. 이 검사에서 손가락을 두 개 올렸을 때 하나도 올리지 않는 것은 행동의 반응억제와 관련되어 있다. Bannon 등[53]은 강박증 환자들의 작위오류(commission error, 반응하지 말아야 할 비표적 자극에 반응하는 것)가 공황장애 대조군 환자들에 비해 많았음을 보고하였다. Watkins 등[54]은 몇몇의 세트에서 반응수반성이 역전되는 Go-No-Go 검사를 사용하였는데, 이를 통해 전환비용을 수량화할 수 있었다. 강박증 환자들은 뚜렛 증후군이나 정상군에 비해 높은 전환비용을 나타냈는데, 이러한 검사는 반응억제에서의 실패뿐만 아니라 앞서 언급한 세트 변화의 실패를 측정하는 데에도 유의하게 사용할 수 있다.

4) 주의와 각성

(1) 주의편향

주의편향(attention bias)과 정보처리 편향은 기분 및 불안장애에서 쉽게 발견되며, 이 두 질환은 강박증과 공병률이 높다. 정상적으로는 정서적 반응을 유발하지 않는 자극에 대한 고착과 같은 정보처리의 과정오류가 강박증의 한 증상이기도 하다. 한편, 주의편향과 관련된 과제 수행 시에 외측 안와전두 고리 구조의 비정상적인 활성화가 있는지를 확인함으로써 강박증의 주의편향과 관련된 뇌의 이상을 확인할 수 있다.

'스트룹 과제(Stroop Test)'[55]는 주의편향과 주의통제를 측정하는 대표적인 검사다. 다양한 스트룹 과제가 있으나, 기본적으로 색깔이 있는 단어 목록을 보고 단어 대신 색깔을 보고해야 하는 등, 간섭하는 의미적 내용을 억제하는 주의통제 과정과 요구되는 자극에 선택적으로 주의를 기울여야 하는 검사다. 이 검사에서 의미적 내용을 억제하는 데 드는 인지적 비용을 수량화할 수 있는데, 강박증 환자들에게서 이러한 비용의 이상이 관찰된 연구도 있고,[56] 이상이 보고되지 않은 연구도 있다.[13] 한편, 강박증 환자를 대상으로 한 연구에서 스트룹 과제 시행 시에 왼쪽 하부 전두피질(Lt. inferior frontal cortex)이 이 과제의 수행 동안 가장 활성화되었다는 연구결과가 있으나[57] 이후에 이루어진 8개의 후속 연구는 이러한 결과를 재확증하지 못하였다.

'Dot probe task'는 컴퓨터 화면에 수직으로 두 단어를 제시하고 사라진 다음, 한 단어의 위치에 점 하나가 나타나도록 설계되어 있는데, 위나 혹은 아래에 점이 나타남에 따라 운동반응을 하도록 한다. 이로써 어떤 특정 자극단어에 대한 주의적 각성을 측정할 수 있다는 원리다. Tata 등[58]의 연구에서 강박증 환자 및 사회불안 환자, 정상 대조군을 대상으로 사회불안, 오염, 중립적 단어를 제시하자 강박증 환자는 오염자극에 대해 각성이 높아짐을 알 수 있었다.

Directed forgetting(DF) 과제는, 컴퓨터 화면에 일련의 단어를 제시한 후, 특정 단어를 잊거나 기억하도록 지시받고, 자유회상 및 재인과제를 실시하는 것이다. Wilhelm 등[59]은 강박증 환자들이 부정적인 단어를 쉽게 잊지 못하고, 또한 재인 시에는 잊도록 지시받은 부정적 단어를 다른 타입의 단어들에 비해 더 많이 기억한다고 보고하였다. 이러한 결과로 미루어 볼 때, 강박증 환자는 부적절하게 부정적인 자극을 더 많이 부호화한다고 볼 수 있으나, 이 실험에서 우울증이나 다른 공존병리가 많았던 것이 제한점이다. 이 때문에 Tolin 등[60]은 강박증 환자들 각각이 자신만의 단어 리스트를 24시간 전에 만들게 하였으며, 빈 종이와 샘플 단어의 목록을 제공하고, 개인적인 자극 선택을 통해 4가지 범주로 나누게 하였다. 강박증 관련 긍정 단어, 강박증 관련 부정 단어, 강박증 비관련 긍정 단어, 강박증 비관련 부정 단어가 그것이다. 그 결과, 강박증인 사람들은 자신의 강박증상과 관련된 단어를 잊지 못하였고, 다른 단어를 잊는 데에는 문제가 없었다. 그러나 이런 과제들은 강박증상에 특정적이라는 문제가 있으므로, 일반적으로 강박증 환자에게 정보처리의 편향이 존재한다는 증거는 되지 못한다.

(2) 정보처리 속도와 각성

강박증 환자들을 대상으로 한 연구에서 기본적인 주의력과 관련한 기능장애에 관련된 증거는 거의 없다. 많은 연구들에서 강박증 환자의 정보처리 속도(speed of information processing)가 손상되지 않았다는 결과를 제시하였다.

단순 주의력과 정보처리의 기본이 되는 주의폭(attention span)을 측정하는 검사로는, WAIS-R의 숫자외우기 소검사 중 바로외우기(digit span forward)가 있다. 강박증 환자를 대상으로 한 대부분의 연구에서는 이 검사에서 정상 대조군과 비교하여 손상이 발견되지 않았다.[34, 46, 61~63] 즉, 정상 대조군 집단과의 비교에서 정보처리의 속도는 손상되지 않았다는 일관된 결론을 얻고 있다.

정보처리 속도를 비교하는 또 다른 과제로는 '길 만들기 검사 A형(trail-making test A: TMT A)'이 있다. 이 과제는 공간상에 무작위로 배치된 일련의 숫자를 찾아 순서대로 연결하는 과제이며, 정보처리 속도를 측정하는 용도로 자주 쓰인다. 강박증 환자를 대상으로 한 검사에서, 실제로 정상군과 비슷하다는 결과[32, 61, 64]가 있으나, 4개의 보고서에는 이 검사의 수행에서 강박증 환자들이 더 느린 속도를 나타냈다.[45, 65, 66] 하지만 이 연구에서는 선택적 세로토닌 재흡수 억제제(SSRI)와 벤조디아제핀(benzodiazepine)을 사용하는 환자들을 대상으로 하였기 때문에 약물효과로 인한 수행 속도의 감소효과를 분리해 내기 어렵다는 한계가 있었다. 또한, TMT A와 같은 검사는 주의력뿐만 아니라 일반적인 운동 속도가 개입되기 때문에 부합되지 않는 결과가 도출된 것일 수도 있다.

한편, 비관련 자극에 대한 주의분산 및 선택적 주의 능력을 측정한 연구결과도 있는데, 이 능력은 비관련 자극을 무시하면서 주어진 자극에 선택적으로 주의를 두는 환자의 능력을 말한다. Calyton 등[67]은 17명의 강박증 환자를 13명의 공황장애 환자와 14명의 정상군과 비교한 결과, TEA(test of everyday attention) 검사 중 3개의 소검사에서 강박증집단이 정상집단 및 공황장애집단과 비교하여 수행이 손상되어 있음을 발견하였다. 하지만, 이러한 결과는 시간 제한이 있는 검사에서만 나타났는데, 이는 약물치료의 결과로 운동 속도가 느려졌기 때문으로 설명이 되기도 하였다. 요약하면, 대부분의 연구들에서 강박증 환자의 확실한 주의결함에 대한 증거가 없다.

3. 결 론

뇌영상 연구와 신경심리 연구들을 통해 밝혀진 강박증 기저의 신경학적 병리에 대한 연구는 아직 많은 불일치하는 결과들이 공존하며, 따라서 이 분야에 대한 추후 연구가 필요한 실정이다. 현재까지 연구를 통해 밝혀진 강박증과 관련한 신경심리학적 평가 결과들과 관련하여 Kuelz 등[15]은 강박증의 인지기능과 관련된 여러 연구들을 개관한 결과, 인지적 손상의 증거가 빈번히 나타나나 연구결과들이 상당 부분 불일치한다고 보고하였다. 어떤 연구들에서는 주로 주의전환 능력

(attentional set-shifting ability) 및 반응억제에서의 손상이 강박증 환자들에게서 나타났다.[13, 38, 67] 반면에 어떤 연구들에서는 시각적 기억 및 시공간적 능력에서의 손상이 관찰되기도 하였으며,[16, 17, 20, 34, 68] 운동기능이 느려지고(motor slowness), 공간적인 작업기억(spatial working memory)이 손상된다는 결과도 있었다.[19, 24, 25] 이러한 불일치하는 결과들은 인지적인 손상과 기저의 뇌의 특정한 병리와의 관련성을 파악하기 어렵게 만들고 있다. 이러한 원인으로는 크게 연구에 포함되는 강박증 환자들의 이형질성(heterogeneity)과 공존병리의 통제 실패 때문일 수 있다.

참/고/문/헌

1. Gross-Isseroff R, Sasson Y, Voet H, Hendler T, Luca-Haimovici K, Kandel-Sussman H, Zohar J: Alternation learning in obsessive-compulsive disorder. *Biol Psychiatry* 1996; 39:733-738.

2. Insel TR: Toward a neuroanatomy of obsessive-compulsive disorder. *Arch Gen Psychiatry* 1992; 49:739-744.

3. Mataix-Cols D, Junque C, Sanchez-Turet M, Vallezo J, Verger K, Barrios M: Neuropsychological functioning in a subclinical obsessive-compulsive sample. *Biol Psychiatry* 1999; 45:898-904.

4. Rauch SL, Dougherty DD, Cosgrove GR, Cassem EH, Alpert NM, Price BH, Nierenberg AA, Mayberg HS, Baer L, Jenike MA, Fischman AJ: Cerebral metabolic correlates as potential predictors of response to anterior cingulotomy for obsessive compulsive disorder. *Biol Psychiatry* 2001; 50:659-667.

5. Dubois B, Verin M, Teixeira-Ferreira C, Sirigu A, Pillon B: How to study frontal lobe functions in humans. In Thierry AM, Glowinski J, Goldman-Rakic PS, Christen Y (Eds.), *Motor and Cognitive Functions of the Prefrontal Cortex.* Berlin, Soringer-Verlag, 1994.

6. Constans JI, Foa EB, Franklin ME, Mathews A: Memory for actual and imagined events in OC checkers. *Behav Res Ther* 1995; 33:665-671.

7. Hermans D, Martens K, De Cort K, Pieters G, Eelen P: Reality monitoring and metacognitive beliefs related to cognitive confidence in obsessive-com-

pulsive disorder. *Behav Res Ther* 2003; 41:383−401.

8. Butters N, Sceldner NR, Fedio P: Comparison of parietal and frontal lobe spatial deficits in man: extra personal vs. personal (egocentric) space. *Percept Mot Skills* 1972; 14:27−34.

9. Hooper HE: *The Hooper Visual Organization Test Manual*. Los Angeles, Western Psychological Services, 1958.

10. Wechsler D: *Wechsler Adult Intelligence Scale Revised*. San Antonio, The Psychological Corporation, 1981.

11. Osterrieth P: Le test du copie d' une figure complex: contribution a l' etude de la perception et de la memoire. *Arch Psychol* 1944; 30:286−350.

12. Shin MS, Park SY, Park SR, Seol SH, Kwon JS: Clinical and empirical applications of the Rey−Osterrieth Complex Figure Test. *Nature Protocol* 2006; 2:892−899.

13. Martinot JL, Allilaire JF, Mazoyer BM, Hantouche E, Huret JD, Legaut−Demare F, Deslauriers AG, Hardy P, Pappata S, Baron JC: Obsessive−compulsive disorder: a clinical, neuropsychological and positron emission tomography study. *Acta Psychiatric Scandinavia* 1990; 82:233−242.

14. Deckersbach T, Otto MW, Savage CR, Bear L, Jenike MA: The relationship between semantic organization and memory in obsessive−compulsive disorder. *Psychother Psychosom* 2000; 69:101−107.

15. Kuelz AK, Hohagen F, Voderholzer U: Neuropsychological performance in obsessive−compulsive disorder: a critical review. *Biol Psychology* 2004; 65:185−236.

16. Kim MS, Park SJ, Shin MS, Kwon JS: Neuropsychological profile in patients with obsessive−compulsive disorder over a period of 4−month treatment. *J Psychiatr Res* 2002; 36:257−265.

17. Savage CR, Baer L, Keuthen NJ, Brown HD, Rauch SL, Jenike MA: Organizational strategies mediate nonverbal memory impairment in obsessive−compulsive disorder. *Biol Psychiatry* 1999; 45:905−916.

18. Savage CR, Rauch SL: Cognitive deficits in obsessive−compulsive disorder. *Am J Psychiatry* 2000; 157:1182−1183.

19. Mataix−Cols D, Wooderson S, Lawrence N, Brammer MJ, Speckens A, Phillips ML: Distinct neural correlates of washing, checking, and hoarding symptom dimensions in obsessive−compulsive disorder. *Arch Gen Psychiatry* 1999; 61:564−576.

20. Christensen KJ, Kim SW, Dysken MW, Hoover KM: Neuropsychological performance in obsessive−compulsive disorder. *Biol Psychiatry* 1992; 31:4−18.

21. Cabrera AR, McNally RJ, Savage CR: Missing the forest for the trees? Deficient memory for linguistic gist in obsessive−compulsive disorder. *Psychol Med* 2001; 31:1089−1094.

22. Shin MS, Park SJ, Kim MS, Lee YH: Deficits of organization strategy and visual memory in obsessive−compulsive disorder. *Neuropsychology* 2004; 18:665−672.

23. Hwang SH, Kwon JS, Shin YW, Lee KJ, Kim YY, Kim MS: Neuropsychological profiles of patients with obsessive−compulsive disorder: early onset versus late onset. *J Int Neuropsychol Soc* 2007; 13:30−37.

24. Purcell R, Maruff P, Kyrios M, Pantelis C: Cognitive deficits in obsessive−compulsive disorder on tests of frontal−striatal function. *Biol Psychiatry* 1998a; 43:348−357.

25. Purcell R, Maruff P, Kyrios M, Pantelis C: Neuropsychological deficits in obsessive−compulsive disorder: a comparison with unipolar depression, panic disorder and normal controls. *Arch Gen Psychiatry* 1998b; 55:415−423.

26. Barnett R, Maruff P, Purcell R, Wainwright K, Kyrios M, Brewer W, Pantelis C: Impairment of olfactory identification in obsessive−compulsive disorder. *Psychol Med* 1999; 29:1227−1233.

27. Nielen MM. Den Boer JA: Neuropsychological performance of OCD patients before and after treatment with fluoxetine: evidence for persistent cognitive deficits. *Psychol Med* 1999; 33:917−925.

28. Van der Wee NJ, Ramsey NF, Jansma JM, Denys DA, van Megen HJ, Westenberg HM, Kahn RS: Spatial working memory deficits in obsessive compulsive disorder are associated with excessive engagement of the medial frontal cortex. *Neuroimage* 2003; 20:2271−2280.

29. Tayor EM: *Psycholocial Appraisal of Children with Cerebral Deficits.* Cambridge MA, Harvard University Press, 1959.

30. Wechsler D: *Weschler Memory Scale−Revised.* New York, Psychological Corporation, 1987.

31. Boone JA, Philpott L: Neuropsychological characteristics of nondepressed adults with obsessive−compulsive disorder. *Neuropsychiatry, Neuropsychol Behav Neurol* 1991; 4:96−109.

32. Cohen LJ, Hollander E, DeCaria CM, Stein DJ, Simeon D, Liebowitz MR, Aronowitz BR: Specificity of neuropsychological impairment in obsessive-compulsive disorder: a comparison with socialphobic and normal control subjects. *J Neuropsychol Clinic Neurosci* 1996; 8:82-85.

33. Martin A, Wiggs CL, Altemus M, Rubenstein C, Murphy DL: Working memory as assessed by subject-ordered tasks in patients with obsessive-compulsive disorder. *J Clin Exp Neuropsychol* 1995; 17:786-792.

34. Zielinski CV, Taylor MA, Juzwin KR: Neuropsychological deficits in obsessive-compulsive disorder. *Neuropsychiatry Neuropsychol Behav Neurol* 1991; 4:110-126.

35. Shallice T: Specific impairments in planning. *Philos Trans R Soc Lond B* 1982; 298:199-209.

36. Cavedini P, Cisima M, Riboldi G, d' Annucci A, Bellodi L: A neuropsychological study of dissociation in cortical and subcortical functioning in obsessive-compulsive disorder by Tower of Hannoi task. *Brain Cogn 2002*; 46:357-363.

37. Rowe JB, Owen AM, Johnsrude IS, Passingham RE: Imaging the mental components of a planning task. *Neuropsychologia* 2001; 39:315-327.

38. Veale DM, Sahakian BJ, Owen AM, Marks IM: Specific cognitive deficits in tests sensitive to frontal lobe dysfunction in obsessive-compulsive disorder. *Psychol Med* 1996; 26:1261-1269.

39. Cavedini P, Riboldi G, D' Annucci A, Belotti P, Cisima M, Bellodi L: Decision-making heterogeneity in obsessivecompulsive disorder: ventro-medial prefrontal cortex function predicts different treatment outcomes. *Neuropsychologia* 2002; 40: 205-211.

40. Bechara A, Damasio AR, Damasio H, Anderson SW: Insensitivity to future consequences following damage to human prefrontal cortex. *Cognition* 1994; 50:7-15.

41. Berg E: A simple objective technique for measuring flexibility in thinking. *J Gen Psychol* 1948; 39:15-22.

42. Hymas N, Lees A, Bolton D, Epps K, Head D: The neurology of obsessional slowness. *Brain* 1991; 114:2203-2233.

43. Lucey JV, Costa DC, Busatto G, Pilowsky LS, Marks IM, Ell PJ, Kerwin RW: Caudate regional cerebral blood flow in obsessive-compulsive disorder, panic disorder and healthy controls on single photon emission comput-

erised tomography. *Psychiatry Res* 1997; 74:25−33.

44. Abbruzzese M, Ferri S, Scarone S: Wisconsin Card Sorting Test performance in obsessive−compulsive disorder: no evidence for involvement of dorsolateral prefrontal cortex. *Psychiatr Res* 1995; 58:37−43.

45. Moritz S, Birkner C, Kloss M, Fricke S, Bhern A, Hand I: Impact of comorbid depressive symptoms on neuropsychological performance in obsessive−compulsive disorder. *J Abnorm Psychol* 2001; 110:653−657.

46. Moritz S, Birkner C, Kloss M, Jahn H, Hand I, Haasen C, Krausz M: Executive functioning in obsessive−compulsive disorder, unipolar depression and schizophrenia. *Arch Clin Neuropsychology* 2002; 17:477−483.

47. Milner B: Effects of different brain lesions on card sorting: the role of frontal lobes. *Arch Neurology* 1963; 9:90−100.

48. Freedman M: Object alternation and orbitofrontal system dysfunction in Alzheimer's and Parkinson's disease. *Brain Cogn* 1990; 14:134−143.

49. Freedman M, Oscar−Berman M: Comparative neuropsychology of cortical and subcortical dementia. *Can J Neurol Sci* 1986; 13:410−414.

50. Freedman M, Black S, Ebert P, Binns M: Orbitofrontal function, object alternation and perseveration. *Cereb Cortex* 1998; 8:18−27.

51. Zald DH, Curtis C, Folley BS, Pardo JV: Prefrontal contributions to delayed spatial and object alternation: a positron emission tomography study. *Neuropsychology* 2002; 16:182−189.

52. Abbruzzese M, Ferri S, Scarone S: The selective breakdown of frontal functions in patients with obsessive−compulsive disorder and in patients with schizophrenia: a double dissociation experimental finding. *Neuropsychologia* 1997; 35:907−912.

53. Bannon S, Gonsalvez CJ, Croft RJ, Boyce PM: Response inhibition deficits in obsessive−compulsive disorder. *Psychiatry Res* 2002; 110:165−174.

54. Watkins HL, Sahakian BJ, Robertson MM, Veale DM, Rogers RD, Pichard KM, Aitken MR, Robbins TW: Executive function in Tourette's syndrome and obsessive−compulsive disorder. *Psychol Med* 2005; 35:571−582.

55. Stroop J: Studies of interference in serial verbal reactions. *J Exp Psychol* 1935; 18:643−661.

56. Hartston HJ, Swerdlow NR: Visuospatial priming and stroop performance in patients with obsessive compulsive disorder. *Neuropsychology* 1999; 13:447−457.

57. Taylor SFM, Kornblum S, Lauber EJ, Minoshima S, Koeppe RA: Isolation of specific interference processing in the Stroop task: PET activation studies. *Neuroimage* 1997; 6:81−92.

58. Tata PR, Leibowitz JA, Prunty MJ, Cameron M, Pickering AD: Attentional bias in obsessional compulsive disorder. *Behav Res Ther* 1997; 34:53−60.

59. Wilhelm S, McNally RJ, Baer L, Florin I: Directed forgetting in obsessive−compulsive disorder. *Behav Res Ther* 1996; 34:633−641.

60. Tolin DF, Hamlin C, Foa EB: Directed forgetting in obsessivecompulsive disorder: replication and extension. *Behav Res Ther* 2002; 40:793−803.

61. Aronowitz BR, Hollander E, DeCaria C, Cohen L, Saoud JB, Stein D: Neuropsychology of obsessive−compulsive disorder. Preliminary findings. *Neuropsychiatry Neuropsychol Behav Neurol* 1994; 7:81−86.

62. Hollander E, Cohen L, Richards M, Mullen L, DeCaria C, Stern Y: A pilot study of the neuropsychology of obsessive−compulsive disorder and Parkison's disease: basal ganglia disorders. *J Neuropsychol Clin Neurosci* 1993; 5:104−107.

63. Milliery M, Bouvard M, Aupetit J, Cottraux J: Sustained attention in patients with obsessive−compulsive disorder: a controlled study. *Psychiatry Res* 2000; 96:199−209.

64. Jurado MA, Junqué C, Vallejo J, Salgado P: Impairment of incidental memory for frequency in patients with obsessive−compulsive disorder. *Psychiatry Res* 2001; 104:213−220.

65. Basso MR, Bornstein RA, Carona F, Morton R: Depression accounts for executive function deficits in obsessive−compulsive disorder. *Neuropsychiatry, Neuropsychol Behav Neurol* 2001; 14:241−245.

66. Schmidtke K, Schorb A, Winkelmann G, Hohagen F: Cognitive frontal dysfunction in obsessivecompulsive disorder. *Biol Psychiatry* 1993; 43:666−673.

67. Clayton IC, Richards JC, Edwards CJ: Selective attention in obsessive−compulsive disorder. *J Abnorm Psychol* 1999; 108:171−175.

68. Tallis F, Platt P, Jamani N: Obsessive−compulsive disorder, checking and non−verbal memory: a neuropsychological investigation. *Behav Res Ther* 1999; 37:161−166.

Chapter 8
강박증의 유전학

이경진, 권준수

1. 서 론

　20세기에 걸쳐 강박증의 병인을 설명해 왔던 정신역동학적(psychodynamic) 관점은 최근 20여 년간 상당한 변화가 있어 왔다. 이는 강박증과 관련한 약물치료의 발달과 뇌영상 연구, 유전학적 연구 등의 진보로 인하여 강박증의 원인으로 생물학적 원인과 유전적 원인에 대한 연구들이 진행되었고 상당한 성과가 있었기 때문이다.

　최근 다른 신경정신과 질환과 마찬가지로, 강박증에 대한 유전학적인 접근과 노력들이 활발하게 이루어져 왔다. 수년간에 걸친 임상가들의 관찰, 즉 강박증이 가족 내 유전적인 경향을 가진다는 임상적 소견은 유전적 경향을 연구하기 위한 가족연구(family study), 쌍생아 연구(twin study), 분자유전학적 기법(molecular genetic technique)을 이용한 연구 등을 통해 객관적인 근거를 가지게 되었다. 특히 최근 분자유전학적 기법을 통한 연구 중 후보유전자(candidate gene)를 이용한 연관연구(association study)는 강박증과 관련하여 다양한 연구결과들이 보고되고 있다. 이 장에서는 강박증과 관련한 여러 유전연구들의 고찰을 통하여 강박증의 유전학에 대하여 개괄해 보고자 한다.

2. 가족연구와 쌍생아 연구

질병에 있어서 유전적인 요인을 연구하는 일차적인 방법은 가족연구와 쌍생아 연구가 있다. 현재까지의 가족연구 및 쌍생아 연구들은 강박증이 유전적 경향이 있는 질환임을 보여 주고 있다.[1, 2, 3] Nestadt 등[2]의 연구에 따르면 강박증 환자의 친척군은 대조군의 친척군에 비하여 현저하게 높은 강박증에 대한 이환율(11.7% 대 2.7%)을 보이고 있으며 교차비(odd ratio)에서는 4.7배 높은 이환율을 보이고 있었다. 특기할 만한 사실은 강박증 환자의 친척군 중 강박증으로 진단된 경우를 보면, 이들 모두가 조기발병(early onset)군이라는 사실이다. 이는 가족력이 강박증의 발병시기에 영향을 미친다는 것을 보여 주고 있는 것이다. 또 Hanna 등[3]에 따르면 강박증 환자의 1차 직계가족 내에서는 대조군에 비해 강박증으로 진단되는 경우가 상당히 높았으나(22.5% 대 2.6%) 2차 직계가족 내에서는 대조군과 차이를 보이지 못하였고 이에 더하여 발병연령과 가족적 부하(genetic loading) 간의 역상관 관계가 있음을 보고하고 있다. 결국 강박증의 가족력은 유전적 부하가 클수록 발병, 특히 조기발병에 영향을 미친다는 것을 보여 주고 있다.[3] 그러나 모든 가족연구가 유전력에 있어서 일치된 소견을 보이는 것은 아니다. Black 등[4]의 연구에 따르면 강박증 환자군의 부모와 정상군의 부모 간 비교에서 강박증 환자군의 부모의 경우 강박적 사고 및 행동에 대한 양상은 증가되어 있으나(16% 대 3%) 강박증에 대한 진단은 차이가 없는 것으로 보고하고 있다.

쌍생아 연구는 유전과 환경이 질병에 미치는 영향의 한계를 지을 수 있는 연구방법 중 하나다. 강박증과 관련하여 몇몇의 쌍생아 연구가 진행되었는데, 일반적으로 일란성 쌍생아가 이란성 쌍생아에 비하여 일치율(concordance rates)이 높고,[5] 일란성 쌍생아의 경우 일치율이 약 53%에서 87%에 이르며 이란성 쌍생아의 경우 일치율이 약 22%에서 47%에 이르는 것으로 보고된 바 있다.[6, 7] 뿐만 아니라 이란성 쌍생아에 비하여 일란성 쌍생아는 치료의 반응 또는 증상의 양상 등이 일치하는 경우가 많다는 것을 보고하고 있다.[8] 이와 같은 결과들은 강박증이 유전적 경향을 가지는 질환이라는 것을 시사한다. 그러나 비록 일란성 쌍생아가 이란성 쌍생아에 비하여 질병에 대한 높은 일치율을 보인다고 할지라도 완전한 일치율을 보이는 것이 아니라는 사실은 비유전적인 요인 역시 강박증의 발병에 또 다른 원인이 될 수 있다는 것을 시사한다.

3. 연관연구

연관연구(association study)의 목적은 환자군과 대조군 간의 대립유전자 변인(allelic variant)의 분포가 다르다는 것을 보여 주는 것이다. 이를 위해서는 질병과 관련이 있을 것으로 추정되는 후보유전자(candidate gene)를 이용하게 된다. 기존의 뇌영상 연구들은 강박증의 병리에 피질−줄무늬체−시상−피질망(cortico-striato-thalamo-cortical: CSTC network) 영역이 관여하고 있음을 보이고 있다.[9~11] 유전연구의 관점에서 보면 강박증의 병리와 연관이 있다고 보고된 영역인 CSTC 영역에서 작용을 하는 신경전달물질(neurotransmitter)이 중요한 관심의 대상이 된다. CSTC 영역에는 다양한 신경전달물질이 관여하게 되는데, 세로토닌(serotonin)과 도파민(dopamine)은 대뇌 바닥핵(basal ganglia)으로부터 수출성 작용(efferent activity)을 가지게 되고, 반면 글루타메이트(glutamate)는 흥분성 입력(excitatory inputs)을 조절하는 것으로 알려져 있다.[12] 결국 이들 신경전달물질과 관련된 수용체(receptor), 수송체(transporter) 및 효소(enzyme) 등의 유전자는 강박증의 연관연구에서 주요한 대상으로 여겨져 왔으며, 이들과 관련된 유전자를 후보유전자로 하여 연구들이 진행되었다.

1) 세로토닌: 강박증에서의 세로토닌 연관연구

강박증에서 세로토닌 이론은 클로미프라민(clomipramine)과 같은 세로토닌 재흡수 억제제(serotonin reuptake inhibitor: SRI)가 치료에 효과적이라는 사실이 알려진 이후 주목받기 시작하였다. 이후 플루옥세틴(fluoxetine), 플루복사민(fluvoxamine) 그리고 서트랄린(sertraline)과 같은 선택적 세로토닌 재흡수 억제제(selective serotonin reuptake inhibitor: SSRI)는 강박증과 세로토닌과의 관련성에 대한 가정을 더욱 강화해 주었다. 이와 같은 임상적 관찰을 토대로 강박증 환자에서 세로토닌과 이와 관련된 유전자들에 대한 연구가 진행되었으며, 다수의 연관연구들을 통하여 세로토닌 수용체, 세로토닌 수송체 그리고 이와 관련된 효소 등에 관한 결과가 보고되었다.

(1) 세로토닌 수송체

SRI는 세로토닌 수송체(serotonin transporter: 5-HTT) 단백질에 작용하여 독특한 약물효과를 내는 것으로 알려져 있다. 5-HTT는 촉진자 부위(promoter region)에 기능적 다형성(polymorphism)이 있으며 두 가지 대립형질의 유전자 다형성은 44개의 염기쌍(base pair: bp)의 삽입(insertion)과 삭제(deletion)로 구성되어 있다. 염기쌍이 삽입된 경우 긴 대립유전자(long allele: L-allele)가 생성되고, 삭제된 경우 짧은 대립유전자(short allele: S-allele)가 생성된다. 세로토닌 수송체 유전자-연관 다형성 부위(5-HTT gene-Linked Polymorphic Region: 5-HTTLPR)는 수송체 단백질 합성과 관련되어 있으며, S-대립유전자의 경우 5-HTT의 활동성이 낮은 것으로 보고되었다.[13] Hariri 등[14]이 28명의 정상인을 대상으로 시행한 기능성 뇌자기공명영상(functional magnetic resonance image: fMRI)에서 5-HTT의 S-대립유전자를 가진 군의 경우 불안과 관련된 뇌 영역인 편도(amygdala)에서 활동성이 유의하게 증가되었음을 보고한 바 있다.

강박증 환자를 대상으로 한 연구에서 강박증 환자는 정상 대조군에 비하여 5-HTTLPR의 L-대립유전자가 더 많은 것으로 보고되었으며(46.7% 대 32.3%)[15] 강박증 환자의 가족을 대상으로 한 연구[16]에서도 5-HTTLPR의 L-대립유전자가 강박증 환자의 부모로부터 환자에게 전달되고 있고 이와 같은 결과가 통계적으로 유의한 것으로 보고하였다. 그러나 이와 같은 연구의 결과들은 이후 연구들에서 유의한 결과를 보이지 못하였다.[17~20] 최근 Lin 등[21]이 기존의 연구들을 종합하여 실시한 메타분석(meta analysis)에서 SS-유전자형(genotype)이 강박증 환자와 유의한 관련성이 있음을 보고하였다. 특히 Hu 등[22]은 이전의 연구들과 달리 단일 염기 변이(Single Nucleotide Polymorphism: SNP)가 유전자의 기능적 변이에 영향을 미칠 수 있다는 점에 주목하였다. 이들은 강박증 환자에서 L[아데닌(Adenine: A)]-대립유전자가 L[구아닌(Guanine: G)] 혹은 S-대립유전자에 비하여 현저하게 발현된다는 것을 보고하였다. 또한 함께 시행된 강박증 환자와 그들의 부모를 포함하는 86 트리오(trio)를 대상으로 전달 불균형 검사(transmission disequilibrium test: TDT)를 시행한 결과 L(A)-대립유전자가 다른 대립유전자에 비하여 두 배의 비율로 유전됨을 보고하였다. 세로토닌 수송체와 관련된 후보유

〈표 8-1〉 강박증에서 세로토닌 수송체 유전자들: 유전 연관연구

유전자명	연구 디자인	표본수			결과	참고문헌
		영향군(affected)		대조군		
		환자	가족			
5-HTT	CC	75		397	p=0.023	15
	FA		35		p〈0.03	16
	CC	75		172	NS	17
5-HTTLPR	CC	79		202	NS	18
	CC/FA	106	116	171	NS	19
	FA		54		NS	20
	CC	3445		2203	p=0.04	21*
	CC	169		253	p=0.036	22
	FA		86		p〈0.023	22

• 5-HTT: 세로토닌 수송체(serotonin transporter)
• 5-HTTLPR: 세로토닌 수송체 유전자-연관 다형성 부위(5-HTT gene-Linked Polymorphic Region)
• CC: 일반인구에 기초한 환자 대조군 연관(population-based case-control association)
• FA: 가족에 기초한 연관(family based association)
• NS: 유의미하지 않은 결과(non-significant finding) (p>0.05)

*: 메타분석

전자에 대하여서는 〈표 8-1〉에 요약하였다.

(2) 세로토닌 2A 수용체

세로토닌 2A 수용체(serotonin 2A receptor: 5-HT2A)는 강박증의 병리와 관련
이 있을 것으로 추정되는 주요한 대상 중의 하나다. 사례보고(case report)에 의하
면 5-HT2A 수용체의 강력한 자극효과를 가지는 환각유발약물(hallucinogenic
drugs)을 사용한 경우 강박증 또는 강박증 스펙트럼 질환의 호전을 가지고 왔다
는 보고[23]가 있을 뿐만 아니라 현저한 5-HT2A 수용체 길항제(antagonist) 특성
을 갖는 리스페리돈(risperidone), 올란자핀(olanzapine), 미르타자핀(mirtazap-
ine), 미안세린(mianserin)과 같은 약물을 SSRI와 함께 썼을 경우, 치료불응성 환
자에서 약물치료반응을 보이는 등 강박증과 5-HT2A 수용체와의 관련성에 대한

연구들이 보고되고 있다.[24]

강박증에서는 5-HT2A 수용체를 암호화(encoding)하는 두 가지의 유전자 다형성(genetic polymorphism)이 비교적 빈번하게 연구되었는데, 하나는 촉진자 부위와 관련된 -1438 A/G이고, 다른 하나는 1번 엑손(exon1) 내에 존재하는 T102C[티민(Thymine: T)102시토신(Cytosine: C)]이다. -1438 A/G 유전자 다형성 연구에서 Enoch 등[25]은 강박증 환자는 대조군과 비교하여 비록 유전형(genotype)의 빈도는 차이가 없었지만 A 대립유전자의 빈도가 증가되어 있음을 보고하였다. 뿐만 아니라 이들의 후속 연구인 남녀의 차이를 통한 비교에서 남성의 경우 강박증 환자가 대조군과 통계적 차이를 보여 주고 있지 않지만 여성 강박증 환자의 경우 유전형의 빈도 차이뿐만 아니라 A 대립유전자의 빈도가 증가되어 있음을 보여 주고 있어 강박증 환자에서 남녀에 따른 5-HT2A 수용체 유전자 다형성의 빈도차가 있음을 보고하고 있다.[26] 그러나 이와 같은 관련성이 일관성 있게 보고되고 있는 것은 아니다. Tot 등[27]의 연구에서는 강박증 환자와 대조군 간의 유전자형에서 차이를 보이지 못하였다. 다만 강박증 환자군 내에서 예일-브라운 강박 척도(Yale-Brown Obsessive Compulsive Scale: Y-BOCS)를 통하여 증상의 심각도를 비교하였을 때 증상의 정도가 심한 환자군에서 그렇지 않은 환자군에 비하여 -1438 A/G 유전자 다형성의 A/A 유전자형의 빈도가 증가된 것을 확인할 수 있었다.

T102C 유전자 다형성의 연구에 있어서 다수의 연구가 진행되었으나 아직 환자군 및 대조군 간 현저한 차이를 보고한 연구는 없다.[17, 18, 27~29] 다만 위에서 언급한 바와 같이 Tot 등의 연구에서 Y-BOCS를 통하여 증상의 심각도를 비교하였을 때 증상의 정도가 심한 환자군에서 그렇지 않은 환자군에 비하여 T102C의 T/T 유전자형의 빈도가 증가된 것을 확인할 수 있었다. 5-HT2A와 관련된 후보 유전자에 대하여서는 〈표 8-2〉에 요약하였다.

(3) 세로토닌 2C 수용체

세로토닌 2C 수용체(serotonin 2C receptor: 5-HT2C)는 5-HT2C/5-HT1A/5-HT1D 효현제(agonist)인 엠-클로로페닐피페라진(m-chlorophenylpiperazine: m-CPP)의 투여를 통하여 강박증 환자에서 강박증상의 악화를 초래한다는 임상적 관찰[30] 및 5-HT2C 유전자 제거 쥐(knockout mice)에서 강박증 유사행동(compulsive like behavior)이 증가한다는 동물실험[31] 등을 통하여 강박증상과의 관련성을 시사하여 왔다. 5-HT2C 수용체는 X 염색체에 위치해 있으며, 단일염기의 염기변환, 즉 시토신이 구아닌으로 변환되는 것에 의하여 아미노산의 치환을 가져오게 된다. 코돈(codon) 23번에 위치한 시스테인(cysteine: cys)이 세린(serine: ser)으로 치환(cys23 → ser23)되면서 5-HT2C 수용체의 세포 외 N-말단부위(N-terminal region)의 구조적인 변화가 일어나게 된다. 정상인에서는

〈표 8-2〉 강박증에서 세로토닌과 관련한 후보 유전자들: 유전 연관연구

유전자명	연구 디자인	표본수			결과	참고 문헌
		영향군(affected)		대조군		
		비가족	가족			
-1438A/G	CC	62		144	P〈0.05	25
	CC	101		138	p=0.015(여성에서 A 대립유전자) p=0.02(여성에서 유전자형)	26
-1438A/G & T102C	CC	58		83	NS	27
T102C	CC	75		172	NS	17
	CC	79		202	NS	18
	CC	71		129	NS	28
	CC	조기발병 강박증 =95 후발성(late onset) 강박증=85			NS	29
5-HT2C	CC	109		107	NS	33
	CC	75		172	NS	17
TPH	FA		71		P=0.035	35
	CC	75		172	NS	17

- 5-HT2C: 세로토닌 2C 수용체(serotonin 2C receptor)
- TPH: 트립토판 수산화효소(tryptophan hydroxylase)
- CC: 일반인구에 기초한 환자 대조군 연관(population-based case-control association)
- FA: 가족에 기초한 연관(family based association)
- NS: 유의미하지 않은 결과(non-significant finding) (p>0.05)

5-HT2C-Cys와 5-HT2C-Ser의 변이가 각각 87%와 13%로 알려져 있다.[32] Cavallini 등[33]은 강박증 환자를 대상으로 5-HT2C 유전자의 다형성에 대하여 연구하였으나 정상인과의 차이를 보이지 못하였으며 이후에 진행된 Frisch 등[17] 의 연구에서도 강박증 환자에서 정상인과의 차이를 보이지 못하였다. 5-HT2C 와 관련된 후보유전자에 대하여서는 〈표 8-2〉에 요약하였다.

(4) 트립토판 수산화효소

트립토판 수산화효소(tryptophan hydroxylase: TPH)는 세로토닌 합성의 속도 제한단계(rate-limiting step) 효소로 TPH와 관련된 유전자는 강박증의 연관 연구 의 주요한 후보가 되고 있다. TPH는 TPH1과 TPH2 두 가지의 이성형(isoform) 으로 존재하며 TPH1은 주로 송과체(pineal gland), 흉선(thymus), 비장(spleen) 그리고 내장기관 등에 존재하는 반면, TPH2는 뇌간(brain stem)에 존재하는 것 으로 알려져 있다.[34] TPH1을 대상으로 한 연구에서는 강박증 환자가 정상 대조 군과의 유전자 다형성에 있어서 차이가 없음을 보였다.[17] 그러나 Mossner 등[35] 은 대립유전자 분석을 통하여 강박증의 조기발병군(early onset OCD)인 소아-청 소년 강박증 환자에서 TPH2의 두 개의 단일 염기 변이인 rs4570625과 rs4565946의 G-C 단수형(haplotype)이 부모로부터 환자에게 전달되고 있다는 것을 보고하였으며, 이를 통하여 이들은 TPH가 조기발병 강박증의 원인과 관련 성이 있음을 제안하고 있다. TPH와 관련된 후보유전자에 대하여서는 〈표 8-2〉 에 요약하였다.

2) 도파민: 강박증에서의 도파민 연관연구

SSRI의 충분한 사용으로 증상이 호전되지 않는 치료불응성 강박증이 있다는 사 실은 질병과 관련된 병인에 있어서 세로토닌의 이상만으로 설명할 수 없는 다른 원인이 함께 있음을 시사한다. 동물실험 및 임상적 관찰 등은 강박증이 세로토닌 뿐만 아니라 도파민과도 관련이 있다는 사실을 보여 주고 있다. 동물실험에서 도 파민 D2/D3 수용체 효현제(agonist)인 퀴인피롤(quinpirole)을 통하여 시냅스 (synapse) 내 도파민을 증가시킬 경우 강박증 환자에서 경험하는 증상과 유사한 상동적이고 반복적인 행동이 유발된다는 것을 보여 주고 있다.[36] 이와 함께 퀴인

피롤을 사용한 후 사후부검을 통하여 동물들의 측위신경핵(nucleus accumbens)과 오른쪽 전전두엽피질(right prefrontal cortex)에서 도파민의 활성도가 증가되었다는 것을 확인할 수 있었다.[37] 임상적 약물연구에서도 도파민 수용체 차단제인 할로페리돌(haloperidol)[38] 또는 리스페리돈[39]과 같은 약물의 사용이 SSRI의 사용 후 치료적 불응성을 보이는 환자에게 효과가 있다는 보고를 통하여 강박증의 병리에는 세로토닌뿐만 아니라 도파민도 관여되어 있음을 보여 주고 있다.

(1) 도파민 D4 수용체

도파민 D4 수용체(dopamine D4 receptor: DRD4)는 비정형 항정신병약물인 클로자핀(clozapine)에 대한 높은 친화도 때문에 임상적으로 주목받아 왔으며[40] 뇌의 조직화된 사고의 계획, 정신증적 행동, 동기부여 그리고 보상(reward) 등에 관여하는 뇌의 영역에서 발현되는 것으로 알려져 있다.[41] 또한 이 수용체는 도파민의 합성 과정에 영향을 미치는 것으로 보고된 바 있다.[42] DRD4를 부호화(encoding)하는 유전자는 다양한 유전자 다형성을 이루고 있으며, 이들 유전자 다형성은 2회에서 11회 사이를 반복하는 48개의 염기쌍의 불완전한 서열이 특징인 직렬반복 서열 수 변이(variable number of tandem repeats: VNTR)로 이루어져 있다.[43]

강박증에서의 DRD4는 주로 48개의 염기쌍이 7회 반복하는 DRD4/A7 대립유전자에 대한 연구가 이루어졌다. Cruz 등의 연구에 의하면 만성적인 운동 틱(motor tic) 또는 음성 틱(vocal tic)을 갖는 강박증군의 대다수가 틱을 갖지 않는 강박증군에 비하여 더 높은 빈도의 A7 대립유전자를 가지고 있는 것으로 나타났다.[44] 또한 Billett 등[45]의 연구에 의하면 강박증 환자군은 정상 대조군에 비하여 현저하게 높은 A7 대립유전자빈도를 나타내고 있었다. 그러나 이와 같은 결과는 반복측정으로 인한 제1종 오류(type I error)일 가능성이 있음을 지적하고 있다. 반면 Frisch 등[17]의 연구에서는 강박증 환자에서 현저하게 낮은 A7 대립유전자 빈도를 보이고 있었다. 하지만 역시 제1종 오류로 인하여, 반복측정에 의한 효과를 제거하였을 때는 통계적으로 유의한 차이를 보이지 못하였다. Hemmings 등[28]의 연구에서 역시 강박증 환자는 A7 대립유전자 빈도에서 정상 대조군과의 차이가 없었다.[28] 다만, 이들에 의하여 이루어진 후속 연구에서 발병의 시기를 구분하였을 때 조기발병 강박증군이 후기발병 강박증군에 비해 현저하게 낮은 A7 대립유전자빈도를 보이고 있었다. 최근에 이루어진 Camarena 등[46]의 연구에서는

Cruz 등[44]에 의하여 보여 준 강박증 환자 내 틱의 유무에 따른 A7 대립유전자빈도의 차이는 보이지 못하였다. 또한 강박증 환자와 정상 대조군 간 비교에 있어서도 A7 대립유전자빈도는 차이가 없었다. 다만, 강박증 환자군이 정상 대조군에 비하여 A4 대립유전자의 빈도가 현저하게 낮음을 보고하였다. DRD4와 관련된 후보유전자에 대하여서는 〈표 8-3〉에 요약하였다.

(2) 도파민 D2 수용체

[^{123}I]요오드벤즈아마이드([^{123}I]iodobenzamide)를 이용하여 시행된 단일광전자 방출 전산화 단층촬영(single photon emission computerized tomography: SPECT)에서 강박증 환자는 정상 대조군과 비교하여 왼쪽 꼬리핵(caudate nucleus)의 도파민 D2 수용체(dopamine D2 receptor: DRD2)의 결합력(binding potential)이 현저하게 저하된 양상이었다.[47] 꼬리핵이 기존의 뇌영상연구를 통하여 강박증 환자의 병리와 관련성이 높은 영역으로 알려진 부위[48]라는 점을 고려한다면 이와 같은 결과는 DRD2가 강박증 환자의 병리와 관련이 있다는 사실에 대한 신뢰를 높여 주고 있다. DRD2 수용체는 TaqI A 유전자 다형성을 가지고 있으며 TaqI A의 A1 대립유전자는 DRD2의 저하된 수용체 밀도(receptor density)와 연관이 있는 것으로 알려져 있다.[49]

강박증 환자의 DRD2 TaqI A 유전자 다형성과 관련한 연구에서 Nicolini 등[50]은 틱을 가지고 있는 강박증 환자의 경우 틱을 가지고 있지 않은 강박증 환자와 비교하여 현저하게 높은 DRD2 TaqI A2 대립유전자를 가지고 있음을 보고하였다. 그러나 강박증 환자를 정상 대조군과 비교하였을 경우는 통계적으로 유의한 차이를 보이지 았았다. Billett 등의 연구[45]에서 역시 DRD2 수용체의 TaqI A 유전자 다형성에 있어서 강박증 환자와 정상 대조군 간에 어떠한 연관성도 발견하지 못하였다. 그러나 이후 보고된 Denys 등[51]의 연구에 의하면 강박증 환자군을 성별로 나누어 비교할 경우 남성 강박증 환자군의 경우 정상 남자 대조군에 비하여 TaqI A2/A2 유전자형뿐만 아니라 TaqI A2 대립유전자가 현저하게 증가된 것을 보고하고 있다. DRD2와 관련된 후보유전자에 대하여서는 〈표 8-3〉에 요약하였다.

〈표 8-3〉 강박증에서 도파민과 관련한 후보유전자들: 유전 연관연구

유전자명	연구 디자인	표본수			결과	참고 문헌
		영향군(affected)		대조군		
		비가족	가족			
DRD4	CC	틱장애 없는 강박증=49 틱장애 있는 강박증=12			p=0.018(A7 대립유전자)	44
	CC	118		118	NS	45
	CC	75		172	NS	17
	CC	71		129	NS	28
	CC	조기발병 강박증=95 후발성(late onset) 강박증=85			P=0.0128	29
	CC	210	51	202	P=0.027(A4 대립유전자)	46
	CC	67		54	NS	50
DRD2	CC	틱장애 없는 강박증=55 틱장애 있는 강박증=12			p=0.008	50
	CC	118		118	NS	45
	CC	159		151	p=0.02(남성에서 A2 대립유전자) p=0.049(남성에서 A2/A2 유전자형)	51
DAT	CC	75		172	NS	17
	CC	71		129	NS	28
	CC	조기발병 강박증=95 후발성(late onset) 강박증=85			NS	29
	CC	118		118	NS	45

	CC	73	148	p=0.0002	58
	FA		110	p=0.0079(male)	59
	CC	54	54	p=0.0017	60
COMT	CC	59	114	NS	61
	FA		67	NS	62
	CC	17	35	NS	63
	CC	159	151	p=0.035(남성)	51

- DRD4: 도파민 D4 수용체(dopamine D4 receptor)
- DRD2: 도파민 D2 수용체(dopamine D2 receptor)
- DAT: 도파민 수송체(dopamine transporter)
- COMT: 카테콜-O-메틸트랜스퍼라제(catechol-o-methyl-transferase)
- CC: 일반인구에 기초한 환자 대조군 연관(population-based case-control association)
- FA: 가족에 기초한 연관(family based association)
- NS: 유의미하지 않은 결과(non-significant finding) (p>0.05)

(3) 도파민 수송체

도파민 수송체(dopamine transporter: DAT)는 중뇌(midbrain) 내 시냅스로부터 방출된 도파민을 시냅스전 말단부위로 재흡수함으로써 도파민 활성을 종결하는 역할을 한다. 도파민 수송체 유전자는 15개의 엑손(exon)으로 이루어져 있으며 15번째 엑손 부위에는 40염기쌍(40bp)의 반복에 따라 여러 종류의 대립유전자를 갖는 VNTR 유전자 다형성이 있다.[52, 53] DAT와 강박증의 관련성은 동물실험을 통하여 드러난 바 있으며 도파민 수송체 제거 쥐(DAT knockout mice)는 정상 쥐에 비해 과활성화된 활동양상을 나타내며 강박증과 같은 행동 패턴을 보이게 된다.[54] 그러나 강박증 환자를 대상으로 한 연구에서는 DAT 40bp VNTR와 강박증 간 연관성을 보고한 예는 없었다.[17, 28, 29, 45] DAT와 관련된 후보유전자에 대하여서는 〈표 8-3〉에 요약하였다.

(4) 카테콜-O-메틸트랜스퍼라제

카테콜-O-메틸트랜스퍼라제(Catechol-O-Methyltransferase: COMT)는 마그네슘(Mg^{2+}) 의존성 효소로서 카테콜아민(catecholamines)을 불활성화시키는 작용을 한다.[55] COMT를 생성하는 COMT 효소유전자는 염색체 22q11에 위치해 있으며 158 코돈에서 구아닌이 아데닌으로 전이(transition)된 기능적 다형성을 가진다. 그 결과 생성 단백질이 발린(valine)에서 메티오닌(methionine)으로 치환(substitution)되어 효소활성 및 열안정성에서 차이를 나타내게 되는데, 아데닌 대립유전자를 갖는 A/A 유전자형의 경우 효소의 낮은 열안정성(thermolabile: $COMT^L$)을, 동질적인 구아닌 대립유전자를 갖는 G/G 유전자형은 A/A에 비하여 3~4배 높은 활성과 열안정성(thermostable: $COMT^H$)을, 이질적인(heterozygous) 대립유전자를 갖는 A/G 유전자형은 중간 수준의 효소활성과 열안정성을 보이게 된다.[56, 57]

강박증 환자에서는 효소활성의 감소와 관련된 $COMT^L$에 대한 관련 가능성이 제안되어 왔다. 실제 Karayiorgou 등[58]의 연구에 의하면 정상 대조군과의 비교에서 강박증군의 경우 낮은 열안정성을 가지는 $COMT^L$ 대립유전자가 질병과 관련성을 가지며 특히 여성보다는 남성에서 현저한 관련성이 있음을 보이고 있다. 또한 $COMT^L$ 유전자형은 강박증에서 질병의 위험인자가 될 수 있음을 보이고 있는데, $COMT^L/COMT^L$ 유전자형이 $COMT^L/COMT^H$ 또는 $COMT^H/COMT^H$ 유전자형에 비하여 질병에 대한 상대위험도가 5.91로 나타났다. 이들의 후속 연구에서는 남성 강박증 환자의 경우 그들의 부모로부터 $COMT^L$가 우세하게 전달(transmission)된다는 것을 보여 주고 있어[59] 강박증과의 관련성에 대한 가능성을 높여 주고 있다. 또한 Niehaus 등[60]의 연구에서 강박증 환자군은 정상 대조군에 비하여 $COMT^L/COMT^H$ 이형접합체(heterozygotes)가 우세한 것으로 보고하였다. Denys 등[51]의 연구에서는 Karayiorgou 등의 결과와 유사하게 남성 강박증 환자군이 정상 남성 대조군에 비하여 $COMT^L$의 빈도가 현저하게 높은 것으로 나타났다. 그러나 몇몇의 연구에서는 강박증 환자와 $COMT^L$ 유전자와의 관련성이 없다는 결과[61~63]들도 보고되고 있어 일치된 결론을 보이고 있지 못한 것으로 보인다.

4. 향후 방향

이 장에서는 강박증과 관련한 유전연구들에 대하여 살펴보았다. 현재 강박증과 관련한 유전연구가 활발하게 이루어지고 있지만 아직은 어떤 일정한 결론에 도달하고 있는 것은 아니다. 강박증과 관련한 유전연구에 있어서 몇 가지 고려할 점들이 있다. 첫 번째, 강박증은 상당히 다양한 임상적 표현형(clinical phenotype)을 지니는 질환이라는 점이다. 현재 진단을 위하여 정신장애의 진단 및 통계 편람 제4편(DSM-IV)이나 구조적인 면담을 위하여 DSM-IV의 제1축 장애의 구조화된 임상적 면담(Structured Clinical Interview for DSM-IV Axis I Disorders: SCID-I)과 같은 도구들을 사용하고 있고, 또한 증상에 대한 심각도 측정을 위하여 예일-브라운 강박척도와 같은 도구들을 사용하고 있지만 강박증의 다양한 표현형은 여전히 유전연구를 진행함에 있어서 어려움으로 남아 있다. 이러한 문제를 해결하기 위하여 강박증을 다양한 하위 유형(subtype)으로 분류하여 접근하는 방법 등이 고려되어야 한다. 두 번째는 강박증과 같이 복잡한 정신과적 질환의 경우 단일한 유전적 부위(a single genetic locus)가 표현형 변이(phenotypic variance)의 작은 부분에만 영향을 미칠 수 있다는 점이다. 즉, 유전적 요인이 존재한다고 하더라도 이에 더하여 환경적 요인들이 복합적으로 작용함으로써 임상적 표현형(clinical phenotype)에 영향을 미칠 수 있다는 점을 충분히 고려해야만 한다.

여러 가지 제한에도 불구하고, 강박증의 유전연구는 강박증의 원인을 규명하기 위한 상당히 효과적이고 힘 있는 방법이라고 할 수 있다. 향후 더 많은 연구들이 이와 같은 원인 규명을 위하여 진행될 것으로 여겨지며 성과를 보일 수 있을 것으로 기대한다.

참/고/문/헌

1. Hettema JM, Neale MC, Kendler KS: A review and meta-analysis of the genetic epidemiology of anxiety disorders. *Am J Psychiatry* 2001; 158(10):1568-1578.

2. Nestadt G, Samuels J, Riddle M, Bienvenu OJ 3rd, Liang KY, LaBuda M, Walkup J, Grados M, Hoehn-Saric R: A family study of obsessive-compulsive disorder. *Arch Gen Psychiatry* 2000; 57(4):358-363

3. Hanna GL, Himle JA, Curtis GC, Gillespie BW: A family study of obsessive-compulsive disorder with pediatric probands. *Am J Med Genet B Neuropsychiatr Genet* 2005; 134(1):13-19.

4. Black DW, Noyes R Jr, Goldstein RB, Blum N: A family study of obsessive-

compulsive disorder. *Arch Gen Psychiatry* 1992; 49(5):362−368

5. Sobin C, Blundell M, Weiller F, Gavigan C, Haiman C, Karayiorgou M: Phenotypic characteristics of Obsessive−Compulsive Disorder ascertained in adulthood. *J Psychiatr Res* 1999; 33(3):265−273.

6. Hemmings SM, Stein DJ: The current status of association studies in obsessive−compulsive disorder. *Psychiatr Clin North Am* 2006; 29(2): 411−444.

7. Skre I, Onstad S, Edvardsen J, Torgersen S, Kringlen E: A family study of anxiety disorders: familial transmission and relationship to mood disorder and psychoactive substance use disorder. *Acta Psychiatr Scand* 1994; 90(5): 366−374.

8. Kim SW, Dysken MW, Kline MD: Monozygotic twins with obsessive−compulsive disorder. *Br J Psychiatry* 1990; 156: 435−438.

9. Saxena S, Brody AL, Schwartz JM, Baxter LR. Neuroimaging and frontal−subcortical circuitry in obsessive−compulsive disorder. *Br J Psychiatry* 1998; (35):26−37.

10. Mataix−Cols D, Wooderson S, Lawrence N, Brammer MJ, Speckens A, Phillips ML: Distinct neural correlates of washing, checking, and hoarding symptom dimensions in obsessive−compulsive disorder. *Arch Gen Psychiatry* 2004; 61(6): 564−576.

11. Kwon JS, Kim JJ, Lee DW, Lee JS, Lee DS, Kim MS, Lyoo IK, Cho MJ, Lee MC: Neural correlates of clinical symptoms and cognitive dysfunctions in obsessive−compulsive disorder. *Psychiatry Res* 2003; 122(1):37−47.

12. Baxter LR Jr, Saxena S, Brody AL, Ackermann RF, Colgan M, Schwartz JM, Allen−Martinez Z, Fuster JM, Phelps ME: Brain mediation of obsessive−compulsive disorder symptoms: evidence from functional brain imaging studies in the human and nonhuman primate. *Semin Clin Neuropsychiatry* 1996; 1(1):32−47.

13. Lesch KP, Bengel D, Heils A, Sabol SZ, Greenberg BD, Petri S, Benjamin J, Muller CR, Hamer DH, Murphy DL: Association of anxiety−related traits with a polymorphism in the serotonin transporter gene regulatory region. *Science* 1996; 274(5292):1483.

14. Hariri AR, Mattay VS, Tessitore A, Kolachana B, Fera F, Goldman D, Egan MF, Weinberger DR: Serotonin transporter genetic variation and the response of the human amygdala. *Science* 2002; 297(5580):400−403.

15. Bengel D, Greenberg BD, Cora−Locatelli G, Altemus M, Heils A, Li Q,

Murphy DL: Association of the serotonin transporter promoter regulatory region polymorphism and obsessive-compulsive disorder. *Mol Psychiatry* 1999; 4(5):463-466.

16. McDougle CJ, Epperson CN, Price LH, Gelernter J: Evidence for linkage disequilibrium between serotonin transporter protein gene (SLC6A4) and obsessive compulsive disorder. *Mol Psychiatry* 1998; 3(3):270-273.

17. Frisch A, Michaelovsky E, Rockah R, Amir I, Hermesh H, Laor N, Fuchs C, Zohar J, Lerer B, Buniak SF, Landa S, Poyurovsky M, Shapira B, Weizman R: Association between obsessive-compulsive disorder and polymorphisms of genes encoding components of the serotonergic and dopaminergic pathways. *Eur Neuropsychopharmacol* 2000; 10(3):205-209.

18. Meira-Lima I, Shavitt RG, Miguita K, Ikenaga E, Miguel EC, Vallada H: Association analysis of the catechol-o-methyltransferase (COMT), serotonin transporter (5-HTT) and serotonin 2A receptor (5HT2A) gene polymorphisms with obsessive-compulsive disorder. *Genes Brain Behav* 2004; 3(2):75-79.

19. Chabane N, Millet B, Delorme R, Lichtermann D, Mathieu F, Laplanche JL, Roy I, Mouren MC, Hankard R, Maier W, Launay JM, Leboyer M: Lack of evidence for association between serotonin transporter gene (5-HTTLPR) and obsessive-compulsive disorder by case control and family association study in humans. *Neurosci Lett* 2004 10; 363(2):154-156.

20. Dickel DE, Veenstra-VanderWeele J, Bivens NC, Wu X, Fischer DJ, Van Etten-Lee M, Himle JA, Leventhal BL, Cook EH Jr, Hanna GL: Association studies of serotonin system candidate genes in early-onset obsessive-compulsive disorder. *Biol Psychiatry* 2007; 61(3):322-329.

21. Lin PY: Meta-analysis of the association of serotonin transporter gene polymorphism with obsessive-compulsive disorder. *Prog Neuropsychopharmacol Biol Psychiatry* 2007; 31(3):683-689.

22. Hu XZ, Lipsky RH, Zhu G, Akhtar LA, Taubman J, Greenberg BD, Xu K, Arnold PD, Richter MA, Kennedy JL, Murphy DL, Goldman D: Serotonin transporter promoter gain-of-function genotypes are linked to obsessive-compulsive disorder. *Am J Hum Genet* 2006; 78(5):815-826.

23. Leonard HL, Rapoport JL. Relief of obsessive-compulsive symptoms by LSD and psilocin. *Am J Psychiatry* 1987; 144(9):1239-1240.

24. Marek GJ, Carpenter LL, McDougle CJ, Price LH: Synergistic action of 5-

HT2A antagonists and selective serotonin reuptake inhibitors in neuropsychiatric disorders. *Neuropsychopharmacology* 2003; 28: 402–412.

25. Enoch MA, Kaye WH, Rotondo A, Greenberg BD, Murphy DL, Goldman D: 5–HT2A promoter polymorphism −1438G/A, anorexia nervosa, and obsessive–compulsive disorder. *Lancet* 1998; 351(9118):1785–1786.

26. Enoch MA, Greenberg BD, Murphy DL, Goldman D: Sexually dimorphic relationship of a 5–HT2A promoter polymorphism with obsessive–compulsive disorder. *Biol Psychiatry* 2001; 49(4): 385–388.

27. Tot S, Erdal ME, Yazici K, Yazici AE, Metin O: T102C and −1438 G/A polymorphisms of the 5–HT2A receptor gene in Turkish patients with obsessive–compulsive disorder. *Eur Psychiatry* 2003; 18(5):249–254.

28. Hemmings SM, Kinnear CJ, Niehaus DJ, Moolman–Smook JC, Lochner C, Knowles JA, Corfield VA, Stein DJ: Investigating the role of dopaminergic and serotonergic candidate genes in obsessive–compulsive disorder. *Eur Neuropsychopharmacol* 2003;13(2):93–98.

29. Hemmings SM, Kinnear CJ, Lochner C, Niehaus DJ, Knowles JA, Moolman–Smook JC, Corfield VA, Stein DJ: Early– versus late–onset obsessive–compulsive disorder: investigating genetic and clinical correlates. *Psychiatry Res* 2004; 128(2):175–182.

30. Broocks A, Pigott TA, Hill JL, Canter S, Grady TA, L' Heureux F, Murphy DL: Acute intravenous administration of ondansetron and m–CPP, alone and in combination, in patients with obsessive–compulsive disorder (OCD): behavioral and biological results. *Psychiatry Res* 1998; 79(1):11–20.

31. Chou–Green JM, Holscher TD, Dallman MF, Akana SF: Compulsive behavior in the 5–HT2C receptor knockout mouse. *Physiol Behav* 2003; 78(4):641–649.

32. Lappalainen J, Zhang L, Dean M, Oz M, Ozaki N, Yu DH, Virkkunen M, Weight F, Linnoila M, Goldman D: Identification, expression, and pharmacology of a Cys23–Ser23 substitution in the human 5–HT2c receptor gene (HTR2C). *Genomics* 1995 20; 27(2):274–279.

33. Cavallini MC, Di Bella D, Pasquale L, Henin M, Bellodi L: 5HT2C CYS23/SER23 polymorphism is not associated with obsessive–compulsive disorder. *Psychiatry Res* 1998; 77(2):97–104.

34. Walther DJ, Bader M: A unique central tryptophan hydroxylase isoform. *Biochem Pharmacol* 2003; 66(9):1673–1680.

35. Mossner R, Walitza S, Geller F, Scherag A, Gutknecht L, Jacob C, Bogusch L, Remschmidt H, Simons M, Herpertz-Dahlmann B, Fleischhaker C, Schulz E, Warnke A, Hinney A, Wewetzer C, Lesch KP: Transmission disequilibrium of polymorphic variants in the tryptophan hydroxylase-2 gene in children and adolescents with obsessive-compulsive disorder. *Int J Neuropsychopharmacol* 2006; 9(4):437-442.

36. Szechtman H, Sulis W, Eilam D: Quinpirole induces compulsive checking behavior in rats: a potential animal model of obsessive-compulsive disorder (OCD). *Behav Neurosci* 1998; 112(6):1475-1485.

37. Sullivan RM, Talangbayan H, Einat H, Szechtman H: Effects of quinpirole on central dopamine systems in sensitized and non-sensitized rats. *Neuroscience* 1998; 83(3):781-789.

38. McDougle CJ, Goodman WK, Leckman JF, Lee NC, Heninger GR, Price LH: Haloperidol addition in fluvoxamine-refractory obsessive-compulsive disorder. A double-blind, placebo-controlled study in patients with and without tics. *Arch Gen Psychiatry* 1994; 51(4):302-308.

39. McDougle CJ, Epperson CN, Pelton GH, Wasylink S, Price LH: A double-blind, placebo-controlled study of risperidone addition in serotonin reuptake inhibitor-refractory obsessive-compulsive disorder. *Arch Gen Psychiatry* 2000; 57(8):794-801.

40. Seeman P, Van Tol HH: Dopamine receptor pharmacology. *Trends Pharmacol Sci* 1994; 15(7):264-270.

41. Ariano MA, Wang J, Noblett KL, Larson ER, Sibley DR: Cellular distribution of the rat D4 dopamine receptor protein in the CNS using anti-receptor antisera. *Brain Res* 1997; 752(1-2):26-34.

42. Rubinstein M, Phillips TJ, Bunzow JR, Falzone TL, Dziewczapolski G, Zhang G, Fang Y, Larson JL, McDougall JA, Chester JA, Saez C, Pugsley TA, Gershanik O, Low MJ, Grandy DK: Mice lacking dopamine D4 receptors are supersensitive to ethanol, cocaine, and methamphetamine. *Cell* 1997; 90(6):991-1001.

43. Lichter JB, Barr CL, Kennedy JL, Van Tol HH, Kidd KK, Livak KJ: A hypervariable segment in the human dopamine receptor D4 (DRD4) gene. *Hum Mol Genet* 1993; 2(6):767-773.

44. Cruz C, Camarena B, King N, Paez F, Sidenberg D, de la Fuente JR, Nicolini H: Increased prevalence of the seven-repeat variant of the dopamine D4

receptor gene in patients with obsessive−compulsive disorder with tics. *Neurosci Lett* 1997; 231(1):1−4.

45. Billett EA, Richter MA, Sam F, Swinson RP, Dai XY, King N, Badri F, Sasaki T, Buchanan JA, Kennedy JL: Investigation of dopamine system genes in obsessive−compulsive disorder. *Psychiatr Genet* 1998; 8(3):163−169.

46. Camarena B, Loyzaga C, Aguilar A, Weissbecker K, Nicolini H: Association study between the dopamine receptor D(4) gene and obsessive−compulsive disorder. *Eur Neuropsychopharmacol* 2007; 17; 406−409.

47. Denys D, van der Wee N, Janssen J, De Geus F, Westenberg HG: Low level of dopaminergic D2 receptor binding in obsessive−compulsive disorder. *Biol Psychiatry* 2004; 55(10):1041−1045.

48. Calabrese G, Colombo C, Bonfanti A, Scotti G, Scarone S: Caudate nucleus abnormalities in obsessive−compulsive disorder: measurements of MRI signal intensity. *Psychiatry Res* 1993; 50(2):89−92.

49. Jonsson EG, Nothen MM, Grunhage F, Farde L, Nakashima Y, Propping P, Sedvall GC: Polymorphisms in the dopamine D2 receptor gene and their relationships to striatal dopamine receptor density of healthy volunteers. *Mol Psychiatry* 1999; 4(3):290−296.

50. Nicolini H, Cruz C, Camarena B, Orozco B, Kennedy JL, King N, Weissbecker K, de la Fuente JR, Sidenberg D: DRD2, DRD3 and 5HT2A receptor genes polymorphisms in obsessive−compulsive disorder. *Mol Psychiatry* 1996; 1(6):461−465.

51. Denys D, Van Nieuwerburgh F, Deforce D, Westenberg H: Association between the dopamine D2 receptor TaqI A2 allele and low activity COMT allele with obsessive−compulsive disorder in males. *Eur Neuropsychopharmacol* 2006; 16: 446−450.

52. Vandenbergh DJ, Persico AM, Hawkins AL, Griffin CA, Li X, Jabs EW, Uhl GR: Human dopamine transporter gene (DAT1) maps to chromosome 5p15.3 and displays a VNTR. *Genomics* 1992; 14(4): 1104−1106.

53. Sano A, Kondoh K, Kakimoto Y, Kondo I: A 40−nucleotide repeat polymorphism in the human dopamine transporter gene. *Hum Genet* 1993; 91(4):405−406.

54. Berridge KC, Aldridge JW, Houchard KR, Zhuang X: Sequential super−stereotypy of an instinctive fixed action pattern in hyper−dopaminergic mutant mice: a model of obsessive compulsive disorder and Tourette's.

BMC Biol 2005; 14;3:4.

55. Axelrod J, Tomchik R: Enzymatic O-methylation of epinephrine and other catechols. *J Biol Chem* 1958; 233(3):702-705.

56. Lachman HM, Papolos DF, Saito T, Yu YM, Szumlanski CL, Weinshilboum RM: Human catechol-O-methyltransferase pharmacogenetics: description of a functional polymorphism and its potential application to neuropsychiatric disorders. *Pharmacogenetics* 1996; 6(3):243-250.

57. Lotta T, Vidgren J, Tilgmann C, Ulmanen I, Melen K, Julkunen I, Taskinen J: Kinetics of human soluble and membrane-bound catechol O-methyltransferase: a revised mechanism and description of the thermolabile variant of the enzyme. *Biochemistry* 1995; 34(13):4202-4210.

58. Karayiorgou M, Altemus M, Galke BL, Goldman D, Murphy DL, Ott J, Gogos JA: Genotype determining low catechol-O-methyltransferase activity as a risk factor for obsessive-compulsive disorder. *Proc Natl Acad Sci U S A* 1997 29; 94(9):4572-4575.

59. Karayiorgou M, Sobin C, Blundell ML, Galke BL, Malinova L, Goldberg P, Ott J, Gogos JA: Family-based association studies support a sexually dimorphic effect of COMT and MAOA on genetic susceptibility to obsessive-compulsive disorder. *Biol Psychiatry* 1999; 45(9):1178-1189.

60. Niehaus DJ, Kinnear CJ, Corfield VA, du Toit PL, van Kradenburg J, Moolman-Smook JC, Weyers JB, Potgieter A, Seedat S, Emsley RA, Knowles JA, Brink PA, Stein DJ: Association between a catechol-o-methyltransferase polymorphism and obsessive-compulsive disorder in the Afrikaner population. *J Affect Disord* 2001; 65(1):61-65.

61. Erdal ME, Tot S, Yazici K, Yazici A, Herken H, Erdem P, Derici E, Camdeviren H: Lack of association of catechol-O-methyltransferase gene polymorphism in obsessive-compulsive disorder. *Depress Anxiety* 2003; 18(1):41-45.

62. Schindler KM, Richter MA, Kennedy JL, Pato MT, Pato CN: Association between homozygosity at the COMT gene locus and obsessive compulsive disorder. *Am J Med Genet* 2000; 96(6):721-724.

63. Ohara K, Nagai M, Suzuki Y, Ochiai M, Ohara K: No association between anxiety disorders and catechol-O-methyltransferase polymorphism. *Psychiatry Res* 1998; 80(2):145-148.

Chapter 9
강박증의 구조적 뇌영상 연구

최정석, 강도형, 권준수

1. 서 론

현재까지 강박증의 병태생리 연구를 위한 많은 뇌영상 연구들이 시행되어 왔다. 전산화 단층촬영(computed tomography: CT)이나 자기공명영상(magnetic resonance imaging: MRI)을 이용하여 뇌의 구조적 변화를 측정하는 것 이외에 최근에는 확산텐서영상(diffusion tensor imaging: DTI)과 형태 분석(shape analysis)에 대한 연구들이 이루어지고 있다. 여기에서는 구조적 뇌영상 연구를 통하여 강박증 환자들에서 보이는 뇌의 형태학적 이상을 알아보고자 한다.

2. CT 및 MRI

1) 기초 연구

CT는 뇌의 전반적인 신경병리를 보기 위해 사용되었으며 주로 초기 연구에 이용되었다. Insel 등[1]은 CT를 이용한 연구에서 별다른 구조적인 차이를 밝히지 못한 반면 Luxenberg 등[2]은 강박증 환자군에서 꼬리핵(caudate nucleus)의 감소를 보고하였고, Behar 등[3]은 뇌실(ventricle)의 확장을 보고한 바 있다. 하지만, CT는 해상도가 떨어지고 다양한 뇌의 부위를 관찰하기에는 한계가 있었으며 일관되지 못한 연구결과들을 보였다. 한편, MRI를 통한 연구는 1980년대 후반부터 시작되어 1990년대 들어서 MRI 기법의 발전과 더불어 본격화되었고 1990년대 이후에는 MRI에 의한 연구들이 위주가 되었다. 주로 강박증의 병태생리와 밀접한 관계가 있는 피질-줄무늬체회로(cortico-striatal pathway)를 구성하는 뇌의 부위, 특히 안와전두엽(orbitofrontal cortex)과 바닥핵(basal ganglia)을 위주로 이루어졌다. 바닥핵은 대뇌피질로부터 들어오는 정보들을 걸러 내는 역할을 해 주는데 이 부위의 장애는 강박증의 증상 형성에 중요한 역할을 한다.[4, 5] 1990년대 초반에는 주로 바닥핵의 이상에 관심을 두고 MRI 연구들이 이루어졌다. Scarone 등[6]은 강박증 환자들에서 오른쪽 꼬리핵 용적이 증가되었다는 것을 밝혔고 반대로 Robinson 등[7]은 꼬리핵 용적의 감소를 보고했다. 꼬리핵을 포함한 바닥핵의 용적 차이가 없다는 연구결과도 있었다.[8, 9] 안와전두엽 역시 강박증 연구의 주된 관심 영역이었는데, Szeszko 등[10]은 안와전두엽과 편도(amygdala)의 용적이 감소된 것을 보고하였다. 그런데 안와전두엽은 세포구축학적 혹은 기능적으로 세분화된 특징이 있다. 앞쪽 부분은 인지기능과 관련된 작업을 수행하는 데 좀 더 관여하고 등외측 전전두피질(dorsolateral prefrontal cortex), 앞쪽 띠이랑(anterior cingulate gyrus)과 상호 연결성을 가지며 뒤쪽 부분은 감정 처리 능력과 좀 더 밀접한 관련을 보이며 편도 등과 연결되어 있다.[11, 12] 이에 최정석 등[13]은 해부학적 외부 표지자를 이용하여 안와전두엽을 전후로 나눠 각각의 용적을 비교하였는데 강박증 환자군에서 앞쪽 안와전두엽의 용적이 감소되었고, 이것은 레이 복합도형 검사(Rey-Osterrieth Complex Figure Test: RCFT)의 모사 점수(copy score)와 유의한 양의 상관관계를 보였다. 즉, 앞쪽 안와전두엽의 용적 감소가 강박증 환자들에서 보이는 조직화 능력의 장애와 밀접한 관계를 보인다는 것이다.

이러한 연구들은 주로 뇌의 특정 부위를 선택하여 그 부위의 용적을 구하여 비교하는 것인데 피질-줄무늬체회로를 구성하는 구조물들은 서로 밀접한 상호 연관성을 보이기 때문에 각각의 부위를 따로 선택했을 때의 제한점을 줄이기 위해 모든 구조물의 용적을 한 번에 구해서 비교해 보는 것도 효과적일 것이다([그림 9-1]). 강도형 등[14]은 각각 36명의 강박증 환자와 정상 대조군을 대상으로 피질-줄무늬체회로를 구성하는 안와전두피질, 앞쪽 띠이랑, 꼬리핵, 조가비핵(putamen), 시상(thalamus) 등의 용적을 비교하였는데 강박증 환자군에서 왼쪽 안와전두피질의 용적 감소를 보였다. 하지만 질병의 이환 기간이나 약물이 뇌의 용적에 미치는 영향을 배재하기 위해 약물을 사용하지 않은 소아 환자들을 대상으로한 연구에서는 창백핵(globus pallidus)의 용적 감소 및 앞쪽 띠이랑의 회질(gray matter) 용적 증가가 나타났다.[15]

강박증의 병태생리에 피질-줄무늬체회로의 이상 이외에도 다른 뇌 영역의 이상을 시사하는 연구들이 있다. 특히 측두-변연계(temporo-limbic system)의 이상과 강박증과의 연관성이 그것인데 권준수 등[16]은 강박증 환자와 정신분열병 환자들에서 양쪽 해마(hippocampus)의 용적이 감소되어 있고 강박증 환자들의 왼쪽 편도 용적은 증가되었다고 하였다. 이는 해마의 용적 감소가 강박증과 정신분열병에서 공통적으로 보이는 임상증상에 연관되어 있는 반면, 편도 용적의 증가는 강박증의 병태생리에 특징적인 역할을 시사한다고 하겠다. 또한 앞쪽 상측 두이랑(superior temporal gyrus: STG)은 시각 정보를 처리하는 역할, 특히 물체와 공간 관련 정보를 취합하여 처리하는 기능을 담당하며[17] 안와전두엽과 깊은 상호

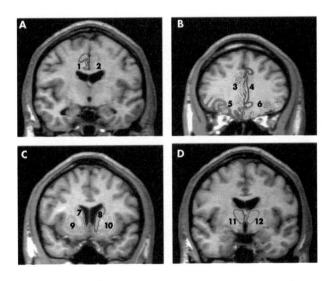

[그림 9-1] 강박증에서 자기공명영상(MRI)을 이용한 뇌 관심 영역(Region of Interest)의 구획화[14]
앞쪽 띠이랑(1, 2, 3, 4), 안와전두피질(5, 6), 꼬리핵(7, 8), 조가비핵(9, 10), 그리고 시상(11, 12).

연결성을 보이므로 이 부위의 이상이 시공간 능력의 장애 등 인지기능 이상을 보이는 강박증 환자와 관련되어 있다. 강박증 환자군에서 앞쪽 상측두이랑의 일부분의 용적 감소가 관찰된다는 연구결과가 이를 지지하고 있다.[18]

또한 Jenike 등[19]은 여자 환자들을 대상으로 전체적인 뇌 부위의 구조적 차이를 알아보았는데 강박증 환자들에서 뇌의 다양한 부위에 걸친 이상 소견을 보였다고 하였다.

2) 제한점 및 이를 개선하기 위한 시도들

이러한 연구들에서 일정하지 않은 결과들이 나타나는 원인들 중 하나는 관심영역(region of interest: ROI)을 정하는 기준, 즉 측정하고자 하는 부위의 경계를 얼마나 정확하게 설정하는가 하는 문제다. 또한 ROI 방법을 통해서는 뇌의 미세한 부분의 변화를 알아내기에 어려움이 있다. 이 제한점을 줄이기 위해서 시도된 방법이 통계적 매개변수 지도화(statistical parametric mapping: SPM)를 이용한 용적화소에 기초한 접근방법(voxel-based morphometry: VBM)으로 인위적인 구획 설정 없이 전체적인 뇌 부위에서의 변화를 찾을 수 있는 방법이다. 강박증에서는 김재진 등[20]이 처음으로 적용을 했는데 피질-줄무늬체회로를 구성하는 뇌 부위에서 회질 밀도의 증가를 보였고 이외에도 강박증의 병태생리에 두정엽(parietal lobe)과 소뇌(cerebellum)의 연관성을 제시하였다. 이후의 연구들에서도 역시 안와전두엽과 앞쪽 띠이랑 그리고 바닥핵의 이상을 보고하였으며, 소뇌와의 연관성[21] 이외에도 측두변연계와 두정엽의 이상을 보고하였다.[22]

또 다른 제한점은 연구대상의 인구학적인 측면과 질환의 이질성에 기인하는 부분이다. 바닥핵 용적은 남자와 여자에서 서로 다른 성적인 이형성을 가진다는 점에서 연구대상군 간의 성비(sex ratio)의 차이가 결과에 영향을 미칠 수 있고,[23] 그밖에 강박증상의 차이, 질병 이환 기간, 동반된 정신과 질환 등도 일관되지 않은 결과의 차이를 설명해 줄 수 있다. 항정신병약물들이 바닥핵 용적의 가역적인 변화를 초래한다는 보고들이 있기 때문에 연구결과들을 해석할 때 이런 점들도 고려되어야 할 것이다.[24, 25] 따라서 질병의 이환 기간이나 약물에 의한 영향을 배제하고 또한 치료 전후의 변화를 알아보기 위한 연구들이 시도되고 있다. 치료받지 않은 소아 환자들을 대상으로 세로토닌 재흡수 억제제인 파록세틴(paroxetine)을

12주간 치료했을 때 치료 전후의 시상의 용적 변화를 측정했는데, 치료 전 증가되었던 시상의 용적이 치료 후 감소되었고 이는 강박증상의 감소와 연관이 있었다.[26] 그러나 약물치료 없이 인지행동치료만을 시행했을 경우에는 치료 후 시상의 용적에 변화가 없었다.[27] Szeszko 등[28]은 11명의 치료 전 소아 환자들에게 16주간의 약물(파록세틴)치료를 한 후 편도 용적의 변화를 비교하였다. 치료 전 양쪽 편도의 비대칭성(왼쪽>오른쪽)을 보이던 환자군에서 치료 후 왼쪽 편도의 용적이 의미 있게 줄어들었으며 고용량의 약물을 복용할수록 용적의 감소가 더 컸다. 하지만 이 연구들은 연구대상의 수가 적기 때문에 향후 추가적인 연구가 필요할 것이다.

3. DTI

DTI는 최근 들어 주목받고 있는 새로운 영상기술의 하나로 조직 내 수분의 확산 정도를 가시화하고 이를 측정하기 위해서 고안된 영상기법이다. 특히 백질(white matter)에서 축삭돌기(axon)가 신경섬유의 경로를 따라 수직방향을 이루고, 이때 수초화된 백질 내부에 있는 물 분자들의 움직임 역시 축삭돌기의 방향을 따라 수직의 방향성을 형성하기 때문에 물 분자의 확산 정도에 있어서 비등방성(anisotropy)이 생기게 된다. 수초화된 신경섬유 내부에 있는 물 분자들의 확산이 신경섬유의 방향을 따라 비등방성을 보인다는 사실에 기초하여 DTI는 분할비등방도(fractional anisotropy: FA)라는 지표를 이용하여 백질 신경섬유의 구조적 이상을 나타내게 된다([그림 9-2]). FA 값은 백질 같은 구조적 결합력이 높은 영역

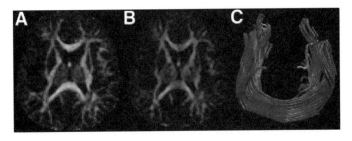

[그림 9-2] DTI 데이터의 예[37]

(A) 한 환자의 횡단면에서 보이는 분할비등방도(Fractional Anisotropy), (B) 색깔에 따른 방향성: 빨강, 좌-우; 초록, 전-후; 파랑, 상-하, (C) 뇌량 무릎부위(genu of corpus callosum)의 경로(tractography), 위에서 본 모습.

에서는 크고 회질에서는 더 작으며 뇌척수액에서는 0에 가까워진다.

DTI가 정신과 질환에서는 주로 정신분열병에서의 백질 미세구조 이상을 연구하는 데 이용되었는데 점차 다른 영역에서도 시도되고 있다. 강박증 환자를 대상으로 이루어진 연구에 의하면 양쪽 앞쪽 띠이랑과 두정엽, 오른쪽 뒤쪽 띠이랑과 왼쪽 후두엽(occipital lobe)의 백질에서 FA의 감소를 보였고 두정엽에서의 FA 감소는 강박증상의 정도와 유의한 상관관계를 보였다.[29] 이러한 FA의 감소는 신경섬유의 수초화 이상 혹은 방향적 결합력(directional coherence)의 이상을 반영하는 것이고 피질-줄무늬체회로를 구성하는 뇌 부위의 연결성에 이상이 있으며, 또한 그 이외에도 두정엽 등이 강박증의 병태생리에 관여한다는 것을 지지하는 소견이다.

반면에, 12주간의 약물치료 전후의 FA 변화를 본 연구에서는 약물치료를 받지 않은 강박증 환자에서 뇌량(corpus callosum), 속섬유막(internal capsule), 그리고 오른쪽 꼬리핵(caudate) 주위의 FA 값이 증가했고 약물치료 후에 증가된 FA 값이 정상화되었다.[30] 이전 연구와는 반대로 FA 값의 증가에 대해서 저자들은 시상에서의 정보처리에 대한 필터링(filtering) 결핍으로 인하여 대뇌피질과 시상 사이의 정보전달이 증가된 것을 시사하는 소견이라고 해석했으며, 이로 인하여 강박증상의 특징인 반복적인 강박사고가 야기된다고 하였다. 또한, 이러한 강박증에서의 백질 이상은 적절한 치료로 인하여 가역적으로 변화한다는 것을 보여 주었다.

4. 기 타

1) 피질 두께 측정법

점차 발달되는 뇌영상 기술로 인하여 최근에는 뇌피질의 두께를 측정할 수 있게 되었다. ROI 방법을 이용한 연구는 연구자들 간에 일관되지 않은 결과를 보이는 단점이 있고, VBM은 뇌피질의 고랑(sulcus)의 형태적 차이나 다양성을 반영하는 것에 제한이 있는 반면 피질 두께 측정법(cortical thickness measurement)은 피질의 표면으로부터 피질 두께를 정량화하여 대뇌회질의 양을 측정할 수 있는 방법이다. 신용욱 등[31]이 처음으로 강박증 환자들을 대상으로 시행한 연구에서는

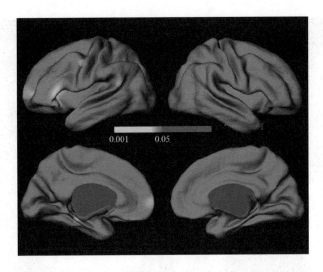

[그림 9-3] 강박증 환자와 정상인 간의 뇌 피질 두께의 차이[31]

강박증 환자의 배외측 전전두피질(ventrolateral prefrontal cortex), 중간 전두엽(middle frontal cortex), 중심 앞이랑(precentral gyrus), 상측 측두엽(superior temporal gyrus), 해마곁이랑(parahippocampus), 안와전두엽(orbitofrontal cortex), 혀이랑(lingual gyrus)에서 피질 두께의 의미 있는 감소를 보임.

정상인들에 비해서 강박증 환자의 뇌의 다양한 부위에서 피질 두께의 감소가 나타났다. 대부분 왼쪽 반구의 뇌부위였으며 특히 하측 전두엽, 중간 전두엽, 중심 앞이랑, 상측 측두엽, 해마곁이랑(parahippocampal area), 안와전두엽 그리고 혀이랑(lingual gyrus)의 피질 두께가 감소되었다([그림 9-3]). 이는 강박증에서 뇌의 배쪽 피질계(ventral cortex system)의 이상이 병태생리에 관여한다는 것을 시사하는 것이며 강박증 환자들에서 보이는 현상인 자극에 대한 과도한 평가로 인한 반추, 지나친 죄책감, 의심 등의 증상 형성과 관련된다고 볼 수 있다.

2) 형태 분석

MRI를 이용한 관심 영역 방법은 특정 뇌 부위의 전체 용적을 측정하기 때문에 꼬리핵, 창백핵 등의 작은 구조물들로 이루어진 바닥핵과 같이 뇌의 미세 부위의 구조적 변화를 알기에는 제한점이 있다. 또한 특정 뇌 구조물들의 형태는 발달학적으로 신경조직의 물리적 특성과 신경 연결 양상에 영향을 받는다.[32] 이러한 점에 의해서 최근에는 특정 뇌 부위의 형태를 분석하여 정상인과 비교 분석하는 방법(형태 분석, shape analysis)이 시도되고 있다. 정신분열병이나 조울병 같은 다

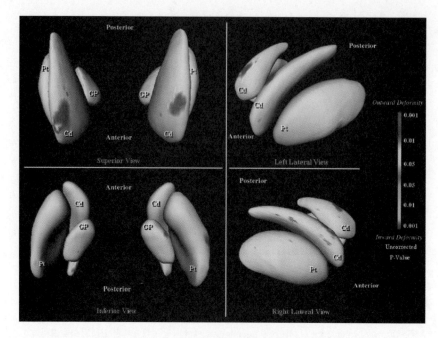

[그림 9-4] 강박증 환자의 바닥핵의 형태 이상 [33]

붉은색과 푸른색은 각각 외적 왜곡과 내적 왜곡을 나타낸다.

- Cd: 꼬리핵(caudate nucleus)
- Pt: 조가비핵(putamen)
- GP: 창백핵(globus pallidus)

〈표 9-1〉 **강박증의 구조적 영상 연구**

저자	방법	대상군	결과
Insel et al.[1]	CT	– 강박증 환자 10명 – 정상인 10명	두 그룹 간 꼬리핵 용적에 차이가 없음
Behar et al.[3]	CT	– 청소년 강박증 환자 16명 – 정상인 16명	강박증 환자군에서 뇌실–대뇌 비율(ven-tricular-brain ratio) 증가
Luxenberg et al.[2]	CT	– 남자 강박증 환자 10명 – 정상인 10명	강박증 환자군에서 양쪽 꼬리핵 용적 감소
Garber et al.[33]	MRI	– 강박증 환자 32명 – 정상인 14명	강박증 환자군에서 이상 소견이 관찰되지 않음
Kellner et al.[9]	MRI	– 강박증 환자 12명 – 정상인 12명	두 그룹 간 꼬리핵 용적에 차이가 없음
Scarone et al.[6]	MRI	– 강박증 환자 20명 – 정상인 16명	강박증 환자군에서 오른쪽 꼬리핵 용적 증가
Robinson et al.[7]	MRI	– 강박증 환자 26명 – 정상인 26명	강박증 환자군에서 꼬리핵 용적 감소

Aylward et al.[8]	MRI	– 강박증 환자 24명 – 정상인 21명	강박증 환자군에서 바닥핵의 이상 관찰되지 않음
Jenike et al.[19]	MRI	– 여성 강박증 환자 10명 – 정상인 여성 12명	강박증 환자군에서 전체 백질 감소, 전체 피질과 대뇌피질덮개(operculum) 증가
Szeszko et al.[10]	MRI	– 강박증 환자 26명 – 정상인 26명	강박증 환자군에서 양쪽 안와전두엽과 편도의 용적 감소
Gilbert et al.[26]	MRI	– 약물치료력이 없는 소아 강박증 환자 21명 – 정상인 21명	파록세틴 치료 전 강박증 환자군에서 시상 용적 증가, 12주 치료 후 시상 용적 감소
Rosenberg et al.[27]	MRI	– 약물치료력이 없는 소아 강박증 환자 11명	12주간의 인지행동치료 전후 시상 용적의 차이 없음
Kwon et al.[16]	MRI	– 강박증 환자 22명 – 정신분열병 환자 22명 – 정상인 22명	강박증 환자군과 정신분열병군에서 양쪽 해마 용적 감소, 강박증 환자군에서 왼쪽 편도 용적 증가
Kang et al.[14]	MRI	– 강박증 환자 36명 – 정상인 36명	강박증 환자군에서 왼쪽 안와전두엽 용적 감소
Choi et al.[13]	MRI	– 강박증 환자 34명 정상인 34명	강박증 환자군에서 왼쪽 안쪽 안와전두엽 용적 감소, 그 정도가 RCFT 모사 점수와 상관
Szeszko et al.[28]	MRI	– 약물치료력이 없는 소아 강박증 환자 11명 – 정상인 11명	16주간의 파록세틴 치료 전 편도의 비대칭성(왼쪽〉오른쪽)이 관찰됨, 치료 후 편도 용적 감소
MacMaster et al.[35]	MRI	– 약물치료력이 없는 소아 강박증 환자 31명 – 정상인 31명	강박증 환자군에서 뇌하수체(pituitary) 용적 감소
Lee et al.[36]	MRI	– 정신분열형 인격특성(schizo-typal personality trait)을 가진 강박증 환자 20명 – 정신분열형 인격특성을 가지지 않은 강박증 환자 47명 – 정신분열병 환자 59명 – 정상인 83명	정신분열형 인격특성을 가진 강박증 환자군과 정신분열병 환자군에서 회질 용적 감소
Choi et al.[18]	MRI	– 강박증 환자 22명 – 정상인 22명	강박증 환자군에서 양쪽 극성 평활면(planum polare) 용적 감소

Shin et al.[31]	MRI	– 강박증 환자 55명 – 정상인 52명	강박증 환자군에서 왼쪽 대뇌반구의 여러 영역 피질 두께 감소. 피질 두께가 감소한 영역은 하전두피질(inferior frontal cortex), 중간 전두엽(middle frontal cortex), 중심앞 피질(precentral cortex), 상측두엽, 해마곁이랑피질(parahippocampal cortex), 안와전두피질, 혀피질 등
Choi et al.[33]	MRI	– 강박증 환자 36명 – 정상인 36명	강박증 환자군에서 양쪽 꼬리핵의 위쪽, 앞쪽 부분에서, 왼쪽 조가비핵의 아래쪽, 외측 부위에서 바깥 변형(outward deformities)이 관찰됨.
Kim et al.[20]	VBM	– 강박증 환자 25명 – 정상인 25명	강박증 환자군에서 안와전두엽, 상측두이랑, 하두정엽, 시상, 섬이랑(insula)의 오른쪽, 중간측두이랑, 하후두엽, 그리고 양쪽 시상하부에서 피질 밀도(density) 증가. 강박증 환자군에서 왼쪽 소뇌와 쐐기(cuneus) 밀도 감소
Pujol et al.[21]	VBM	– 강박증 환자 72명 – 정상인 72명	강박증 환자군에서 내측 전두이랑, 내측 안와전두엽, 왼쪽 섬이랑–대뇌피질덮개(insulo-opercular) 영역의 회질 감소. 양쪽 배측 조가비핵과 앞쪽 소뇌의 회질은 상대적으로 증가
Valente et al.[22]	VBM	– 강박증 환자 19명 – 정상인 15명	강박증 환자군에서 뒤쪽 안외전두엽과 해마견이랑 영역의 회질 증가. 왼쪽 앞쪽 띠이랑의 회질 감소. 증상의 심각도와 내측 시상의 회질 사이에는 역의 관계
Szeszko et al.[29]	DTI	– 강박증 환자 15명 – 정상인 15명	강박증 환자군에서 앞쪽 띠이랑 두정엽, 오른쪽 뒤쪽 띠이랑 그리고 왼쪽 후두엽의 백질에서 FA값 감소.
Yoo et al.[30]	DTI	– 약물치료력이 없는 강박증 환자 13명 – 정상인 13명	시탈로프람(citalopram) 치료 전 강박증 환자의 뇌량, 속섬유막 그리고 오른쪽 꼬리핵 주위에서 FA값 증가. 12주 치료 후 FA값 정상화

- DTI: 확산텐서영상(Diffusion Tensor Imaging)
- FA: 분할 비등방도(Fractional Anisotropy)
- RCFT: 레이 복합도형 검사(Rey–Osterrieth Complex Figure Test)
- VBM: 용적화소에 기초한 접근방법(Voxel–Based Morphometry)

른 정신질환에서는 이미 보고된 연구들이 많이 있고, 최근 강박증 환자에서 시도된 연구에 의하면 강박증 환자의 바닥핵(꼬리핵, 조가비핵, 창백핵)의 형태를 정상 대조군과 비교하였을 때 강박증 환자에서 꼬리핵의 형태적 이상이 두드러지게 나타났다.[32] 즉, 양쪽 꼬리핵의 위앞쪽 부위(superior and anterior portion)에서 바깥 변형(outward deformity)이 강박증 환자에서 보였다([그림 9-4]). 이는 강박증 환자에서의 바닥핵의 형태적 이상이 신경발달학적인 문제와 연관될 수 있다는 것을 시사하고 있으며, 형태 분석이 향후 강박증의 병태생리를 연구하는 데 있어서 MRI의 단점을 보완하는 데 유용한 방법이 될 수 있을 것이다.

5. 결 론

뇌영상 기술의 발달로 인하여 강박증의 신경생물학적인 원인의 규명을 위한 연구에 많은 진전이 이루어져 왔다. 초기에는 주로 CT나 MRI를 이용하여 뇌의 구조적 이상을 발견하였고 피질-줄무늬체회로를 구성하는 뇌 부위의 이상에 초점이 맞추어져 왔다. 특히, 안와전두피질, 앞쪽 띠이랑, 바닥핵, 시상의 이상이 강박증의 병태 생리에 관련이 되어 있음을 알 수 있고 이 외에도 두정엽이나 상측두이랑도 연관되어 있다. 최근에는 확산텐서영상과 형태 분석 등의 방법도 강박증 환자에서 시도되고 있으며, 향후 구조적인 뇌영상 연구 자체보다는 기능적 뇌영상 연구와의 상호 보완을 통한 연구가 필요할 것이다.

참/고/문/헌

1. Insel TR, Donnelly EF, Lalakea ML, Alterman IS, Murphy DL: Neurological and neuropsychological studies of patients with obsessive-compulsive disorder. *Biol Psychiatry* 1983; 18(7):741-751.

2. Luxenberg JS, Swedo SE, Flament MF, Friedland RP, Rapoport J, Rapoport SI: Neuroanatomical abnormalities in obsessive-compulsive disorder detected with quantitative X-ray computed tomography. *Am J Psychiatry* 1988;

145(9):1089-1093.

3. Behar D, Rapoport JL, Berg CJ, Denckla MB, Mann L, Cox C, Fedio P, Zahn T, Wolfman MG: Computerized tomography and neuropsychological test measures in adolescents with obsessive-compulsive disorder. *Am J Psychiatry* 1984; 141(3):363-369.

4. Rapoport JL, Wise SP: Obsessive-compulsive disorder: evidence for basal ganglia dysfunction. *Psychopharmacol Bull* 1988; 24(3):380-384.

5. Insel TR: Toward a neuroanatomy of obsessive-compulsive disorder. *Arch Gen Psychiatry* 1992; 49(9):739-744.

6. Scarone S, Colombo C, Livian S, Abbruzzese M, Ronchi P, Locatelli M, Scotti G, Smeraldi E: Increased right caudate nucleus size in obsessive-compulsive disorder: detection with magnetic resonance imaging. *Psychiatry Res* 1992; 45(2):115-121.

7. Robinson D, Wu H, Munne RA, Ashtari M, Alvir JM, Lerner G, Koreen A, Cole K, Bogerts B: Reduced caudate nucleus volume in obsessive-compulsive disorder. *Arch Gen Psychiatry* 1995; 52(5):393-398.

8. Aylward EH, Harris GJ, Hoehn-Saric R, Barta PE, Machlin SR, Pearlson GD: Normal caudate nucleus in obsessive-compulsive disorder assessed by quantitative neuroimaging. *Arch Gen Psychiatry* 1996; 53(7):577-584.

9. Kellner CH, Jolley RR, Holgate RC, Austin L, Lydiard RB, Laraia M, Ballenger JC: Brain MRI in obsessive-compulsive disorder. *Psychiatry Res* 1991; 36(1):45-49.

10. Szeszko PR, Robinson D, Alvir JM, Bilder RM, Lencz T, Ashtari M, Wu H, Bogerts B: Orbital frontal and amygdala volume reductions in obsessive-compulsive disorder. *Arch Gen Psychiatry* 1999; 56(10):913-919.

11. Zald DH, Kim SW: Anatomy and function of the orbital frontal cortex, I: anatomy, neurocircuitry, and obsessive-compulsive disorder. *J Neuropsychiatry Clin Neurosci* 1996; 8(2):125-138.

12. Zald DH, Kim SW: Anatomy and function of the orbital frontal cortex, II: Function and relevance to obsessive-compulsive disorder. *J Neuropsychiatry Clin Neurosci* 1996; 8(3):249-261.

13. Choi JS, Kang DH, Kim JJ, Ha TH, Lee JM, Youn T, Kim IY, Kim SI, Kwon JS: Left anterior subregion of orbitofrontal cortex volume reduction and impaired organizational strategies in obsessive-compulsive disorder. *J Psychiatr Res* 2004; 38(2):193-199.

14. Kang DH, Kim JJ, Choi JS, Kim YI, Kim CW, Youn T, Han MH, Chang KH, Kwon JS: Volumetric investigation of the frontal−subcortical circuitry in patients with obsessive−compulsive disorder. *J Neuropsychiatry Clin Neurosci* 2004; 16(3):342−349.

15. Szeszko PR, MacMillan S, McMeniman M, Chen S, Baribault K, Lim KO, Ivey J, Rose M, Banerjee SP, Bhandari R, Moore GJ, Rosenberg DR: Brain structural abnormalities in psychotropic drug−naive pediatric patients with obsessive−compulsive disorder. *Am J Psychiatry* 2004; 161(6):1049−1056.

16. Kwon JS, Shin YW, Kim CW, Kim YI, Youn T, Han MH, Chang KH, Kim JJ: Similarity and disparity of obsessive−compulsive disorder and schizophrenia in MR volumetric abnormalities of the hippocampus−amygdala complex. *J Neurol Neurosurg Psychiatry* 2003; 74(7):962−964.

17. Karnath HO: New insights into the functions of the superior temporal cortex. *Nat Rev Neurosci* 2001; 2(8):568−576.

18. Choi JS, Kim HS, Yoo SY, Ha TH, Chang JH, Kim YY, Shin YW, Kwon JS: Morphometric alterations of anterior superior temporal cortex in obsessive−compulsive disorder. *Depress Anxiety* 2006; 23(5):290−296.

19. Jenike MA, Breiter HC, Baer L, Kennedy DN, Savage CR, Olivares MJ, O'Sullivan RL, Shera DM, Rauch SL, Keuthen N, Rosen BR, Caviness VS, Filipek PA: Cerebral structural abnormalities in obsessive−compulsive disorder. A quantitative morphometric magnetic resonance imaging study. *Arch Gen Psychiatry* 1996; 53(7):625−632.

20. Kim JJ, Lee MC, Kim J, Kim IY, Kim SI, Han MH, Chang KH, Kwon JS: Grey matter abnormalities in obsessive−compulsive disorder: statistical parametric mapping of segmented magnetic resonance images. *Br J Psychiatry* 2001; 179:330−334.

21. Pujol J, Soriano−Mas C, Alonso P, Cardoner N, Menchon JM, Deus J, Vallejo J: Mapping structural brain alterations in obsessive−compulsive disorder. *Arch Gen Psychiatry* 2004; 61(7):720−730.

22. Valente AA Jr, Miguel EC, Castro CC, Amaro E Jr, Duran FL, Buchpiguel CA, Chitnis X, McGuire PK, Busatto GF: Regional gray matter abnormalities in obsessive−compulsive disorder: a voxel−based morphometry study. *Biol Psychiatry* 2005; 58(6):479−487.

23. Filipek PA, Richelme C, Kennedy DN, Caviness VS Jr: The young adult human brain: an MRI−based morphometric analysis. *Cereb Cortex* 1994;

4(4):344-360.

24. Frazier JA, Giedd JN, Kaysen D, Albus K, Hamburger S, Alaghband-Rad J, Lenane MC, McKenna K, Breier A, Rapoport JL: Childhood-onset schizophrenia: brain MRI rescan after 2 years of clozapine maintenance treatment. *Am J Psychiatry* 1996; 153(4):564-566.

25. Keshavan MS, Bagwell WW, Haas GL, Sweeney JA, Schooler NR, Pettegrew JW: Changes in caudate volume with neuroleptic treatment. *Lancet* 1994; 344(8934):1434.

26. Gilbert AR, Moore GJ, Keshavan MS, Paulson LA, Narula V, Mac Master FP, Stewart CM, Rosenberg DR: Decrease in thalamic volumes of pediatric patients with obsessive-compulsive disorder who are taking paroxetine. *Arch Gen Psychiatry* 2000; 57(5):449-456.

27. Rosenberg DR, Benazon NR, Gilbert A, Sullivan A, Moore GJ: Thalamic volume in pediatric obsessive-compulsive disorder patients before and after cognitive behavioral therapy. *Biol Psychiatry* 2000; 48(4):294-300.

28. Szeszko PR, MacMillan S, McMeniman M, Lorch E, Madden R, Ivey J, Banerjee SP, Moore GJ, Rosenberg DR: Amygdala volume reductions in pediatric patients with obsessive-compulsive disorder treated with paroxetine: preliminary findings. *Neuropsychopharmacology* 2004; 29(4):826-832.

29. Szeszko PR, Ardekani BA, Ashtari M, Malhotra AK, Robinson DG, Bilder RM, Lim KO: White matter abnormalities in obsessive-compulsive disorder: a diffusion tensor imaging study. *Arch Gen Psychiatry* 2005; 62(7):782-790.

30. Yoo SY, Jang JH, Shin YW, Kim DJ, Park HJ, Moon WJ, Chung EC, Lee JM, Kim IY, Kim SI, Kwon JS: White matter abnormalities in drug-naive patients with obsessive-compulsive disorder: a Diffusion Tensor Study before and after citalopram treatment. *Acta Psychiatr Scand* 2007;116:211-219.

31. Shin YW, Yoo SY, Lee JK, Ha TH, Lee KJ, Lee JM, Kim IY, Kim SI, Kwon JS: Cortical thinning in obsessive compulsive disorder. *Hum Brain Mapp* 2007; 28(11):1128-1135.

32. Van Essen DC: A tension-based theory of morphogenesis and compact wiring in the central nervous system. *Nature* 1997; 385:313-318.

33. Choi JS, Kim SH, Yoo SY, Kang DH, Kim CW, Lee JM, Kim IY, Kim SI, Kim YY, Kwon JS: Shape deformity of the corpus striatum in obsessive-compulsive disorder. *Psychiatry Res* 2007; 155:257-264.

34. Garber HJ, Ananth JV, Chiu LC, Griswold VJ, Oldendorf WH: Nuclear mag-

netic resonance study of obsessive−compulsive disorder. *Am J Psychiatry* 1989; 146(8):1001−1005.

35. MacMaster FP, Russell A, Mirza Y, Keshavan MS, Banerjee SP, Bhandari R, Boyd C, Lynch M, Rose M, Ivey J, Moore GJ, Rosenberg DR: Pituitary volume in pediatric obsessive−compulsive disorder. *Biol Psychiatry* 2006; 59(3):252−257.

36. Lee KJ, Shin YW, Wee H, Kim YY, Kwon JS: Gray matter volume reduction in obsessive−compulsive disorder with schizotypal personality trait. Prog *Neuropsychopharmacol Biol Psychiatry* 2006; 30(6):1146−1149.

37. Kanaan RA, Kim JS, Kaufmann WE, Pearlson GD, Barker GJ, McGuire PK: Diffusion tensor imaging in schizophrenia. *Biol Psychiatry* 2005; 58(12):921−929.

Chapter 10

강박증의 기능적 뇌영상 연구

신용욱

1. 서 론

강박증상이 전두엽과 줄무늬체(striatum)를 잇는 신경회로의 이상으로 발생한 다고 보는 강박증의 생물학적 병태생리 모델은 주로 강박증 환자를 대상으로 시행한 뇌영상 연구결과들을 바탕으로 만들어진 것이다. 뇌영상 연구들 중에서 특히 기능적 뇌영상 연구는 쉬고 있을 때의 뇌의 활동성뿐만 아니라 강박증상을 유발하였을 때나 인지기능을 수행할 때, 혹은 약물이나 인지치료 전후에 달라지는 다양한 뇌의 활동들을 관찰할 수 있는 장점이 있기 때문에 강박증의 전두엽-줄무늬체회로 모델을 만드는 데 가장 중요한 연구결과들을 제공하였다.

강박증과 관련이 있다고 여겨지는 전두엽-줄무늬체회로는 직접경로와 간접경로로 나누어진다고 알려져 있다.[1] [그림 10-1]에서 보듯이 직접경로는 대뇌피질에서 창백핵(globus pallidus) 안쪽 영역과 흑질(substantia nigra)을 거쳐 시상(thalamus)으로 신호를 전달하였다가 다시 피질로 신호를 되먹임하는 경로이며 간접경로는 등외측 전전두엽(dorsolateral prefrontal cortex)과 줄무늬체에서 기시한 신호를 창백핵의 외측 영역으로 보냈다가 시상하부의 신경핵을 경유하여 피질로 신호를 보내는 경로다. Baxter 등[2]은 간접경로, 특히 꼬리핵(caudate nucleus)

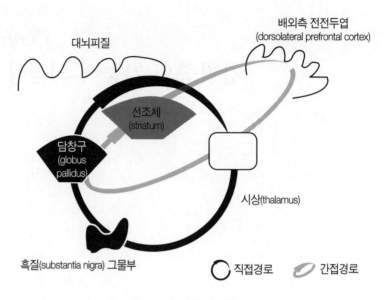

[그림 10-1] 강박증 모델

의 직접경로에 대한 억제활동이 불충분하기 때문에 안와전두엽(orbitofrontal cortex)에서 바닥핵(basal ganglia)으로 이어지는 직접경로의 지나친 활성화가 강박 증상의 원인일 것이라고 하였다. 이런 Baxter 등의 주장과 대조적으로 Modell 등[3]은 오히려 꼬리핵의 과활성화가 강박증의 1차적 원인일 것이라고 하였다. 또한 Insel[4]은 안와전두엽의 활성화가 강박증의 발현에 중추적인 역할을 한다고 주장하였다. 이렇게 강박증 병태생리의 주원인이 되는 뇌의 세부 구조물은 여러 모델들에서 다르다고 주장하지만 전두엽-줄무늬체를 그 대상으로 하고 있다는 점에서는 공통이다.[5] 이번 장에서는 이런 강박증 병태생리 모델들의 근간이 된 지금까지의 여러 기능적 뇌영상 연구들을 살펴보고자 한다. 〈표 10-1〉에 강박증 환자의 전반적인 기능적 뇌영상 연구들의 결과를 나열하였고 각각의 연구들에 대하여 자세히 기술하도록 한다.

2. 강박증 환자와 정상인의 뇌 활성도

Baxter 등[6]은 양전자 방출 단층촬영(positron emission tomography: PET)을 실시하여 정상인이나 우울증 환자들에 비하여 강박증 환자의 안와전두엽과 꼬리핵

〈표 10-1〉 강박증 환자에서의 기능적 뇌영상 연구들

Authors	Imaging modality	Subject number	Comparison & Study design	Findings
Baxter et al.[6]	FDG-PET	28 (14/14)	Control and depressed patients	Activity in orbital gyri and bilateral head of caudate.
Nordahl et al.[7]	FDG-PET	38 (8/30)	Control	Activity in OFC, caudate and thalamus, while activity in occipital gray matter, parietal and cingulate gyri.
Swedo et al.[8]	FDG-PET	36 (18/18)	Control	Activity in OFC, ant. cingulate, occipital and parietal cortices, while activity in caudate.
Zohar et al.[27]	Xenon Inhalation	10	No control	Activity in the temporal region during imaginal flooding, while activity during in vivo exposure.
Martinot et al.[35]	FDG-PET	24 (16/8)	Control	The rCMRglu for prefrontal lateral cortex negatively correlates with Stroop-test subscores.
Perani et al.[11]	FDG-PET	26 (11/15)	Control	Activity in cingulate, pallidum/putamen complex and thalamus, while activity in caudate.
Machlin et al.[15]	SPECT	18 (10/8)	Control	Activity in medial frontal cortex.
Rubin et al.[13]	SPECT	20 (10/10)	Control	Activity in OFC, while activity in caudate.
Lucey et al.[18]	SPECT	60 (30/30)	Control	Activity in the right and left superior frontal cortex, right inferior frontal cortex, left temporal cortex, left parietal cortex, right caudate nucleus and right thalamus.
Lucey et al.[16]	SPECT	30 (15/15)	Control	WCST null-error score correlates with cerebral blood flow in the left frontal cortex and left caudate nucleus in OCD patients.
Crespo-Facorro et al.[17]	SPECT	43 (27/16)	Control	Activity in the right OFC in the OCD patients without motor tic compared to healthy volunteers.
Busatto et al.[9]	SPECT	48 (26/22)	Control	Activity in the right lateral OFC and left dorsal anterior cingulate cortex . Activity in the left lateral OFC and right medial OFC positively correlates with OC symptoms, while activity in the posterior cingulate cortex negatively correlates with OC symptoms.

Alptekin et al.[14]	SPECT	15(9/6)	Control	Activity in anterior parietal, fusiform gyrus, and occipital cortex. Activity in dorsolateral orbital, cingulate, temporal, caudate, thalamus, pons, and cerebellum.
Saxena et al.[10]	FDG-PET	71 (27/17 /27)	Control, MDD,	Activity in dorsolateralprefrontal, anterior cingulate, parietal, post-central, hippocampal gyri. Activity globally (20%)
Kwon et al.[12]	PET	28 (14/14)	Control	Activity in right OFC and activity in left parieto-ocipital junction in OCD. Activity in the prefrontal cortex and the putamen correlates with neuropsychological function.
Kang et al.[43]	PET	10	No control	Metabolic decreases in lateral and medial OFC, the right hippocampus, the lateral and medial cerebellum and the right putamen after treatment, whereas metabolic increase in the right postcentral gyrus, superior parietal lobe, and medial superior occipital gyrus.
Shin et al.[28]	PET	24 (12/12)	Control	Activity in the right caudate and the right superior parietal cortex for WM at the neutral state, while activity in the right cingulate cortex and rSPC for WM at the symptom provoked state.
Ebert et al.[23]	MRS	18 (12/6)	Control	Low NAA level in the right striatum and anterior cingulate in OCD patients.
Bartha et al.[22]	MRS	26 (13/13)	Control	Low NAA level in the left corpus while no different caudate volume between OCD patients and normal volunteers.
Ohara et al.[24]	MRS	24 (12/12)	Control	No difference in NAA/Cr, Cho/Cr and NAA/Cho level in the striatum.
Rosenberg et al.[25]	MRS	22 (11/11)	Control	Caudate glutamatergic concentration (Glx) in pediatric OCD.
Jang et al.[44]	MRS	26 (13/13)	Control	Decreased NAA level in bilateral prefrontal cortex, frontal white matter and anterior cingulated in OCD patients, which was normalized after 12 weeks citalopram treatment
Philips et al.[29]	fMRI	28 (14/14)	Control	Only washers respond to washing related stimuli by increased activity in the insula and only checkers, checking related stimuli by increased activity in the frontal lobe, striatum and thalamus.

Pujol et al.[36]	fMRI	40 (20/20)	Control	Increased activity in left frontal cortex in OCD patients during word generation task.
Ursu et al.[37]	fMRI	24 (11/13)	Control	The conflict- and error-related activity during contiuous performance test correlates with increased activity in ACC.
Shapira et al.[30]	fMRI	16 (8/8)	Control	Activity in right insula parahippocampal region and inferior frontal region with disgust inducing stimuli.
Mataix-Cols et al.[31]	fMRI	33 (16/17)	Control	Activity in bilateral ventromedial prefrontal regions and right caudate nucleus (washing); putamen/ globus pallidus, thalamus, and dorsal cortical areas (checking); left precentral gyrus and right orbitofrontal cortex (hoarding); and left occipitotemporal regions (aversive, symptom-unrelated).

- ACC: anterior cingulate cortex
- rCMRglu: resting-state regional cerebral glucose metabolic rate
- OCD: obsessive-compulsive disorder
- SPC: superior parietal cortex

- OFC: orbitofrontal cortex
- WCST: Wisconsin Card Sorting Test
- WM: working memory
- NAA: N-acetyl aspartate

의 뇌 활성도가 항진되어 있다는 것을 최초로 보고하였다. Baxter는 강박증 환자와 정상인의 뇌 활성도의 차이를 보기 위하여 ^{18}FDG-PET을 이용하였다. ^{18}FDG-PET은 방사선 동위원소의 신호를 측정함으로써 약 30분 동안 뇌 신경세포가 사용하는 포도당의 대사 활동도를 측정할 수 있게 한다. 이후 ^{18}FDG-PET을 이용한 다른 연구들은 전두엽과 꼬리핵의 증가된 활동도 이외에도 시상, 외측 전전두엽과 앞쪽 띠이랑(anterior cingulate gyrus) 등의 부위에서도 정상인보다 증가된 뇌의 활동도를 보고하였다.[6~10] Perani 등은 증가된 조가비핵(putamen)의 활동도를 보고하기도 하였다.[11, 12]

단일광자 단층촬영(single photon emission computed tomography: SPECT)은 PET보다 시간적 해상도나 공간적 해상도가 떨어지는 단점이 있지만 촬영비용이 저렴한 장점이 있다. PET에서 사용되는 FDG는 포도당 운반체가 있는 성상세포나 신경세포에 쉽게 흡수되어 바로 대사되는 반면에 SPECT에서 사용되는 HMPAO는 혈관-뇌 장벽을 쉽게 통과하는 지방친화적인 성질이 있으나 신경세포 내에서는 친수성으로 바뀌어 혈류량에 따라 신경세포와 성상세포에 계속 쌓이는 특성이 있다.[13] 강박증 환자들을 대상으로 한 연구들은 주로 Technetium-99m-hexamethylpropyleneamine-oxime SPECT(^{99m}Tc-HMPAO SPECT)를 이용한 경우들이 많다. PET 연구와 마찬가지로 강박증 환자의 안와전두엽이나 시상 등에서 증가된 혈류량을 보고하였다.[14] 그런데 ^{99m}Tc-HMPAO SPECT를 이용한 연구들 중 일부는 PET을 이용한 연구결과들과 상반되는 결과들을 보여 주었다. Machlin 등[15]은 강박증 환자의 안와전두엽의 뇌혈류량이 정상인과 차이가 없다고 보고하였을 뿐만 아니라 Lucey 등[16]과 Crespo-Facorro 등[17]은 안와전두엽이나 꼬리핵, 시상 등에서 일반인들보다 감소된 뇌혈류도를 관찰하였다고 보고하였다. Lucey 등[18]은 강박증 환자 30명과 정상인 30명을 대상으로 ^{99m}Tc-HMPAO SPECT를 이용하여 정상인에 비하여 강박증 환자에서 양쪽 상부 전두엽과 오른쪽 하부 전두엽, 왼쪽 측두엽과 왼쪽 두정엽, 오른쪽 꼬리핵과 시상 모두에서 저하된 뇌혈류량을 관찰하였다. Crespo-Facorro 등[17]은 27명의 강박증 환자와 16명의 정상인을 대상으로 ^{99m}Tc-Exametazime SPECT를 실시하여 오른쪽 안와전두엽 부위에서 강박증 환자들이 정상인에 비해 낮은 뇌혈류량을 보이는 것을 관찰하였다. 또한 Busatto 등[9]도 약물을 사용하지 않은 강박증 환자 26명을 대상으로 ^{99m}Tc-ECD SPECT를 실시하여 정상인에 비하여 오른쪽 외측 안와전두엽과 왼쪽 배측 앞쪽 띠이랑의 활성도가 저하된 것을 관찰하였다. 이렇게 PET에서는 안와전두엽과 꼬리핵이 증가된 포도당 대사 활동을 보이는 반면 SPECT에서는 감소된 뇌혈류량을 보이는 상반된 결과들에 대해서, Whiteside 등[19]은 일반적으로는 뇌 혈류량과 대사량은 양의 상관관계가 있지만 Selemon 등[20]이나 Conca 등[21]이 신경세포 내 대사이상이 있을 경우 정상적인 뇌혈류량에도 불구하고 세포 내 HMPAO의 양이 줄어드는 경우를 보고한 예들을 들어 강박증 환자의 안와전두엽이나 꼬리핵에 있는 신경세포가 세포 내 대사의 이상이 있다면 이로 인하여 세포 내 HMPAO의 제거를 촉진하여 실제로는 과활성도를 보임에도 불구하고 감소된 것으로 나타날 가능성이 있다고 주장하였다.

PET과 SPECT 이외에도 자기공명분광법(magnetic resonance spectroscopy: MRS)을 이용하여 강박증의 뇌기능에 대하여 살펴본 연구들이 있다.[22~25] MRS는 N-acetyl-L-aspartate(NAA)나 글루타메이트(glutamate)와 글루타민(glutamine), 글루타민과 마이오이노시톨(myoinositol)의 복합체(Glx), 그리고 그 외에도 콜린(choline)과 크레아틴(creatine)과 같은 뇌의 대사 산물을 자기공명신호를 이용한 비침습적인 방법을 사용하여 그 양을 측정할 수 있도록 한다. 이 중 NAA의 신호는 신경세포들의 활동도를 반영한다고 알려져 있으며 글루타민과 마이오이노시톨의 복합체인 Glx는 흥분성 신경전달 물질의 양을 반영한다고 한다. Ebert 등[23]은 12명의 강박증 환자와 6명의 정상인을 대상으로 MRS를 시행하여 강박증 환자의 오른쪽 줄무늬체와 앞쪽 띠이랑에서 NAA가 감소하였으며 앞쪽 띠이랑에서 NAA가 감소할수록 병의 증상이 더 심하다고 보고하였다. Bartha 등[22]은 13명의 강박증 환자들과 13명의 정상인을 대상으로 MRS를 시행하여 강박증 환자의 왼쪽 줄무늬체에서도 NAA가 감소하였다고 보고하였다. Rosenberg 등[25]은 11명의 8~17세 소아 강박증 환자들과 같은 연령대인 11명의 정상인을 대상으로 MRS를 시행하여 강박증 환아의 꼬리핵에서 글루타메이트 글루타민 복합체가 증가하였다고 보고하였다. 이에 반하여 Ohara 등[24]은 12명의 강박증 환자들과 12명의 정상인들을 대상으로 한 연구에서 강박증 환자의 줄무늬체에서 NAA/Cr, Cho/Cr, NAA/Cho 수치가 정상인과 다르지 않다고 보고하였다.

3. 강박증상 유발에 관여하는 뇌영역

강박증 환자와 정상인 사이의 쉬는 상태에서의 뇌 활성도 차이 이외에 강박증 환자에서 강박증상을 유발하였을 때 활성화되는 뇌의 영역을 살펴본 연구들이 있다.[26, 27] [그림 10-2]에서 보듯이 증상 유발 시에 활성화되는 뇌의 부위는 강박증에서 기본적으로 뇌 활성도가 높다고 보고된 안와전두엽이나 꼬리핵 등이다.[28]

Zohar 등[27]은 10명의 강박증 환자를 대상으로 ^{13}Xenon 흡입법을 통해 가만히 있을 때와 강박증상을 유발하는 상상을 하게 하여 강박증상을 유발시킬 때 그리고 실제로 씻는 증상이 있는 환자로 하여금 더러운 물건을 만지도록 하여 강박증상이 일어나도록 유도할 때의 각각의 뇌혈류량을 측정 비교하였다. 상상을 하였을 경우

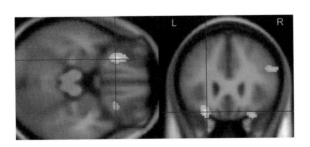

[그림 10-2] 강박증상 유발로 활성화된 양쪽 안와전두엽과 외측 전전두엽 부위[28]

에는 측두엽 부위의 뇌 혈류량이 증가하였으나 실제로 자극을 통해 강박증상이 유발되었을 때는 전반적으로 뇌의 혈류량이 감소하였다. Philips 등[29]은 씻는 것과 확인하는 것이 주 강박행동증상인 강박증 환자들을 대상으로 씻는 강박증상과 혐오감을 유발하는 다른 범주의 그림들을 보여 주고 각 그림의 범주별로 환자의 뇌가 다른 반응을 보이는지 관찰하였다. 씻는 강박증상을 유발하는 자극을 보면 씻는 것이 주 증상인 환자들만 뇌-앞쪽 섬이랑(insula)의 활성화를 보였는데 이 부위는 감정과 혐오반응과 관련이 있다고 알려져 있다. 이와는 달리 확인하는 것이 주 증상인 환자들은 같은 범주의 자극에 대하여 전두엽과 줄무늬체 그리고 시상의 활성화를 보였다. Shapira 등[30]도 씻는 증상을 가진 강박증 환자들을 대상으로 혐오감을 유발하는 시각자극을 보여 주었을 때 오른쪽 섬이랑과 등외측 전전두엽 그리고 해마곁이랑(parahippocampal gyrus)이 활성화되는 것을 관찰하였다. 두 연구들은 증상군을 다소 임의적으로 나누고 주로 씻는 강박증상을 유발하는 자극을 사용하였지만 강박증의 증상에 따라 다른 뇌의 부위가 관여함을 시사하고 있다.

위와 같은 연구들을 바탕으로 Mataix-Cols 등[31]은 같은 환자라도 다른 자극에 의하여 다른 증상을 유발할 수 있고 이에 따라 증상에 따른 다른 뇌의 부위가 강박증상과 관련할 것이라는 가설을 세웠다. 저자들은 다양한 증상을 함께 가지고 있는 16명의 강박증 환자에게 오염, 확인, 저장(모아두기) 등의 특정 강박증상과 일반적인 혐오감을 일으키게 하는 다른 범주의 자극들을 보여 주고 기능적 자기공명영상을 통하여 뇌의 변화를 관찰하였다. 그 결과 각각의 다른 범주의 자극 유발 조건에 따라 다른 뇌의 부위가 활성화되었는데, 씻는 강박증상이 유발된 환자들은 양쪽 배내측 전전두엽(ventromedial prefrontal cortex)과 오른쪽 꼬리핵 부위가 활성화되었고 확인증상이 유발된 환자들은 조가비핵과 창백핵, 시상, 그리고 배쪽 부위의 피질 영역 활성화가 관찰되었으며, 저장증상이 유발된 환자들은 왼쪽 중심 앞이랑(precentral gyrus)과 오른쪽 안와전두엽 부위가 활성화되었다. 저자들은 씻는 강박증상에서 활성화된 양쪽 배내측 전전두엽과 오른쪽 꼬리핵 부위가 혐오감정과 관련이 있으며[32, 33] 확인증상에서 보인 조가비핵과 창백핵, 시상 등의 활성화는 운동, 주의력과 관련이 있고, 저장증상에서 보인 왼쪽 중심 앞이랑과 오른쪽 안와전두엽 부위의 활동도의 증가는 물건을 버릴 때 느끼는 강력한 감정적 개입과 관련이 있을 것이라고 해석하였다.[31]

4. 강박증 환자의 인지기능과 뇌영상

　강박증 환자에서 여러 가지 인지기능이 저하되어 있다는 것은 이미 잘 알려져 있지만[34] 저하된 인지기능이 뇌의 어떤 영역과 관련이 있는지에 대해서는 아직 잘 알려져 있지 않다.[12] 1990년 Martinot 등[35]은 가만히 있는 상태에서 강박증 환자의 외측 전전두엽에서의 활성도가 정상인보다 낮은 것을 관찰하고 외측 전전두엽의 활성도 저하가 강박증 환자의 인지기능의 손상과 연관성이 있을 것이라고 시사한 바가 있다. Lucey 등[16]은 19명의 강박증 환자와 19명의 정상인을 대상으로 위스콘신 카드 분류 검사(Wisconsin Card Sorting Test: WCST)를 하면서 ^{99m}Tc HMPAO-SPECT를 촬영하였다. 저자들은 환자들의 수행 실수가 많을수록 왼쪽 하부 전두엽과 왼쪽 꼬리핵의 뇌혈류량이 증가하는 것을 관찰하였다. Pujol 등[36]은 20명의 강박증 환자와 20명의 정상인을 대상으로 단어 연상 검사를 하면서 기능적 자기공명영상을 촬영하였다. 강박증 환자들은 정상인과 단어 연상 과제의 수행도에서는 차이가 없었지만 과제 수행 시 왼쪽 전두엽 부위에서 정상인보다 증가된 혈류량을 보였고, 정상인에서는 수행을 하지 않으면 혈류량이 정상화되는 것에 비하여 강박증 환자는 과제를 수행하지 않아도 증가된 혈류량이 계속 유지되었다. 또한 과제 수행 시에 증가하는 혈류량의 정도가 예일-브라운 강박 척도(Y-BOCS)로 측정한 강박행동 점수와 양의 상관관계를 보였다. Ursu 등[37]은 11명의 강박증 환자와 13명의 정상인을 대상으로 연속 수행 과제를 실시하게 하여 높은 수준의 갈등을 유발하게 하는 과제 수행 시에 앞쪽 띠이랑의 활성화가 증가하고 앞쪽 띠이랑 활동도의 정도가 강박증상과 양의 상관관계를 보이는 것을 관찰하였다. 또한, 권준수 등[12]은 14명의 강박증 환자와 14명의 정상인을 대상으로 FDG-PET을 이용하여 강박증 환자의 신경심리검사 점수와 뇌활동도가 상관관계가 있다고 보고하였다. 저자들은 왼쪽 조가비핵의 활성도가 높을수록 경로 만들기에 걸리는 시간이 짧았고, 양쪽 외측 전전두엽의 활성도가 높을수록 레이 복합도형 검사(Rey-Osterrieth Complex Figure Test: RCFT)에서 즉시회상 점수가 높았다고 하였다.

　Nakao 등[38]은 10명의 강박증 환자를 대상으로 기능적 자기공명영상을 이용하여 치료 전후에 강박증상 발현에 관여하는 뇌의 영역과 스트룹 과제(stroop test)

수행 시에 관여하는 뇌의 영역들의 차이를 비교하였다. 총 10명의 환자 중 4명의
환자는 12주간 플루복사민(fluvoxamine)을 투약하였고 6명의 환자는 행동치료
를 받았다. 환자들은 두 군 모두에서 전반적으로 경도에서 중등도 사이의 증상
호전을 보였으며 스트룹 과제 수행도는 환자들과 정상인들 사이에 차이가 없었
다. 저자들은 증상 유발과 함께 증가되었던 안와전두엽과 등외측 전전두엽 그리
고 앞쪽 띠이랑의 활성도가 치료 후에 감소하는 것을 관찰하였고 정상적으로 스
트룹 과제를 할 때 활성화되는 두정엽과 소뇌의 활동도가 강박증 치료 후에 더욱
증가하는 것을 관찰하였다. 그러나 Nakao 등[38]의 연구는 치료 전후 증상 발현과
인지과제 수행을 함께 보았음에도 불구하고 증상 유발이 스트룹 과제 수행에 어
떤 영향을 미치는지 조사하지 않았다. 신용욱 등[28]은 12명의 강박증 환자를 대상
으로 강박증상을 유발시키고 이때 유발된 강박증상이 작동기억(working memory)
의 수행에 어떤 영향을 미치는지 $^{15}H_2O-PET$을 이용하여 관찰하였다. [그림
10-3]에서 보듯이 정상인은 주로 오른쪽 등외측 전전두엽과 안와전두엽을 작동
기억에 사용하고 강박증 환자는 강박증상이 유발되지 않았을 때는 오른쪽 꼬리
핵과 오른쪽 상부 두정엽을, 강박증상이 유발되었을 때는 오른쪽 띠이랑과 오른
쪽 상부 두정엽을 작동기억 수행에 사용하였다. 정상인은 작동기억 과제 수행 시
오답반응 억제를 위해 오른쪽 등외측 전전두엽이 활성화되었는데 강박증 환자에
서는 이것이 관찰되지 않았다. [그림 10-4]에서 보듯이 증상 유발이 없는 강박증
환자에서는 오른쪽 상부 두정엽과 안와전두엽 그리고 꼬리핵을 연결하는 작동기
억 관련 신경망이 활성화되는 데 반해 강박증상이 유발되면 증상 유발 전에는 연
결되지 않던 안와전두엽과 꼬리핵의 연결망이 활성화되고 오른쪽 상부 두정엽은
오른쪽 조가비핵과 오른쪽 띠이랑을 서로 연결하여 작동 기억에 사용하는 것을
알 수 있다. 저자들은 이와 같은 결과를 통하여 오른쪽 안와전두엽과 꼬리핵이
강박증 환자의 증상과 인지기능 저하에 공통으로 관여하는 뇌의 영역으로 증상
유발 시에는 조가비핵과 띠이랑이 보상적으로 작동기억에 관여하는 것이라고 해
석하였다.

5. 뇌영상으로 살펴본 치료의 효과

치료 전후의 뇌 활동도의 차이를 다룬 연구는 주로 선택적 세로토닌 재흡수 억제제의 약물효과를 관찰한 연구들이다.[39~41] 행동치료를 통한 뇌 활동도의 변화를 살핀 연구들도 일부 있다.[39, 42] Baxter 등[39]은 행동치료와 약물치료를 시행했을 때 치료에 반응을 보인 환자들이 치료반응을 보이지 않은 환자들이나 정상인들에 비해 오른쪽 꼬리핵 머리 부분의 활동도가 감소하였으며 이 활동도가 감소할수록 강박증 증상이 더 많이 치료가 되었다고 보고하였다. 치료 전에 오른쪽 안와전두엽의 활동도와 오른쪽 시상과 꼬리핵의 활동도가 서로 상관관계를 보이다가 치료 후에는 이런 상관관계가 사라졌다. 강도형 등[43]은 FDG–PET을 이용하여 10명의 강박증 환자들이 세로토닌 재흡수 억제제 치료 후에 뇌의 활동도가 어떻게 변하는지 조사하였다. 약물치료 후에 안와전두엽, 조가비핵, 해마 그리고 일부 소뇌에서 활동도가 감소하였고 이와는 반대로 중심 앞이랑, 두정엽과 후두엽에서는 치료 후에 뇌의 활동도가 증가하는 것을 관찰하였다. 최근에 장준환 등[44]은 약물을 사용하지 않은 13명의 강박증 환자에게 12주간 시탈로프람(citalo-

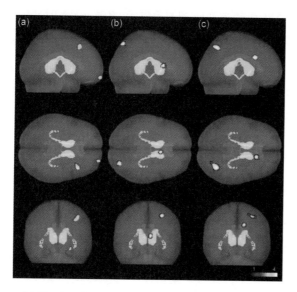

[그림 10-3] 작동기억 과제 시 활성화 된 뇌의 영역

(a) 정상인의 경우 (b) 강박증상이 유발되지 않은 상태에서의 강박증 환자의 경우 (c) 강박증상이 유발된 상태에서의 강박증 환자의 경우. 노란 구조물은 꼬리핵이고 보라색 구조물은 띠이랑을 나타냄[28]

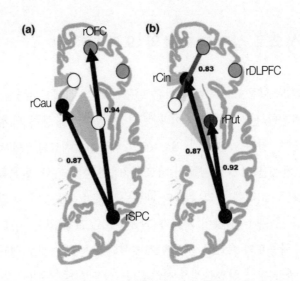

[그림 10-4] 작동기억 시 활성화된 뇌의 영역들을 잇는 경로 분석 결과

(a) 강박증상 유발 전 (b) 강박증상 유발 후. 원의 농담은 작동기억 시 활성화된 정도를 나타냄. 검은 선은 작동기억 과제 중 강화되어 있는 뇌의 연결성을 표시한 것이고 회색선은 증상유발 후에 강화된 연결성을 표시한 것이다.[28]

- rDLPFC: right dorsolateral prefrontal cortex
- rCau: right caudate
- rPut: right putamen
- rOFC: right orbitofrontal cortex
- rCin: right cingulate lobe
- rSPC: right superior parietal cortex

pram) 치료를 하고 치료 전후에 전전두엽, 두정엽, 앞쪽 띠이랑, 뒤쪽 띠이랑, 그리고 전두엽과 두정엽 백질에서의 NAA 수치를 조사하였다. [그림 10-5]와 [그림 10-6]에서 보듯이 치료 전 강박증 환자들의 전전두엽과 전두엽의 백질, 그리고 앞쪽 띠이랑에서 정상인보다 저하된 NAA 수치를 관찰하였고 약물치료 후에는 다시 정상화된다는 것을 관찰하였다.

6. 결 론

현재까지 강박증 환자를 대상으로 수행되었던 기능적 뇌영상 연구들을 종합하여 보면 안와전두엽과 꼬리핵의 과활성화가 가장 일관되게 보고되는 소견이다. 안와전두엽과 꼬리핵이 증상 유발과 인지기능 저하에도 기여하며 치료에 의해서 이 두 부위의 증가된 활동도가 정상화된다는 소견들 모두 안와전두엽과 꼬리핵

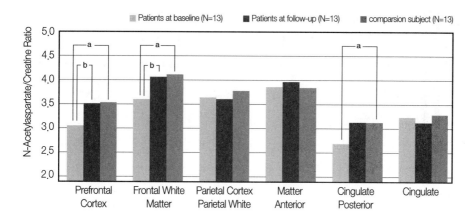

[그림 10-5] 강박증 환자와 정상인에서의 뇌의 부위별 NAA/Cr 비율[44]

- **a**: significant difference between patients with obsessive-compulsive disorder and comparsion subjects (p<0.05, ANOVA with least significant difference post hoc test).
- **b**: Significant difference between pretreatment and posttreatment in patients with obsessive-compulsive disorder (p<0.05, ANOVA with least significant difference post hoc test).

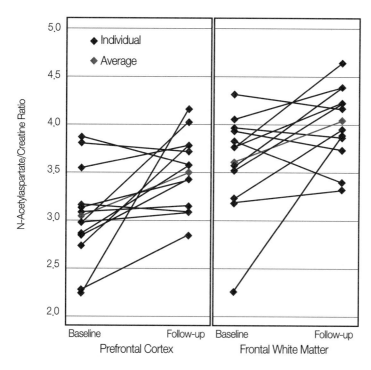

[그림 10-6] 시탈로프람(citalopram) 치료 전후 강박증 환자의 전전두엽과 전두엽의 백질에서의 NAA/Cr 비율 변화[44]

의 이상이 강박증상과 관련이 있다는 소견을 지지하고 있다. 조가비핵과 띠이랑의 이상은 간헐적으로 보고되며 이 두 구조물은 보상적으로 병태생리에 관여할 가능성이 있다. 앞서 언급한 안와전두엽과 꼬리핵에서 보이는 혈류량과 포도당 대사의 불일치는 신경의 활성도를 직접적으로 반영하는 MRS 연구를 통해 그 해답을 얻을 수 있을 것으로 본다. 그러나 기능적 뇌영상 연구의 중요한 약점 중의 하나는 기능이상을 보인 뇌영상 소견이 강박증상의 원인인지 결과인지를 알기 어렵다는 데에 있으며 향후 이 문제를 해결할 수 있는 방법론적인 발전이 도모되어야 할 것이다.

참/고/문/헌

1. Jenike MA, Baer L, Minichiello WE: *Obsessive-compulsive disorders: practical management.* St. Louis, Mo.; London, Mosby, 1998.

2. Baxter LR Jr, Saxena S, Brody AL, Ackermann RF, Colgan M, Schwartz JM, Allen-Martinez Z, Fuster JM, Phelps ME: Brain Mediation of Obsessive-Compulsive Disorder Symptoms: Evidence From Functional Brain Imaging Studies in the Human and Nonhuman Primate. *Semin Clin Neuropsychiatry* 1996; 1(1):32-47.

3. Modell JG, Mountz JM, Curtis GC, Greden JF: Neurophysiologic dysfunction in basal ganglia/limbic striatal and thalamocortical circuits as a pathogenetic mechanism of obsessive-compulsive disorder. *J Neuropsychiatry Clin Neurosci* 1989; 1(1):27-36.

4. Insel TR: Toward a neuroanatomy of obsessive-compulsive disorder. *Arch Gen Psychiatry* 1992; 49(9):739-744.

5. 권준수: 강박의 신경해부학. 정신병리학 1999; 8(1):35-43.

6. Baxter LR Jr, Phelps ME, Mazziotta JC, Guze BH, Schwartz JM, Selin CE: Local cerebral glucose metabolic rates in obsessive-compulsive disorder. A comparison with rates in unipolar depression and in normal controls. *Arch Gen Psychiatry* 1987; 44(3):211-218.

7. Nordahl TE, Benkelfat C, Semple WE, Gross M, King AC, Cohen RM: Cerebral glucose metabolic rates in obsessive compulsive disorder.

Neuropsychopharmacology 1989; 2(1):23−28.

8. Swedo SE, Schapiro MB, Grady CL, Cheslow DL, Leonard HL, Kumar A, Friedland R, Rapoport SI, Rapoport JL: Cerebral glucose metabolism in childhood−onset obsessive−compulsive disorder. *Arch Gen Psychiatry* 1989; 46(6):518−523.

9. Busatto GF, Zamignani DR, Buchpiguel CA, Garrido GE, Glabus MF, Rocha ET, Maia AF, Rosario−Campos MC, Campi Castro C, Furuie SS, Gutierrez MA, McGuire PK, Miguel EC: A voxel−based investigation of regional cerebral blood flow abnormalities in obsessive−compulsive disorder using single photon emission computed tomography (SPECT). *Psychiatry Res* 2000; 99(1):15−27.

10. Saxena S, Brody AL, Ho ML, Alborzian S, Ho MK, Maidment KM, Huang SC, Wu HM, Au SC, Baxter LR Jr: Cerebral metabolism in major depression and obsessive−compulsive disorder occurring separately and concurrently. *Biol Psychiatry* 2001; 50(3):159−170.

11. Perani D, Colombo C, Bressi S, Bonfanti A, Grassi F, Scarone S, Bellodi L, Smeraldi E, Fazio F: [18F]FDG PET study in obsessive−compulsive disorder. A clinical/metabolic correlation study after treatment. *Br J Psychiatry* 1995; 166(2):244−250.

12. Kwon JS, Kim JJ, Lee DW, Lee JS, Lee DS, Kim MS, Lyoo IK, Cho MJ, Lee MC: Neural correlates of clinical symptoms and cognitive dysfunctions in obsessive−compulsive disorder. *Psychiatry Res* 2003; 122(1):37−47.

13. Rubin RT, Villanueva−Meyer J, Ananth J, Trajmar PG, Mena I: Regional xenon 133 cerebral blood flow and cerebral technetium 99m HMPAO uptake in unmedicated patients with obsessive−compulsive disorder and matched normal control subjects. Determination by high−resolution single−photon emission computed tomography. *Arch Gen Psychiatry* 1992; 49(9):695−702.

14. Alptekin K, Degirmenci B, Kivircik B, Durak H, Yemez B, Derebek E, Tunca Z: Tc−99m HMPAO brain perfusion SPECT in drug−free obsessive−compulsive patients without depression. *Psychiatry Res* 2001; 107(1):51−56.

15. Machlin SR, Harris GJ, Pearlson GD, Hoehn−Saric R, Jeffery P, Camargo EE: Elevated medial−frontal cerebral blood flow in obsessive−compulsive patients: a SPECT study. *Am J Psychiatry* 1991; 148(9):1240−1242.

16. Lucey JV, Burness CE, Costa DC, Gacinovic S, Pilowsky LS, Ell PJ, Marks IM,

Kerwin RW: Wisconsin Card Sorting Task (WCST) errors and cerebral blood flow in obsessive-compulsive disorder (OCD). *Br J Med Psychol* 1997; 70 (Pt 4):403-411.

17. Crespo-Facorro B, Cabranes JA, Lopez-Ibor Alcocer MI, Paya B, Fernandez Perez C, Encinas M, Ayuso Mateos JL, Lopez-Ibor JJ Jr: Regional cerebral blood flow in obsessive-compulsive patients with and without a chronic tic disorder. A SPECT study. *Eur Arch Psychiatry Clin Neurosci* 1999; 249(3):156-161.

18. Lucey JV, Costa DC, Blanes T, Busatto GF, Pilowsky LS, Takei N, Marks IM, Ell PJ, Kerwin RW: Regional cerebral blood flow in obsessive-compulsive disordered patients at rest. Differential correlates with obsessive-compulsive and anxious-avoidant dimensions. *Br J Psychiatry* 1995; 167(5):629-634.

19. Whiteside SP, Port JD, Abramowitz JS: A meta-analysis of functional neuroimaging in obsessive-compulsive disorder. *Psychiatry Res* 2004; 132(1):69-79.

20. Selemon LD, Goldman-Rakic PS: Longitudinal topography and interdigitation of corticostriatal projections in the rhesus monkey. *J Neurosci* 1985; 5(3):776-794.

21. Conca A, Fritzsche H, Peschina W, Konig P, Swoboda E, Wiederin H, Haas C: Preliminary findings of simultaneous 18F-FDG and 99mTc-HMPAO SPECT in patients with depressive disorders at rest: differential correlates with ratings of anxiety. *Psychiatry Res* 2000; 98(1):43-54.

22. Bartha R, Stein MB, Williamson PC, Drost DJ, Neufeld RW, Carr TJ, Canaran G, Densmore M, Anderson G, Siddiqui AR: A short echo 1H spectroscopy and volumetric MRI study of the corpus striatum in patients with obsessive-compulsive disorder and comparison subjects. *Am J Psychiatry* 1998; 155(11):1584-1591.

23. Ebert D, Speck O, Konig A, Berger M, Hennig J, Hohagen F: 1H-magnetic resonance spectroscopy in obsessive-compulsive disorder: evidence for neuronal loss in the cingulate gyrus and the right striatum. *Psychiatry Res* 1997; 74(3):173-176.

24. Ohara K, Isoda H, Suzuki Y, Takehara Y, Ochiai M, Takeda H, Igarashi Y, Ohara K: Proton magnetic resonance spectroscopy of lenticular nuclei in obsessive-compulsive disorder. *Psychiatry Res* 1999; 92(2-3):83-91.

25. Rosenberg DR, MacMaster FP, Keshavan MS, Fitzgerald KD, Stewart CM, Moore GJ: Decrease in caudate glutamatergic concentrations in pediatric obsessive−compulsive disorder patients taking paroxetine. *J Am Acad Child Adolesc Psychiatry* 2000; 39(9):1096−1103.

26. Rauch SL, Jenike MA, Alpert NM, Baer L, Breiter HC, Savage CR, Fischman AJ: Regional cerebral blood flow measured during symptom provocation in obsessive−compulsive disorder using oxygen 15−labeled carbon dioxide and positron emission tomography. *Arch Gen Psychiatry* 1994; 51(1):62−70.

27. Zohar J, Insel TR, Berman KF, Foa EB, Hill JL, Weinberger DR: Anxiety and cerebral blood flow during behavioral challenge. Dissociation of central from peripheral and subjective measures. *Arch Gen Psychiatry* 1989; 46(6):505−510.

28. Shin YW, Kwon JS, Kim JJ, Kang DH, Youn T, Kang KW, Kang E, Lee DS, Lee MC: Altered neural circuit for working memory before and after symptom provocation in patients with obsessive−compulsive disorder. *Acta Psychiatr Scand* 2006; 113(5):420−429.

29. Phillips ML, Marks IM, Senior C, Lythgoe D, O'Dwyer AM, Meehan O, Williams SC, Brammer MJ, Bullmore ET, McGuire PK: A differential neural response in obsessive−compulsive disorder patients with washing compared with checking symptoms to disgust. *Psychol Med* 2000; 30(5):1037−1050.

30. Shapira NA, Liu Y, He AG, Bradley MM, Lessig MC, James GA, Stein DJ, Lang PJ, Goodman WK: Brain activation by disgust−inducing pictures in obsessive−compulsive disorder. *Biol Psychiatry* 2003; 54(7):751−756.

31. Mataix−Cols D, Wooderson S, Lawrence N, Brammer MJ, Speckens A, Phillips ML: Distinct neural correlates of washing, checking, and hoarding symptom dimensions in obsessive−compulsive disorder. *Arch Gen Psychiatry* 2004; 61(6):564−576.

32. Phillips ML, Young AW, Senior C, Brammer M, Andrew C, Calder AJ, Bullmore ET, Perrett DI, Rowland D, Williams SC, Gray JA, David AS: A specific neural substrate for perceiving facial expressions of disgust. *Nature* 1997; 389(6650):495−498.

33. Sprengelmeyer R, Rausch M, Eysel UT, Przuntek H: Neural structures associated with recognition of facial expressions of basic emotions. *Proc Biol Sci* 1998; 265(1409):1927−1931.

34. Kuelz AK, Hohagen F, Voderholzer U: Neuropsychological performance in obsessive-compulsive disorder: a critical review. *Biol Psychol* 2004; 65(3):185-236.

35. Martinot JL, Allilaire JF, Mazoyer BM, Hantouche E, Huret JD, Legaut-Demare F, Deslauriers AG, Hardy P, Pappata S, Baron JC, et al.: Obsessive-compulsive disorder: a clinical, neuropsychological and positron emission tomography study. *Acta Psychiatr Scand* 1990; 82(3):233-242.

36. Pujol J, Torres L, Deus J, Cardoner N, Pifarre J, Capdevila A, Vallejo J: Functional magnetic resonance imaging study of frontal lobe activation during word generation in obsessive-compulsive disorder. *Biol Psychiatry* 1999; 45(7):891-897.

37. Ursu S, Stenger VA, Shear MK, Jones MR, Carter CS: Overactive action monitoring in obsessive-compulsive disorder: evidence from functional magnetic resonance imaging. *Psychol Sci* 2003; 14(4):347-353.

38. Nakao T, Nakagawa A, Yoshiura T, Nakatani E, Nabeyama M, Yoshizato C, Kudoh A, Tada K, Yoshioka K, Kawamoto M, Togao O, Kanba S: Brain activation of patients with obsessive-compulsive disorder during neuropsychological and symptom provocation tasks before and after symptom improvement: a functional magnetic resonance imaging study. *Biol Psychiatry* 2005; 57(8):901-910.

39. Baxter LR Jr, Schwartz JM, Bergman KS, Szuba MP, Guze BH, Mazziotta JC, Alazraki A, Selin CE, Ferng HK, Munford P, et al.: Caudate glucose metabolic rate changes with both drug and behavior therapy for obsessive-compulsive disorder. *Arch Gen Psychiatry* 1992; 49(9):681-689.

40. Benkelfat C, Nordahl TE, Semple WE, King AC, Murphy DL, Cohen RM: Local cerebral glucose metabolic rates in obsessive-compulsive disorder. Patients treated with clomipramine. *Arch Gen Psychiatry* 1990; 47(9):840-848.

41. Swedo SE, Pietrini P, Leonard HL, Schapiro MB, Rettew DC, Goldberger EL, Rapoport SI, Rapoport JL, Grady CL: Cerebral glucose metabolism in childhood-onset obsessive-compulsive disorder. Revisualization during pharmacotherapy. *Arch Gen Psychiatry* 1992; 49(9):690-694.

42. Nakatani E, Nakgawa A, Ohara Y, Goto S, Uozumi N, Iwakiri M, Yamamoto Y, Motomura K, Iikura Y, Yamagami T: Effects of behavior therapy on regional cerebral blood flow in obsessive-compulsive disorder. *Psychiatry*

Res 2003; 124(2):113-120.

43. Kang DH, Kwon JS, Kim JJ, Youn T, Park HJ, Kim MS, Lee DS, Lee MC: Brain glucose metabolic changes associated with neuropsychological improvements after 4 months of treatment in patients with obsessive-compulsive disorder. *Acta Psychiatr Scand* 2003; 107(4):291-297.

44. Jang JH, Kwon JS, Jang DP, Moon WJ, Lee JM, Ha TH, Chung EC, Kim IY, Kim SI: A proton MRSI study of brain N-acetylaspartate level after 12 weeks of citalopram treatment in drug-naive patients with obsessive-compulsive disorder. *Am J Psychiatry* 2006; 163(7):1202-1207.

Chapter 11
강박증의 사건관련전위 연구

김영윤, 권준수

1. 서 론

사건관련전위(event-related potentials: ERP)를 이용하여 강박증 환자에서 인지정보처리의 장애가 나타났다는 연구결과들이 최근 20년 사이에 활발하게 발표되고 있다. 사건관련전위가 정보처리의 지표를 제공한다고 여겨지기 때문에,[1] 강박증 환자에서 관찰되는 사건관련전위의 이상은 정보처리가 비정상적으로 진행되는 것을 반영한다고 여겨져 왔다.[2] 그러나 정상 대조군과 비교하여 강박증 환자에서 다르게 나타나는 사건관련전위의 변화가 정보처리의 근간이 되는 신경구조의 기능장애와 어떻게 관련되는지에 대해서는 아직 일관된 견해가 존재하지 않는다.[3] 또한, 불안을 매개해서 강박증에서 뇌활동성의 이상이 나타난다고 생각되기도 한다.[4] 이 장에서는 강박증 환자를 대상으로 사건관련전위를 이용하여 지금까지 발표된 연구결과들을 중심으로 해서, 중요하게 논의되고 있는 요인들과 결과에 대한 해석을 정리하였다. 먼저, 사건관련전위에 대한 기본적인 개념과 각 요인의 인지 과정에서의 의미와 기능을 설명하고, 강박증 환자와 정상 대조군에서 나타난 요인들의 특성을 보고한 연구결과들을 비교, 제시하였다.

2. 사건관련전위

사건관련전위란 뇌파 중에서도 특정한 자극 제시와 관련하여 일정 시간 동안 일어나는 뇌의 전기적 활동을 의미한다. 제시된 자극의 물리적 속성에 의해 통제되는 외인적(exogenous) 전위와 외부 자극과는 독립적으로 정보처리 활동의 기능에 의해 변화되는 내인적(endogenous) 전위로 나누어진다. 사건관련전위는 양전위 또는 음전위를 띠는 여러 개의 정점(peak) 혹은 요인(component)들로 구성되어 있으며, 정점은 극성(polarity)과 잠재기(latency)에 따라 이름이 붙여진다. 예로 P300(P3)은 300ms의 잠재기를 가진 양전위를 띠는 정점을 나타낸다. 각 정점은 보통 두피 전반에서 특정한 분포와 연관되며, 공간적 분포는 사건관련전위의 중요한 분별적 특성으로 여겨진다. 사건관련전위는 전압×시간 함수로 나타내는데 이 함수에 의해 나타나는 다양한 전압의 오르내림은 많은 뉴런의 활동을 반영하며, 이 뉴런들은 어떤 인지적 과정을 수행하는 데 관여한다고 가정된다. 또한, 전체 사건관련전위는 많은 요인의 집합이 나타난 것으로 여겨진다. 사건관련전위는 밀리세컨드(ms) 단위의 시간해상도(temporal resolution)를 가지고 있기 때문에, 매우 빠른 시간 내에 일어나는 인지 과정을 이해하는 데 있어서 기능적 자기공명영상(fMRI)이나 양전자 방출 단층촬영(PET)보다 뛰어나다는 장점을 지니고 있으며 현재, 강박증에서의 사건관련전위의 연구는 인지정보처리에 관련된 신경생리학적 메커니즘을 이해하는 데 유용한 정보를 제공할 수 있을 것으로 기대되고 있다.

1) P300: 정보처리

P300(P3)은 자극 제시 후 300ms 주변에서 관찰되는 요인으로 정보처리의 지표로서 간주되고 있다.[5] 오드볼(Oddball) 패러다임은 빈번하게 나타나는 표준자극에서 드물게 나타나는 목표자극을 변별하도록 설계되었는데, [그림 11-1]은 빈번하게 나타나는 표준자극(S, standard)에 비해서 적은 빈도로 나타나는 목표자극(T, target)에서 P300이 유발되는 것을 보여 주고 있다. 오드볼 패러다임에서 P300은 맥락에 따라 다른 두 개의 파동 형태를 나타낸다. P3a는 기대하지 않은

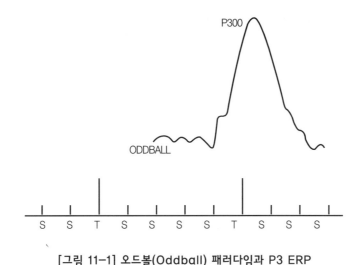

[그림 11-1] 오드볼(Oddball) 패러다임과 P3 ERP

빈번하게 나타나는 표준자극(S)에서 드물게 나타나는 목표자극(T)을 변별할 때, 목표자극에서 유발된 P300

자극(또는 새로운 자극, 비목표 자극)에 의해서 나타나는데 전두엽 부위에서 최고의 진폭을 보인다. 이에 반해, P3b는 측두엽 부위에서 높은 진폭을 나타내며, 목표자극이 처리되었을 때 나타난다.[6] 오드볼 패러다임을 사용하여 P300을 조사한 연구들은 제시 확률이 높은 표준자극보다는 확률이 낮은 목표자극에서 의미 있게 큰 P300을 비교적 일관되게 관찰하였다.[7, 8] 다양한 실험방안을 사용하여 P300을 측정한 선행연구들은 P300이 불확실감의 해소,[9] 본보기 맞추기(template matching),[10] 선택적 주의력,[6] 의식에서의 정보의 양[11]을 반영한다고 주장하였다. Donchin과 Cole[5]은 다양한 인지활동이 P300을 초래할 수 있으나 이러한 다양한 인지적 활동들이 공통적으로 갖고 있는 기능은 정보처리라고 주장하며, P300의 기능에 관해 맥락최신화 가설(context updating hypothesis)을 제안하였다. 즉, 이전 자극에 대한 신경표상이 새로 유입된 자극과 맞지 않으면 신경표상을 새로운 자극에 맞게 변화시켜야만 맥락에 일치되는 모델을 유지할 수 있다고 한다. P300은 신경표상이 변화되는 과정의 부산물로서 나타나며, P300이 나타나는 잠재시간은 자극이 탐지되고 평가되는 데 걸린 시간을 나타낸다고 주장하였다.[12] P300의 발생 위치는 아직 명확히 밝혀지지는 않았으나, 피질 내 레코딩이나 두피에서의 레코딩을 이용한 이전의 손상연구들은 상측 두피질, 두정피질, 전두피질 등이 P300을 발생시키는 데 관여한다는 것을 보여 주었다.[13, 14]

오드볼 패러다임을 이용하여, 강박증 환자들과 정상 대조군의 ERP를 비교한

〈표 11-1〉 강박증을 대상으로 한 오드볼(Oddball) 패러다임에서 ERP 연구결과 요약

연구 (참고문헌)	주요결과	집단효과	해석
Towey 등 19	강박증에서 P300 잠재기가 짧아짐. 좌반구 N200 진폭 증가	OCD < NC (P300 잠재기) OCD > NC (N200 진폭)	피질 과각성, 좌반구 관여
Towey 등 28	강박증에서 N200 진폭 증가. NC는 과제 난이도가 증가할수록 P300, N200 잠재기가 길어지는데 강박증은 해당 안 됨	OCD > NC	피질 과각성, 과도하게 집중된 주의
Towey 등 15	강박증에서 목표자극에 대한 P300 진폭 감소. 표준자극에 대한 P300 진폭은 더 커짐	OCD < NC (목표 P300) OCD > NC (표준 P300)	인지적 자원의 부적절한 배분
de Groot 등20	강박증에서 P300 잠재기 짧아짐. N200 진폭 증가. 강박증 증상 심각도와 N200 진폭 양의 상관관계	OCD < NC (P300 잠재기) OCD > NC (N200 진폭)	피질 과각성
Morault 등 21	강박증에서 P300 잠재기 짧아짐. N200 진폭 감소	OCD < NC	과제의존적 처리 속도 강조
Morault 등 22	약물치료에 반응하는 강박증에서 P300, N200 잠재기 짧아짐. N200 진폭 감소	OCD-R < NC, OCD-NR	강박증에서 이상한 ERP의 패턴은 약물치료반응의 잠재적 예언자
Miyata 등23	강박증에서 P300, N200 잠재기 짧아짐. N200 진폭 증가	OCD < NC, SP (P300, N200 잠재기) OCD > NC (N200 진폭)	P300, N200 잠재기 감소는 강박증 특이적 현상
Sanz 등16	강박증에서 P300 진폭 감소. 강박증에 감소되어 있는 P300 진폭은 SSRI를 투여함에 따라 증가함	OCD < NC	강박증의 인지적 손상은 치료약물에 따라 변화
Mavrogiorgou 등18	강박증에서 P3b 잠재기 짧아짐. P3b 진폭 증가	OCD < NC (P3b 잠재기) OCD > NC (P3b 진폭)	과도하게 집중된 주의, 빠른 인지처리
Kim 등17	강박증, 정신분열병에서 P300 진폭 감소. P300 진폭과 TMT-B 반응시간 상관관계	OCD, SPR < NC	주의 통제 손상

- OCD: obsessive-compulsive disorder
- OCD-R: treatment responders
- SSRI: selective serotonin reuptake inhibitor
- SPR: Schizophrenia
- NC: normal control subjects
- OCD-NR: treatment non-responders
- SP: social phobia
- TMT-B: trail making test Part B

연구들이 보고되었는데 〈표 11-1〉에서 연구결과들을 비교하여 제시하였다. 상당한 수의 연구자들은 강박증 환자에서 목표자극에 대한 P300 진폭이 줄어들었다고 보고하였고,[15~17] Mavrogiorgou 등[18]은 P300 진폭이 증가하였다고 보고하였다. 또한, 많은 연구자들이 목표자극에 대한 P300의 잠재기가 강박증 환자에서 줄어들었다고 보고하였다.[18~23] 정신분열병, 우울증, 치매와 같은 다른 정신 병리학적 질환을 앓고 있는 환자들에서는 이러한 짧아진 P300 잠재기가 나타나지 않거나, 반대로 정상인에 비해 길어진 잠재기를 보이기 때문에,[24, 25] 강박증에서 일관되게 보고되고 있는 P300의 짧은 잠재기는 강박증 특정적인 ERP 특징으로 생각되고 있다.[2, 23, 26] 강박증 집단에서 P300의 잠재기가 짧아지는 것은 목표자극을 평가하는 인지적 처리가 더 빨라졌다는 증거로 해석되는데,[27] 실제로 정상 대조군보다 목표자극에 대한 반응속도가 더 빠른 것으로 보고되었다.[18] 강박증에서 P300 잠재기가 짧아지는 것이 피질의 과도한 각성, 과도하게 집중된 주의에 의해 발생한다는 것이다.[18~20, 28] Kim 등[17]은 강박증, 정신분열병, 정상 대조군의 P300을 비교하였는데, 정상 대조군에 비해 강박증 환자와 정신분열증 환자에게서 현저하게 감소한 P300 진폭을 보고하였다([그림 11-2]). P300의 진폭이 감소한 연구결과들에 대한 해석에서 강박증 환자들이 인지적인 자원을 부적절하게 할당하거나,[15] 주의를 통제하는 것이 손상되었다고 주장하였다.[17]

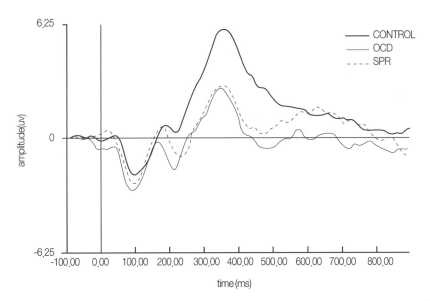

[그림 11-2] 강박증(OCD), 정신분열병(SPR), 정상 대조군(CONTROL)의 Cz에서 목표자극에 의해 유발된 P300[17]

선택적 세로토닌 재흡수 억제제(SSRI)와 같은 약물치료에 반응하는 강박증 환자에서 치료 이전에 P300 잠재기가 짧아져 있다거나,[22] SSRI를 투여함에 따라 감소되어 있었던 P300 진폭이 증가한다는[16] 연구결과들은 사건관련전위를 이용하여 약물치료에 대한 반응성을 미리 예측하거나, 강박증의 인지적 손상이 치료약물에 따라 변동을 일으킬 수 있다는 것을 보여 준다. 강박증 환자들이 실행기능(executive function)과 시각기억에 대한 과제 수행에서 인지적 장애를 보이고 이러한 장애는 전두엽-줄무늬체 시스템(frontal-striatal system)의 손상을 반영한다고 보고되었다.[3] 강박증 환자들을 대상으로 신경심리검사를 수행한 연구들은 강박증 환자들이 전두엽, 측두엽 영역의 장애와 관계된다는 것을 보고하였고,[29, 30] 시공간 능력,[31] 비언어기억,[32, 33] 실행기능[34]에 장애가 있는 것으로 보고하였다. 특히, 강박증에서 두드러진 인지적 전환 능력(shifting ability)의 손상은 전두엽의 억제처리의 장애로 인한 주의 이상과 관련되는데,[35] 주의 손상에 대한 지표로서 P300 이상이 관찰되었다.[21] 이러한 결과들은 뇌영상 연구에 의해서 밝혀진 전두엽 부위의 기능적 변화와도 일치한다.[36] 앞으로, P300의 특성과 강박증의 증상, 신경심리검사에서 나타난 인지적 기능과의 연관관계를 연구함으로써, 강박증에서의 P300의 이상이 정확히 어떤 인지적 장애를 지표하는지를 밝힐 수 있을 것으로 기대된다.

2) 전두엽 비목표 자극 P3: 반응억제

P3a의 진폭은 자극의 소스(source)나 자극을 향해 주어지는 주의의 지표인 반면에, P3b의 진폭은 신호탐지 패러다임의 두 가지 주 요소를 반영하는 판단에 대한 신뢰도나 신호의 확률에 대한 지표를 제공한다고 생각되고 있다.[37~39] 이들 두 가지 P3 전위들은 서로 다른 두피 분포를 보이는데 두개 내(intracranial) 레코딩 결과 이들 신호의 소스가 P3a는 전두엽, P3b는 내측 측두엽으로 측정되었다.[13, 40~42] 또 전두-변연계를 포함하는 전전두 손상은 P3a 진폭의 감소를 나타냈으며,[43] 단측 전전두 손상은 P3b 진폭에는 영향을 미치지 않고 오직 변이(deviant) 비목표 자극에 대한 P3a 진폭에 영향을 미쳤다.[44] P3a 진폭은 실제로 전두엽 회백질 부피와 유의미한 상관을 보이는 것으로 나타났으며, 전두엽 P3a 진폭의 감소는 전두영역의 기능상실의 지표로서 받아들여지고 있다.[45] 선택적 주

의에 관한 대부분의 P3 연구들은 오드볼 패러다임에 기초하는 반면에[P3a는 신기성(novelty), P3b는 목표탐지], 전두엽 비목표 자극 P3(frontal non-target P3)는 주로 Go/NoGo 패러다임에서 측정된다. [그림 11-3]은 Go/NoGo 패러다임의 예를 제시하는데 BBSBB의 Go 자극일 때 버튼을 누르는 반응을 하고, SSBSS의 NoGo 자극일 때는 반응을 하지 않도록 설계되었다. 오드볼 패러다임과는 다르게, Go/NoGo 패러다임은 Go 자극과 NoGo 자극이 동일한 비율로 나오고 Go 자극이 나왔을 때 반응하고 NoGo 자극이 나왔을 때 반응하지 않는데, NoGo 자극에서 반응을 하지 않는 것은 높은 정도의 억제를 요구하며 전두엽이 관여한다고 한다. 실제로, 전두엽 손상은 Go/NoGo 실험에서 반응을 철회하는 수행의 손상과 관련 있는 것으로 나타났다.[46, 47] 이와 같이 비목표자극(NoGo)에 대한 P3는 목표자극(Go)에 대한 P3와는 유의미하게 다르다. NoGo자극의 P3는 전두엽 분포를 보인 반면에, Go자극의 P3는 두정엽 분포를 보이며 전두엽 비목표 P3에 비해 더 작은 진폭을 나타냈다.[48~50] 또한, 과제난이도가 증가할수록, NoGo P3 진폭이 줄어드는 경향이 나타났다.[49] NoGo P3는 억제시스템에 관여하는 전두영역에서 최대진폭을 나타냄으로써, NoGo P3가 반응억제의 활동성을 반영한다는 가설을 지지하고 있다.[51, 52]

상당한 수의 연구들은 강박증 환자에서 반응억제에 손상이 나타났다고 보고하였다.[53~56] 인지적 관점에서 볼 때, 강박증 환자들은 자극에 대한 반응을 할 것인가 또는 하지 않을 것인가에 대한 결정에 같은 양의 에너지를 사용한다고 한다.[57]

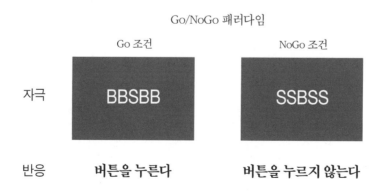

[그림 11-3] Go/NoGo 패러다임

Go 조건에서 화면에 제시된 자극이 BBSBB일 때 버튼을 누르는 반응을 하고, NoGo 조건에서는 SSBSS가 자극으로 제시되고 반응을 하지 않는다.

Di Russo 등[57]은 Go/NoGo P3가 전두엽 반응억제 시스템을 반영하고, 강박증 집단에서 이 시스템이 과도한 활성을 보인다고 발표하였다. 정상인은 NoGo자극이 Go자극보다 더 큰 뇌 활동성을 일으키는 데 반해, 강박증 환자들은 이들 자극 간에 비슷한 정도의 뇌 활동성을 나타냈다. 한 연구에서는 15명의 강박증 환자들과 정상 대조군을 대상으로 Go/NoGo 패러다임을 이용해서 유발된 P3의 두피 내 분포를 비교, 제시하였다([그림 11-4]).[56] 강박증 환자들은 Go자극과 NoGo자극에 대한 반응에서 나타난 두 가지 P3가 전두엽에서 나타나는 데 반해, 정상 대조군은 NoGo자극에 대한 반응에서 나타난 P3만이 전두엽에서 나타난다. 이러한 결과들은 강박증 환자들에게서 전두영역의 과활성화에 따른 과도하게 집중된 주의가 나타난다는 가설을 지지해 준다.[15]

행동반응을 억제하는 데 전두엽과 세로토닌 시스템이 관여한다는 보고가 동물모델에서 발표되었고,[58~60] 전두엽은 억제처리에 직접적으로 관련되며, 많은 연구들에서 NoGo P3 생성에 전두엽이 참여한다고 보고되었다.[61, 62] 또한, 우반구 상전두영역의 활동성이 강박증 증상과 부적(negative)으로 상관 있다는 보고[4, 63]들은 강박증 환자들에서 휴식상태 시 상전두피질의 활동성 감소와 억제처리 손상이 연관된다는 것을 지지하고 있다.[64] 강박증 환자를 대상으로 한 사건관련전위 연구에서도 NoGo P3의 전두엽 활동성이 감소하고, Y-BOCS 점수와 전두엽 활동성 간의 부적 상관이 보고되었다.[54] 강박증의 병태생리학에서 전두엽과 세로

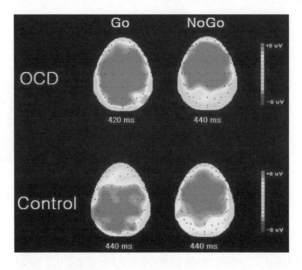

[그림 11-4] 강박증(OCD)과 정상 대조군(Control)에서 Go/NoGo 조건의 P300 분포[56]

토닌 시스템의 관여와 연결하여,[65, 66] 강박증 환자들에게서 반응억제에 손상이 나타난다는 것은 일관된 견해이며, 사건관련전위 연구도 이러한 견해를 지지하는 결과를 보여 준다. 강박증 환자들의 NoGo P3 진폭이 감소한 것은 낮은 수준의 억제 활동성을 반영하고, 세로토닌 수준을 증가시키는 데 관여하는 약물을 처치한 이후에 NoGo P3 진폭이 증가하였다는 것은 강박증에서 반응억제에 대한 인지적인 장애가 세로토닌의 변화에 따라 영향을 받는다는 것을 보여 준다.[16] 이러한 약물치료 후에, 강박증 환자들이 반응을 억제하는 능력이 향상되었는데, 강박증 환자들이 더 신중하게 반응하게 되었고, 이런 행동상의 변화는 NoGo P3 진폭의 증가로 이어졌다. Morault 등[21]은 낮은 수준의 반응억제로 인해, 강박증 환자는 빠른 속도의 인지처리가 나타나고 반응에 대한 낮은 확신을 갖게 된다고 주장하였다. 강박증에서 반응억제와 관련하여 P3뿐만 아니라 N2에 대한 연구보고도 활발히 발표되고 있는데,[54] 최근에 NoGo-N2의 진폭과 잠재기가 Y-BOCS의 강박점수와 부적 상관이 있는 것이 관찰되었다.[56]

3) N200: 주의처리

자극 제시 후 200ms 전후에 나타나는 N200(N2)은 피험자가 자극에 주의를 주어야만 나타나고 자극의 제시 확률이 낮을수록 더 큰 진폭을 보인다.[67] 선행연구들은 N200이 전두엽의 실행기제의 조절을 받으면서 일어나는 주의처리에 의해서 조절되고 자극에 의해 주어진 정보를 처리하는 것을 반영한다고 주장하였다.[1, 21] 자극의 구별이 어려워질수록 N200의 잠재기가 길어진다는 연구결과에 근거하여, 몇몇 연구자들은 N200이 자극의 확인 및 분류 과정과 관련이 있다고 주장하였다.[68, 69] Näätänen은 N200이 자동적인 'mismatch detector'의 기능을 반영한다고 주장한 데 반해,[68] Ritter 등은 N200이 P300 혹은 slow wave 등의 생성에 필요한 정보를 추출하는 데에 매우 중요한 역할을 한다고 주장하였다.[69] N200은 일반적으로 유입된 자극이 이전 자극과 동일한가를 탐지하기 위해 자극을 확인하고 분류하는 과정에 관여한다고 여겨지고 있다. 앞서 설명한 P300과 N200은 유사한 특징을 공유하는데 각 요인의 잠재기와 진폭은 자극확률, 변별도, 주관적인 기대, 변별에 대한 신뢰도에 따라 변화되고 두 요인은 인간의 지각과 인지처리의 신경생리학적 탐침으로서 사용되어 왔다.[1, 9, 70, 71] 이들 두 요인이 짧은 잠재기를 보일 때 과제의존적인 처리의 촉진이 나타난다고 보여지는데, 이는 과도한 각성 수준이나,[72] 주의 관련 처리의 특정한 변화 때문에 일어난다고 여겨져 왔다.[1, 15, 19, 21, 28, 73] 또한, 과제난이도와 별개로 자극의 복잡성에 의해 N200, P300의 진폭이 영향을 받는다고 한다. 자극이 복잡할수록 N200, P300의 진폭이 줄어들고,[21, 72] 자극이 단순할수록 N200의 진폭이 증가한다는 보고가 있다.[15] 이처럼 유사한 특징을 공유하고 있는 N200과 P300은 실제로 서로 다른 인지기능의 단계를 반영한다고 알려져 왔다. 즉, N200 잠재기가 자극 평가시간을 나타내고, P300 잠재기는 목표자극을 탐지하는 인지적 종결처리를 나타낸다고 한다.[12]

상당한 수의 연구자들은 강박증 환자에게서 N200의 진폭이 정상 대조군에 비해 증가되었다고 보고하였고,[19, 20, 23, 28] 일부 연구보고에서는 N200의 진폭이 감소되었다고 발표하였다(〈표 11-1〉).[21] Towey 등[19]은 강박증 환자에게서 나타나는 N200 진폭의 증가는 직접적으로 주의를 조절하는 전두피질 기제의 과도한 활동과 연관된다고 하였다. 강박증의 경우 과제 직접적인 처리가 우세하다고 보고되고 있다. 즉, 과제와 관계된 자극을 정의하는 물리적인 특징들에 과도하게 집중한다는 것이다.[74] 과제 직접적인 처리의 우세는 연속되는 잠재적인 정보처리 능력의 감소를 유발하기 때문에, 최종적인 수행에 있어서 손상 또는 장애가 나타나는 것으로 받아들여지고 있다.[22] 또, 강박증 환자에서 과제와 관련 있는 처리는 촉진되는 데 반해(N200, P300 잠재기 감소), 과제에 무관한 처리(N100-P200 잠재기 증가)는 지연되는 것으로 나타났다.[21] 인지적 자원의 부적절한 할당은 결국 반응에 대한 정확도에 의심을 유발하여 반응을 느리게 하는 현상으로 이어질 수 있다. Towey 등[19, 28]은 강박증 환자들이 적절한 정보를 탐지하는 것이 어려워서 정보처리 단계의 정보탐지 단계에 비교적 과도하게 집중하는 반면에(N200 진폭 증가), 비교적 쉬운 변별 과제에서는 비교적 덜 집중한다고(N200 진폭 감소) 보고하였다.

강박증의 치료에 세로토닌 재흡수 억제제를 많이 사용하는데, 과제의존적인 처리에 세로토닌 시스템이 관여할 가능성이 있다고 한다.[65, 66] 치료제에 반응하는 강박증 환자들의 사건관련전위를 살펴보면 강박증 환자들에게서 나타나는 속도 지향 전략은 자동적인 처리를 억제하는 것의 손상으로 인해 기인할 수도 있다는 것을 보여 준다.[73, 75] 치료제에 민감하게 반응하는 강박증 환자들에게서 N200 진폭의 감소가 나타났다는 보고는,[22] N200 진폭의 증가가 강박증 치료에 대한 효과적인 반응과 상관 있다는 초기 보고[28]에 상반된다. 이러한 상이한 결과들의 보고는 공존질환(comorbidity)의 간섭을 반영할지 모른다. 우울증, 공황장애, 사회공포증 등이 강박증의 공존질환으로 생각되고 있고,[66] 사건관련전위의 이상이 주요 우울증,[76] 공황장애[77]에서 보고되고 있다. 또한 다른 혼동요인으로, 연구들 간에 사용된 사건관련전위 방법론의 차이를 들 수 있다. 즉, 과제지시(예, 목표자극이 나타날 때마다 버튼을 누르거나 마음속으로 나타나는 목표자극의 수를 세거나), 자극의 복잡성(예, 단순음과 단어어휘), 과제 독립/의존적인 처리의 차이가 연구마다 사건관련전위 결과의 차이를 만들 가능성이 있다. N200이 자극에 의해 주어진 정보와 관련된 처리를 반영하거나, 전두엽 실행기제의 조절하에 이루어지는 주의처리를 반영한다고 할 때,[1] Morault 등[22]과 Towey 등[28]이 보고한 강박증 환자의 N200 진폭의 이상은 이들 기제의 불균형에서 나타난다고 보인다. 강박증 환자들에게서 나타나는 N200의 기능적 조절 손상은 전두엽 기능 또는 전두엽과 피질하구조물들이 서로 상호작용하는 데 있어서의 장애와 관련 있는 것으로 생각되고 있다.[21] 실제로, 신경심리검사와 PET을 이용한 연구들은 강박증 환자들에서 전두엽 이상을 일관되게 보고하고 있다.[78~81]

4) ERN: 실수 탐지

ERN(error-related negativity)은 틀리게 반응한 ERP에서 올바르게 반응한 ERP를 공제함으로써 얻게 되는 사건관련전위로서, 행동을 감시하고 실수를 탐지하는 지표로서 받아들여진다.[82, 83] 반응이 집행되고 난 다음 50ms에서 150ms 사이에 음전위로 나타나며, 전두-두정 분포를 일관되게 보여 준다.[84] 공제 과정을 통해 자극의 물리적 속성과 반응양식에 대한 직접적인 영향이 제거되고 실수를 감시하는 내인적인 처리에 대한 사건관련전위를 얻게 된다. ERN의 크기는 실수의 크기에 민감하게 반응하는 것으로 나타났다. Falkenstein 등[82]은 오른손의 두 개 손가락과 왼손의 두 개 손가락을 이용하여 반응하는 빠른 반응 시간 과제를 수행하였는데, 손을 선택하는 데 있어서의 실수에 대한 ERN이 손가락을 선택하는 데 범한 실수에 대한 ERN에 비해 현저하게 크다는 것을 발견하였다. ERN의 음전위는 반응 시간 과제에서 실수가 일어났을 때에 시작되는데, 의도했던 움직임과 실제 움직임 사이의 비교에서, 이들 상호 간 불일치가 일어났을 때 ERN이 만들어진다고 생각되고 있다.[83, 85~88] 반응에 대한 감시는 실행기능 중의 하나로 특히 뇌의 전두엽과 관련 있는 것으로 알려져 있다. ERN은 앞쪽 띠피질(anterior cingulate cortex) 활동성의 도파민 조절에 의해 영향 받는다.[89] 또한, 과제 특성뿐만 아니라 개인적 성격 특성과 기분에 따라 ERN의 진폭이 변화된다는 연구결과들이 발표되고 있다.[87, 88] 일반적으로 실수가 일어난 시행에서 반응시간이 길어지는데 길어진 반응시간과 ERN 진폭 간에는 유의미한 상관관계가 발견되지는 않았다.[90~94] 실수탐지와 관련해서 ERN뿐만 아니라 그 이후 요인도 연구되고 있다. Pe(error-related positivity)는 ERN이 출현한 이후 200~250ms에 나타난다. 현재, ERN과 Pe의 두피에서의 분포가 서로 다르다는 것에 착안하여 각 요인의 독립된 기능과 상호작용, 소스를 알아내려는 연구들이 진행되고 있다.[84, 95]

〈표 11-2〉 강박증에서 ERN 연구결과 요약

연구 (참고문헌)	주요결과	집단효과	해석
Gehring 등[96]	강박증에서 ERN 진폭 증가. 강박증 증상과 ERN 진폭 양의 상관. 내측 전두 영역에서 ERN 소스 발견	OCD > NC	행동 감시 기능 손상
Johannes 등[27]	강박증에서 ERN 진폭 증가하고 잠재기 길어짐. P300 잠재기 짧아짐	OCD > NC (ERN 진폭, 잠재기) OCD < NC (P300 잠재기)	과활동성 신경망 가설 지지
Hajcak과 Simons[93]	OC 특성 대학생에서 ERN 진폭 증가	OC 특성 집단 > NC	과도하게 기능하는 실수 탐지 처리
Hajcak 등[94]	높은 불안수준 집단에서 ERN 진폭 증가	높은 불안수준 집단 > NC, 공포증 집단	불안 스펙트럼 장애에 일반적 특성
Nieuwenhuis 등[103]	강박증의 ERN 진폭이 정상 대조군과 차이 없음	OCD = NC	정신병리학적으로 이질적인 강박증 집단 포함
Santesso 등[102]	강박행동 보이는 아이들에서 ERN증가. 강박행동과 ERN, Pe 양의 상관	강박행동 ∝ ERN	ERN과 Pe가 강박행동에 대한 예언적 지표

- ERN: error-relatcal negativity
- NC: normal control subjects
- OCD: obsessive compulsive disorder
- Pe: error-related positivity

실수를 탐지했을 때, 강박증 환자들은 불안과 의심이 비정상적으로 증가한다고 여겨지고 있다. 불일치한 대립적 충돌이 일어났을 때, 시스템은 실수 신호(error signal)를 생성해 내고 실수 신호는 인지, 운동, 정서 시스템을 각성시킨다고 한다.[96] 비정상적으로 심하게 불안해하고 의심하는 경향은 정상인보다 강박증 환자에서 실수 신호를 더 크고 오래도록 유지하게 만든다. 지나친 실수 탐지 활동은 강박증의 중요한 특징 중 하나다. 이러한 지나친 실수 탐지 활동은 실수반응에 대한 사건관련전위인 ERN에서 나타나는데, 〈표 11-2〉에 강박증 환자들과 정상 대조군의 ERN을 비교한 연구들을 정리하였다. 몇몇 연구자들은 강박증 환자의 ERN 진폭이 정상인보다 크고 잠재기는 정상인보다 길게 관찰되었다고 보고하였다.[27, 96] [그림 11-5]는 10명의 강박증 환자군과 정상 대조군의 ERN과 CRN(correct response negativity)을 제시하고 있는데, 강박증 환자에게서 정상 대조군에 비해 더 큰 ERN의 진폭과 느린 잠재기를 보여 주고 있다.[27] 강박증집단에서 실수 이후의 반응시간이 정상 대조군보다 느려진 것은 강박증 환자들이 실수를 범한 이후에 특히 반응에 대한 감시가 과도하게 나타났다는 것을 보여 준다.[97] 과활동성 신경망 가설(hyperactive neural network hypothesis)은 피질-줄무늬체-시상-피질회로에서 피드백회로가 과도하게 활성화되었기 때문에 강박증에서 ERN 진폭의 증가가 나타났다고 해석한다.[27, 96, 98] Gehring 등[96]은 ERN의 진폭과 강박증의 증상 심각도 사이에 양의 상관이 있는 것을 발견하였고, 앞쪽 띠피질의 기능장애로 해석하였다. 강박증 환자들은 앞쪽 띠피질에서 과도하게 활동적으로 실수 신호가 처리된다고 보고 있다. 강박증에서 변화된 전두엽 억제기제의 간섭

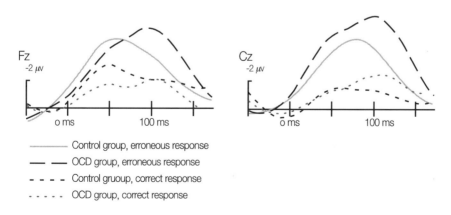

[그림 11-5] 강박증(OCD)과 정상 대조군(Control)의 Fz, Cz에서 ERN(error related negativity)[27]

으로 인해, ERN의 잠재기가 길어진 것으로 해석하고 있다. 정상 대조군의 ERN이 Cz에서 최대 활동성을 보이는 데 반해,[83, 85, 87, 88, 99, 100] 강박증에서는 좀 더 뒤쪽에서 ERN이 최대 활동성을 나타냈다.[27] 이러한 결과는 띠이랑(cingulate gyrus)의 변화된 기능과 관련될 것으로 여겨진다. Posner 와 Rothbart[101]는 강박증에서 앞쪽 띠피질의 활동성이 큰 것이 반응 감시의 인지행동적 요인에 기초가 된다고 발표하였다.

스트룹 과제(Stroop task)를 변형한 과제를 이용하여, 강박증 환자뿐만 아니라 강박특성을 지닌 집단에서도 ERN 진폭이 증가되어 있는 것이 확인되었다.[93, 102] 또한, 강박 특성뿐만 아니라 일반적인 불안수준이 높은 집단에서도 ERN의 진폭 변화를 관찰함으로써 불안에 따른 반응 감시 처리의 신경지표로서 ERN 활동성 변화를 설명하였다.[94] 그러나 강박증에서 ERN의 진폭 증가를 관찰하지 못한 연구결과들도 발표되었기 때문에,[103] 과도하게 활동적인 실수 신호 처리에 대한 개념은 좀 더 통제된 실험을 통해 연구될 필요성이 있다. 즉, 정신병리학적, 신경심리학적으로 이질적인 집단으로 구성된 강박증 환자들을 증상에 따라 동질적인 아집단으로 나누고, 약물이나 과제의 세심한 통제를 통해 혼동 요인을 배제하는 것이 요구되고 있다.

5) N400: 기억인출

N400은 자극 제시 300~500ms 사이에 나타나고 중앙-전두(centrofrontal) 부위에서 가장 두드러지게 관찰되는 음전위다. 문장의 전체 뜻과 의미가 부합된 단어로 끝나는 문장보다 부합되지 않은 단어로 끝나는 문장에서 의미 있게 큰 진폭의 N400이 관찰되었으며, 부합되지 않는 정도가 클수록 N400이 더 큰 음전위를 나타냈다.[104] N400은 의미적 처리 과정을 반영한다고 여겨져 왔다.[105, 106] 또한, 재인기억 과제 동안 N400을 측정한 다수의 연구들에 의하면 N400이 장기기억으로부터 정보를 인출하는 과정 혹은 장기기억 내의 정보를 탐색하는 과정을 반영한다고 한다.[107] 재인기억 과제와 같이 의식적인 기억 인출을 요구하는 외현기억(explicit memory)에서뿐만 아니라 암묵기억(implicit memory) 과제에서도 N400이 나타난다. 예로, 단어를 이용한 어휘판단 과제에서, 처음 제시 단어에 대한 사건관련전위와 반복 제시 단어에 의한 사건관련전위를 비교해 보았을 때, 반복 제

시 단어에 대한 사건관련전위가 300~500ms 사이에 더 큰 양전위를 나타내는데, N400이 암묵기억처리에 관여하는 것으로 해석하고 있다.[108~111]

　강박증 환자의 인지기능을 조사한 연구들은 강박증 환자들이 언어적 외현기억은 손상되지 않은 데 반해,[35, 112] 비언어적 기억, 공간활동기억, 암묵기억에서는 기억장애가 나타난다는 것을 일관성 있게 보고하고 있다.[29, 113, 114] Kim 등[115]은 강박증 환자를 대상으로 단어와 비 단어를 판단하는 어휘판단 과제에서 사건관련전위를 측정하여, 반복 제시 단어와 처음 제시 단어의 전위차가 N400에서 나타났다고 보고하였다. [그림 11-6]은 반복 제시 단어에 대한 사건관련전위에서 강박증 환자군에 비해 정상 대조군이 더 큰 진폭과 더 빠른 잠재기를 나타냄을 보

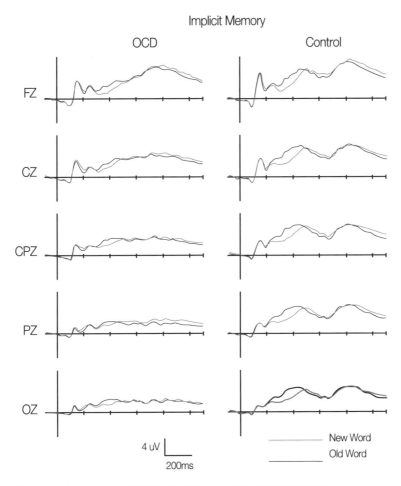

[그림 11-6] 강박증(OCD)과 정상 대조군(Control)의 암묵기억 과제(implicit memory)에서 처음 제시 단어(New)와 반복 제시 단어(Old)의 ERP[115]

여 주고 있다. 또한, N400에 대한 소스위치 분석 연구에서, dipole에 대한 반구 비대칭 분석결과 처음 제시 단어에 대한 비대칭 계수(asymmetry coefficient)가 정상인이 음의 값(좌반구 편향)을 가진 데 비해, 강박증 환자는 양의 값(우반구 편향)을 가진 것으로 보고되었다.[116] 이것은 암묵기억처리의 자원할당에 있어서 정상인과 강박증 환자들이 다른 패턴 또는 전략을 사용하는 것으로 해석되고 있다.[29, 117] Savage 등[29]은 조직적 전략의 손상으로 인한 2차적 효과로 강박증 환자들에게서 기억장애가 나타난다고 주장하였다. 앞으로의 연구에서, 조직적 전략의 깊이를 조정하는 패러다임을 이용하여, 이러한 주장에 대한 보다 통제된 연구가 필요하다고 여겨진다.

6) P600: 정보처리 정교화

N400 이후, 즉 자극 제시 500~700ms 정도에 나타나는 양전위를 띄는 정점을 P600으로 부른다. P600과 P300 사이의 관련성에 관해서는 논란이 많다. 어떤 이들은 P300이 늦게 나타난 것이 P600라고 주장하는 반면,[118, 119] P600이 P300과는 다르며 독립된 특유의 심리적 기능을 반영한다고 주장하는 이들도 있다.[120~122] 예를 들어 Smith[122]에 의하면 P300은 단순히 의미적 부호화 과정을 반영하는 한편, P600은 재구성(reconstruction) 혹은 회상 과정(recollective process)을 나타내는 지표로서 장기기억에 저장되어 있는 정보에 근거하여 자극을 더 정교하게 처리하는 과정을 의미한다고 주장하였다.

두정영역에서 나타난 P600의 잠재기가 정상 대조군에 비해 강박증 집단에서 보다 길게 나타났다.[123] P600 잠재기는 분석 처리의 기간과 시작의 지표로서 생각되고 있고, 강박증 환자에게서 나타난 길어진 잠재기는 신경심리검사 수행에서 나타나는 느린 행동과 상관관계가 있는 것으로 나타났다. 강박증 환자에게서 나타나는 행동 수행의 지체는 과제를 정확하게 수행하는 데 대한 지나친 걱정이나 과제 동안 피험자를 간섭하는 강박적인 사고의 침입 때문에 나타난다고 여겨진다.[124, 125]

7) PPI: 감각 문턱

PPI(prepulse inhibition)는 감각 문턱(sensory gating)의 측정치로 첫번째 자극

(S1)과 두번째 자극(S2) 사이에 자극 간 간격이 100~300ms이면 S2에 대한 반응이 줄어드는 것을 의미한다.[126] 보통 50ms에 나타나는 양전위의 정점(P50 또는 P1)을 측정하여 진폭과 잠재기를 비교하는데, 동물이나 인간에 있어서 놀람 반응의 크기를 나타낸다. S2에 대한 놀람 자극의 처리는 매우 근접해서 먼저 제시된 prepulse의 간섭처리 때문에 억제되어 나타난다. S1에 대해 주어진 선택적인 주의는 S2에 대한 놀람 반응의 PPI를 보통 증가시키는데, 정신병적 질환을 앓고 있는 사람들에게서는 이러한 PPI가 잘 나타나지 않는다.[127] 특히, 정신분열병 환자들은 PPI가 감소되어 있는데, 감각운동 문턱(sensorimotor gating)을 매개하는 주의기제가 손상된 것으로 보고되고 있다.[128] 강박증 환자에서 PPI가 약간 감소되었다는 보고[129]와 정상 대조군과 유사한 PPI가 나타났다는 보고가 있는데,[130] 일반적으로 강박증에서 초기 지각 처리는 정상적으로 이루어진다고 생각되고 있다.

3. 결 론

강박증에 있어서 생물학적인 변화는 사건관련전위를 이용한 전기생리학적 연구들에서 분명하게 나타난다. 과활동성 신경망 가설은 강박증에서 P300과 N200의 잠재기가 짧아지는 것이 피질의 과도한 각성, 과도하게 집중된 주의로 인해 발생한다고 주장한다. 또한, 정상 대조군과 다른 패턴을 보이는 P300과 N200의 진폭의 변화에 대해서는 강박증 환자가 인지적인 자원을 부적절하게 할당하거나, 전두엽 실행기제의 불균형으로 인해 주의처리가 손상된 것으로 해석하고 있다. 강박증 환자에서 현저하게 큰 진폭의 ERN이 보고되었는데, 행동을 감시하고 실수를 탐지하는 것과 관련해서 나타나는 ERN의 진폭이 강박증 환자에서 증가한 것을 과활동성 신경망 가설로 설명하고 있다. 상당한 수의 연구들은 강박증 환자에서 반응억제 손상을 보고하였는데, 강박증 환자들의 Go/NoGo P3가 전두엽 활동성을 보이며 정상인과는 다른 패턴을 나타냈다고 발표하였다. 강박증 환자들은 전두엽 손상으로 인해 전두엽이 관여하는 반응억제에 손상이 발생하여, 빠른 속도의 인지처리가 일어나는 반면, 반응에 대한 낮은 확신을 갖게 된다고 여겨지고 있다. 강박증 환자들은 암묵기억 과제에서 낮은 진폭의 N400을 나타냈는

데, 조직적 전략의 손상으로 인해 기억장애가 나타났을 가능성이 논의되고 있다. 그 외에, P600의 잠재기와 행동수행의 지체에 상관이 있다는 연구들이 보고되었고, 정상인과 비슷한 PPI를 통해 초기지각처리가 비교적 정상적으로 이루어지고 있다고 해석되고 있다. SSRI와 같은 약물치료에 반응하는 강박증 환자에게서 독특한 사건관련전위가 나타났다는 연구보고들은 사건관련전위를 이용하여 약물치료에 대한 반응성을 예측함으로써, 임상장면에서 사건관련전위의 활용가능성을 제시하고 있다. 강박증은 이질적인 증상을 포함하는 장애(heterogeneous disorder)이기 때문에, 사건관련전위와 임상연구, 뇌영상 연구를 병행하여 강박증이 포함하고 있는 하위 집단의 특징을 분명하게 규명하는 것이 요구되고 있다. 또한, 과제 지시, 자극의 복잡성, 감각양식에 차이에 따라 연구결과가 달라진다는 것을 숙지하고 공존질환이나 약물의 세심한 통제를 통해 혼동 요인을 배제한 잘 통제된 연구가 수행될 필요가 있다.

참/고/문/헌

1. Näätänen R: The role of attention in auditory information processing as revealed by event-related potentials and other brain measures of cognitive function. *Behav Brain Sci* 1990; 13:201-288.

2. Morault P, Bourgeois M, Paty J: *Electrophysiologie Cerebrale en Psychiatrie*. Paris, Masson, 1993.

3. Purcell R, Maruff P, Kyrios M, Pantelis C: Cognitive deficits in obsessive-compulsive disorder on tests of frontal striatal functions. *Biol Psychiatry* 1998; 43:348-357.

4. McGuire PK, Bench CJ, Frith CD, Marks IM, Frackowiak RS, Dolan RJ: Functional anatomy of obsessive-compulsive phenomena. *Br J Psychiatry* 1994; 164:459-468.

5. Donchin E, Cole MGH: Is the P300 component a manifestation of context updating? *Behav Brain Sci* 1988; 11:357-374.

6. Squires NK, Squires KC, Hillyard SA: Two varieties of long-latency positive waves evoked by unpredictable auditory stimuli in man. *Electroencephalogr Clin Neurophysiol* 1975; 38:387-401.

7. Duncan-Johnson CC, Donchin E: On quantifying surprise: The variation of event-related potentials with subjective probability. *Psychophysiology* 1977; 14:456-467.

8. Donchin E, Karis D, Bashore TR, Coles MGH, Gratton G: Cognitive *Psychophysiology* and human information processing, In Coles MGH, Donchin E, Porges SW (Eds.), *Psychophysiology: systems, processes and applications.* New York, Guilford press, 1986.

9. Sutton S, Braren M, Zubin J: Evoked potentials correlates of stimulus uncertainty. *Science* 1965; 150:1187-1188.

10. Hillyard SA, Squires KC, Bauer JW, Lindsay PH: Evoked potential correlates of auditory signal detection. *Science* 1971; 172:1357-1360.

11. Picton TW: The P300 wave of the human event-related potential. *J Clin Neurophysiol* 1992; 9:456-479.

12. Garcia-Larrea L, Cezanne-Bert G: P3, positive slow wave and working memory load: a study on the functional correlates of slow wave activity. *Electroencephalogr Clin Neurophysiol* 1998; 108:260-273.

13. Smith ME, Halgren E, Sokolik M, Baudena P, Musolino A, Liegeois-Chauvel C, Chauvel P: The intracranial topography of the P3 event-related potential elicited during auditory oddball. *Electroencephalogr Clin Neurophysiol* 1990; 76(3):235-48.

14. Neshige R, Luder H: Recording of event-related potentials (P300) from human cortex. *J Clin Neurophysiol* 1992; 9:294-298.

15. Towey JP, Tenke CE, Bruder GE, Leite P, Friedman D, Liebowitz M, Hollander E: Brain event-related potential correlates of overfocused attention in obsessive-compulsive disorder. *Psychophysiology* 1994; 31(6):535-543.

16. Sanz M, Molina V, Martin-Loeches M, Calcedo A, Rubia F: Auditory P300 event related potential and serotonin reuptake inhibitor treatment in obsessive-compulsive disorder patients. *Psychiatry Res* 2001; 101:75-81.

17. Kim MS, Kang SS, Youn T, Kang DH, Kim JJ, Kwon JS: Neuropsychological correlates of P300 abnormalities in patients with schizophrenia and obsessive-compulsive disorder. *Psychiatry Res* 2003; 123(2):109-123.

18. Mavrogiorgou P, Juckel G, Frodl T, Gallinat J, Hauke W, Zaudig M, Dammann G, Moller HJ, Hegerl U: P300 subcomponent in obsessive-compulsive disorder. *J Psychiatr Res* 2002; 36:399-406.

19. Towey J, Bruder G, Hollander E, Friedman D, Erhan H, Liebowitz M, Sutton S: Endogenous event-related potentials in obsessive-compulsive disorder. *Biol Psychiatry* 1990; 28(2):92-98.

20. de Groot CM, Torello MW, Boutros NN, Allen R: Auditory event-related potentials and statistical probability mapping in obsessive-compulsive disorder. *Clin Electroencephalogr* 1997; 28:148-154.

21. Morault P, Bourgeois M, Laville J, Bensch C, Paty J: Psychophysiological and clinical value of event-related potentials in obsessive-compulsive disorder. *Biol Psychiatry* 1997; 42:46-56.

22. Morault P, Guillem F, Bourgeois M, Paty J: Improvement predictors in obsessive-compulsive disorder: An event-related potential study. *Psychiatry Res* 1998; 81:87-96.

23. Miyata A, Matsunaga H, Kiriike N, Iwasaki Y, Takei Y, Yamagami S: Event-related potentials in patients with obsessive-compulsive disorder. *Psychiatry Clin Neurosci* 1998; 52:513-518.

24. McCarley RW, Shenton ME, O'Donnell BF, Faux SF, Kikinis R: Auditory P300 abnormalities and left posterior superior temporal gyrus volume reduction in schizophrenia. *Arch Gen Psychiatry* 1993; 50:190-197.

25. Kalayam B, Alexopoulos GS, Kindermann S: P300 latency in geriatric depression. *Am J Psychiatry* 1998; 155:425-427.

26. Regan D: *Human brain electrophysiology. Evoked potentials and evoked magnetic fields in science and medicine.* New York, Elsevier, 1989.

27. Johannes S, Wieringa BM, Nager W, Rada D, Dengler R, Emrich HM, Munte TF, Dietrich DE: Discrepant target detection and action monitoring in obsessive-compulsive disorder. *Psychiatry Res* 2001; 108(2):101-110.

28. Towey J, Bruder G, Tenke C, Leite P, DeCaria C, Friedman D, Hollander E: Event-related potential and clinical correlates of neurodysfunction in obsessive-compulsive disorder. *Psychiatry Res* 1993; 49(2):167-181.

29. Savage CR, Baer L, Keuthen NJ, Brown HD, Rauch SL, Jenike MA: Organizational strategies mediate nonverbal memory impairment in obsessive-compulsive disorder. *Biol Psychiatry* 1999; 45:905-916.

30. Shin MS, Park SJ, Kim MS, Lee YH, Ha TH, Kwon JS: Deficits of organizational strategy and visual memory in obsessive-compulsive disorder. *Neuropsychology* 2004; 18:665-672.

31. Hollander E, Cohen L, Richards M, Mullen L, DeCaria C, Yaakov S: A pilot

study of the neuropsychology of obsessive-compulsive disorder and Parkinson's disease. *J Neuropsychiatry Clin Neurosci* 1993; 5:104-107.

32. Christensen KJ, Kim SW, Dysken MW, Hoover KM: Neuropsychological performance in obsessive compulsive disorder. *Biol Psychiatry* 1992; 31:4-18.

33. Savage CR, Keuthen NJ, Jenike MA: Recall and recognition memory in obsessive-compulsive disorder. *J Neuropsychiatry Clin Neurosci* 1996; 8:99-103.

34. Lucey JV, Burnes CE, Costa DC, Gacinovis S, Pilowsky LS, Ell PJ: Wisconsin Card sorting task errors and cerebral blood flow in obsessive-compulsive disorder. *Br J Med Psychol* 1997; 70:403-411.

35. Schmidtke K, Schorb A, Winkelmann G, Hohagen F: Cognitive frontal lobe dysfunction in obsessive-compulsive disorder. *Biol Psychiatry* 1998; 43(9):666-673.

36. Saxena S, Brody AL, Schwartz JM, Baxter LR: Neuroimaging and frontal-subcortical circuitry in obsessive-compulsive disorder. *Br J Psychiatry* 1998; Suppl 1:26-37.

37. Squires KC, Squires NK, Hillyard SA: Decision-related cortical potentials during an auditory signal detection task with cued observation intervals. *J Exp Psychol Hum Percept Perform* 1975; 1(3):268-279.

38. Squires NK, Squires KC, Hillyard SA: Two varieties of long-latency positive waves evoked by unpredictable auditory stimuli in man. *Electroencephalogr Clin Neurophysiol* 1975; 38(4):387-401.

39. Campbell KB, Courchesne E, Picton TW, Squires KC: Evoked potential correlates of human information processing. *Biol Psychol* 1979; 8(1):45-68.

40. Kiss I, Dashieff RM, Lordeon P: A parieto-occipital generator for P300: evidence from human intracranial recordings. *Int J Neurosci* 1989; 49(1-2):133-139.

41. Baudena P, Halgren E, Heit G, Clarke JM: Intracerebral potentials to rare target and distractor auditory and visual stimuli. III. Frontal cortex. *Electroencephalogr Clin Neurophysiol* 1995; 94(4):251-264.

42. Halgren E, Baudena P, Clarke JM, Heit G, Liegeois C, Chauvel P, Musolino A: Intracerebral potentials to rare target and distractor auditory and visual stimuli. I. Superior temporal plane and parietal lobe. *Electroencephalogr Clin Neurophysiol* 1995; 94(3):191-220.

43. Knight RT: Decreased response to novel stimuli after prefrontal lesions in

man. *Electroencephalogr Clin Neurophysiol* 1984; 59(1):9-20.

44. Nasman VT, Dorio PJ: Reduced P3b category response in prefrontal patients. *Int J Psychophysiol* 1993; 14(1):61-74.

45. Ford JM, Sullivan EV, Marsh L, White PM, Lim KO, Pfefferbaum A: The relationship between P300 amplitude and regional gray matter volumes depends upon the attentional system engaged. *Electroencephalogr Clin Neurophysiol* 1994; 90(3):214-228.

46. Drewe EA: Go-no go learning after frontal lobe lesions in humans. *Cortex* 1975; 11(1):8-16.

47. Verin M, Partiot A, Pillon B, Malapani C, Agid Y, Dubois B: Delayed response tasks and prefrontal lesions in man--evidence for self generated patterns of behaviour with poor environmental modulation. *Neuropsychologia* 1993; 31(12):1379-1396.

48. Simson R, Vaughan HG Jr, Ritter W: The scalp topography of potentials in auditory and visual Go/NoGo tasks. *Electroencephalogr Clin Neurophysiol* 1977; 43(6):864-75.

49. Pfefferbaum A, Ford JM, Weller BJ, Kopell BS: ERPs to response production and inhibition. *Electroencephalogr Clin Neurophysiol* 1985; 60(5):423-434.

50. Schupp HT, Lutzenberger W, Rau H, Birbaumer N: Positive shifts of event-related potentials: a state of cortical disfacilitation as reflected by the startle reflex probe. *Electroencephalogr Clin Neurophysiol* 1994; 90(2):135-144.

51. Jodo E, Kayama Y: Relation of a negative ERP component to response inhibition in a Go/No-go task. *Electroencephalogr Clin Neurophysiol* 1992; 82(6):477-482.

52. Roberts LE, Rau H, Lutzenberger W, Birbaumer N: Mapping P300 waves onto inhibition: Go/No-Go discrimination. *Electroencephalogr Clin Neurophysiol* 1994; 92(1):44-55.

53. Bannon S, Gonsalvez CJ, Croft RJ, Boyce PM: Response inhibition deficits in obsessive-compulsive disorder. *Psychiatry Res* 2002; 110(2):165-174.

54. Herrmann MJ, Jacob C, Unterecker S, Fallgatter AJ: Reduced response-inhibition in obsessive-compulsive disorder measured with topographic evoked potential mapping. *Psychiatry Res* 2003; 120(3):265-71.

55. Chamberlain SR, Blackwell AD, Fineberg NA, Robbins TW, Sahakian BJ: The neuropsychology of obsessive compulsive disorder: the importance of failures in cognitive and behavioural inhibition as candidate endophenotyp-

ic markers. *Neurosci Biobehav Rev* 2005; 29(3):399−419.

56. Kim MS, Kim YY, Yoo SY, Kwon JS: Electrophysiological correlates of behavioral response inhibition in patients with obsessive−compulsive disorder. *Depress Anxiety* 2006; 24(1):22−31.

57. Di Russo F, Zaccara G, Ragazzoni A, Pallanti S: Abnormal visual event−related potentials in obsessive−compulsive disorder without panic disorder or depression comorbidity. *J Psychiatr Res* 2000; 34(1):75−82.

58. Soubrie P: [Serotonergic neurons and behavior]. *J Pharmacol* 1986; 17(2):107−112.

59. Pitman RK: Animal models of compulsive behavior. *Biol Psychiatry* 1989; 26(2):189−198.

60. Rauch SL, Jenike MA: Neurobiological models of obsessive−compulsive disorder. *Psychosomatics* 1993; 34(1):20−32.

61. Alexander GE, DeLong MR, Strick PL: Parallel organization of functionally segregated circuits linking basal ganglia and cortex. *Annu Rev Neurosci* 1986; 9:357−381.

62. Savage CR, Weilburg JB, Duffy FH, Baer L, Shera DM, Jenike MA: Low−level sensory processing in obsessive−compulsive disorder: an evoked potential study. *Biol Psychiatry* 1994; 35(4):247−252.

63. Adler CM, McDonough−Ryan P, Sax KW, Holland SK, Arndt S, Strakowski SM: fMRI of neuronal activation with symptom provocation in unmedicated patients with obsessive compulsive disorder. *J Psychiatr Res* 2000; 34(4−5):317−324.

64. Lucey JV, Costa DC, Blanes T, Busatto GF, Pilowsky LS, Takei N, Marks IM, Ell PJ, Kerwin RW: Regional cerebral blood flow in obsessive−compulsive disordered patients at rest. Differential correlates with obsessive−compulsive and anxious−avoidant dimensions. *Br J Psychiatry* 1995; 167(5):629−634.

65. Lopez−Ibor JJ Jr: The involvement of serotonin in psychiatric disorders and behaviour. *Br J Psychiatry* 1988; Suppl 153:26−39.

66. Hollander E: Treatment of obsessive−compulsive spectrum disorders with SSRIs. *Br J Psychiatry* 1998; Suppl 35:7−12.

67. Oken BS: Endogenous event−related potentials, In Chiappa KH (Ed.), *Evoked potentials in clinical medicine*. New York, Raven press, 1990, pp. 563−592.

68. Näätänen R: Processing negativity: an evoked potential reflection of selective attention. *Psychological Bulletin* 1982; 92:605–640.

69. Ritter W, Simson R, Vaughan HG, Macht M: Manipulation of event-related potential manifestations of information processing stages. *Science* 1982; 218:909–911.

70. Donchin E: Event-related brain potentials: A tool in the study of human information processing, In Begleiter H (Ed.), *Evoked brain potentials and behavior.* New York, Plenum Press, 1979, pp. 13–88.

71. Pritchard WS, Shappell SA, Brandt ME: *Psychophysiology* of N200 N400: a review and classification scheme. *Adv Psychophysiology* 1991; 4:43–106.

72. Beech HR: Further observations of evoked potentials in obsessional patients. *Br J Psychiatry* 1983; 142:605–609.

73. Cox CS: Neuropsychological abnormalities in obsessive-compulsive disorder and their assessments. *Int Rev Psychiatry* 1997; 9:45–59.

74. Oades RD, Zerbin D, Dittmann-Balcar A, Eggers C: Auditory event-related potential (ERP) and difference-wave topography in schizophrenic patients with/without active hallucinations and delusions: a comparison with young obsessive-compulsive disorder (OCD) and healthy subjects. *Int J Psychophysiol* 1996; 22(3):185–214.

75. Hoehn-Saric R, Greenberg BD: Psychobiology of obsessive-compulsive disorder: anatomical and physiological considerations. *Int Rev Psychiatry* 1997; 9:15–29.

76. Vandoolaeghe E, van Hunsel F, Nuyten D, Maes M: Auditory event related potentials in major depression: prolonged P300 latency and increased P200 amplitude. *J Affect Disord* 1998; 48:105–113.

77. Clark CR, McFarlane AC, Weber DL, Battersby M: Enlarged frontal P3 to stimulus change in panic disorder. *Biol Psychiatry* 1996; 39:845–856.

78. Cox CS, Fedio P, Rapoport, JL: Neuropsychological testing of obsessive-compulsive adolescents, In Rapoport JL (Ed.), *Obsessive-Compulsive Disorder in Children and Adolescents.* Washington DC, American Psychiatric Press, 1989, pp. 73–85.

79. Flor-Henry P, Yeudall LT, Koles ZJ, Howarth BG: Neuropsychological and power spectral EEG investigations of the obsessive-compulsive syndrome. *Biol Psychiatry* 1979; 14(1):119–130.

80. Insel TR: Toward a neuroanatomy of obsessive-compulsive disorder. *Arch*

Gen Psychiatry 1992; 49(9):739-744.

81. Rauch SL, Jenike MA, Alpert NM, Baer L, Breiter HC, Savage CR, Fischman AJ: Regional cerebral blood flow measured during symptom provocation in obsessive-compulsive disorder using oxygen 15-labeled carbon dioxide and positron emission tomography. *Arch Gen Psychiatry* 1994; 51(1):62-70.

82. Falkenstein M, Hoormann J, Christ S, Hohnsbein J: ERP components on reaction errors and their functional significance: a tutorial. *Biol Psychol* 2000; 51(2-3):87-107.

83. Vidal F, Hasbroucq T, Grapperon J, Bonnet M: Is the 'error negativity' specific to errors? *Biol Psychol* 2000; 51(2-3):109-128.

84. Herrmann MJ, Rommler J, Ehlis AC, Heidrich A, Fallgatter AJ: Source localization (LORETA) of the error-related-negativity (ERN/Ne) and positivity (Pe). *Brain Res Cogn Brain Res* 2004; 20(2):294-299.

85. Falkenstein M, Hohnsbein J, Hoormann J, Blanke L: Effects of crossmodal divided attention on late ERP components. II. Error processing in choice reaction tasks. *Electroencephalogr Clin Neurophysiol* 1991; 78(6):447-455.

86. Scheffers MK, Coles MG, Bernstein P, Gehring WJ, Donchin E: Event-related brain potentials and error-related processing: an analysis of incorrect responses to go and no-go stimuli. *Psychophysiology* 1996; 33(1):42-53.

87. Luu P, Flaisch T, Tucker DM: Medial frontal cortex in action monitoring. *J Neurosci* 2000; 20(1):464-469.

88. Scheffers MK, Coles MG: Performance monitoring in a confusing world: error-related brain activity, judgments of response accuracy, and types of errors. *J Exp Psychol Hum Percept Perform* 2000; 26(1):141-151.

89. van Veen V, Carter CS: The anterior cingulate as a conflict monitor: fMRI and ERP studies. *Physiol Behav* 2002; 77(4-5):477-482.

90. Scheffers MK, Humphrey DG, Stanny RR, Kramer AF, Coles MG: Error-related processing during a period of extended wakefulness. *Psychophysiology* 1999; 36(2):149-157.

91. Gehring WJ, Knight RT: Prefrontal-cingulate interactions in action monitoring. *Nat Neurosci* 2000; 3(5):516-520.

92. Gehring WJ, Fencsik DE: Functions of the medial frontal cortex in the processing of conflict and errors. *J Neurosci* 2001; 21(23):9430-9437.

93. Hajcak G, Simons RF: Error-related brain activity in obsessive-compulsive undergraduates. *Psychiatry Res* 2002; 110(1):63-72.

94. Hajcak G, McDonald N, Simons RF: Anxiety and error-related brain activity. *Biol Psychol* 2003; 64(1-2):77-90.

95. van Veen V, Carter CS: The timing of action-monitoring processes in the anterior cingulate cortex. *J Cogn Neurosci* 2002; 14(4):593-602.

96. Gehring WJ, Himle J, Nisenson LG: Action-monitoring dysfunction in obsessive-compulsive disorder. *Psychol Sci* 2000; 11(1):1-6.

97. Veale DM, Sahakian BJ, Owen AM, Marks IM: Specific cognitive deficits in tests sensitive to frontal lobe dysfunction in obsessive-compulsive disorder. *Psychol Med* 1996; 26(6):1261-1269.

98. Fitzgerald KD, Moore GJ, Paulson LA, Stewart CM, Rosenberg DR: Proton spectroscopic imaging of the thalamus in treatment-naive pediatric obsessive-compulsive disorder. *Biol Psychiatry* 2000; 47(3):174-182.

99. Falkenstein M, Hoormann J, Hohnsbein J: ERP components in Go/Nogo tasks and their relation to inhibition. *Acta Psychol* (Amst) 1999; 101(2-3):267-291.

100. Holroyd CB, Dien J, Coles MG: Error-related scalp potentials elicited by hand and foot movements: evidence for an output-independent error-processing system in humans. *Neurosci Lett* 1998; 242(2):65-68.

101. Posner MI, Rothbart MK: Attention, self-regulation and consciousness. *Philos Trans R Soc Lond B Biol Sci* 1998; 353(1377):1915-1927.

102. Santesso DL, Segalowitz SJ, Schmidt LA: Error-related electrocortical responses are enhanced in children with obsessive-compulsive behaviors. *Dev Neuropsychol* 2006; 29(3):431-445.

103. Nieuwenhuis S, Nielen MM, Mol N, Hajcak G, Veltman DJ: Performance monitoring in obsessive-compulsive disorder. *Psychiatry Res* 2005; 134(2):111-122.

104. Kutas M, Hillyard SA: Reading senseless sentences: brain potentials reflect semantic incongruity. *Science* 1980; 207:203-205.

105. Friedman D: Cognitive event-related potential components during continuos recognition memory for pictures. *Psychophysiology* 1990; 27:136-148.

106. Nigam A, Hoffman JE, Simons RF: N400 to semantically autonomous pictures and words. *J Cogn Neurosci* 1992; 4:15-22.

107. Chao LL, Nielsen-Bohlman L, Knight RT: Auditory event-related potentials dissociate early and late memory processes. *Electroencephalogr Clin Neurophysiol* 1995; 96:157-168.

108. Kutas M, Van Petten C: Psycholinguistics electrified: event-related brain potential investigations, In Gernsbacher MA (Ed.), *Handbook of psycholinguistics*. San Diego, Academic Press, 1994, pp. 83-143.

109. Rugg MD, Mark RE, Walla P, Schloerscheidt AM, Birch CS, Allan K: Dissociation of the neural correlates of implicit and explicit memory. *Nature* 1998; 392:595-598.

110. Swick D: Effects of prefrontal lesions on lexical processing and repetition priming: an ERP study. *Brain Res Cogn Brain Res* 1998; 7:143-157.

111. Olichney JM, Van Petten C, Paller KA, Salmon DP, Iragui VJ, Kutas M: Word repetition in amnesia: Electrophysiological measures of impaired and spared memory. *Brain Res Cogn Brain Res* 2000; 123:1948-1963.

112. Radomsky AS, Rachman S: Memory bias in obsessive-compulsive disorder (OCD). *Behav Res Ther* 1999; 37:605-618.

113. Tallis F, Pratt P, Jamani N: Obsessive-compulsive disorder, checking, and non-verbal memory: a neuropsychological investigation. *Behav Res Ther* 1999; 37:161-166.

114. Roth RM, Baribeau J, Milovan D, O'Connor K, Todorov C: Procedural and declarative memory in obsessive-compulsive disorder. *J Int Neuropsychol Soc* 2004; 10:647-654.

115. Kim MS, Kim YY, Kim EN, Lee KJ, Ha TH, Kwon JS: Implicit and explicit memory in patients with obsessive-compulsive disorder: an event-related potential study. *J Psychiatr Res* 2006; 40(6):541-549.

116. Kim YY, Yoo SY, Kim MS, Kwon JS: Equivalent current dipole of word repetition effects in patients with obsessive-compulsive disorder. *Brain Topogr* 2006; 18(3):201-212.

117. Shin MS, Park SJ, Kim MS, Lee YH, Ha TH, Kwon JS: Deficits of organizational strategy and visual memory in obsessive-compulsive disorder. *Neuropsychology* 2004; 18(4):665-672.

118. Karis D, Fabiani M, Donchin E: "P300" and memory: individual differences in the von Restorff effect. *Cogn Psychology* 1984; 16:177-216.

119. Fabiani F, Karis D, Donchin E: P300 and recall in an incidental memory paradigm. *Psychophysiology* 1986; 23:298-308.

120. Paller KA, Kutas M: Brain potentials during memory retrieval provide neurophysiological support for the distinction between conscious recollection and priming. *J Cogn Neurosci* 1992; 4:375-391.

121. Van Petten C, Senkfor AJ: Memory for words and novel visual pattern: repetition, recognition and encoding effects in the event-related potential. *Psychophysiology* 1996; 33:491-506.

122. Smith ME: Neurophysiological manifestations of recollective experience during recognition memory judgments. *J Cogn Neurosci* 1993; 5:1-13.

123. Papageorgiou CC, Rabavilas AD: Abnormal P600 in obsessive-compulsive disorder. A comparison with healthy controls. *Psychiatry Res* 2003; 119(1-2):133-143.

124. Galderisi S, Mucci A, Catapano F, D'Amato AC, Maj M: Neuropsychological slowness in obsessive-compulsive patients. Is it confined to tests involving the fronto-subcortical systems? *Br J Psychiatry* 1995; 167(3):394-398.

125. Okasha A, Rafaat M, Mahallawy N, El Nahas G, El Dawla AS, Sayed M, El Kholi S: Cognitive dysfunction in obsessive-compulsive disorder. *Acta Psychiatr Scand* 2000; 101(4):281-285.

126. Hoffman HS, Ison JR: Reflex modification in the domain of startle: I. Some empirical findings and their implications for how the nervous system processes sensory input. *Psychol Rev* 1980; 87(2):175-189.

127. Dawson ME, Hazlett EA, Filion DL, Nuechterlein KH, Schell AM: Attention and schizophrenia: impaired modulation of the startle reflex. *J Abnorm Psychol* 1993; 102(4):633-641.

128. Braff DL, Grillon C, Geyer MA: Gating and habituation of the startle reflex in schizophrenic patients. *Arch Gen Psychiatry* 1992; 49(3):206-215.

129. Schall U, Schon A, Zerbin D, Eggers C, Oades RD: Event-related potentials during an auditory discrimination with prepulse inhibition in patients with schizophrenia, obsessive compulsive disorder and healthy subjects. *Int J Neurosci* 1996; 84:15-33.

130. Schall U, Schon A, Zerbin D, Bender S, Eggers C, Oades RD: A left temporal lobe impairment of auditory information processing in schizophrenia: an event-related potential study. *Neurosci Lett* 1997; 229(1):25-28.

Chapter 12

강박증에서의 삶의 질과 사회인지

이승재, 권준수

1. 서 론

사회인지(social cognition)는 '사회적 상호작용에 관여하는 정신작용'으로서 좁게는 타인의 의도나 성향을 지각하는 능력에서부터 넓게는 영장류에서 보이는 다양하고 변화무쌍한 사회적 행동에 관여하는 고위 인지 과정으로 정의된다. 쉽게 말하면 사람과 사람 간에 일어나는 사회적 행동과 연관되어 작동하는 인지기능으로 볼 수 있다. 최근 사회인지가 주목을 받는 이유는 기억력, 시공간 지각, 언어 능력, 산술 능력, 작동기억 등 고전적인 인지기능으로는 인간의 다양한 사회적 행동을 설명하는 데 한계가 있기 때문이다. 또 정신과 질환 그 자체보다는 그에 따른 사회적 기능성이 환자의 예후를 결정하는 핵심적인 요소라는 질병관의 변화 또한 사회인지가 대두되는 이유다. 사회인지의 핵심 영역들로는 감정처리(emotional processing), 마음 이론(theory of mind), 사회지각(social perception), 사회지식(social knowledge), 귀속편견(attributional bias) 그리고 의사결정(decision making) 등이 있다.

사회인지와 관련하여 가장 많은 연구가 이루어진 대표적인 정신과 질환으로는 소아에서 자폐증, 성인에서 정신분열병이 있다. 그에 비하면 강박증의 사회인지에 대한 연구는 매우 부족한 상태다. 달리 생각하면 그만큼 강박증 환자들은 정신분열병이나 자폐증 환자에 비해 사회인지 능력이 온전하다는 믿음과 관련이 있을 것도 같다. 그러나 비록 소수에 그치고 있지만, 실제 연구들은 강박증 환자들에서 상당한 삶의 질의 손상과 다양한 사회인지 영역에서의 장애를 보고하고 있다. 이 장에서는 강박증과 관련된 삶의 질 연구를 통해 과연 사회적 기능성이 취약한지를 살펴보고, 이런 사회적 기능의 결함을 설명할 수 있는 사회인지 관련 연구들을 고찰해 보고자 한다.

2. 강박증과 삶의 질

1) 배 경

20세기 의과학 혁명을 통해 인간의 삶의 질이 급속도로 개선되기 시작하였다. 그리고 최근 20년 동안 전인적인 질병관(holistic model)으로의 변화와 의료서비스 및 의료기술에 대한 비용상승으로 인해 의료인뿐만 아니라 의료재정과 관련된 기관에서도 의료의 기여도를 정량화하려는 시도가 생겨났다.[1] 이러한 시도에 도입된 개념이 바로 '삶의 질(quality of life: QoL)'이다. 특히 만성질환을 겪는 환자는 질병 자체의 증상 이상의 고통을 받게 되며, 이는 환자의 삶의 질에 많은 영향을 주게 된다. 비록 삶의 질을 한마디로 정의하기는 어렵지만, 건강-관련 삶의 질(health-related quality of life; 이하 QoL은 모두 건강-관련 삶의 질을 뜻함)은 흔히 신체적 기능, 사회적 기능, 대인관계, 정신건강, 주관적 건강 및 신체적 통증 정도를 포함한다. 다양한 내과질환 및 정신질환이 건강-관련 삶의 질에 장애를 초래하고 있다. 예를 들면, 당뇨병, 고혈압, 관상동맥질환, 신부전, 간이식, 암, 우울증, 정신분열병 등이 대표적인 질환들이다.

이런 관점에서 보면 강박증의 삶의 질에 대한 관심의 증가는 당연하다고 볼 수 있다. 강박증은 일반 인구의 2~3%가 경험하는 네 번째로 흔한 정신과 질환이다.[2] 강박증으로 진단받은 환자의 20% 이상은 하루 종일 강박증을 경험하며 그로 인해 심각한 장애를 초래하는 중증 강박증을 앓게 된다. 그리고 치료를 받지 않고 증상이 관해되는 확률 또한 매우 낮다. 따라서 강박증은 만성적인 관해와 악화의 경과를 밟는 것을 특징으로 한다. 게다가, 강박증은 환자의 학업, 직업 그리고 사회적 기능에 부정적인 영향을 미치는 만성적인 질환이다. 이런 영향은 그들의 가족, 친구 그리고 사회로 다시 전가된다. 실제로 강박증은 WHO에서 발표한 장애를 가장 많이 초래하는 10대 질환 중 10번째에 속하였다.[3] 특히 15~44세 사이의 여성집단에서는 5번째에 위치하였다.

2) 삶의 질의 개념

Patrick과 Erickson[4]에 의하면, 삶에는 양(quantity)과 질(quality)의 두 가지 차원이 있다. 삶의 양은 사망률이나 여명과 같은 명확한 생물의학적 용어로 표현된다. 삶의 질은 양적인 잣대만으로는 표현할 수 없는 삶의 복합적인 측면을 반영한다. 비록 삶의 질이 주관적인 안녕감뿐만 아니라 건강상태와 외부 환경 같은 객관적인 지표를 포함하긴 하나, 궁극적으로는 삶에 대한 주관적인 평가를 말한다.[5]

비록 삶의 질에 대한 통일된 정의는 아직 없으나, 삶의 질을 정의하는 데 있어 최소한의 필수요건에 대한 어느 정도의 합의가 이루어지고 있다.[6] 첫째, 개개인의 자신의 삶에 대한 주관적인 지각이 삶의 질에 있어 중심 개념이 되어야 한다는 데 대부분의 전문가들이 동의하고 있다. 이러한 합의는 교육과 수입 같은 객관적인 조건이 삶의 질에 대한 주관적인 경험의 일부밖에 설명하지 못한다는 사회학연구에 기원한다. 둘째, 삶의 질을 결정하는 복합적인 경험들의 상대적인 효과를 평가하기가 쉽지 않기 때문에, 전통적으로 평가에 포함되어 온 차원들을 아우르는 다차원적인 접근이 삶의 질을 평가하는 데 보다 적절하다는 의견이다. 마지막으로, 추상적이고 철학적인 개념은 피하고 건강과 관련된 개인적 경험, 즉 '건강'-관련 삶의 질에 집중할 것을 권하고 있다.

Aaronson 등[7]은 삶의 질 평가에 적어도 다음 4가지 차원, 즉 (a) 신체적 기능상태, (b) 질병 및 치료와 관련된 신체증상, (c) 심리적 기능, (d) 사회적 기능이 포함되어야 한다고 제안했다. 그리고 성기능, 신체상(body image), 수면 같은 특정 인구, 문화, 또는 임상집단의 평가에 필요한 영역들이 때에 따라 추가될 수 있다.

3) 강박증 환자에서의 삶의 질

(1) 강박증과 삶의 질 간의 관계

강박증 환자의 삶의 질에 대해 출판된 첫 보고는 1996년 Stein 등[8]에 의해 이루어졌다. 남아프리카 강박증협회원 200명을 대상으로 회수된 75개의 자가보고형 설문지(37.5%) 중 강박증 증상을 보고한 39개를 분석하였다. 이환된 사람의 평균 나이는 33.4세(표준편차 14.5, 범위 11~68세)였으며 약 반수가 여성이었다. 결과를 보면 반 이상이 사회생활, 가족관계 및 학업에, 30%가 직장 일을 하는데 중등도에서 고도의 지장을 받는 것으로 보고하였다. 또 약 반수에서 현재 가지고 있는 강박증상으로 인해 중등도에서 고도의 지장을 받는다고 보고하였다. 75%는 자존감의 저하를, 50%는 자살사고를 보고하였다. 이하 강박증 관련 삶의 질 연구에 대해서는 〈표 12-1〉에 간략히 개괄하였다.

〈표 12-1〉 강박증 관련 삶의 질 연구

Authors	Year	Samples	Questionnaire	Study characteristics
Stein et al.[8]	1996	39 OCD	self-made	First published report
Hollander et al.[9]	1996	701 OCD	self-made	Large size epidemic survey
Koran et al.[10]	1996	60 OCD	SF-36	Medication-free outpatients, first comparison between OCD and general population
Antony et al.[20]	1998	51 OCD 35 PD 49 SP	IIRS	A comparison study across anxiety disorders
Bystritsky et al.[23]	1999	30 OCD	LQoL	First brief report about QoL improvement after hospitalization
Grabe et al.[54]	2000	20 OCD 4075 GP	SWLS, QHB	Community sample of OCD
Bystritsky et al.[17]	2001	31 OCD 68 SCZ	ILSS, LQoL	A comparison study between OCD & SCZ in QoL improvement after treatment
Bobes et al.[18]	2001	36 OCD	SF-36, WHO-DAS-S	A comparison study with various disease groups
Lochner et al.[21]	2003	337 OCD 53 PD 64 SP	DP, SDI, LSRDS, SAS-SR	A comparison study across anxiety disorders

Tenney et al.[24]	2003	101 OCD	LqoLP	QoL improvement after a pharmacological intervention
Masellis et al.[11]	2003	43 OCD	IIRS	The impact of depression on QoL was emphasized
Sorensen et al.[12]	2004	406 OCD	self—made	A detailed questionnaire with 132 questions was used
Moritz et al.[13]	2005	79 OCD 32 NC	SF—36	The effect of a cognitive behavioral therapy on QoL
Rodriguez-Salgado et al.[14]	2006	64 OCD	SF—36	A Spanish study replicating previous observations
Eisen et al.[15]	2006	197 OCD	QoLE, SF—36, IFT, SOFAS	A comprehensive study about the relationships between detail symptoms and QoL scales
Stengler—Wenzke et al.[19]	2006	75 OCD 276 SCZ	WHOQOL—BREF	A comparison study between OCD and SCZ in QoL
Stengler—Wenzke et al.[55]	2006	74 relatives of OCD	WHOQOL—BREF	First systematized report on QoL of relatives of patients with OCD

- OCD: obsessive—compulsive disorder
- PD: panic disorder
- SP: social phobia
- SCZ: schizophrenia
- GP: General population
- NC: Normal control
- SF—36: 36—item Short—Form Health Survey
- IIRS: Illness Intrusiveness Rating Scale
- SWLS: Satisfaction with Life Scale
- QHB: Questionnaire on Health Behavior
- ILSS: Independent Living Skill Survey
- LQoL: Lehman's QoL
- WHODAS—S: World Health Organization Short Disability Assessment Schedule
- DP: Disability Profile Questionnaire
- SDI: Sheehan Disability Inventory
- LSRDS: Liwobitz Self—Rating Disability Scale
- SAS—SR: Social Adjustment Scale Self—Report
- LqoLP: Lancashire Quality of Life Profile
- QoLE: Quality of Life Enjoyment
- IFT: Range of Impaired Functioning Tool
- SOFAS: Social and Occupational Functioning Assessment Scale
- WHOQOL—BREF: Brief version of the WHOQOL—100.

Hollander 등[9]은 1994년에서 1995년에 걸쳐 미국 강박증협회원 2,670명에게 설문조사를 실시하였다. 설문에 응답한 701명(26.9%)의 평균 나이는 37세(표준편차 14, 범위 5~82세)였으며, 소아의 경우 부모, 대리자, 또는 가까운 친척들이 설문지를 대신하였다. 결과는 Stein 등과 유사하였는데, 응답자의 반 이상이 사회기능 및 직업기능에서의 장애를 보고하였으며, 약 70%의 응답자가 사람을 사귀고 친구를 만드는 데 지장이 있다고 하였다. 즉, 70%는 강박증 때문에 가족관계가 어렵다고 하였다. 과거에 직장을 가졌던 응답자 가운데 약 40%가 강박증으로 인해 상당 기간 동안 일을 할 수 없었다고 하였으며, 38%는 1년 이상 일을 할 수 없었다고 하였다. 평균 직업성취도가 그들의 학력 수준에 비해 낮았으며 이는 직업 기능에서의 손상을 의미한다. 이런 손상은 학력 수준과 수입 간의 불균형에서 볼 수 있다. 비록 일반 인구에 비해 훨씬 높은 학력 수준(학사 4.0% 대 14.7%, 석사 18% 대 7.5%)임에도 불구하고, 반응자들의 평균 수입은 일반 인구의 평균과 거의 동일한 수준이었다. QoL의 안녕 차원에 있어 59%는 강박사고로, 51%는 강박행동으로 중등도에서 고도의 스트레스를 받는 것으로 보고하였다. 게다가, 90% 이상이 자존감의 저하, 50%에서 자살사고, 12%에서 자살시도를 보고하였으며 18%에서 알코올 남용, 13%에서 그 외 다른 물질 남용을 스스로 보고하였다.

Koran 등[10]은 약을 복용하지 않은 중등도 이상의 심각도를 보이는 60명의 외래 강박증 환자를 대상으로 QoL을 평가하였다. 60명의 환자 중 43%가 여성이었으며 평균 나이는 40.1세(표준편차 10.6, 범위 19~67세)였다. 본 연구에서는 표준화된 QoL 자가설문지인 SF-36(36-item short-form health survey)를 처음으로 적용하여 일반인구집단 및 다른 만성질환 집단을 함께 비교하였다. SF-36은 QoL의 신체적 영역(즉, 신체적 건강상태와 통증에 의한 신체적 기능과 역할의 제한), 정신건강 영역(즉, 불안과 우울을 반영하는 정신건강, 정서적 증상에 의한 역할의 제한, 사회적 기능), 전반적 건강, 그리고 활력(vitality)을 평가하도록 되어 있다. 정신건강 영역의 세 가지 항목에 있어 강박증 환자의 중앙값들은 모두 일반인구집단의 제1사분위(25 percentile)에 미치지 못한 반면, 신체적 건강 영역의 중앙값들은 일반인구집단의 중간값과 같거나 상위하였다. 강박증상이 심할수록 사회적 기능도 못한 것으로 나타났으나, 정서적 증상에 의한 역할 제한과는 상관관계가 없는 것으로 나타났다. 이는 SF-36의 범위와 편차가 제한적이란 점, 일부 환자는 집에서 보다 직장이나 학교에서 증상을 더 잘 조절할 수 있다는 점, 극히 심한 환자가 연구에 포함되지 않았다는 점과 관계가 있을 것으로 설명하였다. 그리고 제2형 당뇨병 환자들과의 비교에서는 강박증 환자들의 중앙값이 모든 신체적 건강 영역에서는 보다 높게, 모든 정신건강 영역에서는 보다 낮게 측정되었다.

캐나다에서 Masellis 등[11]은 43명의 강박증 환자를 대상으로 IIRS(Illness Intrusiveness Rating Scale)을 사용하여 QoL을 평가하였다. 평균 나이는 34.9세(표준편차 8.0, 범위 18~65세)였으며, 25명이 여성환자였다. IIRS는 건강, 식이, 직업, 레크리에이션, 경제상태, 배우자와의 관계, 성생활, 가족 및 다른 사회적 관계, 자기표현, 자기향상, 종교, 공동체 참여, 시민의식 등 총 13개 영역에 걸쳐 증상에 의한 침해 정도를 객관적 및 주관적으로 측정하는 도구다. 본 연구의 특징은 강박사고, 강박행동 및 우울증 정도가 환자의 QoL을 얼마나 잘 예측할 수 있는지를 조사한 것이다. 결론적으로 공존 우울증의 정도가 환자의 QoL을 가장 잘 설명할 수 있는 예측인자로 밝혀졌으며, 강박사고와 강박행동에 있어서는 강박사고의 심각도는 QoL을 의미 있게 예측하였으나, 강박행동은 그렇지 못했다. 이런 소견을 통해 저자들은 강박사고와 우울증에서 치료의 초점을 맞추어야 한다고 강조하였다.

Sorensen 등[12]은 132문항으로 구성된 자체 제작 설문지를 사용해 덴마크 강박증 협회에 등록된 강박증 환자 406명의 자료를 분석하였다(54.4%의 응답률). 이 연구에서도 강박증 환자에서 학업, 직업 및 사회적 기능에 상당한 장애가 있는 것으로 보고하였다. 이들은 각 영역별로 매우 구체적인 질문을 사용하였는데, 그 결과 중 일부를 〈표 12-2〉에 실었다. 특히 62%에서 자살사고를, 11%에서 자살

〈표 12-2〉 강박증상이 삶의 질에 미치는 영향

학업에 미치는 영향(70명)	
57.1%	출석에 지장이 있었다(이 중 14%는 1년 이상).
25.0%	시험을 보는 데 방해가 되었다.
직업에 미치는 영향(115명)	
52.5%	출근에 지장이 있었다(이 중 65%는 1년 이상).
8.2%	10년 이상 일을 하지 못했다.
26.0%	강박증으로 인해 일을 그만두었다.
사회적 기능에 미치는 영향 (219명)	
72.0%	사회적 기능에 영향을 끼친다.
70.0%	부끄러움, 낮은 자존감, 미래에 대한 불안
55.0%	일상생활에도 지장이 있다(목욕, 옷입기 등).
72.0%	일상생활에도 지장이 있다(요리, 쇼핑 등).
26.5%	자신의 삶의 질이 불만족스럽다.
5.0%	사회적으로 고립되어 있다.
62.0%	자살을 생각해 본 적이 있다.
11.0%	자살을 시도한 적이 있다.

Sorensen 등[12]의 논문에서 발췌하였음.

시도를 한 경험이 있었다는 사실은 다시 한 번 주목할 만한 결과다. 전반적인 삶의 질에 대한 만족도 조사에서 79.5%가 적어도 한 영역 이상에서 불만족스럽다고 하였다. 불만족 반응을 보인 환자들의 83.6%는 직장이나 학교에서, 70.3%는 사회생활에서, 그리고 15.1%는 모든 영역에서 불만스럽다고 하였다.

　Moritz 등[13]은 독일 강박증 환자 79명을 대상으로 SF-36을 이용하여 QoL을 평가하였다. 이 논문에서 특이할 사항은 기존 연구들에서 제시되었던 SF-36자료를 함께 제시함으로써 강박증 환자들의 QoL 정도를 한눈에 알아볼 수 있도록 하였으며([그림 12-1]), 강박증상을 자세히 평가하여 각 증상들과 QoL 항목들 간의 상관관계를 보았다는 것이다. 결론적으로 강박증 환자의 신체적 역할 제한, 전반적 건강, 활력, 사회적 기능, 정서적 역할 제한, 정신건강 하위 척도 점수가 거의 정상군의 2-4 SD(standard deviations)에 위치할 정도로 떨어져 있었으며, QoL을 가장 잘 예측할 수 있는 인자로 우울증을 들었다. 강박사고의 심각도와 개수는 정서적 역할 제한 및 정신건강 하위 척도와, 강박행동의 개수는 대부분의

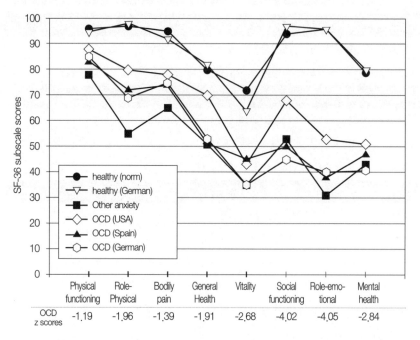

[그림 12-1] 강박증(OCD), 다른 불안장애(Other anxiety) 및 정상집단(healthy)의 SF-36 하위 척도 점수

SF-36은 36-item Short-Form Health Survey의 축약형임. 그림 하단의 z 점수는 독일연구에서의 강박증군과 정상군 점수에 의해 환산된 것임. 그림에서 제시된 미국 강박증 자료는 Koran 등[10]의 논문에서, 스페인 강박증 자료는 Bobes 등[18]의 논문에서 인용하였으며 그림은 Moritz 등[13]의 논문에서 발췌함.

하위 척도와 상관관계를 보였다. 이런 결과는 Rodriguez-Salgado 등[14]의 스페인 자료에서도 그대로 재현되었다. 역시 64명의 강박증 환자의 우울증 점수와 SF-36의 모든 하위 척도들 간에 유의한 상관성을 보였다. 특히 강박사고점수는 모든 SF-36 하위 척도들과, 강박행동점수는 사회적 기능, 정서적 역할 제한, 정신건강 및 활력과 하위 척도와 상관관계를 보였다. 정상군과의 비교에서는 신체건강과 통증을 제외한 모든 항목에서 강박증 환자가 낮은 점수를 보였다.

최근 Eisen 등[15]은 197명의 강박증 환자를 대상으로 QoL에 관한 가장 포괄적인 연구결과를 발표하였다. 저자들은 자가척도 두 가지(quality of life enjoyment, SF-36)와 검사자 척도 두 가지(range of impaired functioning tool, social and occupational functioning assessment scale)를 합하여 총 네 가지의 QoL 평가도구를 사용하였다. 강박증 환자의 삶의 질은 정상기준집단에 비해 거의 모든 영역에서 상당한 손상을 보였다. 전체 예일-브라운 강박척도(Yale-Brown Obsessive Compulsive Scale: Y-BOCS) 점수와 각 QoL 척도점수 간에는 상관계수가 0.40에서 0.77에 이를 정도로 유의한 상관관계를 보였다. 우울증상, 결혼 여부, 강박증상 가운데 특히 강박사고가 QoL 손상에 있어 중요한 예측인자임을 밝혔다.

국내에서도 송지연[16]은 강박증 25명과 정상통제집단 25명을 대상으로 WHO-QOL-BREF(brief version of the WHOQOL-100)를 통해 기존 연구와 비슷한 결과를 발표하였다. 강박증 환자들은 신체적 건강 영역, 심리적 영역, 사회관계적 영역, 환경적 영역 그리고 삶의 질 총점 모두에서 정상통제집단에 비해 유의하게 낮은 점수들을 나타냈다. 삶의 질에 관한 관련인자 연구에서 Y-BOCS 점수는 삶의 질 영역 중 신체적 건강 영역, 사회관계적 영역, 환경적 영역과 삶의 질 총점에서 부적인 관련성을 보였으며, 벡 우울척도(Beck Depression Inventory: BDI) 점수는 삶의 질의 모든 영역에서 부적인 관련성을 보였다. 삶의 질과 다른 영역들과의 관련성에 대한 연구결과를 〈표 12-3〉에 제시하였다.

정리하면, 비록 QoL 측정도구나 대상자에 따라 결과에 다소의 차이는 있으나, 신체적 항목을 제외한 학업, 직업, 사회생활 등 대부분의 영역에서 강박증 환자는 상당한 QoL 손상을 보였다. 그리고 이러한 QoL 손상은 강박증상의 심각도와 관련되어 있으며 강박증상 가운데 특히 강박사고가 강박행동에 비해 좀 더 특이적인 것으로 보이나, 강박증상과 관련이 없다는 보고도 다소 있었다. 또한 강박증상 외에 우울증상의 심각도 또한 QoL 손상에 상당부분 기여하고 있는 것으로

〈표 12-3〉 강박증 환자집단의 삶의 질과 관련변인들 간의 상관관계

	신체적 건강 영역	심리적 영역	사회관계적 영역	환경적 영역	삶의 질 총점
인구학적 변인					
사회경제적지위	.11	.04	.13	.56**	.25
임상적 변인					
YBOCS	-.45*	-.29	-.42*	-.44*	-.54**
BDI	-.44*	-.51**	-.43*	-.52**	-.65**
심리사회적 변인					
심리적 불편감	-.56**	-.50*	-.35	-.35	-.62**
TCI 위험회피	-.46*	-.46*	-.25	-.24	-.50**
TCI 자율성	.49**	.67**	.23	.36	.63**
TCI 연대감	.20	.22	.39	.41*	.40*

*: p<.05, **: p<.01. Note that probabilities of underlined correlation coefficients are p<.004 after Bonferroni correction
　심리적 불편감은 간이정신진단 검사척도(Symptom Checklist-90)의 하위척도임. TCI는 기질과 성격검사 단축형(Temperament and Character Inventory-revised-short version)임. 송지연[16]의 논문에서 발췌하였음.

보인다. 특히 주목할 점은 첫째, 50%정도가 자살사고의 경험을 보고할 정도로 환자들의 고충은 상당히 심각한 수준에 있다는 점이며, 둘째, 강박증상만으로 QoL 손상을 모두 설명할 수는 없다는 점이다.

(2) 다른 정신질환군과의 비교

　지금까지 정상군과의 비교에서 강박증 환자들의 QoL이 유의하게 감소되어 있음을 보았다. 그렇다면 강박증에 있어 이런 QoL 손상이 다른 환자군에 비해서 어떻게 또 얼마나 다른지 궁금해진다. 우선 정신과 질환 가운데 가장 만성적이며 황폐화 과정을 거치는 정신분열병과의 비교를 살펴보자.

　Bystritsky 등[17]은 31명의 부분입원치료를 받고 있는 강박증 환자와 68명의 낮 병원 재활치료에 참가하고 있는 정신분열병 환자의 QoL을 ILSS(Independent Living Skill Survey)와 LQoL(Lehman Quality of Life Scale)을 사용하여 평가하였다. 치료 전 평가를 비교해 보면, ILSS의 모든 항목에서 정신분열병과 유사한 정

도의 손상을 보였으며, 주관적인 평가에만 의존하는 LQoL 총점에서는 오히려 정신분열병군에 비해 유의미하게 낮았다. 그러나 치료 후 평가에서는 양상이 다소 바뀌었다. 강박증군은 치료 후 '식사', '몸단장', '금전관리', '사회관계', '여가활동', '직업활동' 영역에서 정신분열병군에 비해 우수하였으며 이는 강박증의 QoL이 치료에 의해 빠르게 호전될 수 있음을 시사한다. 그럼에도 불구하고 주관적인 QoL점수는 여전히 정신분열병군에 비해 낮았다. 이 연구에서 강박증군의 주관적 QoL이 정신분열병에 비해 낮다는 보고는 실로 놀라운 결과다. 저자들은 공존 우울증에 의해 QoL을 실제보다 더욱 낮게 평가했을 가능성이 있다고 토론하였으나, 치료 후 우울증이 호전되고 나서도 여전히 주관적인 QoL이 정신분열병군보다 낮았다는 점에 대해서는 좀 더 고민이 필요할 것 같다.

Bobes 등[18]은 강박증 환자 36명과 정신분열병 환자 362명에서 자가설문지 SF-36 그리고 장애 평가도구인 평가자설문지 WHO DAS-S(World Health Organization Short Disability Assessment Schedule)를 이용해 QoL을 비교하였다. SF-36 결과를 보면, 사회적 기능, 정신건강, 신체통증, 활력, 정서적 역할제한에서는 두 군 간에 차이를 보이지 않았으며, 신체적 기능, 신체적 역할제한, 전반적 건강 하위척도에서만 강박증 환자들이 우세한 것으로 평가되었다. 한편 임상가가 직접 평가한 장애 정도 평가에서는 강박증 환자들의 사회적 및 직업적 삶이 정신분열병 환자들에 비해 보다 심각한 장애를 보였다. 그 외 정신과 질환(우울증, 헤로인 의존)과의 비교에서도 강박증 환자들의 QoL이 더 나쁜 것으로 평가되었다.

최근 Stengler-Wenzke 등[19]도 기존 연구와 유사한 결과를 보고하였다. WHOQOL-BREF에서 강박증 환자들이 정신분열병 환자에 비해 '심리적 안녕(psychological well-being)'과 '사회적 관계(social relationship)' 영역에서 더욱 낮은 수준을 보였다([그림 12-2]). 강박증 환자의 QoL이 정신분열병 환자의 그것보다 못할 수 있다는 사실은 더 이상 놀라운 결과가 아니다. 일련의 정신분열병 비교 연구결과들에서 강박증 환자들은 정신분열병만큼 또는 그 이상의 QoL 손상을 보임을 알 수 있었으며, 이러한 결과는 정신사회적 기능과 QoL의 호전에 치료의 초점이 맞추어져야 함을 강조하고 있다.

그럼 강박증 환자들의 QoL이 다른 불안장애 환자들과는 어떤 차이가 있을까? 이에 대한 연구는 아직 몇 편에 그치고 있다. Antony 등[20]은 강박증(51명), 공황

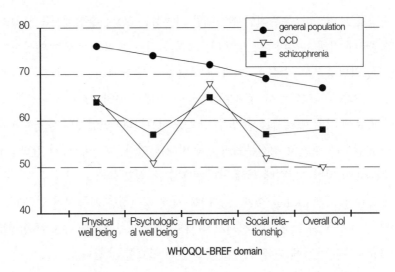

[그림 12-2] 강박증(OCD) 환자와 정신분열병(schizophrenia) 환자의 삶의 질 비교

  정상군 자료는 독일 작센(Saxony) 지방의 일반인구집단을 대상으로 한 자료임. 본 그림은 Stengler-Wenzke 등[19]의 논문에서 발췌함.

장애(35명), 사회공포증(49명) 등 세 군 간의 QoL을 IIRS를 이용해 평가하였다. 전체 점수에서 세 군 간에 차이는 없었으나, 강박증군은 독서 같은 수동적인 여가 선용과 종교적 표현에 보다 많은 손상을 보였다. Lochner 등[21]은 강박증(337명), 공황장애(53명), 사회공포증(64명) 등 세 군 간의 QoL을 네 종류의 관련 설문지를 사용해 평가하였다. 4가지 설문지 결과 모두에서 세 군의 QoL 손상 정도는 유사하게 나타났으나, 질환에 따라 손상된 영역은 상이하였다. 강박증 환자는 가족생활과 일상활동에서, 사회공포증 환자는 사회생활과 여가활동에서, 공황장애 환자는 처방받지 않은 약물의 사용에 보다 취약하였다. 또한 QoL은 증상이 심각하거나 공존 우울증을 가진 경우에 더욱 낮았다. 최근 국내에서 정상군뿐만 아니라 공황장애군과 비교한 논문이 발표되었다.[22] 역시 강박증과 공황장애 환자의 삶의 질은 정상인에 비해 저하되어 있었으며, 같은 불안장애인 공황장애와 비교할 때도 심리적 영역과 더불어 학업, 직업, 가족생활 기능 저하 등 사회적 관계 영역의 삶의 질 저하가 강박증 환자에게서 보다 특징적임을 보였다.

(3) 강박증 치료와 삶의 질 간의 관계

  그러면 치료 후 강박증 환자들의 삶의 질은 어느 정도 호전되는가? 비록 증상에 대한 치료적 효과에 대해서는 많은 연구들이 이루어져 왔으나, 삶의 질을 직접 비교한 연구는 몇 편에 그치고 있다.

Bystritsky 등[23]은 약물 및 행동 병합치료 후 QoL의 호전을 처음으로 보고하였다. 특히 QoL의 호전과 증상 호전 사이에 약한 상관관계 밖에 보이지 않았다는 점은 주목할 만한 소견이다. 그러나 QoL의 호전이 약물치료에 의한 것인지 행동치료에 의한 것인지에 대한 구분이 어려우며 현실적으로 대부분의 환자들은 약물치료만을 받고 있다는 점이 제한점으로 지적되었다.

이러한 제한점을 보완 및 발전시켜 Tenney 등[24]은 101명의 강박증 환자를 대상으로 약물치료[벤라팍신(venlafaxine)과 파록세틴(paroxetine)]에 의한 QoL의 호전을 평가하였다. QoL 평가에는 LqoLP(Lancashire Quality of Life Profile)를 사용하였고, 치료 후 주관적, 객관적 및 전체 QoL 점수가 유의하게 호전되었다. 뿐만 아니라 Y-BOCS 점수에서 치료 전 약 26점에서 약 17점으로의 증상 호전을 보고하였다. 그러나 Brystritsky 등의 연구에서처럼 QoL의 호전과 증상의 호전 간에 상관관계를 보이지 않았다. 저자들은 QoL에서의 호전이 증상에서의 치료효과에 의하지 않으며, 증상과는 독립적으로 호전되는 것으로 보았다.

Moritz 등[13]은 79명의 강박증 환자를 대상으로 인지행동치료(32명은 항우울제를 병합) 후 QoL의 호전을 SF-36을 이용해 평가하였다. 8~10주 후 치료에 반응을 보인 군이 그렇지 않은 군에 비해 SF-36의 전체점수에서의 유의한 호전을 보였으나, 활력 하위척도를 제외한 나머지 하위척도에서는 두 군 간에 유의한 차이를 보이지 않았다. 반대로 QoL이 호전된 군과 그렇지 않은 군으로 나눈 뒤 초기 정신병리점수, 사회인구학적 변수들간의 차이를 보았는데, 어떤 변수에서도 차이를 보이지 않았다. 아쉽게도 위의 논문에서는 증상의 호전 정도와 QoL의 호전 정도를 직접적으로 비교하지는 않았지만, 역시 이전 보고들처럼 QoL과 강박증의 증상 차원 간에 밀접한 관계는 없어 보인다.

요약하면 약물 또는 인지행동치료 모두 치료 후 QoL의 전반적인 영역에서 유의한 호전을 보였으나, 예상과 달리 QoL 호전과 증상의 호전 간에는 밀접한 관계를 보이지 않았다.

(4) 요 약

강박증과 관련된 QoL연구로 1996년부터 현재까지 약 20편 정도의 논문이 발

표되었다. 대부분 각국을 대표하는 대규모의 연구들이었으며, 비록 QoL 측정도
구나 비교 대상군에 따라 결과에 다소의 차이는 있으나, 신체영역을 제외한 대부
분의 영역에서 강박증 환자들의 삶의 질이 떨어져 있음이 일관된 소견이었다. 이
런 QoL의 저하는 공존 우울증상의 심각도와 가장 연관이 있었으며, 강박증상과
의 연관성에 대해서는 관련이 있다는 보고가 좀 더 우세하긴 하나 그렇지 않다는
보고들도 있었다. 일부 치료 전후를 비교한 보고들에서도 QoL의 호전과 강박증
상의 호전 간에 상관관계가 없거나 있더라도 상관성이 낮았다. 또 황폐화 경과를
밟는 대표적인 질환인 정신분열병과의 비교에서도 주관적인 QoL은 오히려 강박
증 환자들이 낮은 것으로 평가되었다. 이런 결과들이 시사하는 바가 있는데, 치
료적으로는 강박증상의 치료뿐만 아니라 환자들의 삶의 질에 관심을 기울일 필
요가 있으며, 병인론적으로는 이런 QoL의 손상을 설명하기 위해 사회인지 영역
으로 그 연구범위를 확대할 필요가 있다는 것이다. 그럼 사회인지 가운데 비교적
강박증을 잘 설명해 주는 의사결정에 대해 알아보기로 하자.

3. 강박증과 의사결정

1) 의사결정과 아이오와 도박 과제

지금까지 대부분의 의사결정 이론은 인지적인 관점에서 설명되었다. 즉, 다양
한 선택과 대안들이 미래에 어떤 결과를 초래할지에 대한 평가(cost-benefit
analysis)를 통해 의사결정이 이루어지며, 이 과정에 감정적인 요소는 개입되지 않
는다고 하였다. 그러나 최근 몇몇 학자들은 의사결정을 내리기 전에 심사숙고를
하는 동안에 경험되는 감정(emotion)이나 느낌(feeling) 같은 정서적인 측면 또한
의사결정에 상당한 영향을 미치고 있음을 부각시켰다. Damasio[25]는 배내측 전전
두엽(ventromedial prefrontal cortex)이 손상된 환자들을 연구하면서 의사결정의
신체 표지자 가설(somatic marker hypothesis)을 제시하였다. 그들은 신체 표지자
가설을 통해 의사결정이 어떤 결과가 미래에 일어날 가능성과 그 심각성에 대한
평가에 의할 뿐만 아니라 감정과 느낌에 의해서도 이루어짐을 제안하였다.

이런 주장은 '아이오와 도박 과제(Iowa Gambling Task)'를 통해 입증되었

다.[26] 이 과제를 간략히 소개하면 다음과 같다([그림 12-3]). 피검자 앞에 네 개의 카드패가 놓여 있다. 피검자는 네 개의 카드패 가운데 아무 곳에서, 순서에 상관없이 카드를 선택하게 된다. 매 카드를 선택할 때마다 그들은 돈을 따거나 잃게 된다. 두 개(A와 B)의 카드패는 자주 비교적 많은 돈을 따지만 가끔씩 크게 잃게 된다. 따라서 지속적으로 이들 카드패를 선택하게 되면 결국에는 돈을 잃게 된다. 나머지 두 개(C와 D)의 카드패는 다소 적은 돈을 따지만 가끔씩 잃는 금액 또한 적다. 따라서 이들 카드패를 지속적으로 선택하게 되면 전체적으로 적당한 이익을 보게 된다. 피검자에게는 단지 어떤 카드패가 다른 것보다 나을 수 있다는 것만 알려 줄 뿐 각 카드패의 구체적인 차이점에 대해 알려 주지 않는다. 돈을 따고 잃는 양과 빈도가 복잡하게 짜여 있어 피검자가 게임의 확률을 의식적으로 이해하기는 어렵다. 그럼에도 불구하고 어떤 카드패가 좋고 나쁜지에 대한 '느낌'은 매우 빨리 생긴다. 이런 느낌은 아마도 어떤 카드패를 선택할지 상상하는 동안, 즉 위험한 '나쁜' 카드패를 선택하기 직전 수 초 동안에 활성화되는 소량의 감정으로부터 유도된다. 자율신경계 활성은 이런 감정적 경험의 생리적인 상응물이 되며, 이것은 피부전도율의 변화를 통해 직접 측정될 수 있다.[26, 27] 달리 말하면, 피검자들은 그들의 행동결과에 대해 '사전 경고(advance-warning)'를 받는 것이다. 이런 경고는 부정적인 결과를 피할 수 있도록 감정이란 용어로 부호화된 것이다.

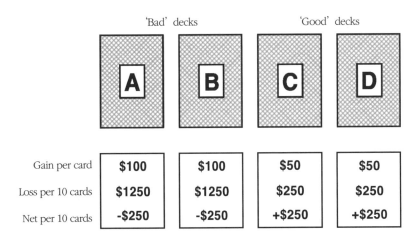

	'Bad' decks		'Good' decks	
	A	B	C	D
Gain per card	$100	$100	$50	$50
Loss per 10 cards	$1250	$1250	$250	$250
Net per 10 cards	-$250	-$250	+$250	+$250

[그림 12-3] 아이오와 도박 과제

A와 B 카드패는 카드를 선택했을 때 즉각적으로 얻는 돈은 많지만 그만큼 잃는 돈의 액수도 커지며, 따라서 전체적으로 A와 B 카드패에서 카드를 많이 선택하면 할수록 돈을 잃게 된다. 반면 C와 D 카드패는 즉각적으로 얻는 돈은 적지만 잃는 돈의 액수도 작아, 결과적으로는 돈을 따게 된다.

따라서 아이오와 도박 과제를 성공한 피검자들은 내재적 학습 체계를 사용하여 정상적인 수행을 획득하는 것으로 보인다. 각 카드패가 지불하는 방식에 대해 외현적인 각성 없이, 카드패의 좋고 나쁨에 대한(감정에 의해 중재된) '느낌 (feeling)' 또는 '예감(hunch)'에 의지하여 수행은 이루어진다.[28] 피검자들은 왜 그들이 지금 그 카드패를 선택하고 있는지 증명할 수도 외현적으로 설명할 수도 없으며, 다만 그들 나름대로의 '느낌', 즉 감정적 정보에 의해 선택을 하게 된다. 그들은 판단을 내리는 데 필요한 '인지적인 정보'와 '정동적인 정보' 가운데 정동적인 정보에 보다 집중하게 된다.

실제로 모든 피검자들은 처음에는 위험한 카드패를 선택하지만 신경학적으로 정상인 피검자들, 심지어 자신을 도박꾼이라고 생각하는 사람들조차 비록 액수는 적지만 길게 볼 때 이익을 볼 수 있는 카드패로 재빨리 옮겨 간다. 한편 배내측 전전두엽에 손상을 입은 환자들도 잘못된 선택을 한 후 강한 피부-전도 반응을 보이는데, 이는 그들이 여전히 감정을 느끼고 있음을 시사한다. 하지만 잠정적으로 나쁜 결과를 초래할 선택을 하고 있음을 알려 주는 '사전 경고' 효과는 생성되지 않았다. 결국 그들은 이런 선택을 회피하는 쪽으로 진행하지 못하며 지속적으로 돈을 잃게 된다. 행동에 대한 감정적 결과를 예상하지 못하는 것은 일상생활에서 많은 어려움을 초래하게 된다. 이 결과는 배내측 전전두엽이 손상된 환자들이 대인관계의 문제와 같이 미래의 결과에 대한 정확한 계산이 불가능하여 예감을 기초로 선택을 해야 되는 상황에서 이익이 되는 방향으로 선택하지 못하는 사실과 일치하였다. 그리고 배내측 전전두엽이 손상된 환자들이 미래에 대한 부정적인 결과뿐만 아니라 긍정적인 결과 모두에 대해 민감하지 못하여 당면한 과제에 의해서만 의사결정을 내리는 미래에 대한 근시안(myopia for the future)임을 입증하였다.

2) 강박증과 의사결정

(1) 강박증상과 의사결정

우리의 삶은 매 순간 수없이 많은 의사결정의 과정으로 채워진다. 대부분의 의사결정은 의식적인 숙고 없이 자동적으로 이루어진다. 이런 결정을 '내재적 또는 연상적인 결정(implicit or associative decision)'이라고 한다. 한편 분석적이고 외현적이며 규칙에 기반하여 의사결정(analytic, explicit or rule-based decision)을 하는 경우도 있다.[29] 이러한 의사결정을 할 때 우리는 심사숙고하게 되며 때로는 결정을 주저하기도 한다. 의사결정은 하나의 결론 또는 해답을 도출해 내는 일련의 과정에 있어 정점에 위치한다. 때때로 우리는 결정을 내리지 못하거나, 결정을 보류하거나, 다른 사람이 대신 결정하도록 하거나, 또는 어떤 결정도 내리지 않기로 '결정' 하기도 한다. 물론 어떤 결정을 내리게 되면 그에 대한 결과는 따라오기 마련이며, 원하는 결과를 최대화하고 부작용을 최소화할 수 있는 결정을 우리는 좋은 결정이라고 한다. 대부분의 결정은 타인과의 관계 속에서 내려지며, 따라서 사회적 역할이나 개인적인 정체성에 의해 영향을 받는다. 어떤 결정은 근본적으로 내리기가 힘든 경우도 있는 반면, 어떤 결정은 특정 상황의 특정 개인에게 힘든 경우도 있다. 즉, 개인적인 경험과 결과에 대한 기대를 평가하는 과정, 다시 말해 의사결정 과정에는 감정이 개입되게 된다. 비록 의사결정이 일련의 복잡한 과정이지만, 습관적인 우유부단함은 장애를 초래한다.[30]

강박적인 사람들은 습관적으로 결정을 잘 내리지 못한다. 그들은 선물을 고르는데 몇 시간을 허비하며, 결국은 생일이 지난 다음에 선물을 건네주기도 한다. 또 숙제나 업무를 잘 끝맺지 못하고 제출할 시기를 놓쳐 버리기도 한다. 이런 우유부단함이 병적으로 발전하게 되면, 강박사고와 강박행동으로 정의되는 강박증이 된다. 많은 강박증상들은 '의심(doubt)' 을 특징으로 한다. 특정 행동이 만족스럽게 끝이 났는지, 특정 사건이 일어날지 안 일어날지, 심지어 행동에 옮겼을 때와 옮기지 않았을 때 부정적인 결과가 생길지 안 생길지에 대해 끊임없이 의심한다. 예를 들어, 반복적으로 손을 씻는 환자들(washers)은 손을 씻고 나서도 손이 깨끗해졌다거나 세균이 없어졌다고 결정하지 못한다. 즉각적인 선택을 하고 그 결과를 받아들이기보다는, 비록 손이 깨끗하며 더 이상 씻는 것이 무모하다는 것을 알면서도, 반복적으로 손을 씻게 된다. 이와 비슷하게, 반복적으로 확인하는 환자들(checkers)은 '등을 끄고 나왔는지' 또는 '문을 잘 잠갔는지' 에 대해 결정을 내리지 못한다. 물건을 끊임없이 모으는 환자들(hoarders)은 나중에 후회할지도 모른다는 생각에 오래된 신문을 버리지 못한다. 대부분의 사람들은 지식이나 감각-지각적 정보를 통해 빨리 결정에 도달하지만, 어떤 이유로 인해 강박증 환자들에게는 이런 정보가 효과를 발휘하지 못한다.[30]

그럼 왜 강박증 환자들은 쉽게 결정을 내리지 못하고 동일한 행동을 반복하거나 끊임없이 어떤 문제를 반추하는 것일까? 이 질문에 대한 해답을 구하기 위해 의사결정의 개념을 강박증에 도입하려는 시도가 이루어지고 있다. 우선 해답을 알아보기 전에 강박증 환자들이 실제로 의사결정에 장애가 있는지를 먼저 살펴 보자.

(2) 강박증에서의 의사결정 이상

앞서 언급한 도박 과제 검사를 통해 강박증 환자들의 의사결정 능력을 평가한 연구들이 몇 편 보고되어 있다. Nielen 등[31]은 강박증 환자군과 정상 대조군 사이에 수행 정도가 다르지는 않았으나, 강박증 환자 중 강박증상 혹은 불안증상이 심한 군이 그렇지 않은 군에 비해 수행 정도가 낮았다고 보고하였다. Cavedini 등[32]은 34명의 강박증 환자군과 16명의 공황장애 환자군, 그리고 34명의 정상 대조군을 대상으로 도박 과제 수행 정도를 비교하였다. 강박증군이 다른 두 군에 비해 의사결정능력의 장애를 보였으며, 강박증 환자군 중에서도 도박 과제 수행 정도가 좋지 않았던 군이 약물치료에 대한 반응 역시 좋지 않았다. Cavallaro 등[33]은 정신분열증과 강박증에 관여하는 전두엽 내의 피질하회로(subcortical circuits)가 서로 다르다는 가설을 입증하기 위해 110명의 정신분열증 환자, 67명의 강박증 환자, 그리고 56명의 정상 대조군을 대상으로 위스콘신 카드 분류 검사와 도박 과제 검사를 시행하였다. 강박증군은 다른 두 군에 비해 도박 과제에서 수행 정도가 유의하게 낮았고, 정신분열증군은 다른 두 군에 비해 위스콘신 카드 분류 검사에서 수행 정도가 유의하게 낮았다. 즉, 정신분열병은 위스콘신 카드 분류 검사와 관련된 등외측 전전두엽(dorsolateral prefrontal cortex)의 이상인 반면, 강박증은 도박 과제 검사와 관련된 복내측 전전두엽의 이상임을 밝혔다.

요약하면, 강박증 환자들은 도박 과제에서 지연된 보상보다는 즉각적인 보상에 주로 반응하였으며, 결국에는 정상인에 비해 돈을 더 많이 잃는 양상을 보였다. 이는 도박 과제 카드를 통해 제시된 보상(돈을 따고)과 처벌(돈을 잃는)을 강박증 환자들이 적절히 평가하지 못하고 있음을 시사한다. 특히 강박증의 신경생물학적 모형에 있어 중심구조물로 여겨지는 안와전두엽(orbitofrontal cortex)이 의사결정뿐만 아니라 보상체계에 있어 중요한 영역이라는 점은 강박증에서의 의사결정 장애를 더욱 지지하는 소견이다.

(3) 강박증 환자들의 보상에 대한 지각

의사결정의 개념에서 보면 '왜 강박증 환자들은 쉽게 결정을 내리지 못하고 동일한 행동을 반복하거나 끊임없이 어떤 문제를 반추하는 것인가?' 에 대한 설명으로 보상기제의 이상을 제안하고 있다. 강박증 환자들을 임상적으로 관찰해 보면, 일부 병적인 행동들은 보상에 대한 비적응적 지각과 엄밀하게 연계되어 있다. 예를 들어 정상인은 더러운 것에 손을 대고 난 뒤 손을 씻고 나면, 손을 씻고 싶다는 욕구가 사라지는 반면, 강박적으로 손을 씻는 사람은 결코 '충족' 을 느끼지 않으며 지속적으로 손을 씻어야 한다는 충동을 느낀다.[34] 동시에 강박적으로 손을 씻는 행동(부적 강화)은 일시적으로 불안을 해소(보상)시켜 주지만 결코 환자를 만족시키지 못한다. 비슷한 기전을 통해, 다른 환자들은 불안-유발 자극이나 상황을 회피하기 위해 회피행동을 사용한다. 다시 한 번, 회피는 주관적인 불안의 감소를 초래하며 일종의 보상으로 작용하게 된다.

이런 관점에서, 강박행동과 강박사고는 흔히 실제 삶의 전략을 수립하는 데 있어 많은 지장을 초래하는 것으로 보인다. 강박증 환자가 정상적인 인지기능과 문제해결 능력을 가지고 있음에도 불구하고 삶의 질이 손상되어 있다는 점은 앞서 언급한 배내측 전두엽 손상 환자들의 그것과 유사하다.[26, 28] 달리 말하면, 정상적인 지능을 가지고 있음에도 불구하고, 배내측 전두엽 손상 환자들은 감정과 느낌에서의 손상과 함께 의사결정에서의 손상을 보인다. 이들은 수행기능 결핍과 유연성의 부족을 보이며, 따라서 그들은 자신의 행동에 따라올 미래의 결과를 망각하게 된다. 강박증에서 보이는 행동과도 분명 유사한 점이 있다. 행동에서의 유연성 부족(동일한 행동의 지속적인 반복), 즉각적인 보상의 추구(강박행동을 통한 불안의 감소), 그리고 미래에 닥칠 부정적인 결과에 대한 망각(삶의 질의 손상)은 강박증 환자의 특징적인 기질이기도 하다.

(4) 고려할 점

첫째, 모든 강박증 환자들에서 이런 의사결정 능력의 손상을 보이는가에 대한 문제다. 이 문제는 특성(trait)의존적인지 아니면 불안에 의해 유발된 상태(state)의존적인 것인지의 문제로 귀결되며 현재로서는 확실한 결론을 내리기에는 연구가 너무 부족한 상태다.

Cavedini 등[35]은 도박 과제를 이용해 강박증과 우울증 환자들의 의사결정 수행

능력을 비교한 적이 있다. 우울증 환자를 비교 대상으로 선택한 이유는 우울증 환자들이 강박증에서 특징적으로 보이는 사고나 정신적 강박행동과 유사한 상당한 정도의 정신적인 반추를 보이기 때문이었다. 도박 과제에서 두 군 모두 정상인에 비해 수행이 떨어져 있었으나, 추가적인 분석을 통해 두 군 간에 중요한 차이가 있음을 보였다. 즉, 증상의 심각도를 공변인으로 넣고 분석하였을 때 우울증 환자에서는 증상의 심각도와 손해가 되는 카드를 선택한 횟수 간에 유의한 효과가 있었으나 강박증 환자에서는 증상과 수행능력 간에 유의한 효과를 보이지 않았다. 결론적으로 강박증에서 보이는 도박과제 수행 능력의 손상은 질환의 심각도와 관계없는 특성(trait)으로 볼 수 있으며, 우울증의 경우는 우울증상의 심각도와 수행능력 손상 간의 관계가 있으므로 상태의존적이라고 생각해 볼 수 있다. 하지만, Nielen 등[31]의 예비연구에서는 반대되는 결과가 나왔다. 역시 도박 과제를 이용했으며 강박증 27명과 정상인 군 간의 의사결정 능력을 보았는데 군 간의 차이는 보이지 않았다. 저자들은 카드 선택을 조정해 가는 능력은 불안의 심각도와 강박증의 심각도 모두와 독립적으로 연관되어 있음을 밝혔다. 이러한 소견은 강박증상이 심한 환자의 경우 증상이 덜한 환자에 비해 위험을 더 많이 감수할 경향이 있음을 시사하며, 그 이유로 저자들은 특성 불안이 높은 사람들은 처벌에 보다 민감하며 결과적으로 처벌에 대한 기대가 높아지게 된다고 하였다.[36]

둘째, 강박증 환자에서 보이는 의사결정 능력의 손상이 과연 환자들의 QoL 손상과 관련이 되어 있는지, 관련이 있다면 어떤 영역에서의 손상과 특히 관련되어 있는지의 문제다. 현재까지 이런 문제를 직접 다룬 연구는 없는 상태다.

4. 강박증과 관련된 기타 사회인지 연구

1) 얼굴표정과 강박증

얼굴표정 인식(facial recognition)과 표현(expression)은 사회인지 영역에 있어 대표적인 연구 주제로 비록 소수에 그치고 있으나 강박증을 대상으로 한 연구들이 있어서 소개하고자 한다. Mergl 등[37]은 '미스터 빈'이라는 코믹 영화를 보는 동안 대상자들(34명의 강박증 환자와 동수의 정상인)의 얼굴 움직임을 약물투여 전

그리고 약물투여 10주 후 두 번에 걸쳐 운동학적으로 분석하였다(kinematical analysis). 약물투여 전, 강박증 환자들은 웃음을 시작하는 데 걸리는 속도가 정상인들에 비해 의미 있게 떨어졌으며 웃는 횟수도 적었다. 또 웃음 횟수가 적을수록 강박증 증상이 심한 부적 상관관계(negative correlation)를 보였다. 10주 치료 후, 웃는 횟수와 웃음이 시작되는 데 걸리는 속도가 의미 있게 증가하였다. 저자들은 감정적 자극에 대한 민감도가 정상인에 비해 강박증 환자들이 떨어져 있으며, 이러한 현상은 강박증상과 관련되어 있고, 상태-의존적이라고 토론하였다.

Sprengelmeyer 등[38]은 얼굴인식 과제를 강박증 환자들에게 최초로 적용하였다. 강박증 환자들과 강박증상을 가진 뚜렛 증후군 환자들이 강박증상이 없는 불안장애(공황장애, 전반적 불안장애) 환자들에 비해 혐오스러운 얼굴표정을 인식하는 데 장애를 보인 반면, 감정 관련 단어를 분류하는 데는 이상이 없었다. 따라서 강박증 환자들은 다른 사람의 혐오감정을 인식하는 데 장애가 있으며 감정 자체를 언어적으로 이해하는 데는 이상이 없는 것으로 보았다. 이 논문은 강박증과 혐오 간의 관계를 제시한 중요한 초기 논문이다.

최근 Aigner 등[39]은 강박증 환자 40명을 대상으로 얼굴감정 인식 과제를 실시하였다. 전체적으로 정상인과 큰 차이를 보이지는 않았으나, 슬픈 여성의 얼굴을 잘 인식하지 못했다. 슬픈 얼굴표정을 무표정(중립적인 표정)으로 잘못 인식하였으며, 이는 강박증 환자들의 부정적인 오류(negative bias)를 반영하는 것으로 보았다.

현재까지 4편 정도의 논문이 강박증 환자에서의 얼굴표정 인식 문제를 다루고 있는데, 혐오와 슬픈 감정에 대한 표정 인식에 문제가 있다는 보고도 있고 정상인에 비해 장애가 없다는 보고도 있어 이 문제에 관해서는 아직은 논란이 있는 상태다.[40~42]

2) 강박증과 혐오감

강박증 증상 중 오염에 대한 공포와 그에 따른 강박으로 씻는 행위는 두 번째로 흔한 강박행동이다.[43] 혐오감은 잠정적으로 오염과 관련될 수 있는 사물이나 사건을 평가하는 것과 관련되어 있으며, 강박증은 이런 평가 과정에서의 장애로 추정되고 있다.[44, 45] 혐오감은 오염과 질환을 회피하는 진화론적 기능을 가지고 있다고 가정하고 있다. 혐오감은 맛이나 냄새 같은 감각적 경험에 의해서뿐만 아니라 신체나 도덕적 결정 같은 보다 추상적인 사고에 의해서도 유발될 수 있다.[46] 따라서 강박증 환자에서도 병균, 신체분비물 및 질병 같은 유형의 것에 대한 걱정도 있는 반면, 종교나 도덕적 문제와 관련된 보다 추상적인 걱정도 흔히 나타나는 증상이다.[47]

강박증과 혐오 간의 관계를 조사한 행동연구들부터 먼저 살펴보자. 혐오 민감성이 오염공포를 의미 있게 예측하며,[44, 48] 강박증의 심각도와 양의 상관관계를 가진다고 보고하고 있다.[49] 또 다른 연구는 혐오 점수가 강박증에서 씻기 소항목을 가장 잘 예측하는 인자라고 하였다.[50] Woody와 Tolin[45]은 청결(washers)군이 정상군에 비해 보다 높은 혐오 민감성을 보였으나, 혐오에 대한 전반적인 느낌보다는 혐오 가운데 특정 영역이 강박증의 오염공포와 더 연관이 있을 가능성을 제시하였다. 물론 반대되는 증거도 있는데 Olatunji 등[44]은 오염공포가 7가지 오염 영역과 유의하게 관계가 됨을 제시하였다.

최근 강박증과 혐오에 대한 뇌영상 연구를 통해 그 관련성이 더욱 확고해지고 있다. Mataix-Cols 등[51]은 정상인을 통해 강박증상과 유사한 자극과 관련된 불안의 신경계 상응물을 평가하였다. 그 결과 강박증은 맥락을 고려해 볼 때 과장되고 부적절한 감정적 반응을 보이는 '감정조절체계의 이상'이 존재한다고 하였다. Mataix-Cols 등[52]은 강박증의 증상차원에 따라 비교적 특이적인 신경회로가 작동하고 있음을 발견하였다. 비록 피질-줄무늬체-시상-피질계(cortico-striatal-thalamo-cortical circuit) 활성이 강박증에서 흔히 가장 강조되는 소견이긴 하나, 앞쪽 섬이랑(anterior insula)의 활성 또한 다수의 PET 연구들에서 보고되어 왔으며, 증상 촉발에 따른 섬이랑의 활성에 관한 보고도 있다.

Phillips 등[34]은 강박증 환자들이 혐오유발 사진과 증상 관련 사진을 보는 동안 fMRI를 시행하였다. 강박증 환자들은 강박적으로 씻는 증상을 주로 가진 군(washers)과 확인하는 증상을 주로 가진 군(checkers)으로 구성되었다. 먼저 혐오 유발 사진에 의해 모든 대상자에서 섬이랑과 시각부위가 활성화되었다. Washers 군에서는 증상 관련 사진을 보는 동안 동일한 부위가 활성화되었으나, checkers 군에서는 증상 관련 사진을 보고 전두-줄무늬체 부위(fronto-striatal area)만 활성화되었다. 따라서 혐오자극 처리와 관련된 뇌회로는 특히 강박증의 오염 관련 아형과 관련되어 있을 가능성이 높다. Shapira 등[53]은 오염공포를 가진 강박증을 대상으로 혐오자극과 위협자극에 대한 fMRI 연구를 시행하였다. 위협자극에 대해 정상군과 강박증군 모두 유사한 활성패턴을 보였으나 혐오자극에 대해서는 강박증 환자들에서 섬이랑과 아래쪽 전두엽(inferior frontal lobe) 부위의 활성화가 두드러졌다. 또한 저자들은 강박증 환자들의 혐오척도 점수가 더 높은 경향을 보였다고 보고하였다.

5. 결 론

사회인지는 사회적 상호작용에 관여하는 정신작용으로, 최근 정신과 영역 전반에서 집중적으로 연구되고 있는 분야이다. 비록 정신분열병처럼 많은 연구는 이루어지지 않았으나, 강박증에 있어 사회인지 연구 또한 예외 없는 관심을 받고 있다. 이미 비교적 많은 삶의 질 관련 연구들을 통해 강박증 환자들이 학업, 직업, 사회생활 등 사회적 기능 영역에서 상당히 손상되어 있음이 밝혀지고 있다. 그리고 이러한 사회적 기능의 손상을 의사결정 또는 정서인식과 같은 사회인지의 장애로 설명하려는 노력들이 시도되고 있다. 의사결정장애는 강박증 증상 중 병적 의심을, 혐오감 인식의 장애는 오염에 대한 두려움 및 병적으로 씻는 증상을 비교적 잘 설명해 주고 있다. 그러나 아직까지 사회인지 관련 연구는 시작단계에 불과하며, 앞으로 새로운 연구와 재현을 통해 많은 자료의 축적이 필요할 것으로 생각된다.

참/고/문/헌

1. Koran LM: Quality of life in obsessive-compulsive disorder. *Psychiatr Clin North Am* 2000; 23(3):509-517.

2. Karno M, Golding JM, Sorenson SB, Burnam MA: The epidemiology of obsessive-compulsive disorder in five US communities. *Arch Gen Psychiatry* 1988; 45(12):1094-1099.

3. World Health Organization: The "newly defined" burden of mental prob-

lems. Fact Sheets n 217. Geneva, WHO, 1999.

4. Patrick DL, Erickson P: *Health status and Health Policy: Quality of Life in Health Care Evaluation and Resource Allocation.* New York, Oxford University Press, 1993.

5. Dimenas ES, Dahlof CG, Jern SC, Wiklund IK: Defining quality of life in medicine. *Scand J Prim Health Care* 1990; Suppl 1:7−10.

6. Mendlowicz MV, Stein MB: Quality of life in individuals with anxiety disorders. *Am J Psychiatry* 2000; 157(5):669−682.

7. Aaronson NK, Bullinger M, Ahmedzai S: A modular approach to quality−of−life assessment in cancer clinical trials. *Recent Results Cancer Res* 1988; 111:231−249.

8. Stein DJ, Roberts M, Hollander E, Rowland C, Serebro P: Quality of life and pharmaco−economic aspects of obsessive−compulsive disorder. A South African survey. *S Afr Med J* 1996; 86(12 Suppl):1579, 1582−1585.

9. Hollander E, Kwon JH, Stein DJ, Broatch J, Rowland CT, Himelein CA: Obsessive−compulsive and spectrum disorders: overview and quality of life issues. *J Clin Psychiatry* 1996; 57 Suppl 8:3−6.

10. Koran LM, Thienemann ML, Davenport R: Quality of life for patients with obsessive−compulsive disorder. *Am J Psychiatry* 1996; 153(6):783−788.

11. Masellis M, Rector NA, Richter MA: Quality of life in OCD: differential impact of obsessions, compulsions, and depression comorbidity. *Can J Psychiatry* 2003; 48(2):72−77.

12. Sorensen CB, Kirkeby L, Thomsen PH: Quality of life with OCD. A self−reported survey among members of the Danish OCD Association. *Nord J Psychiatry* 2004; 58(3):231−236.

13. Moritz S, Rufer M, Fricke S, Karow A, Morfeld M, Jelinek L, Jacobsen D: Quality of life in obsessive−compulsive disorder before and after treatment. *Compr Psychiatry* 2005; 46(6):453−459.

14. Rodriguez−Salgado B, Dolengevich−Segal H, Arrojo−Romero M, Castelli−Candia P, Navio−Acosta M, Perez−Rodriguez MM, Saiz−Ruiz J, Baca−Garcia E: Perceived quality of life in obsessive−compulsive disorder: related factors. *BMC Psychiatry* 2006; 6:20.

15. Eisen JL, Mancebo MA, Pinto A, Coles ME, Pagano ME, Stout R, Rasmussen SA: Impact of obsessive−compulsive disorder on quality of life. *Compr Psychiatry* 2006; 47(4):270−275.

16. Song JY: The quality of life in patients with obsessive−compulsive disorder, in the department of psychology, graduate school. Seoul, Sungshin Women's university, 2006, pp. 1−33.

17. Bystritsky A, Liberman RP, Hwang S, Wallace CJ, Vapnik T, Maindment K, Saxena S: Social functioning and quality of life comparisons between obsessive−compulsive and schizophrenic disorders. *Depress Anxiety* 2001; 14(4):214−218.

18. Bobes J, Gonzalez MP, Bascaran MT, Arango C, Saiz PA, Bousono M: Quality of life and disability in patients with obsessive−compulsive disorder. *Eur Psychiatry* 2001; 16(4):239−245.

19. Stengler−Wenzke K, Kroll M, Matschinger H, Angermeyer MC: Subjective quality of life of patients with obsessive−compulsive disorder. *Soc Psychiatry Psychiatr Epidemiol* 2006; 41(8):662−668.

20. Antony MM, Roth D, Swinson RP, Huta V, Devins GM: Illness intrusiveness in individuals with panic disorder, obsessive−compulsive disorder, or social phobia. *J Nerv Ment Dis* 1998; 186(5):311−315.

21. Lochner C, Mogotsi M, du Toit PL, Kaminer D, Niehaus DJ, Stein DJ: Quality of life in anxiety disorders: a comparison of obsessive−compulsive disorder, social anxiety disorder, and panic disorder. *Psychopathology* 2003; 36(5):255−262.

22. Son SJ, Kim SJ, Kim CH: Quality of life for patients with obsessive−compulsive disorder and panic disorder. *J Korean Neuropsychiatr Assoc* 2006; 45(5):438−443.

23. Bystritsky A, Saxena S, Maidment K, Vapnik T, Tarlow G, Rosen R: Quality−of−life changes among patients with obsessive−compulsive disorder in a partial hospitalization program. *Psychiatr Serv* 1999; 50(3):412−414.

24. Tenney NH, Denys DA, van Megen HJ, Glas G, Westenberg HG: Effect of a pharmacological intervention on quality of life in patients with obsessive−compulsive disorder. *Int Clin Psychopharmacol* 2003; 18(1):29−33.

25. Damasio AR: Descartes' error and the future of human life. *Sci Am* 1994; 271(4):144.

26. Bechara A, Damasio AR, Damasio H, Anderson SW: Insensitivity to future consequences following damage to human prefrontal cortex. *Cognition* 1994; 50(1−3):7−15.

27. Bechara A, Dolan S, Hindes A: Decision−making and addiction (part II):

myopia for the future or hypersensitivity to reward? *Neuropsychologia* 2002; 40(10):1690−1705.

28. Bechara A, Tranel D, Damasio H: Characterization of the decision−making deficit of patients with ventromedial prefrontal cortex lesions. *Brain* 2000; 123 (Pt 11):2189−2202.

29. Hastie R: Problems for judgment and decision making. *Annu Rev Psychol* 2001; 52:653−683.

30. Sachdev PS, Malhi GS: Obsessive−compulsive behaviour: a disorder of decision−making. *Aust N Z J Psychiatry* 2005; 39(9):757−763.

31. Nielen MM, Veltman DJ, de Jong R, Mulder G, den Boer JA: Decision making performance in obsessive compulsive disorder. *J Affect Disord* 2002; 69(1−3):257−260.

32. Cavedini P, Riboldi G, D'Annucci A, Belotti P, Cisima M, Bellodi L: Decision−making heterogeneity in obsessive−compulsive disorder: ventromedial prefrontal cortex function predicts different treatment outcomes. *Neuropsychologia* 2002; 40(2):205−211.

33. Cavallaro R, Cavedini P, Mistretta P, Bassi T, Angelone SM, Ubbiali A, Bellodi L: Basal−corticofrontal circuits in schizophrenia and obsessive−compulsive disorder: a controlled, double dissociation study. *Biol Psychiatry* 2003; 54(4):437−443.

34. Phillips ML, Marks IM, Senior C, Lythgoe D, O'Dwyer AM, Meehan O, Williams SC, Brammer MJ, Bullmore ET, McGuire PK: A differential neural response in obsessive−compulsive disorder patients with washing compared with checking symptoms to disgust. *Psychol Med* 2000; 30(5):1037−1050.

35. Cavedini P, D'Annucci A, Roboldi G, Cisima M, Bellodi L: Neuropsychology of obsessive−compulsive disorder: relationship to response. Paper presented at the 1st ECNP Workshop 2000; Nizza (France).

36. Zinbarg RE, Mohlman J: Individual differences in the acquisition of affectively valenced associations. *J Pers Soc Psychol* 1998; 74(4):1024−1040.

37. Mergl R, Vogel M, Mavrogiorgou P, Gobel C, Zaudig M, Hegerl U, Juckel G: Kinematical analysis of emotionally induced facial expressions in patients with obsessive−compulsive disorder. *Psychol Med* 2003; 33(8):1453−1462.

38. Sprengelmeyer R, Young AW, Pundt I, Sprengelmeyer A, Calder AJ, Berrios G, Winkel R, Vollmoeller W, Kuhn W, Sartory G, Przuntek H: Disgust impli-

cated in obsessive-compulsive disorder. *Proc Biol Sci* 1997; 264(1389): 1767-1773.

39. Aigner M, Sachs G, Bruckmuller E, Winklbaur B, Zitterl W, Kryspin-Exner I, Gur R, Katschnig H: Cognitive and emotion recognition deficits in obsessive-compulsive disorder. *Psychiatry Res* 2007; 149(1-3):121-128.

40. Buhlmann U, McNally RJ, Etcoff NL, Tuschen-Caffier B, Wilhelm S: Emotion recognition deficits in body dysmorphic disorder. *J Psychiatr Res* 2004; 38(2):201-206.

41. Kornreich C, Blairy S, Philippot P, Dan B, Foisy M, Hess U, Le Bon O, Pelc I, Verbanck P: Impaired emotional facial expression recognition in alcoholism compared with obsessive-compulsive disorder and normal controls. *Psychiatry Res* 2001; 102(3):235-238.

42. Parker HA, McNally RJ, Nakayama K, Wilhelm S: No disgust recognition deficit in obsessive-compulsive disorder. *J Behav Ther Exp Psychiatry* 2004; 35(2):183-192.

43. Rachman S: Fear of contamination. *Behav Res Ther* 2004; 42(11):1227-1255.

44. Olatunji BO, Sawchuk CN, Lohr JM, de Jong PJ: Disgust domains in the prediction of contamination fear. *Behav Res Ther* 2004; 42(1):93-104.

45. Woody SR, Tolin DF: The relationship between disgust sensitivity and avoidant behavior: studies of clinical and nonclinical samples. *J Anxiety Disord* 2002; 16:543-559.

46. Rozin P, Lowery L, Imada S, Haidt J: The CAD triad hypothesis: a mapping between three moral emotions (contempt, anger, disgust) and three moral codes (community, autonomy, divinity). *J Pers Soc Psychol* 1999; 76(4): 574-586.

47. Husted DS, Shapira NA, Goodman WK: The neurocircuitry of obsessive-compulsive disorder and disgust. Prog Neuropsychopharmacol *Biol Psychiatry* 2006; 30(3):389-399.

48. Thorpe SJ, Patel SP, Simonds LM: The relationship between disgust sensitivity, anxiety and obsessions. *Behav Res Ther* 2003; 41(12):1397-1409.

49. Muris P, Merckelbach H, Nederkoorn S, Rassin E, Candel I, Horselenberg R: Disgust and psychopathological symptoms in a nonclinical sample. *Pers Individ Differ* 2000; 29:1163-1167.

50. Mancini F, Cragnani A, D'Olimpio F: The connection netween disgust and

obsessions and compulsions in a non-clinical sample. *Pers Individ Differ* 2001; 31:1173-1180.

51. Mataix-Cols D, Cullen S, Lange K, Zelaya F, Andrew C, Amaro E, Brammer MJ, Williams SC, Speckens A, Phillips ML: Neural correlates of anxiety associated with obsessive-compulsive symptom dimensions in normal volunteers. *Biol Psychiatry* 2003; 53(6):482-493.

52. Mataix-Cols D, Wooderson S, Lawrence N, Brammer MJ, Speckens A, Phillips ML: Distinct neural correlates of washing, checking, and hoarding symptom dimensions in obsessive-compulsive disorder. *Arch Gen Psychiatry* 2004; 61(6):564-576.

53. Shapira NA, Liu Y, He AG, Bradley MM, Lessig MC, James GA, Stein DJ, Lang PJ, Goodman WK: Brain activation by disgust-inducing pictures in obsessive-compulsive disorder. *Biol Psychiatry* 2003; 54(7):751-756.

54. Grabe HJ, Meyer C, Hapke U, Rumpf HJ, Freyberger HJ, Dilling H, John U: Prevalence, quality of life and psychosocial function in obsessive-compulsive disorder and subclinical obsessive-compulsive disorder in northern Germany. *Eur Arch Psychiatry Clin Neurosci* 2000; 250(5):262-268.

55. Stengler-Wenzke K, Kroll M, Matschinger H, Angermeyer MC: Quality of life of relatives of patients with obsessive-compulsive disorder. *Compr Psychiatry* 2006; 47(6):523-527.

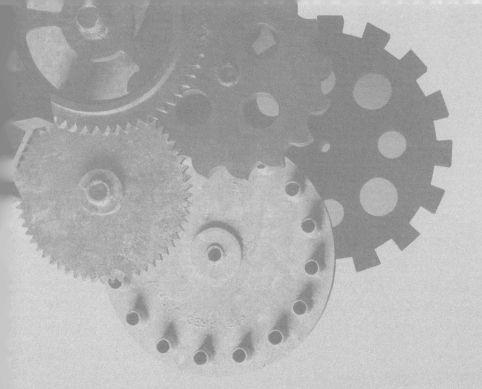

Part 3 ● 강박증의 치료

Chapter 13
강박증의 약물치료

장준환, 최정석, 강도형, 권준수

1. 서 론

　강박증의 치료는 크게 비생물학적 치료와 생물학적 치료로 나눌 수 있다. 비생물학적 치료는 인지행동요법이 대표적이며, 생물학적 치료에는 약물요법과 외과적 수술요법, 경두개자기자극술(transcranial magnetic stimulation: TMS), 전기경련치료(electroconvulsive therapy: ECT) 등이 포함된다. 이 중 1960년대 강박증에 효과적인 약물이 처음으로 밝혀진 이후로 많은 연구들에서 강박증에 대한 단독치료로는 약물학적 치료가 가장 효과적인 것으로 알려져 있으며, 현재는 충분한 용량의 세로토닌 재흡수 억제제(serotonin reuptake inhibitor: SRI)를 수 개월 이상 사용하는 방법이 강박증 치료방법으로 가장 널리 사용되고 있다.

　강박증에 대한 약물치료가 어떻게 이루어지고 있는가에 대한 국내 자료는 아직 부족한 상황이나 외국의 한 연구에 따르면 강박증 환자의 약 50%만이 SRI 치료를 받고 있으며 치료를 받는 환자들 중 상당수에서 SRI 용량이 충분하지 못한 상태이고, SRI나 행동요법을 전혀 받지 못한 환자가 35%에 이른다고 보고하였다.[1] 우리나라가 서구에 비해 전반적으로 강박증을 포함하여 정신장애에 대한 인식이 부족한 상황임을 감안하면 유병률을 2%로 계산할 때 약 70만 명 이상의 강박증 환자가 치료 경험이 없거나 적절한 치료를 받지 못하고 있다고 추산할 수 있을 것이다. 따라서 적절한 치료의 필요성은 아무리 강조해도 지나치지 않다고 하겠다.

이 장에서는 강박증 치료 중 약물치료에 대해 기술하도록 하겠다. SRI를 중심으로 하여 항강박증약물의 약리, 사용 그리고 부작용에 대해 검토하고, SRI 병합요법, 타 약물을 사용한 강박증 치료 등에 대해서도 기술하고자 한다. 또한 2007년 발표된 '한국형 강박증 약물치료 알고리듬'([그림 13-1])을 바탕으로 하여 실제

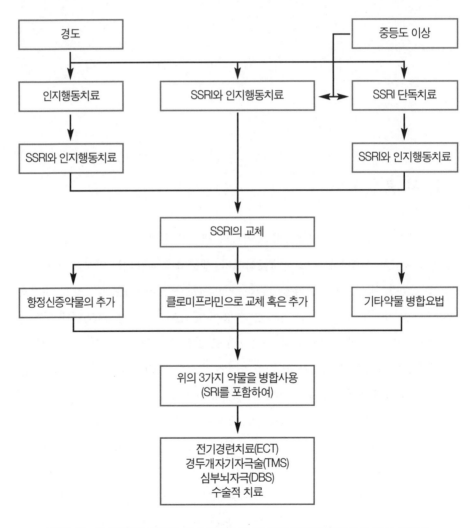

[그림 13-1] '한국형 강박증 약물치료 알고리듬'에 제시된 강박증의 치료 흐름도

모든 치료저항성 환자에서 집중적 인지행동치료를 고려해야 한다.
• SSRI: 선택적 세로토닌 재흡수 억제제

환자를 진료하고 있는 임상가들에게도 도움이 될 만한 내용을 싣고자 하였다.

2. 치료에 앞서 일반적으로 고려할 점들

강박증 치료에 앞서 가장 중요한 것은 정확한 진단을 내리는 것이다. 충분한 임상적 평가와 검사를 통해 정확한 진단과 감별진단을 하는 것이 필수적이다. 예를 들어, 강박증의 강박사고는 우울증에서 나타나는 반추증상(rumination)이나 조증에서 나타나는 질주사고(racing thought), 정신증 증상과 구별하기가 어려운 경우가 자주 있어 진단에 주의가 필요하다. 또한, 강박증과 함께 다른 공존질환의 유무에 대한 진단도 중요하다. 주요우울장애, 다른 불안장애, 물질남용(substance abuse) 등 흔히 발견되는 공존질환을 파악하는 것은 강박증 환자의 최적 치료방법을 선정하는 데 도움이 된다. 강박증 치료와 공존질환의 치료를 함께 함으로써 보다 나은 예후를 얻을 수 있다. SRI가 강박증뿐만 아니라 우울장애 등 강박증의 흔한 공존질환에 공통적으로 1차 약물로 사용된다는 점은 고려할 만하다.

두 번째로 고려해야 할 점은 치료반응, 즉 '성공적인 치료'에 대한 정의다. 강박증의 약물치료에 관한 많은 연구에서 일반적으로 예일-브라운 강박척도(Y-BOCS)가 치료 전에 비해 25~35% 감소하는 경우 치료반응이 있다고 정의하고 있다. 따라서 치료자가 보기에는 치료반응이 있다고 생각하는 경우에도 환자는 상당량의 잔여증상을 가지게 된다. 하지만, 50% 정도의 증상감소가 있을 경우 흔히 상당한 기능상의 호전과 행동상의 호전을 보이게 된다는 점도 상기할 필요가 있다. 이러한 '치료'에 대한 상호 간의 인식 차이를 없애기 위해 치료 전에 미리 환자에게 100%의 증상 완화는 매우 드물며, 50% 정도의 강박증 증상 감소로도 생활의 불편감이 상당히 줄어들 수 있다는 점을 설명하는 것이 좋다.

마지막으로 약물치료 이외에 다른 장에서 설명될 인지행동치료나 병합치료도 치료방법으로 고려해야 한다. 환자에게 충분한 정보를 제공하고 치료방법을 결정하는 것도 환자의 치료 순응도를 향상시키는 한 방법이 될 수 있다. 이에 대해 '한국형 강박증 약물치료 알고리듬'에서는 초기에 치료방침을 결정하는 데 있어 환자의 증상의 심각도 여부를 중요시하고 있다. 환자의 강박증상이 경할 경우에는 인지행동치료나 선택적 세로토닌 재흡수 억제제(selective serotonin reuptake inhibitor: SSRI)를 이용한 약물치료, 혹은 이 둘의 병용 등 3가지 방법 모두를 일차적인 치료 전략으로 사용할 수 있으나 환자의 강박증상이 중등도 이상일 경우에는 SSRI를 사용한 약물치료를 하면서 인지행동치료는 보조적으로 사용할 것을 제시하고 있다.

3. 강박증의 1차 약물치료

강박증 치료에 가장 일반적으로 사용되는 약물은 SRI다. 현재까지 알려진 모든 강박증 치료제는 세로토닌에 대한 작용을 가지고 있으며 강박증상에 대한 치료 효과는 항불안 효과나 항우울 효과와는 독립적이라고 알려져 있다. SRI는 SSRI 들[예: 플루옥세틴(fluoxetine), 서트랄린(sertraline), 파록세틴(paroxetine), 플루복사민(fluvoxamine), 시탈로프람(citalopram), 에스시탈로프람(escitalopram)]과 삼환계 항우울제(tricyclic antidepressant: TCA) 중 세로토닌 재흡수 억제 능력이 가장 높은 클로미프라민(clomipramine)이 포함된다. 1960년대 이후 많은 환자들을 대상으로 한 연구들에서 강박증에 대한 SRI의 효과를 보고하고 있다.[2~4] 연구에 따라 다소간의 치료효과 차이가 나타나나 대부분의 연구결과에서 40~60%의 강박증 환자들이 SRI에 반응하는 것으로 나타나며, 강박증상은 치료 전과 비교하여 평균적으로 30~60% 정도 감소하는 것으로 관찰되었다.[5]

SRI 간의 치료효과가 서로 차이가 있는가 하는 문제에 대해서는 많은 연구가 이루어져 있지는 않으나 SRI 간의 치료효과 차이는 없는 것으로 보인다.[5, 6] 따라서 어떠한 SRI를 사용할 것인가 하는 문제는 각 약물의 부작용 양상과 약물상호 작용, 임상가의 경험 등에 의해 이루어지게 된다. 하지만 클로미프라민을 제외한 TCA와 SRI 간의 치료효과를 비교한 연구들에서는 SRI가 TCA에 비해 유의하게 높은 치료효과를 보였으며 강박증상 감소에 있어 TCA와 위약 간의 유의한 차이는 관찰되지 않았다. 클로미프라민과 다른 SSRI 간의 치료효과 차이에 관해서는 1975년에서 1994년 사이의 연구들을 메타분석한 결과를 통해 클로미프라민이 SRI 중 가장 효과적이라는 결과를 보고하기도 하였으나,[7] 이는 클로미프라민 연구들이 주로 초기의 연구들로서 환자군이 SRI에 노출된 적이 없었던 환자로 구성되어 있어 나중의 SSRI의 연구에 포함된 환자군들과 다소 차이를 보이는 데 기인하는 것으로 보인다. 클로미프라민과 SSRI를 직접 비교한 연구에서는 전반적으로 두 치료군이 효과면에서는 동등하고 SSRI가 내약력이 다소 양호한 것으로 보고되는 것이 일반적인 추세다.[8~12]

우울증을 비롯한 많은 정신장애에서 SRI가 사용되고 있으나, SRI를 강박증 치료에 사용하는 경우 다른 정신장애에 사용하는 경우와는 몇 가지 차이점을 보인다. 가장 중요한 차이점은 약물의 용량이다. SRI를 사용해 강박증의 치료효과를 얻기 위해서는 우울증에 사용되는 약물의 용량보다 일반적으로 더 많은 양이 요구된다. 〈표 13-1〉에 표준적으로 사용되는 강박증 약물의 용량을 정리하였다.

'한국형 강박증 약물치료 알고리듬' 에서는 우리나라 환자들에게 적용한 항강박증약물의 효과 보고와 전문가들의 경험을 바탕으로 하여 SSRI 중 플루옥세틴 40~80mg/d, 서트랄린 150~250mg/d, 파록세틴 40~80mg/d, 시탈로프람 50~80mg/d을 일차적 치료의 추천약물과 권장용량으로 제안하였으며 2차 전략으로 플루복사민 150~300mg/d, 클로미프라민 120~260mg/d을 권장하였다. 이 이상의 용량은 치료효과보다 부작용이 더 클 수 있기 때문에 일반적으로 권장되지 않는다.

SRI를 강박증 치료에 사용함에 있어 두 번째 중요한 차이점은 약물투약을 시작한 후 증상 호전이 나타날 때까지의 시간이 길다는 점이다. 우울증 치료에 있어 SRI의 효과가 일반적으로 2~6주 사이에 나타나기 시작하는 데 반해 강박증에서

〈표 13-1〉 **강박증 치료에 있어 표준적으로 사용되는 SRI의 종류와 용량**(APA practice guideline, 2007)

약 물	시작용량(일)	초기 목표용량(일)	일반적 최대용량(일)	제한적 최대용량(일)
시탈로프람	20mg	40~60mg	80mg	120mg
에스시탈로프람	10mg	20mg	40mg	60mg
플루옥세틴	20mg	40~60mg	80mg	120mg
플루복사민	50mg	200mg	300mg	450mg
파록세틴	20mg	40mg	60mg	100mg
서트랄린	50mg	200mg	200mg	400mg
클로미프라민	25mg	100~250mg	250mg	–

제한적 최대용량: 환자의 빠른 증상 조절이 필요한 경우나 일반적 최대용량으로 8주 이상 치료하였을 때 치료반응이 부족하고 부작용이 없거나 경할 때 사용 가능한 용량

는 일반적으로 6~8주가 지나야 강박증상의 감소가 나타나기 시작하며 10~12주가 지나도 강박증상의 호전이 관찰되지 않는 경우도 나타난다. 약물의 용량을 적정(titration)하는 방법은 다양하지만 이러한 이유로 일반적인 임상 상황에서 치료자는 부작용을 관찰하면서 증상의 호전이 나타나기 전에도 약물의 용량을 비교적 빠른 속도로 증량한 후에 충분한 효과가 나타날 때까지 증상의 변화를 관찰하는 방식이 흔히 쓰이게 된다. 대안적인 방법으로 10~12주마다 증상의 변화를 평가하고 약물의 용량을 증량하는 방식(예를 들어 20mg/d의 플루옥세틴을 투약한 후 12주간 관찰하고 증상의 변화가 없으면 40mg/d, 60mg/d, 80mg/d로 용량을 12주마다 증량하는 방식)도 사용할 수 있으나 이는 부작용 측면에서는 보다 나을 수 있으나 증상의 호전이 나타날 때까지 거의 1년 가까이 걸릴 수 있다는 단점이 있게 된다. 약물을 어느 정도 빠른 속도로 증량하더라도 약물의 부작용에 큰 차이가 없다는 보고도 있으므로,[13] 일반적으로 일단 약물의 용량을 비교적 빠른 속도로 증량하여 증상의 호전이 관찰된 후에 부작용 등의 이유로 약물의 감량이 필요하다고 판단되면 약물의 용량을 서서히 낮추면서 부작용이 사라지고 증상 호전상태가 유지되는 용량을 적정하는 방식이 사용되게 된다.

SRI를 이용한 강박증 치료방식을 요약해 보면 초기 약물 증량 시기에는 부작용을 관찰하면서 부작용이 심하지 않은 한 일단 충분한 용량의 SRI를 투약하는 것이 추천되며, 만족할 만한 수준의 치료반응이 나타난 이후에 각 개인에게 맞는 최소량의 효과적 용량(lowest effective dosage)으로 약물을 감량하는 것이 좋다.

다음으로 SRI 각각에 대해 보다 세세하게 기술하도록 하겠다.

1) 클로미프라민

SRI이면서 강력한 노르에피네프린 억제제이고, 중등도의 도파민 수용체 차단제인 클로미프라민(clomipramine)은 강박증상에 대한 효과가 밝혀진 첫 번째 약물이다. 1991년 520명의 환자를 대상으로 한 무작위 위약 대조 이중맹검 연구에서 클로미프라민 치료군은 Y-BOCS 점수가 44% 감소하여 위약 치료군의 5% 감소에 비해 유의하게 높은 치료효과를 보였다. 클로미프라민 치료군은 0.4%에서 경련이 발생하였으며, 6.9%에서 간효소 수치가 증가하였으나 전반적으로 내약력은 양호하였다.[14] 최근에는 클로미프라민은 두 가지 이상의 SSRI에 효과가 없는 경우에 추천하는데,[15] 이는 주로 부작용의 가능성을 우려하기 때문인 듯하다. 하지만, 여러 연구에서 클로미프라민의 효과와 안정성이 충분히 입증되었기 때문에 1차선택 치료제로 사용하는 데 문제가 없다는 주장도 있다. '한국형 강박증 약물치료 알고리듬'에서는 환자에게 두 가지 이상의 SSRI를 교체하여 사용한 후에도 치료반응이 불충분할 때 이차 약물로서 사용하는 것을 추천하고 있다.

2) 플루옥세틴

최초로 국내에 도입된 선택적 세로토닌 재흡수 억제제(SSRI)인 플루옥세틴(flu-oxetine)은 추체외로 부작용과 관련된 보고가 많고 가장 긴 반감기를 가지고 있으나 아마도 가장 많은 임상 경험을 가지고 있는 SSRI일 것이다. 355명의 강박증 환자를 대상으로 하여 13주간 위약과 비교 시험한 무작위 이중맹검 연구에서 Y-BOCS 점수 35% 이상의 감소를 치료에 대한 반응으로 정의하였을 때, 위약치료군의 반응률 8.5%에 비해 플루옥세틴 20mg/d 치료군은 32.1%, 40mg/d 치료군은 32.4%, 60mg/d 치료군은 35.1%의 반응률로 위약치료군에 비해 유의하게 높은 반응률을 보였다.[16] 일부 부작용은 용량이 높아질수록 비율이 증가하는 경향을 보였으나, 부작용으로 치료를 중단한 사례는 거의 없어 비교적 양호한 내약력을 보고하였다.

3) 플루복사민

플루복사민(fluvoxamine)은 혈중 반감기가 약 19시간이며 클로미프라민과 함께 SRI 중에서는 처음으로 소아 강박증에 대해 미국 식품의약청의 사용 허가를 받은 약물이다.

120명의 소아 강박증 환자를 대상으로 한 무작위 이중맹검 연구에서 50~200mg/d 용량을 투약한 플루복사민 치료군의 42%가 치료에 반응하여 위약군의 26%에 비해 반응률이 높았으며 내약력도 전반적으로 양호하였다.[17] 1996년 160명의 환자를 대상으로 한 다기관 위약 대조군 연구에서는 100~300mg/d로 치료받은 플루복사민 치료군이 33.3%의 반응률을 보임으로써 9.0%의 반응률을 보인 위약치료군에 비해 유의하게 높은 항강박증상 효과를 보였다.[18]

4) 서트랄린

서트랄린(sertraline)은 반감기가 약 24시간이며 파록세틴과 함께 가장 강력한 세로토닌 작용을 지닌 약물이다. 서트랄린의 대사물인 디메틸서트랄린(demethylser-traline)은 반감기가 62~104시간으로 긴 편이지만 세로토닌에 대한 선택성과 작용력은 다소 약한 것으로 알려져 있다.[19]

초기 2개의 위약대조군 연구에서 50~200mg/d의 서트랄린은 위약에 비해 유의한 효과를 보였으며 전반적으로 부작용은 두드러지지 않았다.[20] 위약에 비해 유의한 강박증상의 감소 효과는 1년이나 2년간 장기간 동안의 관찰에서도 유지되었으며 부작용이나 이상 검사소견이 장기간 사용에 더 잦아지거나 심해지지 않았다.[21, 22] 649명의 환자를 대상으로 최장 80주간 서트랄린의 효과를 장기간 관찰한 2002년 연구에서는 80주간 부작용 때문에 치료를 중단한 경우는 20%에 못 미쳤으며, 54주 이후에는 서트랄린 치료군이 재발이나 효과 부족으로 탈락하는 경우나 증상이 급성으로 악화되는 사례가 유의하게 적었다.[23] 2006년 Ninan[24] 등의 연구에서는 250mg~400mg/d의 고용량으로 서트랄린을 투여한 환자군이 200mg/d 투여군보다 더 유의한 강박증상의 감소를 나타내고 부작용의 정도는 큰 차이가 없다고 보고하여, 보다 고용량 치료도 가능할 수 있음을 시사하였다.

최근 무작위 이중맹검 연구를 통해 소아 강박증 환자에 대해 단기간 및 장기간의 효과와 안정성이 입증되어,[25, 26] SSRI 중 플루복사민 다음으로 소아 강박증에 대한 공식적인 치료제로 미국 식품의약청의 승인을 얻었다.

5) 파록세틴

반감기는 약 24시간이며 서트랄린과 함께 SSRI 중 가장 강력한 세로토닌 작용을 지니고 있다. 활성 대사물이 없다는 것이 장점이다. 1996년 406명의 환자들을 대상으로 하여 파록세틴과 클로미프라민, 위약의 효과를 비교한 무작위 이중맹검 연구에서 파록세틴(paroxetine)의 효과는 위약에 비해 우월하고 클로미프라민과는 동일하였으나, 내약력에서 클로미프라민보다 우월한 결과를 얻었다.[27]

6) 시탈로프람, 에스시탈로프람

시탈로프람(citalopram)은 약 33시간 정도의 반감기를 가지며, SSRI 중 서트랄린과 함께 약물상호작용이 적은 것으로 평가되고 있다. 29명의 환자를 대상으로 시탈로프람의 효과를 24주간 조사한 연구에서 통상 40~60mg/d의 용량에서 내약력이 양호하였고 76%의 환자에서 50% 이상의 강박증상 감소가 나타남을 보고하였다.[28] SSRI 중에서 비교적 늦게 임상에 도입된 시탈로프람의 강박증에 대한 이중맹검 시험은 2001년에 최초로 발표되었다.[29] 401명의 환자들을 20mg/d, 40mg/d, 60mg/d의 시탈로프람 치료군과 위약군으로 분류하여 12주간 치료하였을 때 모든 용량의 치료군은 위약에 비해 유의하게 높은 효과를 보였으며 내약력도 양호하였다. Y-BOCS 점수 25% 이상 호전으로 정의한 반응률은 60mg/d 군에서 65%, 40mg/d군에서 52%, 20mg/d군에서 57.4%로 위약군의 36.6%보다 높았다.[29]

국내 환자를 대상으로 한 연구에서는 장준환 등[30]이 치료력이 없는 13명의 강박증 환자를 대상으로 한 연구에서 60mg/d의 시탈로프람으로 12주간 치료하였을 때 Y-BOCS 점수로 표현되는 강박증상이 평균적으로 45.4% 감소하는 것을 보고하였다.

에스시탈로프람(escitalopram)은 시탈로프람의 활성 이성체(isomer)로서 매우 선택적으로 작용하는 SRI이다. 에스시탈로프람의 부작용 양상은 전반적으로 시탈로프람과 유사하며 유럽에서 시행된 이중맹검 연구에서 강박증에 있어 파록세틴과 동등한 효과가 있었으며, 내약력은 더 양호한 것으로 나타났다.[31] 또한, 일반적으로 사용하는 용량이 아닌 에스시탈로프람을 고용량으로 사용하였을 때 강박증 치료에 효과적이라는 개방연구나 증례보고들이 최근 발표되고 있어 이에 대한 추후연구가 필요한 상태다. 국내 연구에서는 심금숙 등[32]이 21명의 강박증 환자를 대상으로 20~80mg/d의 에스시탈로프람을 투여하여 47.6%의 반응률(CGI-I가 1 또는 2점)을 보고하였다.

4. 강박증의 유지치료

치료 도중에 흔히 듣게 되는 질문이 '얼마나 오래 치료를 받아야 되는가?' 하는 질문이다. 유감스럽게도 강박증은 일반적으로 장기간의 치료가 필요한 만성적 질환이다. 강박증에서 약물 중단 후 환자의 변화를 관찰한 논문들 대부분에서 강박증상의 재발률이 높다고 보고하고 있다.[23, 33] 소량의 SRI를 유지요법으로 사용하는 것이 강박증의 재발률을 낮춘다는 연구가 있으나 이는 아직 추가적인 검증이 필요할 것으로 보인다.[34, 35] 하지만 많은 임상가들이 노출–반응방지요법(exposure and response prevention: ERP) 같은 인지행동요법이 항강박증약물 중단 이후 강박증의 재발률을 낮추어 줄 수 있다고 믿고 있으며, 환자들에게 약물치료와 함께 인지행동요법을 병행해서 사용하고 있다.

'한국형 강박증 약물치료 알고리듬'에서는 유지치료의 기간을 약물치료 단독으로 시행하는 경우 첫 삽화는 증상의 호전 이후 18개월에서 24개월간, 3~4회 이상 재발 병력이 있을 경우 일생 동안 유지치료를 할 것을 권장하고 있다.

강박증의 장기치료에 관한 자세한 내용은 이 책의 다른 장('강박증의 장기치료')에서 자세히 언급될 것이다.

5. 치료저항성 환자

치료저항성 환자에 대한 합의된 정의는 없으나 임상적으로는 두 가지 이상의 SRI를 충분한 기간 동안(일반적으로 12주 이상) 투약하였으나 증상의 호전이 없는 환자를 일반적으로 치료저항성 환자라고 부르고 있다.[15] 연구에 사용되는 치료저항성의 기준은 보다 다양하나 일정 시간의 SRI 단독요법을 거친 후 반응이 없는 사람을 치료저항성에 포함시켜 연구를 진행하는 것이 보통의 방법이다. '과거력상 12주 이상의 최고용량 SRI 치료 및 집중적인 행동요법에 반응이 없었던 환자 중, 다른 종류의, SRI로 바꾸어서 최고용량으로 12주를 유지하였을 때에도 치료반응이 없는 환자'로 정의하면 현재에 통용되는 치료저항성의 의미를 잘 담을 수 있으리라 생각된다.

환자를 치료저항성으로 판단하기에 앞서 진단이 정확하게 내려졌는지 다시 한 번 검토해 보고 약물치료나 행동요법에 비순응하여 치료가 부적절하게 이루어지지는 않았는지, 강박증 이외에 우울증이라든가 다른 I축 및 II축 정신장애가 공존 이환되어 치료에 장애를 주고 있는 것은 아닌가 확인해 볼 필요가 있다.

6. SRI 단독치료 이외의 약물치료적 접근방법

환자가 SRI 단독치료에 반응하지 않는 경우, SRI 병합 약물치료(SRI augmentation)나 대안적 약물치료가 방법이 될 수 있다. 현재까지의 연구결과로는 SRI에 다른 약물을 추가하는 SRI 병합치료가 보다 더 효과적인 치료방법으로 제시되고 있으며, 일반적으로 (SRI 이외의 약물을 사용하는) 대안적 약물치료 전에 SRI 병합치료를 시도할 것을 권장하고 있다. SRI 병합치료는 SRI 단독치료에 어느 정도 증상 호전이 있으나 증상 호전이 부분적인 환자들에서 치료효과를 극대화하기 위해서 사용될 수도 있다.

'한국형 강박증 약물치료 알고리듬' 에서는 SSRI의 단독치료에서 만족스럽지 못한 효과를 보일 때에는 우선적으로 인지행동치료를 병행하는 것을 추천하고 있으며, 이후에도 증상 호전이 두드러지지 않을 때는 약물을 일단 다른 종류의 SSRI로 교체해 보고 이후 SRI 병합치료를 고려할 것을 제안하고 있다.

또한 앞에서 언급하였지만 환자가 강박증 이외의 다른 정신장애를 가지고 있지 않은지 다시 한 번 검토해 보아야 한다. 예를 들어 양극성장애, 사회공포증, 외상후스트레스장애, 물질남용, 틱장애, 인격장애 등의 공존 여부를 확인해 볼 필요가 있는데, 양극성장애에서는 기분조절제(mood stabilizer)를 추가해야 하며, 사회공포증이 공존한다면 단가아민 산화효소 억제제(monoamine oxidase inhibitor: MAOI)를 시도해 볼 수 있으며, 틱장애가 공존하면 항정신병약물로 병합치료를 시도해 볼 수 있다. 외상후스트레스장애, 물질남용, 인격장애의 공존 시에는 약물치료 이외에 정신분석적, 사회적 치료를 고려할 수도 있을 것이다.

7. SRI 병합 약물치료

1) 항정신병약물

강박증의 병태생리에 있어 줄무늬체(striatum)가 어떤 역할을 하기 때문에 줄무늬체에 영향을 미치는 항정신병약물을 병용해서 사용하는 데 대한 연구들이 있어 왔으며, 많은 임상연구에서 SRI와 항정신병약물을 병합 사용하는 것이 효과적이라는 것을 보고하였다.

정형 항정신병약물이 SRI 병합치료에서 흔히 사용되어 왔으나 이에 대한 통제된 연구는 많지 않은 편이다. 특히 강박증과 틱장애가 동반된 경우, 할로페리돌(haloperidol)이나 피모자이드(pimozide)와 SRI의 병합치료가 치료반응이 좋았다는 결과가 보고되기도 하였다.[36, 37]

비정형 항정신병약물 병합치료에서는 리스페리돈(risperidone)과의 병합치료가 효과가 있다는 다수의 연구가 있었다.[38~41] 틱장애의 공존 여부와 상관없이 50%의 환자에서 증상 호전이 관찰되었으며,[42] 오히려 틱장애를 동반한 환자들이 리스페리돈에 불량한 반응을 보였다는 보고[43]도 있어 정형적 항정신병약물과는 효과가 다소 다른 것으로 보인다. 일반적으로 강박증에서 SRI 병합치료로 항정신병약물이 사용될 때는 정신분열증의 정신증 증상을 치료하기 위해 사용되는 용량보다는 적은 용량을 사용하는 것이 추천된다. 예를 들어 McDougle 등의 논문[42]에서는 1~4mg/d 정도의 리스페리돈 병합요법으로 강박증상의 호전을 관찰하였다.

올란자핀(olanzapine)을 병합하여 저항성 환자들이 치료반응을 보인 사례들이 보고되어 있고,[44, 45] 한 이중맹검 연구에서는 치료저항성 환자들이 6주간 올란자핀 병합치료를 받은 후 46%의 환자에서 치료반응이 나타났음을 보고하였다.[46] 하지만 위약군에 비해 증상의 차이가 없다는 보고[47]도 있어 아직까지는 명확한 효과가 입증되지 못한 상태다. 또 쿠에티아핀(quetiapine)을 사용한 연구에서는 8주간 쿠에티아핀 병합치료를 시행한 환자군이 위약군보다 유의한 증상 호전을 보였다는 결과를 보고하기도 하였다.[48] 하지만 쿠에티아핀 병합치료에서 유의한 효과가 없다는 보고[49]도 있는 상태로 아직까지는 리스페리돈 병합요법에 비해서 올란자핀이나 쿠에티아핀의 강박증에 대한 효과는 좀 더 검증이 필요하다고 하겠다.

'한국형 강박증 약물치료 알고리듬'에서도 항정신병약물을 병합하는 경우 리스페리돈을 '선택치료 약물(treatment of choice)'로 추천하였으며 이 외에 올란자핀과 쿠에티아핀을 제안하였다. 이 세 약물의 추천 1일 적정 용량의 평균은 각각 리스페리돈 3.4mg, 올란자핀 9.6mg, 쿠에티아핀 271.5mg이었다.

강박증상의 치료에 있어 SRI 병합치료가 약물 교체보다 나은 점은 증상 호전이 충분하지 않아 약물을 교체하는 경우는 강박증상의 호전을 관찰하기 위해 다시 10~12주 정도의 시간이 필요한 데 비해 SRI 병합치료를 실시할 경우에는 4주 정도에 증상의 호전을 기대할 수 있어 시간적인 측면에서 보다 강점을 가지고 있다는 것이다. 하지만 SRI와 항정신병약물을 병용하는 병합치료의 장점에도 불구하고 비정형 항정신병약물이 특히 높은 용량에서 SRI와 같이 사용되지 않을 때는 강박증상을 유도하거나 악화시킨다는 보고들도 있으므로 주의를 기울여야 할 것이다.[50]

2) SRI를 두 종류 사용하는 경우

아직까지 통제된 연구가 많이 있는 것은 아니나 임상가들이 흔히 사용하는 방법 중의 하나는 SSRI와 클로미프라민을 병합하여 사용하는 것이다. 클로미프라민 장기투여에 반응이 없던 환자가 고용량의 시탈로프람(160mg/d)에 증상의 호전이 있었다는 증례보고가 있었으며,[51] 한 오픈라벨(open-label) 연구에서는 SRI 단독요법에 반응이 없는 환자군을 대상으로 시탈로프람을 병합 투여하였을 때 증상 호전이 관찰되었다.[52] 하지만 SSRI와 클로미프라민을 병합하여 사용할 때는 심혈관계 부작용, 세로토닌 증후군, 조증으로의 전환, 불면, 두통, 추체외로 증상, 성기능 장애 등의 가능성이 증가된다는 사실을 항상 염두에 두어야 한다.

3) 기타 약물들

이중맹검으로 실시된 핀돌롤(pindolol)과의 병합치료 연구에 따르면 파록세틴에 대한 치료저항성 강박증 환자들에게 핀돌롤을 병합하여 치료한 결과, 6주 후

핀돌롤 병합군이 파록세틴 단독치료군보다 강박증상이 유의하게 감소하였다.[53] 또한 SRI-핀돌롤 병합치료에 반응하지 않는 환자들에게 세로토닌 전구물질인 트립토판(tryptophan) 병합요법을 추가하여 4주째부터 강박증상의 호전이 나타나기 시작하였다는 보고가 있다.[54] 하지만 트립토판은 호산구증다성 근육통 증후군을 유발할 수 있기에 주의를 요하며 추천되는 용량은 하루에 2~10mg 정도다.

그 밖에 부스피론(buspirone), 리튬(lithium), 카바마제핀(carbamazepine), 트라조돈(trazodone), 갑상선 호르몬 등을 사용한 병합치료의 효과에 대한 일부 증례보고나 개방연구들이 있으나, 아직까지는 확정적인 결과는 없으며 상충되는 결과가 보고되기도 하여 보다 많은 자료가 축적되어야 그 효과를 정확히 평가할 수 있을 것으로 보인다.

8. 대안적 약물치료

1) 클로미프라민 정주투여

클로미프라민 경구투여에 반응을 보이지 않던 5명의 환자 중 3명이 정주투여로 증상이 호전되었다는 보고[55]에 이어, 경구투여와의 비교[56] 및 위약대조군 시험[57]을 통해 정주투여의 효과가 시사되었다. 최근에도 클로미프라민의 효과에 대한 논문[58]이 발표되었으나 아직은 표본수가 적어 향후 연구가 더 필요한 실정이다.

2) 클로나제팜

벤조디아제핀(benzodiazepine) 중에서 세로토닌계에도 작용하는 클로나제팜(clonazepam)은 무작위 이중맹검 교차시험을 통해 항불안작용과는 별개로 강박증상을 경감시키는 효과가 있다고 보고되었다.[59] SRI에 비해 상대적으로 빠른 시간에 효과가 나타날 수 있으며 단독요법 혹은 병합치료로 시도할 만한 약물이다.

3) 단가아민 산화효소 억제제

페넬진(phenelzine)의 항강박 효과에 대해서는 다소 상반된 연구결과가 보고되어 있다.[60, 61] 단가아민 산화효소 억제제(MAOI) 중 상당한 세로토닌 재흡수 차단 효과를 지닌 모클로베마이드(moclobemide)도 강박증상의 감소에 효과적이었다는 증례보고를 고려할 때 대안적인 강박증 치료제 후보로 고려할 수 있을 것이다.[62] 또한 전술하였듯이 사회공포증이 강박증과 공존하는 경우 MAOI를 시도해 볼 만하다.

4) SRI 이외의 항우울제들

벤라팍신(venlafaxine)과 미르타자핀(mirtazapine)의 강박증에 대한 효과가 일련의 증례보고를 통해 보고되었다.[63~65] 이 중 벤라팍신은 치료저항성 환자들을 대상으로 한 연구에서 클로미프라민에 상응하는 효과와 보다 나은 내약력을 보였다.[46] 클로미프라민이 세로토닌뿐 아니라 노르에피네프린계에도 작용하는 약리학적 특성이 있다는 것을 고려해 볼 때 세로토닌-노르에피네프린 재흡수 억제제(SNRI)인 벤라팍신을 강박증에 시도해 볼 가치가 있다고 할 수 있겠다. 이와 관련하여 체계적으로 연구되지는 않았으나 강박증을 동반한 우울증 환자들을 대상으로 한 연구에서 네파조돈(nefazodone)의 항강박효과가 보고된 바 있다.[66]

5) 이노시톨

이노시톨(inositol)은 2차 신경전달자의 전구체이다. 13명의 강박증 환자를 대상으로 한 이중맹검 위약 대조군 연구에서 6주간 이노시톨을 투약하였을 때 Y-BOCS 점수가 위약군에 비해 유의하게 감소하였으며,[67] 치료저항성 환자 10명 중 3명에게서 효과가 있었다는 보고도 있었다.[68] 하지만 이를 뒷받침하는 대규모 연구가 없으며, 이노시톨을 SRI에 병합치료로 사용하였을 때에 효과가 없었다는 보고도 있어,[69] 강박증에 대한 이노시톨의 효과는 아직 논란의 여지가 있는 상태다.

6) 클로니딘

클로니딘(clonidine)은 무작위 이중맹검 교차시험을 통해 클로미프라민이나 클로나제팜에 비해 뚜렷한 효과가 없다는 보고가 있으나,[59] 성공적인 치료 증례보고도 있는 상태다.[70] 아직까지는 보다 많은 연구가 필요한 상태이나 뚜렛 증후군과 강박증이 공존하여 나타날 때 시도해 볼 만하다.

7) 기타 약물들

아편양 수용체 효현제인 트라마돌(tramadol)은 뮤-아편양(μ-opioid) 수용체에 중등도의 친화력과 델타(δ), 카파(κ) 수용체에 약한 친화력을 지니며, 세로토닌과 노르에피네프린의 재흡수를 차단하기도 한다. 7명의 치료저항성 환자에서 트라마돌이 항강박효과를 나타내었다는 보고가 있으며, 우울척도의 변화 없이 강박증상에 호전을 보인 것으로 볼 때, 아편계 작용을 통해 강박증상에 영향을 미치는 것으로 추정되었다.[71]

엠-클로로페닐피페라진(m-chlorophenylpiperazine: m-CPP)을 장기적으로 사용하면 강박증상이 완화된다는 데에 착안하여 세로토닌 1D 수용체 효현제인 수마트립탄(sumatriptan)을 장기간 투약한 결과, 예전의 치료저항성 환자들의 우울증상과 강박증상이 호전되었다는 보고가 있다.[72] 수마트립탄 전처치가 세로토닌 1D 수용체를 탈감작화시켜 SRI에 대한 반응성을 증가시킬 것이라는 가정하에 수마트립탄을 전처치하고 파록세틴을 투약하였으나 항강박효과가 빨리 나타나거나 반응이 증가되는 효과는 나타나지 않았다.[73]

성선 스테로이드 호르몬이 강박증상의 출현과 악화에 관여한다는 주장에 근거하여 안드로젠 수용체에 대한 경쟁적 길항제인 플루타마이드(flutamide)의 치료효과를 시험하였으나 강박증 환자 8명을 대상으로 한 연구에서는 뚜렷한 증상 호전이 나타나지 않았다.[74] 하지만 시프로테론 아세테이트(cyproterone acetate)의 효과가 보고된 바 있고,[75] 장기 지속성 성선자극호르몬 분비호르몬 유사약물인 트리옵토렐린(trioptorelin)을 매월 주사하여 강박증상이 경감된 증례보고[76]도 있어 보다 연구가 필요한 상태라 하겠다.

마지막으로 약물치료 이외에 노출-반응방지(exposure and response prevention: ERP) 같은 인지행동치료들도 중요한 옵션이라는 것을 다시 한 번 강조하고 싶다.

9. 결 론

강박증의 신경병리적 원인에 대한 이해의 발전과 효과적인 치료제의 도입에도 불구하고, 여전히 많은 환자들이 상당한 강박증상과 이로 인한 기능장애에 시달리고 있다. 충분한 기간 동안 적절한 용량의 SRI 치료, 임상적 특성을 고려한 기타 약물과의 병합치료 및 대안적 약물치료, 개별화된 인지행동치료와 기타 정신사회적 접근이 적절하게 이루어진다면 불충분하거나 부적절한 치료로 인한 치료 실태의 반전을 기대할 수 있을 것이다.

치료저항성 강박증 환자에 대해서는 중추성 세로토닌계에 작용하는 거의 모든 약물을 포함하여 다수의 정신과적 약물이 시도된 바 있으나, 아직까지 임상적으로 뚜렷한 결과를 내는 치료법은 많지 않은 실정이다. 하지만, 치료저항성으로 간주되는 환자들에 대해서도 공존질환을 포함한 임상적 특성과 치료의 적절성 여부를 면밀히 재검토한다면 그중 상당수의 환자들이 보다 나은 치료결과를 얻을 수 있으리라 기대된다. 강박증에 대한 치료는 임상적인 면뿐만 아니라 사회경제적으로도 충분히 주목할 만한 가치가 있으며 보다 활발한 연구가 필요한 분야이기도 하다.

참/고/문/헌

1. Denys D, Van Megen H, Westenberg H: The adequacy of pharmacotherapy in outpatients with obsessive-compulsive disorder. *Int Clin Psychopharmacol* 2002; 17(3):109-114.

2. Cartwright C, Hollander E: SSRIs in the treatment of obsessive-compulsive disorder. *Depress Anxiety* 1998; 8 Suppl 1:105-113.

3. Dougherty DD, Rauch SL, Jenike MA: Pharmacotherapy for obsessive-com-

pulsive disorder. *J Clin Psychol* 2004; 60(11):1195−202.

4. Greist JH, Jefferson JW, Kobak KA, Katzelnick DJ, Serlin RC: Efficacy and tolerability of serotonin transport inhibitors in obsessive−compulsive disorder. A meta−analysis. *Arch Gen Psychiatry* 1995; 52(1):53−60.

5. Hollander E, Kaplan A, Allen A, Cartwright C: Pharmacotherapy for obsessive−compulsive disorder. *Psychiatr Clin North Am* 2000; 23(3):643−656.

6. Bergeron R, Ravindran AV, Chaput Y, Goldner E, Swinson R, van Ameringen MA, Austin C, Hadrava V: Sertraline and fluoxetine treatment of obsessive−compulsive disorder: results of a double−blind, 6−month treatment study. *J Clin Psychopharmacol* 2002; 22(2):148−154.

7. Stein DJ, Spadaccini E, Hollander E: Meta−analysis of pharmacotherapy trials for obsessive−compulsive disorder. *Int Clin Psychopharmacol* 1995; 10(1):11−18.

8. Lopez−Ibor JJ Jr, Saiz J, Cottraux J, Note I, Vinas R, Bourgeois M, Hernandez M, Gomez−Perez JC: Double−blind comparison of fluoxetine versus clomipramine in the treatment of obsessive compulsive disorder. *Eur Neuropsychopharmacol* 1996; 6(2):111−118.

9. Freeman CP, Trimble MR, Deakin JF, Stokes TM, Ashford JJ: Fluvoxamine versus clomipramine in the treatment of obsessive compulsive disorder: a multicenter, randomized, double−blind, parallel group comparison. *J Clin Psychiatry* 1994; 55(7):301−305.

10. Mundo E, Maina G, Uslenghi C: Multicentre, double−blind, comparison of fluvoxamine and clomipramine in the treatment of obsessive−compulsive disorder. *Int Clin Psychopharmacol* 2000; 15(2):69−76.

11. Milanfranchi A, Ravagli S, Lensi P, Marazziti D, Cassano GB: A double−blind study of fluvoxamine and clomipramine in the treatment of obsessive−compulsive disorder. *Int Clin Psychopharmacol* 1997; 12(3):131−136.

12. Mundo E, Bianchi L, Bellodi L: Efficacy of fluvoxamine, paroxetine, and citalopram in the treatment of obsessive−compulsive disorder: a single−blind study. *J Clin Psychopharmacol* 1997; 17(4):267−271.

13. Bogetto F, Albert U, Maina G: Sertraline treatment of obsessive−compulsive disorder: efficacy and tolerability of a rapid titration regimen. *Eur Neuropsychopharmacol* 2002; 12(3):181−186.

14. Clomipramine in the treatment of patients with obsessive−compulsive disor-

der. The Clomipramine Collaborative Study Group. *Arch Gen Psychiatry* 1991; 48(8):730−738.

15. Treatment of obsessive−compulsive disorder. The Expert Consensus Panel for obsessive−compulsive disorder. *J Clin Psychiatry* 1997; 58 Suppl 4:2−72.

16. Tollefson GD, Rampey AH Jr, Potvin JH, Jenike MA, Rush AJ, kominguez RA, Koran LM, Shear MK, Goodman W, Genduso LA: A multicenter investigation of fixed−dose fluoxetine in the treatment of obsessive−compulsive disorder. *Arch Gen Psychiatry* 1994; 51(7):559−567.

17. Riddle MA, Reeve EA, Yaryura−Tobias JA, Yang HM, Claghorn JL, Gaffney G, Greist JH, Holland D, McConville BJ, Pigott T, Walkup JT: Fluvoxamine for children and adolescents with obsessive−compulsive disorder: a randomized, controlled, multicenter trial. *J Am Acad Child Adolesc Psychiatry* 2001; 40(2):222−229.

18. Goodman WK, Kozak MJ, Liebowitz M, White KL: Treatment of obsessive−compulsive disorder with fluvoxamine: a multicentre, double−blind, placebo−controlled trial. *Int Clin Psychopharmacol* 1996; 11(1):21−29.

19. Sanchez C, Hyttel J: Comparison of the effects of antidepressants and their metabolites on reuptake of biogenic amines and on receptor binding. *Cell Mol Neurobiol* 1999; 19(4):467−489.

20. Chouinard G: Sertraline in the treatment of obsessive compulsive disorder: two double−blind, placebo−controlled studies. *Int Clin Psychopharmacol* 1992; 7 Suppl 2:37−41.

21. Greist JH, Jefferson JW, Kobak KA, Chouinard G, DuBoff E, Halaris A, Kim SW, Koran L, Liebowtiz MR, Lydiard B, et al.: A 1 year double−blind placebo−controlled fixed dose study of sertraline in the treatment of obsessive−compulsive disorder. *Int Clin Psychopharmacol* 1995; 10(2):57−65.

22. Rasmussen S, Hackett E, DuBoff E, Greist J, Halaris A, Koran LM, Liebowitz M, Lydiard RB, McElroy S, Mendels J, O' Connor K: A 2−year study of sertraline in the treatment of obsessive−compulsive disorder. *Int Clin Psychopharmacol* 1997; 12(6):309−316.

23. Koran LM, Hackett E, Rubin A, Wolkow R, Robinson D: Efficacy of sertraline in the long−term treatment of obsessive−compulsive disorder. *Am J Psychiatry* 2002; 159(1):88−95.

24. Ninan PT, Koran LM, Kiev A, Davidson JR, Rasmussen SA, Zajecka JM, Robinson DG, Crits−Christoph P, Mandel FS, Austin C: High−dose sertra-

line strategy for nonresponders to acute treatment for obsessive—compulsive disorder: a multicenter double—blind trial. *J Clin Psychiatry* 2006; 67(1):15— 22.

25. March JS, Biederman J, Wolkow R, Safferman A, Mardekian J, Cook EH, Cutler NR, Dominguez R, Ferguson J, Muller B, Riesenberg R, Rosenthal M, Sallee FR, Wagner KD, Steiner H: Sertraline in children and adolescents with obsessive—compulsive disorder: a multicenter randomized controlled trial. *Jama* 1998; 280(20):1752—1756.

26. Cook EH, Wagner KD, March JS, Biederman J, Landau P, Wolkow R, Messig M: Long—term sertraline treatment of children and adolescents with obsessive—compulsive disorder. *J Am Acad Child Adolesc Psychiatry* 2001; 40(10):1175—1181.

27. Zohar J, Judge R: Paroxetine versus clomipramine in the treatment of obsessive—compulsive disorder. OCD Paroxetine Study Investigators. *Br J Psychiatry* 1996; 169(4):468—474.

28. Koponen H, Lepola U, Leinonen E, Jokinen R, Penttinen J, Turtonen J: Citalopram in the treatment of obsessive—compulsive disorder: an open pilot study. *Acta Psychiatr Scand* 1997; 96(5):343—346.

29. Montgomery SA, Kasper S, Stein DJ, Bang Hedegaard K, Lemming OM: Citalopram 20 mg, 40 mg and 60 mg are all effective and well tolerated compared with placebo in obsessive—compulsive disorder. *Int Clin Psychopharmacol* 2001; 16(2):75—86.

30. Jang JH, Kwon JS, Jang DP, Moon WJ, Lee JM, Ha TH, Chung EC, Kim IY, Kim SI: A proton MRSI study of brain N—acetylaspartate level after 12 weeks of citalopram treatment in drug—naive patients with obsessive—compulsive disorder. *Am J Psychiatry* 2006; 163(7):1202—1207.

31. Dhillon S, Scott LJ, Plosker GL: Escitalopram: a review of its use in the management of anxiety disorders. *CNS Drugs* 2006; 20(9):763—790.

32. Shim GS, Kang DH, Kwon JS: High—dose escitalopram treatment in patients with obsessive—compulsive disorder: a naturalistic case series. *J Clin Psychopharmacol* 2008; 28(1):108—110.

33. Romano S, Goodman W, Tamura R, Gonzales J: Long—term treatment of obsessive—compulsive disorder after an acute response: a comparison of fluoxetine versus placebo. *J Clin Psychopharmacol* 2001; 21(1):46—52.

34. Ravizza L, Barzega G, Bellino S, Bogetto F, Maina G: Drug treatment of

obsessive-compulsive disorder (OCD): long-term trial with clomipramine and selective serotonin reuptake inhibitors (SSRIs). *Psychopharmacol Bull* 1996; 32(1):167-173.

35. Mundo E, Bareggi SR, Pirola R, Bellodi L, Smeraldi E: Long-term pharmacotherapy of obsessive-compulsive disorder: a double-blind controlled study. *J Clin Psychopharmacol* 1997; 17(1):4-10.

36. McDougle CJ, Goodman WK, Leckman JF, Lee NC, Heninger GR, Price LH: Haloperidol addition in fluvoxamine-refractory obsessive-compulsive disorder. A double-blind, placebo-controlled study in patients with and without tics. *Arch Gen Psychiatry* 1994; 51(4):302-308.

37. Delgado PL, Goodman WK, Price LH, Heninger GR, Charney DS: Fluvoxamine/pimozide treatment of concurrent Tourette's and obsessive-compulsive disorder. *Br J Psychiatry* 1990; 157:762-765.

38. Agid O, Lerer B: Risperidone augmentation of paroxetine in a case of severe, treatment-refractory obsessive-compulsive disorder without comorbid psychopathology. *J Clin Psychiatry* 1999; 60(1):55-56.

39. Fitzgerald KD, Stewart CM, Tawile V, Rosenberg DR: Risperidone augmentation of serotonin reuptake inhibitor treatment of pediatric obsessive compulsive disorder. *J Child Adolesc Psychopharmacol* 1999; 9(2):115-123.

40. Kawahara T, Ueda Y, Mitsuyama Y: A case report of refractory obsessive-compulsive disorder improved by risperidone augmentation of clomipramine treatment. *Psychiatry Clin Neurosci* 2000; 54(5):599-601.

41. Erzegovesi S, Guglielmo E, Siliprandi F, Bellodi L: Low-dose risperidone augmentation of fluvoxamine treatment in obsessive-compulsive disorder: a double-blind, placebo-controlled study. *Eur Neuropsychopharmacol* 2005; 15(1):69-74.

42. McDougle CJ, Epperson CN, Pelton GH, Wasylink S, Price LH: A double-blind, placebo-controlled study of risperidone addition in serotonin reuptake inhibitor-refractory obsessive-compulsive disorder. *Arch Gen Psychiatry* 2000; 57(8):794-801.

43. Saxena S, Wang D, Bystritsky A, Baxter LR Jr: Risperidone augmentation of SRI treatment for refractory obsessive-compulsive disorder. *J Clin Psychiatry* 1996; 57(7):303-6.

44. Potenza MN, Wasylink S, Longhurst JG, Epperson CN, McDougle CJ: Olanzapine augmentation of fluoxetine in the treatment of refractory obses-

sive-compulsive disorder. *J Clin Psychopharmacol* 1998; 18(5):423-424.

45. Koran LM, Ringold AL, Elliott MA: Olanzapine augmentation for treatment-resistant obsessive-compulsive disorder. *J Clin Psychiatry* 2000; 61(7):514-517.

46. Hollander E, Bienstock CA, Koran LM, Pallanti S, Marazziti D, Rasmussen SA, Ravizza L, Benkelfat C, Saxena S, Greenberg BD, Sasson Y, Zohar J: Refractory obsessive-compulsive disorder: state-of-the-art treatment. *J Clin Psychiatry* 2002; 63 Suppl 6:20-29.

47. Shapira NA, Ward HE, Mandoki M, Murphy TK, Yang MC, Blier P, Goodman WK: A double-blind, placebo-controlled trial of olanzapine addition in fluoxetine-refractory obsessive-compulsive disorder. *Biol Psychiatry* 2004; 55(5):553-555.

48. Atmaca M, Kuloglu M, Tezcan E, Gecici O: Quetiapine augmentation in patients with treatment resistant obsessive-compulsive disorder: a single-blind, placebo-controlled study. *Int Clin Psychopharmacol* 2002; 17(3):115-119.

49. Fineberg NA, Sivakumaran T, Roberts A, Gale T: Adding quetiapine to SRI in treatment-resistant obsessive-compulsive disorder: a randomized controlled treatment study. *Int Clin Psychopharmacol* 2005; 20(4):223-226.

50. Lykouras L, Alevizos B, Michalopoulou P, Rabavilas A: Obsessive-compulsive symptoms induced by atypical antipsychotics. A review of the reported cases. *Prog Neuropsychopharmacol Biol Psychiatry* 2003; 27(3):333-346.

51. Bejerot S, Bodlund O: Response to high doses of citalopram in treatment-resistant obsessive-compulsive disorder. *Acta Psychiatr Scand* 1998; 98(5):423-424.

52. Marazziti D, Dell'Osso L, Gemignani A, Ciapparelli A, Presta S, Nasso ED, Pfanner C, Cassano GB: Citalopram in refractory obsessive-compulsive disorder: an open study. *Int Clin Psychopharmacol* 2001; 16(4):215-219.

53. Dannon PN, Sasson Y, Hirschmann S, Iancu I, Grunhaus LJ, Zohar J: Pindolol augmentation in treatment-resistant obsessive compulsive disorder: a double-blind placebo controlled trial. *Eur Neuropsychopharmacol* 2000; 10(3):165-169.

54. Blier P, Bergeron R: Sequential administration of augmentation strategies in treatment-resistant obsessive-compulsive disorder: preliminary findings. *Int Clin Psychopharmacol* 1996; 11(1):37-44.

55. Fallon BA, Campeas R, Schneier FR, Hollander E, Feerick J, Hatterer J, Goetz D, Davies S, Liebowitz MR: Open trial of intravenous clomipramine in five treatment−refractory patients with obsessive−compulsive disorder. *J Neuropsychiatry Clin Neurosci* 1992; 4(1):70−75.

56. Koran LM, Sallee FR, Pallanti S: Rapid benefit of intravenous pulse loading of clomipramine in obsessive−compulsive disorder. *Am J Psychiatry* 1997; 154(3):396−401.

57. Fallon BA, Liebowitz MR, Campeas R, Schneier FR, Marshall R, Davies S, Goetz D, Klein DF: Intravenous clomipramine for obsessive−compulsive disorder refractory to oral clomipramine: a placebo−controlled study. *Arch Gen Psychiatry* 1998; 55(10):918−924.

58. Koran LM, Aboujaoude E, Ward H, Shapira NA, Sallee FR, Gamel N, Elliott M: Pulse−loaded intravenous clomipramine in treatment−resistant obsessive−compulsive disorder. *J Clin Psychopharmacol* 2006; 26(1):79−83.

59. Hewlett WA, Vinogradov S, Agras WS: Clomipramine, clonazepam, and clonidine treatment of obsessive−compulsive disorder. *J Clin Psychopharmacol* 1992; 12(6):420−430.

60. Vallejo J, Olivares J, Marcos T, Bulbena A, Menchon JM: Clomipramine versus phenelzine in obsessive−compulsive disorder. A controlled clinical trial. *Br J Psychiatry* 1992; 161:665−670.

61. Jenike MA, Baer L, Minichiello WE, Rauch SL, Buttolph ML: Placebo−controlled trial of fluoxetine and phenelzine for obsessive−compulsive disorder. *Am J Psychiatry* 1997; 154(9):1261−1264.

62. al Jeshi A: Moclobemide response in obsessive−compulsive disorder. *Can J Psychiatry* 1999; 44(3):285.

63. Grossman R, Hollander E: Treatment of obsessive−compulsive disorder with venlafaxine. *Am J Psychiatry* 1996; 153(4):576−577.

64. Rauch SL, O' Sullivan RL, Jenike MA: Open treatment of obsessive−compulsive disorder with venlafaxine: a series of ten cases. *J Clin Psychopharmacol* 1996; 16(1):81−84.

65. Koran LM, Quirk T, Lorberbaum JP, Elliott M: Mirtazapine treatment of obsessive−compulsive disorder. *J Clin Psychopharmacol* 2001; 21(5):537−539.

66. Nelson EC: An open−label study of nefazodone in the treatment of depression with and without comorbid obsessive compulsive disorder. *Ann Clin*

Psychiatry 1994; 6(4):249–253.

67. Fux M, Levine J, Aviv A, Belmaker RH: Inositol treatment of obsessive–compulsive disorder. *Am J Psychiatry* 1996; 153(9):1219–1221.

68. Seedat S, Stein DJ: Inositol augmentation of serotonin reuptake inhibitors in treatment–refractory obsessive–compulsive disorder: an open trial. *Int Clin Psychopharmacol* 1999; 14(6):353–356.

69. Fux M, Benjamin J, Belmaker RH: Inositol versus placebo augmentation of serotonin reuptake inhibitors in the treatment of obsessive–compulsive disorder: a double–blind cross–over study. *Int J Neuropsychopharmcol* 1999; 2(3):193–195.

70. Knesevich JW: Successful treatment of obsessive–compulsive disorder with clonidine hydrochloride. *Am J Psychiatry* 1982; 139(3):364–365.

71. Shapira NA, Keck PE Jr, Goldsmith TD, McConville BJ, Eis M, McElroy SL: Open–label pilot study of tramadol hydrochloride in treatment–refractory obsessive–compulsive disorder. *Depress Anxiety* 1997; 6(4):170–173.

72. Stern L, Zohar J, Cohen R, Sasson Y: Treatment of severe, drug resistant obsessive compulsive disorder with the 5HT1D agonist sumatriptan. *Eur Neuropsychopharmacol* 1998; 8(4):325–328.

73. Koran LM, Pallanti S, Quercioli L: Sumatriptan, 5–HT(1D) receptors and obsessive–compulsive disorder. *Eur Neuropsychopharmacol* 2001; 11(2):169–72.

74. Altemus M, Greenberg BD, Keuler D, Jacobson KR, Murphy DL: Open trial of flutamide for treatment of obsessive–compulsive disorder. *J Clin Psychiatry* 1999; 60(7):442–445.

75. Casas M, Alvarez E, Duro P, Garcia–Ribera C, Udina C, Velat A, Abella D, Rodriguez–Espinosa J, Salva P, Jane F: Antiandrogenic treatment of obsessive–compulsive neurosis. *Acta Psychiatr Scand* 1986; 73(2):221–222.

76. Eriksson T: Antiandrogenic treatment for obsessive–compulsive disorder. *Am J Psychiatry* 2000; 157(3):483.

Chapter 14
강박증의 행동치료

백기청

1. 서 론

강박증에 관한 심리−사회학적 치료에 관한 연구는 그 이전에는 매우 힘든 것으로 간주되어 오다가 30여 년 전부터 활발한 연구가 진행되어 왔으며 현재는 인지행동치료가 약물치료 못지않은 핵심적인 치료로 널리 인정받고 있다. 인지행동치료 중 특히 노출−반응방지(exposure and response prevention: ERP)를 위주로 한 행동치료의 효과는 이론 및 임상 실제 모두에서 그 근거가 확립되어 있으며 연구결과 또한 상당히 축적되어 있는데, 특히 재발을 방지하고 치료효과를 유지시키는 데 있어서 탁월한 것으로 알려져 있다.

이 장에서는 강박증의 행동치료에 관한 역사적 배경 및 발전 과정, 행동치료의 이론 및 연구결과를 총괄적으로 살펴본 후, 임상 실제에서 어떻게 적용해 나갈 것인지를 구체적으로 살펴보고자 한다.

2. 역사, 이론 및 제반 연구결과

1) 역사적 배경 및 초기 발전 과정

강박증을 치료하는 데 있어 가장 핵심적인 행동치료법인 노출-반응방지는 크게 강박사고와 관련되어 환자가 두려워하는 상황에 직면하게 하는 '노출치료', 또 강박행동 또는 중화행동을 못하게 하는 '반응방지치료'의 두 가지로 대별된다.

이미 100여 년 전 프랑스의 Pierre Janet[1]는 오늘날의 '노출-반응방지'에 해당하는 치료기법을 사용하여 강박증 환자가 좋아졌다는 증례를 발표한 바 있다. 그는 일부 강박증 환자들이 다른 사람들에게 드러내어 강박행동을 하기 힘든 엄격한 조직사회인 군대, 수녀회 등에서 강박증이 저절로 좋아진 경우가 때때로 있다는 사실을 발견하였으며, 그중 어떤 환자의 경우 군대 제대 후 그러한 통제가 없으니 강박증이 다시 생겨 못 견디겠다는 이유로 자진해서 다시 수도원에 들어간 경우를 보고하였다. 그는 이런 경우에서 강박증이 좋아진 이유는 아마 강제로 어떤 행동을 하지 못하게 하는 것과 관련이 있다고 주장하였는데 이것은 다시 말하면 '반응방지'가 유용한 치료법이 될 수 있다는 가능성을 제시한 것이라 하겠다.[2] 결국 그 당시 Janet는 이미 오늘날의 노출-반응방지에 정확히 일치하는 치료법의 효용성에 관해 언급한 셈인데, 그의 이러한 선구적인 주장에도 불구하고 그 이후 1960년대 중반에 이르기까지 강박증의 행동치료 연구 분야에서 더 이상의 발전은 없었다. 제일 큰 이유는 19세기 말에서 20세기 중반에 이르기까지 정신과의 치료방향을 주도한 Freud가 주창한 정신분석 이론의 영향 때문이다. Sigmund Freud는 유명한 '쥐 인간(the Rat Man)' 사례를 통해 강박사고 및 강박행동의 무의식적 의미를 탐구하는 쪽으로 치료의 방향을 설정하였으며 강박행동 자체를 치료의 목표로 삼지는 않았다.[3] 물론 정신분석 이론은 강박증에 대한 심층 내면적 의미를 파악하는 데는 많은 기여를 하였지만 강박사고나 강박행동을 교정시킬 수 있는 실제적인 치료기법을 발달시키지는 못했다. 그러나 Freud 자신도 행동치료에 해당하는 치료기법을 사용하기도 했는데, 설명은 물론 정신분석적으로 하였지만 증례토론에서 어떤 광장공포증 환자의 경우 정신분석만으로는 효과가 없어 혼자서 밖으로 나가 어느 정도 불안감을 극복하도록 만든 후에야

정신분석이 효과가 있었다고 말한 바 있다.[4]

이후 강박증은 정신치료에 별로 반응이 없는, 치료가 힘든 질환으로 간주되어 오다가 Wolpe[5]에 의해 '체계적 탈감작 기법(systemic desensitization)' 및 '상호 억제(reciprocal inhibition)' 행동치료 기법이 공포증 환자에게 탁월한 효과를 가진다는 사실이 밝혀진 이래 강박증에 관해서도 점차 관심이 고조되기 시작하여 1960년대 중반 이후부터는 행동치료에 관한 연구가 활발하게 진행되게 되었다. 노출에 관련된 가장 초기 연구들은 Wolpe[5]의 영향을 받아 '체계적 탈감작 기법' 및 '상호억제 기법'을 강박증 환자들에게 적용한 것들 위주였는데, 대체적으로 직접노출(in vivo exposure)이 상상노출(imaginal exposure)보다 조금 나은 결과를 보이기는 하나, 공포증에서와는 달리 강박증의 경우에는 별로 효과적이지는 못한 것으로 드러났다.[6~10]

'역설적 의도(paradoxical intention)' 또한 시도되었는데 Gertz[11]는 소규모 증례 연구에서 66%에서 효과를 보았다는 보고를 한 바 있으며, Solymon 등[12]은 10명의 환자 중 5명이 상당한 치료효과를 보았다고 하였다.

'내폭법(內爆法, implosion therapy)'을 시도한 연구도 있는데 Noonan[13]은 7회기 치료를 한 환자의 증례에서 치료 후 증상이 없어졌다고 하였으며 McCarthy[14] 또한 두려운 상황에 대해 장기간의 상상노출을 시도한 결과 성공적이었다고 보고하였다. Broadhurst[15]는 월경 때 흘러내리는 피에 대한 상상노출을 시도한 환자가 치료 직후 어느 정도 증상이 감소하였으며 그러한 효과는 이후 장기간에 걸친 추적조사에서도 유지되고 있다고 보고한 바 있다.

겉으로 드러나는 의례가 없는 환자들(non-ritualizers)의 경우에는 노출치료만으로는 별다른 효과를 볼 수 없었는데 Emmelkamp와 Kwee[16]는 5시간 동안의 노출치료에 대해 3명의 환자 중 1명만이 효과를 보았다고 하였다. 또 Stern[17]은 환자로 하여금 강박사고에 대해 1시간 동안 계속 말하게 하는 일종의 '의도적 몰두하기(satiation) 기법'을 사용해 보았으나 7명 중 2명에서만 효과를 보았을 뿐이었다고 하였다.

노출치료와 함께 혐오자극이 주어진 일련의 연구도 있었는데 어느 정도 효과가 있었다고 한다. 예를 들면 강박사고가 녹음된 테이프를 듣다가 주기적으로 일정한 간격이 지나면 침묵이 흐르면서 약한 전기자극이 가해지는데, 침묵이 20초 정도 지속되다가 다시 녹음된 말이 들리기 시작할 때 환자 스스로 스위치를 눌러 전

기자극을 멈추게 하는 방법을 사용하는 것 등이다.[18, 19]

이상에서 살펴본 강박사고에 대한 노출치료 이외에 강박행동에 초점을 둔 치료에 관한 연구들도 있다. Rabavilas 등[20]은 4명의 확인(checking)형 환자들에게 더 이상 확인하고 싶다는 충동이 안 생길 때까지 보다 더 길게 확인행동을 계속하도록 지시한 결과 그러한 힘든 지시에 잘 순응하지 않았던 환자들까지도 치료 후 강박행동이 상당히 감소하였다고 보고하였는데, 이것은 아마도 '역설적 의도' 기법과 같은 메커니즘으로 치료효과를 보이는 것으로 생각된다고 주장하였다.

강박행동에 대하여 강화요법을 사용한 치료 연구도 몇 편 있었다. 두 연구[21, 22]에서 씻는 행동을 보이기 시작할 경우 전기자극이 들어가다가 오염되었거나 더럽다고 생각하는 것을 만질 경우 전기자극이 멈추어지는 '혐오자극 제거 기법(aversion relief paradigm)' 을 사용하였더니 강박행동이 감소하였다고 보고하였다. 씻는 강박행동을 할 경우 그냥 전기자극만 가해질 뿐 별도의 전기자극 제거가 행해지지 않는 '단순한 혐오자극 기법(aversion procedure without relief)' 을 사용한 연구결과들 또한 어느 정도 효과를 보였다고 한다.[23, 24] 또한 정리-정렬 의례(ordering ritual)를 가진 환자에게 다른 혐오자극을 사용한 '은밀 감작(covert sensitization)' 기법으로 치료한 환자의 경우도 효과가 있었음을 보고한 연구도 있다.[25]

강박사고를 줄이려는 목적에서 강박적 침투사고가 들어올 때 '그만(stop)!' 이라고 외치게 하는 '사고 중지(thought stopping)' 기법은 일부 연구에서는 효과가 있었다고 보고되고 있다.[26~28] 반면 효과가 별로 없다는 연구도 많은데, 예를 들면 강박사고와 관련된 상황을 기록한 녹음 테이프를 들으며 사고 중지 기법을 사용한 결과 11명 중 4명에서만 효과를 보았다는 연구[29] 및 치료자가 강박상황을 말하면서 사고 중지 기법을 사용한 결과 7명 중 2명에서만 효과가 있었다는 연구[17] 등이 있다.

이상에서 보듯이 강박증의 행동치료에 관한 초기 연구들의 결과는 일정하지 않다. 또한 대부분 증례 중심의 소수 인원을 대상으로 한 연구이며 통제집단과 비교한 연구도 별로 없었다. 다만 실제 상황에 노출시킨 후 역설적 의도 기법을 사용한 경우 및 혐오자극을 이용한 강화요법을 실시한 경우는 비교적 좋은 결과를 얻어낼 수 있었는데 실제로도 이 두 가지 기법은 요즘에도 제법 쓰이고 있다. 어쨌든 초기의 연구결과는 현재 강박증 행동치료에서 가장 효과적으로 드러난 노출-반응방지 기법을 완성시키는 데 많은 기여를 하였다.

2) 노출-반응방지

강박사고는 특정한 조건형성을 통해 불안과 연계되는데 이러한 불안을 없애기 위해 환자들은 특정 상황에 대한 도피 및 회피행동을 발달시키게 되고, 이러한 행동들은 '부적 강화(negative reinforcement)'를 통해 더욱 발달된다. 그러나 도피 및 회피행동은 그런 상황들이 실제로는 그렇게 불안하지 않을 수도 있다는 것을 경험하고 확인할 기회를 가질 수 없게 만들게 됨으로써 오히려 불안의 소거를 방해하게 된다.[30] 따라서 강박사고를 유발시키는 자극에 의도적으로 노출시키고(노출), 불안상황을 회피하려는 일체의 시도를 방지하게 하는(반응방지) 치료가 곧 노출-반응방지(exposure and response prevention: ERP)치료다. 두려워하는 자극에 의도적으로 노출되는 것은 환자들에게 상당한 불안이나 불쾌감을 유발할 수 있지만, 시간이 지나고 이러한 시도가 반복되면서 환자들이 견딜 수 있을 정도로 불안이나 불쾌감이 점차 감소하게 되는데 이러한 현상을 '습관화(habituation)'라고 하며, 이 습관화야말로 강박증 행동치료의 핵심적인 기제다. Hodgson과 Rachman[31]은 노출-반응방지의 효과에 대한 이론적 근거를 실험을 통해 제시한 바 있다. 환자들을 불안자극에 노출시키고 반응을 방지했을 때 일시적으로는 불안이 급증하지만 시간이 조금만 지나면 불안과 불편감이 자발적으로 감소된다. 다음 노출 때에는 중화행동을 허용한 환자들의 경우 여전히 동일한 수준의 불안감이 유발된 반면, 중화행동이 차단된 환자들은 유발자극에 대한 불안감의 상승속도가 이전보다 더 감소하게 되는 것으로 나타나 노출-반응방지의 효율성을 입증한 바 있다.

강박증의 치료에 가장 효과적인 행동치료인 노출-반응방지 기법은 Meyer[32]가 두 환자를 대상으로 시도해 성공한 증례를 발표함으로써 각광을 받기 시작하였다. 그는 그 이후에 발표된 또 다른 연구들[33, 34]에서도 이 기법이 매우 유용함을 밝혔는데, 15명의 환자 중 10명에게서 치료 직후 매우 성공적인 결과를 보였으며 나머지 5명도 부분적으로 성공하였고, 5년 뒤 추적조사 결과 그들 중 2명만 재발했다고 보고하였다. 이 보고 후 다양한 노출방식과 반응방지방식을 함께 결합한 노출-반응방지 기법의 효용성에 관한 연구가 세계 각국에서 쏟아져 나왔는데, 통제집단을 둔 논문이건 아니건 간에 거의 모든 논문에서 치료 직후 및 추적조사 기간 중 모두에서 좋은 결과를 보임에 따라 결국 이 기법이 강박증 행동치료의 표준적인 치료법으로 자리 잡게 되었다. Foa와 Kozak[35]은 치료 직후의 효과에 관한 12개 연구를 종합한 결과(N=330) 치료 직후에 83%에서 반응을 보였고, 장기간에 걸친 추적조사를 벌인 16개 연구(N=376, 평균 추적기간=29개월)를 종합해 보면 76%가 치료반응군이었다고 하였다.

여러 연구결과를 종합한 메타분석연구들도 있는데, Christensen 등의 연구[36]에 의하면 총 71개 연구들 중 충분한 정보가 주어져 있어 효과크기(effect size)의 계산에 이용될 수 있는 38개 연구를 종합한 결과 노출과 반응방지를 합친 행동치료의 효과크기는 치료 직후가 1.8, 평균 80주인 추적조사기간에는 1.7이었다고 한다. 또 클로미프라민(clomipramine) 약물치료의 치료 직후에 대한 효과크기는 1.6이었는데 추적조사 결과는 자료의 부족으로 검증할 수 없었다. 반면 뇌수술치료의 경우 수술 후의 효과크기는 1.4, 수술 60주 후는 1.0으로 감소하였다. 이 연구에서는 또한 치료 대기자를 대조군으로 하여 근육이완훈련을 실시하였는데 이 경우 훈련 후 효과크기는 0.2, 추적 후는 −0.18로 나타났다. 이 연구를 요약하면 이완훈련은 별다른 치료효과가 없고 위약효과가 오래 지속되지 않아 강박증의 경우 별도의 치료를 받아야만 효과를 가질 수 있는데, 노출−반응방지의 치료효과가 가장 좋다는 것이었다. 최근 강박증 치료제로 가장 많이 쓰이는 세로토닌 재흡수 억제제가 본격적으로 사용되기 시작한 이후에 발표된 또 다른 메타분석연구[37]에 의하면 노출−반응방지와 세로토닌 재흡수 억제제 약물은 모두 다 비슷한 정도로 좋은 치료효과를 가지는데 재미있는 사실은 의사가 평가한 경우에는 약물치료를, 환자 자신이 평가한 경우에는 노출−반응방지치료를 더 좋다고 평가하는 경향이 있었다는 사실이다. 이상에서 보듯 메타분석의 결과에서도 노출−반응방지의 치료효과는 매우 탁월한 것으로 평가될 수 있겠다. 그러나 지금까지의 메타분석연구는 자료가 충분하지 않아 강박증을 유형별로 나누어 분석하지는 못했고, 수년간에 걸친 장기간의 추적조사가 이루어진 것은 아니다. 인지치료나 경두개자기자극술(transcranial magnetic stimulation: TMS) 등 최근에 주목을 받고 있는 여러 가지 새로운 치료법의 효과에 대해서는 검증하지 못한 것이라, 향후 좀 더 세밀화되고 다른 여러 가지 치료법과 비교한 연구가 행해진 이후에야 좀 더 보편타당한 결론을 내릴 수 있을 것이다.

1970년대 이후의 연구는 노출과 반응방지를 합친 행동치료의 효과를 검증한 것들이 대부분이어서 사실상 노출과 반응방지를 별개로 하여 비교하기는 어려웠다. 그러나 일부 소수의 연구에서 노출치료만 한 경우, 반응방지만 한 경우, 그 둘을 모두 합친 경우의 결과를 비교한 것도 있다. 대표적인 것으로 Foa 등[38]이 청결의례 환자를 대상으로 회기당 2시간씩 총 15회기 치료를 3주 이상에 걸쳐 시행한 후 이상의 3가지 치료법의 효과를 비교한 결과 모든 치료법이 효과가 있긴 했지만, 특히 노출과 반응방지 두 가지 요법을 모두 합친 치료법이 둘 중의 한 가지만 실시한 경우에 비해 치료 직후 및 추적조사 모두에서 모든 영역의 강박증세를 감소시키는 데 더 큰 효과를 보였다고 보고하였다. 그런데 노출치료만 한 경우는 반응방지만 한 경우에 비해 두려워하는 상황에 대한 불안을 감소시키는 데 더 효과적이었다고 하며, 그 반대의 경우는 강박행동을 감소시키는 데 더 효과적이었다고 한다. 이러한 결과는 노출치료와 반응방지치료가 각각 다른 강박증 증세에 효과적일 가능성을 시사한다.

　마지막으로 두 가지 문제를 짚어 보아야 하겠는데 우선, 노출-반응방지치료가 가져온 좋은 치료효과가 과연 장기간 지속될 수 있는가 하는 문제다. 한 연구[2]에 의하면 그때까지 발표된 1년 이상의 추적조사 연구 8개를 종합한 결과 최소 1년에서 5년까지 그 효과가 지속되었다고 한다. 그러나 이런 결론을 섣불리 내릴 수 없는 이유는 분석에 사용된 대부분의 연구가 초기에 행동치료를 한 후 그냥 지켜본 것이 아니고 중간 중간 추가 행동치료 시간을 갖는다든지, 일부 환자의 경우 우울증 등으로 중간에 약물치료를 병행한다든지 해서 순수하게 초기 노출-반응방지 훈련의 효과를 검증한 것들이 아니라는 점이다. 하지만 초기치료가 끝난 이후 유지기 때 전화접촉을 포함한 간단한 재발방지 프로그램을 잠깐 동안만 추가해도 초기 행동치료 효과가 상당기간 유지되는 것은 분명한 것으로 보인다.[39] 다음으로, 어떤 특정 강박증세가 해당 증상에 대한 노출-반응방지로 효과를 보았다면 그것 외에 다른 강박증상에 대해서도 효과가 있겠느냐 하는 소위 '일반화(generalizability)'의 문제다. 아직까지도 이 문제에 관해서는 과학적인 검증이 이루어지지 않았다. 물론 반대의 의견도 있지만, 강박증의 경우에는 이러한 일반화가 잘 일어나지 않아 강박증의 다른 증상에 대해서는 그 증상에 대한 노출-반응방지를 따로 또 해야 하는 것 같다는 임상적인 의견이 우세한 편으로,[40, 41] 이 또한 향후 중요한 연구 과제라 하겠다.

3) 노출-반응방지치료를 할 때 고려해야 할 제반 변인

(1) 노출 기간

당연히 가능하다면 장기간 지속적으로 치료하는 것이 단기간 가끔 치료하는 것보다는 효과적이다.[42] 그렇다면 어느 정도의 기간 이상이 되어야 효과가 있을까?

이에 관해 아직까지 명확히 정해진 결론은 없는 형편이다. 노출-반응방지치료를 실시할 경우 환자들이 강박증세에 따른 고통이 감소되었다고 느낄 때까지 지속되어야 하는데(보통 가장 강하게 느낀 불편감이 50% 이상 감소되었을 때가 기준) 여러 연구에 의하면 일반적으로 불안감이 감소되고 강박행동을 하고 싶은 충동이 감소되는 데 약 90분 정도의 시간이 요구되므로 1회기당 최소 90분 정도의 시간이 필요하다고 본다.[43, 44] 그러나 중요한 것은 이 시간은 각자 다르기 때문에 환자에 따라 더 길게 해야 할 수도, 반대로 더 짧게 해도 될 수도 있다.

노출-반응방지치료 시간의 총합이 어느 정도 되어야 효과적인가에 대한 명확한 결론은 아직 나 있지 않은데 일반적으로 최소 10시간은 되어야 효과가 있다고 한다.[45]

(2) 점진적 노출 대 급격한 노출

처음부터 환자가 극단적인 불안이나 불쾌감을 느끼는 상황에 노출되는 것과 처음에는 다소 낮은 수준의 상황에 노출시킨 후 차차 그 강도를 올리는 것의 치료효과는 별 차이가 없다고 알려져 있다.[46] 그러나 임상적으로 급격한 노출보다는 점진적 노출이 환자들이 따라가기 쉽고 좀 더 편하게 불쾌감을 견딜 수 있기 때문에 치료 순응도 면에서 더 낫다 하겠다.

(3) 치료 간격 및 집중도

치료 간격을 어떻게 하는 것이 가장 좋은지에 대한 뚜렷한 결론은 아직 나 있지 않다. 물론 거의 매일 치료를 하는 집중적인 치료가 효과가 있는 것은 분명하지만, 좀 더 긴 간격의 느슨한 치료 또한 상당한 정도의 효과가 있다. 증세가 심하지 않고 매일매일 숙제를 잘 해 오는 경우 1주일 단위의 치료만으로도 충분하다고 보는 것이 일반적인 견해이다. 임상적으로는 증세가 매우 심하고 과제 수행에 어려움을 겪는 환자의 경우, 보다 집중적인 치료가 요구되며 경우에 따라서는 입원치료가 필요할 수도 있다.[47, 48] 물론 치료를 통해 증세가 상당한 정도 감소된 경우, 보다 느슨한 간격의 치료만으로도 충분하다.

(4) 치료자의 보조하에서 행동치료 및 자가행동치료

노출-반응방지에서 치료자가 도움을 주는 것이 효과적인지 여부에 대한 연구는 그 결과가 다양해서 아직도 명확한 결론이 내려져 있지 않은 형편이다. Rachman 등[49]의 연구에서는 노출 시 치료자가 모델링을 하는 것이 별다른 치료 증진효과를 가지지 못했지만 환자 스스로는 치료자가 도움이 된다는 주관적인 생각을 가지고 있다고 하였다. Marks 등[50]의 연구에서는 치료자의 도움이 있을 경우 그렇지 않은 경우에 비해 치료 직후의 결과는 더 나았지만 1년 후 추적조사에서는 비슷해져 있었다고 하였다. 또 Emmelkamp와 van Kraanen[51]의 연구에서는 치료 직후나 이후 추적조사 모두에서 두 군 간에 차이는 없다고 하였다. 그러나 이상의 연구들은 표본 수 등 여러 연구방법상 문제가 있어 그대로 일반화할 수는 없는 형편이다.

한편 Ost[52]는 특수공포장애 환자를 대상으로 3시간짜리 단일 노출치료를 실시한 결과 치료자의 보조가 있는 경우, 보다 좋은 효과를 보인다고 보고한 바 있는데, 강박증의 경우 단순한 공포증의 경우보다는 보다 복잡하고 세련된 치료를 요한다는 점을 고려해 보면 강박증의 경우도 치료자의 보조가 긍정적인 치료효과를 가져올 것이라고 예상해 볼 수 있겠다. 어쨌든 임상적으로는 환자들은 치료자의 시범을 선호하고 치료자가 같이 있을 경우 위협상황노출에 대한 순응도가 높은 것은 사실이다.

(5) 실제상황노출 및 상상노출

실제상황노출에다가 상상노출을 더할 경우 치료효과의 유지에 더 도움이 된다는 연구결과가 있는 반면[53, 54] 그렇지 않다는 연구도 있다.[48] 그러나 상반된 결론의 이 두 가지 연구는 상상노출의 시간 등의 몇 가지 영역에서 치료방법이 달라 직접 비교하기는 힘들다. 임상적으로는 실제상황노출이 어려울 경우나 강박사고에 따른 공포의 내용이 미래에 대한 재앙에 관련된 것일 경우 상상노출이 유용한 치료법인 것은 사실이다. 결론적으로 현재까지의 연구결과를 종합하면 비록 상상노출이 행동치료의 성공에 필수적인 것은 아니지만 치료효과의 유지에 도움이 될 수 있고, 특히 재앙에 관련된 두려움을 가진 환자들에게 실제노출치료의 보조적 요법으로 유용할 수 있다. 반면 어떤 재앙에 관련된 두려움 때문에 강박의례를 하는 경우가 아니라면 상상노출은 아주 큰 도움은 되지 않을 것으로 보인다.

(6) 강제적 반응방지

Meyer[32]가 실시한 치료 프로그램을 비롯한 초기의 반응방지 치료에서는 수돗물 공급을 아예 끊어 씻지 못하게 하는 등 물리적으로 반응방지가 불가능하게 만드는 방법이 동원되었으나 최근에는 이렇게까지 강제적 방법을 사용하지는 않는 것이 대부분이다. 그 이유는 이것은 환자가 받아들이기에는 너무 무리한 방법이며, 나중에 집에 돌아왔을 때 수돗물이 공급되지 않는 경우가 있을 수 없으므로 도움을 줄 수 있는 치료자가 없을 경우 실제 생활 속에서의 일반화(generalization)에 한계가 있기 때문이다. 따라서 물리적으로 강제하는 방법 대신 환자 스스로가 자율적으로 반응방지를 할 수 있게끔 격려해 주고 도움을 주는 것이 보다 바람직한 방법이라고 하겠다.[55]

(7) 가족이나 주변 친지의 행동치료 개입

광장공포증이 수반된 공황장애 환자들의 노출치료에 가족들이 개입될 경우 치료효과가 더 커진다는 기존의 연구에 착안하여 Emmelkamp 등[56]은 강박증 환자들을 대상으로 5주 동안 45분에서 60분 사이에 걸친 8회기 치료를 가족과 함께한 경우 및 환자만을 대상으로 치료한 경우의 두 군으로 나누어 비교한 결과 두 군 모두에서 치료효과를 보였으나, 두 군 사이에 유의한 차이를 보이지는 않았다고 보고하였다. 그러나 이 연구는 치료 기간이 짧았으며 각 회기 기간 중 실제 행동치료가 실시되지는 않았다는 문제가 있다. 반면 Mehta[57]는 인도에서 약물치료에 반응이 없는 환자를 대상으로 1주일에 2회씩 12주 동안 점진적 노출-반응방지치료를 가족의 도움이 있는 군과 환자 혼자 하는 두 군으로 무작위 배당하여 비교한 결과 가족의 도움이 있는 군에서 치료 직후 및 6개월 후 추적조사 결과 훨씬 더 좋은 결과를 보였다고 한다. 이 연구에서는 가족들이 반응방지, 숙제 및 근육이완에 환자들과 같이 참여하고 도움을 주었다. 이 연구논문 또한 구체적인 치료방법이 기술되어 있지 않고 종속변수를 환자들이 주관적으로 평가하는 자가보고 척도를 사용한 것 등의 문제점이 있기는 하나 가족들이 같이 치료에 개입될 경우

도움이 될 수 있는 가능성을 시사한다 하겠다. 현재 임상 실제에서는 여러 치료 프로그램에서 가족의 행동치료 개입을 권장하는 경우가 많다. 그러나 환자와 가족의 정신 병리나 역기능적 행동 패턴 및 가족 간의 역동구조에 따라 오히려 치료에 방해가 되거나 지적 능력이나 이해력이 떨어져 알게 모르게 오히려 환자의 강박증상을 강화시키는 경우도 있을 수 있으므로, 이러한 제반 요소를 잘 파악한 후 가족을 치료에 개입시킬지 여부를 결정하는 것이 좋겠다.

(8) 개인치료 및 집단치료

대조군이 있는 것은 아니었지만 강박증에 집단치료도 효과가 있다는 연구[58]에 힘입어 Fals-Stewart 등[59]은 환자를 개인치료, 집단치료 및 근육이완훈련만 실시한 대조군의 3군에 무작위 배당한 다음 그 치료효과를 비교했는데, 일주일에 2회기씩 매일 노출 과제를 부여한 2주간의 개인치료와 집단치료 두 가지 모두 대조군에 비해 유의한 치료효과를 보였다고 하였다. 또 두 시기를 종합하여 비교하면 개인치료의 효과가 더 좋았지만, 치료 직후 및 6개월 후 추적조사 각각에서의 효과는 집단치료와 개인치료 간에 유의한 차이가 없었다고 보고하였다. 이 연구에서는 성격장애나 주요우울증이 동반된 환자는 제외되었고 강박증 증세도 비교적 가벼웠으며 그것도 연구대상이 된 환자 93명 모두 과거 어떤 다른 치료도 받은 적이 없다는 등의 한계가 있으나 집단치료도 효과가 있을 가능성을 제시한 셈이다. 현실적으로 집중적인 개인 행동치료를 실시하기에는 인적, 물적 자원이 부족하기 때문에 임상 실제에서는 집단치료가 널리 시행되고 있으며 저자의 임상적 느낌으로는 집단치료가 효과가 있는 것으로 보인다.

4) 치료효과에 영향을 주는 변인들

현재까지의 연구결과를 토대로 강박증에 대한 노출-반응방지의 치료효과에 영향을 줄 수 있는 변인으로 주로 거론되고 있는 것들은 치료 시작 시 우울 정도,[47, 60~62] 동반 인격장애,[63~69] 치료에 대한 동기나 순응도[70~73] 등이다. 의미 있는 결과를 도출한 연구들을 요약하면 치료 시작 시 우울 정도가 심할수록, 치료에 대한 동기나 순응도가 낮을수록, 또 인격장애 특히 경계성 및 정신분열형 인격장애가 동반될 경우 치료효과가 나쁘다는 것인데, 우울 정도는 치료효과에 별다른 영향이 없다는 반대되는 연구결과도 제법 있어 아직 결론이 확실하지 않지만, 나머지 두 가지 변인에 대해서는 대부분의 연구결과가 일치한다.

강박증의 증상의 심도나 양상이 치료효과에 영향을 주는가에 관한 연구도 다수 있다. 전반적 증상의 심각성 정도는 노출-반응방지치료에 별다른 영향을 주지 않는다는 연구가 대부분이다.[70, 73~76] 한편 강박증의 특정 증상이 치료효과와 관련이 있다는 연구는 어느 정도 있는 편이다. 강박증을 크게 오염-청결형과 확인형, 둘로 대별하여 비교해 보았을 때 확인형의 치료효과가 좋지 않다고 하는 연구결과가 많은데[60, 77, 78] 반면에 둘 사이에 차이가 없다는 반론을 펼친 연구들도 있다.[49, 74] 그 밖에 강박증 유형 중 지연형(obsessional slowness)은 일반적 행동치료로는 치료효과가 안 좋더라는 연구,[30] 강박사고에 대해 지나친 의미를 부여하여(overvalued ideation) 그것이 현실적인 위협이라고 생각하는 환자들의 경우 재발을 잘 하는 것 같다는 연구,[79] 눈에 보이는 강박행동이 있고 과거에 치료받은 적이 없는 경우 행동치료에 반응이 좋다는 연구[60]가 있다. 강박행동과 강박사고에 대한 치료효과를 나누어 본 연구[71]도 있는데, 초기증상이 심하고 우울 정도가 클수록 강박행동에 대한 치료효과가 떨어지며, 이 두 가지 변인과 더불어 강박증의 병력이 길수록, 치료에 대한 동기가 낮을수록, 치료자와의 관계에 대해 불만족할수록 강박사고에 대한 치료효과가 떨어진다고 하였다.

아직까지도 이 분야에 관련된 대부분의 연구는 연구대상의 수가 작고, 약물치료의 효과를 같이 검토하지 않았으며, 장기적 추적조사가 이루어지지 않았고, 한두 가지 변인에 대한 차이검증에 그쳤을 뿐 여러 가지 변인을 한꺼번에 고려한 정량적 분석이 아니라는 등 여러 가지 문제점이 있다. 따라서 아직까지는 일반화된 어떤 결론을 내릴 단계는 아니며 향후 이러한 면을 고려한 체계적이고도 종합적인 연구가 필요하다 하겠다.

3. 강박증의 행동치료 실제

앞에서 살펴본 바와 같이 현 단계에서는 강박증의 사회심리학적 치료로 가장 효과적인 방법은 노출-반응방지다. 그 외에도 사고 중지 기법 등 다른 행동치료 기법도 사용되며 특히 최근에는 인지치료의 필요성이 강력히 대두되고 있는바

이에 관해서는 이미 제법 많은 연구결과와 임상적 적용방법이 도출되어 있다. 그러나 실제적으로 노출-반응방지치료를 할 때 어느 정도는 인지치료 기법이 포함되어 있으며 반대로 인지치료 기법에서도 상당부분 행동치료의 요소가 같이 개입되어 있기 마련이다. 본격적인 행동치료에 들어가기 전까지의 환자에 대한 임상적 평가나 주의사항 등은 인지치료와 상당부분 일치한다. 이에 관해서는 이 책의 인지치료 부분에서도 자세히 다루어질 것이므로 이 장에서는 이 부분은 간략히 다루도록 하고 행동치료의 실제적 적용요령을 보다 자세히 다루어 보도록 하겠다. 강박증 치료를 위한 치료형태로는 가장 흔하게는 외래를 통한 치료 및 입원치료가 있겠는데 입원의 경우는 하루 종일 입원하는 일반적인 경우 이외에도 낮병원이나 밤병원 형태의 입원치료도 있겠다. 그 밖에 현재까지 국내외적으로 실제 시행되고 있는 치료형태는 컴퓨터 및 전화를 이용한 시스템(computer assisted phone system: CAPS), 멘터 가정치료(mentor home), 거주지 방문치료, 클럽 하우스 치료, 자조모임(self-help group) 등이 있는데, 이 장에서는 가장 흔한 치료형태인 외래치료를 기준으로 기술하도록 하겠다.

일반적으로 행동치료는 (a) 강박증 및 행동치료에 관한 설명 및 준비 단계, (b) 주요 증상 및 그에 따른 결과 평가, (c) 유발요인 파악, (d) 가족친지의 도움, (e) 치료목표 설정 및 초기 노출-반응방지치료 시작, (f) 초기 문제점 점검 및 해결, (g) 행동치료 계속, (h) 중간 문제점 점검 및 해결, (i) 마무리 단계, (j) 유지요법 등 10개 정도 단계로 나눌 수 있다.

1) 강박증 및 행동치료에 대한 설명 및 준비 단계

행동치료를 시행하기 전에 환자들에게 강박증에 대해 설명하고 행동치료의 원리 및 구체적인 실시방법 등에 대한 교육을 하는 것은 매우 중요하다. 불안을 일으키는 자극에 의도적인 노출을 시도하는 것은 환자들에게 압도적인 공포감을 일으킬 수 있다. 따라서 지금까지의 회피나 강박행동이 어떻게 강박증을 더 악화시켰는지에 관해, 특히 '부적 강화(negative reinforcement)'와 관련하여 쉽고도 자세하게 설명해 주어야 한다. 또 의도적인 노출-반응방지가 치료에 반드시 필요하며 처음에는 매우 고통스럽겠지만 차차 불안감이 감소되어 강박증을 혼자서 충분히 다룰 수 있는 단계에 이를 수 있게 됨을 '습관화(habituation)' 개념을 통해 납득시켜야 하는데, 저자의 경험에 의하면 [그림 14-1]을 보여 주며 설명해 주는 것이 이해가 빠르다. 또한 노출-반응방지는 치료자가 일방적으로 강요하는 치료가 아니며 오히려 환자 스스로가 능동적으로 해 나가는 치료이고 치료자는 그것을 도와주는 보조적인 역할을 할 뿐이라는 점을 강조함과 동시에 불안상황에 노출하는 것이 그렇게 위협적인 것이 아니며 견딜 수 있는 수준에서 시행될 것임을 이해시켜야 한다.

강박증 환자들의 특징 중 하나로 자신이 가진 강박사고를 매우 기괴하고 이상하다고 생각해서 창피해하면서 자신의 증상을 숨기려 하는 점을 들 수 있는데 강박사고의 내용 자체는 보통 사람과 다른 게 아니며 그러한 강박사고에 대한 해석이나 대처방식이 잘못되어 있을 뿐이라는 사실을 설명해 주어야 한다. 또한 환자에 따라 "반복행동을 하지 않고도 안전하게 지낼 수 있는가?" 하는 등 치료에 방해가 되는 부정적인 생각들을 가질 수 있는데 이러한 여러 의문이나 치료에 대한 의구심 및 회의 등을 자연스럽게 환자가 표출할 수 있도록 격려해 주고 적극적으로 설명해 줄 필요가 있다.

지금까지의 여러 연구에서 행동치료의 성공 여부를 좌우하는 가장 결정적인 변인의 하나로 환자의 '치료동기(motivation)'를 들고 있는바 본 단계에서의 가장 중요한 목표 중 하나는 환자로 하여금 더욱 더 강한 치료동기를 가질 수 있게 해

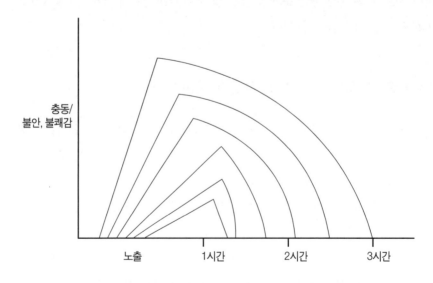

[그림 14-1] 노출-반응방지 시작 후 시간 경과 및 각 회기에 따른 충동/불안, 불쾌감 수준 비교
Andrews 등[92]에서 인용

주는 것이겠다. 따라서 처음 환자를 볼 때부터 실제 행동치료에 들어가기 전까지 계속 치료자는 환자가 치료동기를 가질 수 있도록 설득하고 도움을 주는 것이 필요하며, 동시에 실제 환자가 얼마나 치료에 대한 동기를 가지고 있는지를 파악하는 것이 중요하다. 치료동기에 관해서는 다음 내용에서 좀 더 자세히 다시 다루어 보도록 하겠다.

2) 증상의 평가

행동치료를 위해서는 강박증에 관한 일반적인 평가 이외에도 특히 자세한 행동분석(behavioral analysis)이 필요하다. 행동분석은 전통적인 정신치료와는 달리 무의식적 갈등이나 어린 시절의 발달과정에는 크게 관심을 두지 않는다. 반면 '표적증상' 혹은 '핵심공포나 신념', 또 그러한 것들이 환경적인 요인과 어떤 관련이 있는지, 그리고 기능상 어떤 문제를 야기하는가를 규명하는 데 주목적을 두어야 한다. 표적증상이나 핵심공포에 대해 예를 들어 설명하자면, '일어나서 기억을 할 수 없지만 자신이 잠든 사이에 혹시 날카로운 물건으로 어떤 여자에게 해를 입히거나 강간을 하지 않았을까?' 라는 강박사고가 있는 어떤 환자의 경우 통조림 캔을 따는 행동을 피하게 된다. 그 이유는 날카로운 캔 뚜껑으로 누구를 해치지 않았을까 하는 두려움 때문으로, 이 경우 핵심신념은 '나는 극악무도한 나쁜 놈' 이라는 것이 되겠다. 물론 이 경우 주변의 많은 물건이나 상황이 강박증의 유발요인이 되는데, 예를 들면 신문이나 TV에서 살인에 관한 것을 보는 것, 부엌에서 칼이나 다른 날카로운 물건을 보는 것 등이 있겠다. 물론 행동치료를 위해서는 다양한 유발요인을 파악하는 것도 중요하지만, 이 환자의 치료에 핵심적인 요소가 '자신이 나쁜 사람이 아닐까?' 라는 두려움에 관련된 것이라는 점을 파악하는 것이 더 중요하다고 볼 수 있다.

행동분석의 첫 단계이자 가장 중요한 것은 기본이 되는 강박증상이 어떤 것인가를 알아보는 것인데, 이에는 (a) 강박사고, (b) 인지적 의례(즉, 중화행동에 해당하는 어떤 사고가 있는지, 예를 들면 액운을 막아 줄 것이라고 생각하는 어떤 숫자, 기도, 그 외에 나름대로의 공식 같은 것이 있는지), (c) 씻고 닦는 행동, (d) 확인(checking)하거나 다른 사람에게서 그렇다는 보증을 얻으려 함(reassurance seeking), (e) 정리, 정돈, 또는 완벽을 기하려 함, (f) 강박사고와 관련된 기타 반복행동, (g) 강박

성 지연(obsessional slowness) 등이 있는데, 예일-브라운 강박척도-증상점검 목
록(Y-BOCS Symptom Checklist)을 체크해 보도록 하는 것이 이것의 파악에 많은
도움이 된다. 또한 이러한 행동이 집에서만 일어나는지, 집이 아닌 다른 곳에서
만 일어나는지, 아니면 양쪽 모두에서 일어나는지를 알아보는 것도 중요하다.
Rachman과 Hodgson[30]에 따르면 적지 않은 경우, 특히 확인형의 경우는 강박증
상이 집에서만 일어나는 경우가 있는데 이것은 환자들이 자신의 집에서의 행동에
대해 큰 책임감을 가지기 때문이라고 하였다.

그 밖에 더 알아봐야 할 점으로는 (a) 강박증상이 없이 완전히 자유스럽게 지낼
수 있는 시간이 있는지, (b) 강박행동의 강도나 횟수가 줄어드는 시간이 있는지,
(c) 주변에 어떤 사람의 존재 여부에 따라 강박증상의 강도나 횟수가 영향을 받는
지 등이다.

또한 파국적인 결과를 일으키게 될 것이라는 믿음의 강도와 과대평가된 사고
(overvalued ideation)가 있는지를 알아보아야 하는데 이것은 인지치료를 하게 될
경우 매우 중요한 변인이 된다.

마지막으로 환자가 가진 우울과 불안 정도 및 어떤 동반 인격장애가 있는지 등
의 평가도 중요한데 이러한 변인은 특히 치료의 예후와 밀접한 관련을 갖는 것으
로 알려져 있다.

3) 유발요인 파악 및 치료목표 설정

앞 단계인 증상 파악 단계에서 대략 같이 평가되기도 되지만, 강박증 유발요인
이 어떤 것이 있는지를 파악하는 것은 노출-반응방지치료의 실행 단계에 가장
기본적이고 지극히 중요한 요소이므로, 이러한 유발요인은 매우 상세하고 철저
히 따로 조사해 보는 것이 좋다. 좀 더 자세히 구별해서 말하면 (a) 강박행동에 매
달리게 되어 버려 피하게 되는 어떤 상황이나 물체, (b) 강박사고를 유발하거나
불안감이나 불쾌감을 일으키거나 강박행동에 매달리게 만드는 어떤 상황이나 물
체, (c) 불안/불쾌감을 일으키게 되거나 강박행동에 매달리게 만드는 어떤 특정
한 생각, 이미지 및 충동 등을 말한다.

임상 실제에서는 다양한 유발요인이 존재하고 환자 스스로도 미처 인식하지 못
한 유발요인이 있을 수 있어, 저자가 근무하는 단국대학교병원 강박증클리닉에

서는 〈표 14-1〉에 있는 별도의 조사표를 통해 파악하고 있다. 또 단순히 어떤 것이 유발요인으로 작용하는지 조사하는 것이 아니라 각각의 유발요인이 불안/불쾌감을 일으키는 강도를 점수화한 '주관적 불편감 점수(subjective units of discomfort scale: SUDS)'를 매기게 하는 것이 좋다. 또 경우에 따라서는 각각의 상황이 어떤 강박사고나 강박행동을 일으키는지, 현재 문제가 되는 유발요인인지 과거에 문제가 된 유발요인인지 등도 함께 파악해 볼 수도 있다.

'주관적 불편감 점수'는 0~10점, 또는 0점~100점 단위로 측정하게 되는데 0점은 전혀 불편감을 일으키지 않는 상황, 10점 또는 100점은 당장 죽을 것 같은 불안이나 불편감을 일으키는 정도를 뜻하는 것으로 한 후 환자 스스로 주관적으로 점수화하게 한다. 강박증 환자는 불확실성에 대한 불안감이 심하고 완벽하고 철저해야 한다는 인지적 오류가 많은 편이므로 실제 주관적 불편감 점수를 매기게 해 보면 처음에는 매우 힘들어하고 당황하여 결정을 내리지 못하는 경우가 많다. 그러므로 이렇게 점수를 매기는 훈련 자체를 치료의 일부로 활용할 수도 있다. 그러나 초기에는 환자들이 점수를 매기는 데 너무나 큰 어려움이 있을 뿐만이 아니라, 자신의 증상에 압도당해 있기 때문에 모든 증상에 대해 지나치게 높은 점수를 매기는 경우가 많다. 따라서 초기에는 치료자의 도움을 받거나 별도의 기준표를 사용하여 점수화하는 방법을 택하는 것이 좋은데 저자의 경우 〈표 14-2〉에 있는 미국 하버드 대학 정신과 강박증클리닉에서 사용하고 있는 불안점수 기준표를 사용하고 있다.

〈표 14-1〉 강박증을 일으키는 유발요인 목록표

A. 오염/청결 요인

자신의 집 내부

1) 화장실	2) 화장실 벽	3) 샤워기, 욕조
4) 비누, 방취제, 칫솔	5) 문 손잡이	6) 마룻바닥
7) 더러운 (옷)	8) 더러운 (휴지)	9) 더러운(수건)
10) 더러운(세탁바구니)	11) 속옷	12) 기저귀
13) 양말	14) 손수건 또는 휴지(클리넥스)	15) 신발/슬리퍼
16) 주방기구	17) 가전제품(집 안)	18) 전기장치(집 밖)
19) 숟가락/젓가락	20) 접시/그릇	21) 빨래하는 곳
22) 다락방	23) 지하실	24) 정원

25) 화분(집 밖 포함)　　　26) 음식 찌꺼기, 쓰레기통　　27) 연장(공구)

28) 다른 사람이 앉았던 의자　29) 침대　　　　　　　　　30) 가구

신체/분비물—자기 자신과 타인 포함

1) 침　　　　　　　　　　2) 혈액　　　　　　　　　3) 소변

4) 대변　　　　　　　　　5) 정액　　　　　　　　　6) 땀

7) 악수하기　　　　　　　8) 입　　　　　　　　　　9) 코

10) 겨드랑이　　　　　　　11) 성기(성적 접촉)　　　　12) 피임기구

13) 생리대　　　　　　　　14) 항문　　　　　　　　　15) 구토

화학물질/또는 독극물

1) 살충제　　　　　　　　2) 제초제　　　　　　　　3) 독

4) 좀약　　　　　　　　　5) 가솔린　　　　　　　　6) 가스

7) 석면　　　　　　　　　8) 라돈(방사선 원소)　　　9) 청소를 위한 세제

10) 약물

다른 사람과의 접촉/공공장소

1) 밖에서 다른 사람이 집 안으로 들어오는 것　　2) 배달물: 편지, 신문, 꽃, 택배

3) 대중목욕탕/공중화장실　4) 수영장　　　　　　　5) 운동장, 공원

6) 해변　　　　　　　　　7) 카페, 레스토랑, 음식점　8) 세탁소

9) 상점　　　　　　　　　10) 슈퍼마켓　　　　　　　11) 공중전화

12) 버스 정류장, 택시 승강장　13) 영화관　　　　　　14) 공공장소의 문 손잡이

기타

1) 얼룩, 때　　　　　　　2) 점　　　　　　　　　　3) 새/동물의 배설물

4) 끈적끈적한 것들　　　　5) 잔디　　　　　　　　　6) 먼지

7) 진흙　　　　　　　　　8) 동물/새/곤충　　　　　9) 사체/장례식/묘지

10) 질병　　　　　　　　　11) 특정한 사람　　　　　12) 동성연애

13) 돈　　　　　　　　　　14) 냄새, 음식(고기, 치킨, 달걀, 지방이 많은 음식)

15) 음식 접시/음료수 컵　　16) 약봉지　　　　　　　17) 그 외:

B. 확인 (check) 요인

스위치 켜기/끄기

1) 전기 코드　　　　　　　2) 물　　　　　　　　　　3) 전등

4) 불 위에 올려놓은 주전자를 내려 놓았는지 확인　　5) 가스

6) 수도꼭지

문/창문 닫기 또는 잠그기

1) 잠자리에 들 때　　　　2) 집을 나갈 때　　　　　3) 사무실에서

4) 차 안에서　　　　　　　5) 휴가를 떠날 때

뾰족한 물건 또는 위험한 물건을 보거나 사용하거나 만질 때

1) 칼	2) 포크	3) 면도칼
4) 가위	5) 호치키스(스테이플러)	6) 드라이버
7) 압정	8) 핀	9) 환풍기, 선풍기
10) 철	11) 깨진 유리	12) 잘 깨지는 물건들

화학물질을 보거나 냄새 맡거나 만질 때

1) 살충제	2) 제초제	3) 독
4) 좀약	5) 가솔린	6) 가스
7) 석면	8) 라돈(방사선 원소)	9) 청소를 위한 세제
10) 약물		

기타

1) 옷 입을 때

2) 옷 벗을 때

3) 빗질, 머리 모양 다듬을 때

4) 운전 중 (교통사고가 나지 않을까 하는 걱정)

5) 보행자 가까이 차를 세울 때

6) 보도블록을 걸을 때 끝 쪽, 또는 연석, 라인에 대해

7) 길을 건널 때

8) 거울로 자신의 몸을 비추거나 신체 중 어느 부분을 확인할 때

9) 시계 또는 숫자를 볼 때

10) 주위에 다른 사람들과 같이 있는데 내가 위험이 닥쳐올지도 모른다는 생각이 들 때

11) 말하거나 쓸 때 갑자기 당황스러워짐, 다른 사람에게 상처 주거나 기분 나쁘게 할까 봐 걱정스러워짐

12) 나의 이름을 쓰거나 서명을 할 때 (잘 썼는지 확인)

13) 편지 보낼 때, 봉투에서 편지를 꺼낼 때

14) 수표로 지불할 때

15) 상점에서 물건을 보거나 만지거나 살 때(쿠폰 사용 시, 잔돈 바꿀 때)

16) 책 읽을 때, 숫자나 돈 계산 시

17) 지갑, 가방, 백, 포켓, 열쇠를 보거나 사용할 때

18) 방에 들어오거나 나갈 때

19) 의자에 앉거나 설 때

20) 연속되는 것들을 볼 때: 늘어선 담장, 책을 읽을 때 다음 줄로 넘어갈 때

21) 재수 없다고 생각되는 숫자

22) 어떤 일을 할 때 일정한 횟수로 해야 하는 것

23) 나의 몸에 대한 왼쪽/오른쪽에 관한 생각

위험한 상황

1) 철도역   2) 고층 빌딩   3) 선반

4) 다리   5) 폭풍   6) 폭력

7) 그 외:

C. 순서/정리정돈/질서정연함에 대한 요인

1) 일정한 순서에서 벗어났을 때

2) 물건이 있어야 할 자리에서 어긋났을 때

3) 불완전할 때

4) 질서정연하지 못할 때

5) 비대칭일 때

6) 똑바르지 않을 때

7) 그 외:

D. 수집/저장 (hoarding) 요인

1) 버려야 할 물건들: 다 먹은 캔, 버려야 할 쓰레기

2) 다 쓴 물건을 봤을 때

3) 손톱 깎은 것

4) 머리 자른 것

5) 소변/대변

6) 그 외:

E. 성(性), 폭력, 불경스러운 또는 무서운(끔찍한) 것에 대한 강박사고

1) 종교적 또는 불경스러운 내용의 강박사고

2) 폭력적 또는 공격적인 내용의 강박사고

3) 성적인 내용의 강박사고

4) 그 외 끔찍한 내용의 강박사고:

〈표 14-2〉 주관적 불편/불안 점수 기준표

불안점수	기준지침
0	평온함, 강박증에 관한 생각이 안 남, 증세 없음
1	문득 스쳐 지나가는 정도의 침투사고, 강박행동의 충동 없음
2	어떤 생각이 나를 괴롭힌다는 것이 약간 인식됨
3	다소 불안감 느끼나, 새로운 인지적 관점으로 강박증상을 이길 수 있음, 강박사고가 의식되며 쉽게 없애 버리기 힘듦(노력하면 없애 버릴 수는 있음)

4	불안감 느낌, 강박증상을 유발하는 외부자극이 의식됨, 강박행동을 하고 싶은 충동이 강함
5	불안감 느낌, 스스로 반응방지하기가 힘들기는 하나 아직 가능함
6	불안감 느낌, 반응방지를 위해서는 약간의 외부적 권고나 도움이 필요함, 강박행동을 하고자 하는 충동이 강력함
7	매우 불안함, 썩 내키진 않지만 강박행동을 하게 됨
8	너무 너무 불안함, 강박행동을 안 하려면 외부의 엄청난 압력이나 도움이 필요함, 견디다 못해 굴복하고 자주 강박행동에 매달림
9	거의 항상 강박행동을 함, 또 강박행동을 한다고 해도 즉각 마음이 편해지지는 않음
10	너무 불안감이 심해 도대체 무엇을 어떻게 해야 할지 모를 정도, 거의 공황 상태

4) 가족, 친지에 대한 파악 및 도움 요청

이론적인 문제는 차치하더라도 현실적인 문제로 실제 행동치료의 시행에 있어 가족의 도움이 필요할 때가 있다. 예를 들면 집안에서는 강박행동이 일어나지만 집 밖에서는 그런 행동이 나타나지 않는데 환자 혼자서 행동치료를 수행하기가 어려울 경우, 치료자가 직접 환자의 집을 방문해 행동치료를 도와줄 형편이 못되면 같이 사는 가족의 도움이 매우 중요하게 된다.

앞에서도 몇 가지 연구결과를 소개한 바 있지만 가족이나 친지를 치료에 포함시키는 것이 치료효과를 증진시키는가 아닌가에 관한 지금까지의 연구결과는 일치하지 않아, 도움이 된다는 연구들[57, 80, 81]도 있고 그렇지 않다는 연구들[82, 83]도 있다.

연구결과가 어떠하든 임상의의 입장에서는 경우에 따라 가족의 도움이 꼭 필요할 경우가 있을 수 있으므로 가족이 치료에 도움이 될 것인지의 여부를 제대로 파악하는 것이 치료에 중요한 요소다. 따라서 가족 구성원 상호 간의 역동이나 갈등 상황, 그리고 환자의 강박증이 이러한 가족 간의 문제에서 야기된 1차 혹은 2차 이득(primary or secondary gain)과 관련이 있지 않은지 등 일반적인 가족관계를 파악함과 동시에, 가족이나 친지 등 주변 사람들이 환자의 강박증상을 강화시키고 있지 않은지, 환자의 강박증에 대해 어떻게 생각하고 있는지, 혹 치료에 같이 개입시켰을 경우 성격이나 지적 수준 등의 문제로 오히려 치료에 방해가 되지 않을지의 여부를 상세히 파악하도록 해야 한다. 어떤 연구[84]에 의하면 가족의 환자에 대한 비판이 재발과 밀접한 상관이 있다고 하므로, 가족들이 환자에 대해 비판적인 태도를 가지고 있지나 않은지를 파악하는 것이 중요한데 필요하면 환자와 가족을 같이 불러 면담하면서 상호 간의 의사소통관계를 직접 살펴보는 것도 도움이 되겠다.

저자의 경우 환자와 가족들이 상호 간에 강박증 때문에 어떤 문제를 야기하고 있지 않은지, 알게 모르게 강박증을 강화시키는 행동을 하고 있지 않은지를 〈표 14-3〉에 있는 '강박증의 가족 관련 실태조사 설문지'를 통해 확인해 본다. 원래는 자기보고형 설문지이지만 경우에 따라 치료자가 직접 하나하나 질문을 해 나가면서 좀 더 구체적인 사항을 묻기도 하는데 가족에 관련된 상황을 파악하는 데 매우 유익하다.

또 하나 중요한 점은 본격적인 행동치료에 들어가기 전에 환자가 치료를 받고자 하는 동기가 제대로 확립되어 있는지 면밀히 다시 점검해야 한다는 점이다. 강박증에 대한 교육, 노출-반응방지가 어떻게 도움이 되는지의 이론적 배경 등 지금까지 기왕에 해 온 작업 모두가 치료동기를 높이는 데 도움이 되었겠지만 이제는 실제로 행동치료에 들어갈 단계이므로 치료동기를 높이는 데 필요한 사항을 다시 한 번 점검하고 분명히 해 두는 것이 좋다. 경우에 따라 환자는 비현실적인 기대감을 가지고 있는 경우가 있으므로 행동치료가 끝난 후에도 일부 증상은 남아 있을 수도 있음을 알려 주어야 하며, 혹 더 궁금한 점이 없는지 질문하도록 하고 대답해 주는 데 충분한 시간을 할애하고 격려해 주어야 한다. 또한 성공적인 치료를 위해서는 이 과정이 많은 시간과 노력이 들고, 환자 자신이 능동적인 치료자의 입장에 서 있어야 하는 치료임을 분명히 해 두고, 앞으로 많은 과제가 부여될 것인데 이러한 과제의 완성이 치료에 필수불가결한 요소임을 상기시켜 주어야 한다. 동시에 비록 힘들긴 하겠지만 만약 문제가 있거나 너무 버거우면 중간중간 점검을 통해 치료자와 같이 의논해 수정해 나갈 수 있으니만큼 겁먹을 것까지는 없다고 하는 격려도 필요하다.

초기의 증상평가 단계 때부터 단순한 면담만으로 끝나는 것이 아니라 치료에 필요한 정확한 정보를 수집하기 위해 환자 스스로가 작성해 오는 여러 가지 질문도구나 척도를 과제로 부여하고 이것을 제대로 작성해 오는가를 평가하는 것은 정보수집만을 위해서가 아니라 과연 환자가 치료에 대한 동기가 충분히 확립되

〈표 14-3〉 강박증의 가족 관련 실태조사 설문지

◎ 다음 각각의 질문에 대한 대답을 '예', 혹은 '아니오' 앞에 있는 □에 V표 해 주십시오.

1. 당신은 가족, 친척… 친구에게, 강박사고나 강박행동 혹은 강박적 불편감에 관련된 어떤 것을 확인하려고, 반복적으로 질문함으로써 안심을 얻습니까?	□ 예 □ 아니오
2. 당신은 가족, 친척… 친구들이 당신을 위해서 씻거나 어떤 것을 체크해 주도록 요구하십니까? 예를 들면 당신이 너무 피곤해 직접 씻기 힘들거나, 뭔가 불확실한 경우에 가족들이 확인해 주도록 요구하는 것 등의 경우.	□ 예 □ 아니오
3. 당신이 강박증상 때문에 그렇게 하는 것과 마찬가지로, 가족, 친척, 친구들도 깨끗한 옷을, 당신이 생각하기에 더럽다고 생각되는 옷과는 엄격하게 분리해 놓도록 만들어 놓으셨습니까?	□ 예 □ 아니오
4. 당신은 가족들에게 살고 있는 집이 너무나 더럽다는 느낌이 들어 이사 가거나 고쳐 달라고 요구한 적이 있습니까?	□ 예 □ 아니오
5. 당신은 어떤 강박행동을 할 때, 제대로 하고 있는지 확실히 하기 위해서 지켜봐 달라고 다른 사람들에게 요구하십니까?	□ 예 □ 아니오
6. 당신이 하긴 해야 하지만, 강박증상 때문에 너무 시간이 오래 걸리거나 노력이 많이 들어 안 하고 있는 일을—예를 들면 밥하기, 정리하기, 장보기, 아이들 돌보기 등—가족이나 친척이 하고 있습니까?	□ 예 □ 아니오
7. 당신의 요구 때문에 가족, 친척… 친구들이 집에 손님들을 데리고 오지 못하고 있습니까?	□ 예 □ 아니오
8. 당신의 요구 때문에 가족, 친척… 친구들이 당신의 침실이나, 부엌, 혹은 집 안의 다른 장소에 못 들어오거나, 딴 사람은 괜찮다고 생각하더라도 당신이 안 된다고 여기기 때문에 어떤 것을 만지고 못하고 있습니까?	□ 예 □ 아니오
9. 당신은 가족, 친척… 친구들이 집에 들어올 때마다 구두나 옷을 털거나 빨게 하고 있습니까?	□ 예 □ 아니오
10. 당신은 가족, 친척… 친구들이 TV, 비디오, 라디오를 볼 때, 만약 그 프로그램이 당신을 불안하거나 불편하게 만들 경우, 그것을 끄고 못 보게 합니까?	□ 예 □ 아니오
11. 당신은 당신의 강박행동에 관해서 가족, 친척, 친구들과 논쟁을 벌입니까?	□ 예 □ 아니오

 이상의 질문 중 한 가지라도 '예'일 경우, 가족들은 본인도 인식하지 못하는 사이에 여러분이 가진 강박행동을 강화시켜 줌으로써, 강박증을 더욱 악화시키는 역할을 하고 있는 셈입니다. 따라서 이 경우 가족들도 강박증을 이해하고 그들이 어떻게 해야 하는지에 관해 알고 있는 것이 매우 중요하며, 가족들도 치료진을 만나 상담을 해야 할 필요가 있습니다.

Marks 등 [93]에서 인용

어 있는가를 알 수 있는 좋은 지표가 된다.[76] 이런 과제는 여러 가지 다양한 형태로 만들 수 있는데 앞에서 제시한 몇 가지 표 이외에도 강박증 유발상황 목록, 불안이나 불쾌감을 일으키는 강박사고, 강박행동, 회피상황, 강박행동 또는 회피행동을 하지 않았을 때 생길 것으로 예상되는 두려운 결과, 주관적 불편감 점수, 통제감의 강도, 하루 동안의 빈도, 지속시간 등의 다양한 변인을 각각 따로 혹은 일부 변인을 합쳐서 표로 만들어 작성해 오게 할 수 있다. 또 '자기관찰 기록지' 또는 '하루 일정 점검표' 등의 이름을 붙인 표를 만들어 주고, 실제 하루하루의 생활 속에서 이상의 여러 변인이 어떤 날, 어떤 시간에 일어났는지를 매일매일 일기처럼 기록하게 하는 것도 도움이 된다. 이런 점검표는 여러 가지 형태로 만들 수 있으므로 치료자 및 환자 각각의 수준에 맞도록 만들어 주면 되는데 이러한 표의 예는 이 책의 인지치료 부분에서도 제시될 것이므로 참고로 하면 되겠다.

5) 노출-반응방지치료의 실제

이상의 모든 과정을 거친 후 실제로 노출-반응방지치료에 들어가게 되는데 초기 과정에서나 마무리 단계에서나 근본적인 치료원칙은 같으므로 단계별로 따로 구별하여 설명하지는 않겠다.

본격적인 노출-반응방지치료를 하기 전에, 만약 치료의 순응도나 치료에 대한 동기 수준이 낮을 가능성이 있다고 생각될 때는 경우에 따라 구체적인 약속이 명기되어 있는 치료계약서를 작성하는 것도 도움이 된다.

이 단계에서는 강박증의 표적증상(target symptom)에 대한 '위계표(hierarchy table)'가 작성되어 있어야 한다. 이 표에는 환자가 두려워하는 강박사고의 내용 및 각 사고에 대해 환자가 느끼는 주관적 불편감 점수가 순차 순으로 기술되어 있다. 또 공격적 내용의 강박사고, 오염에 대한 강박사고 등 각각의 표적증상에 대해서도, 따로따로 세부적인 '미니 리스트(mini list)'가 작성되어 있어야 하는데 이 리스트는 해당 강박증을 일으키는 유발상황이 명확하고 구체적이며 세밀하게 기술되어 있고, 각각의 상황에 대한 주관적 불편감에 따라 순차적으로 정리된 형태로 만들어져 있어야 한다. 경우에 따라서는 각각의 유발상황에 대한 노출-반응방지 치료를 어느 회기까지 완료할 것인지 그 목표를 미리 정해 두고 적어 둘 수도 있다.

치료에 앞서 몇 가지 강조해야 될 점이 있는데, 강박사고는 억지로 없애려고 하면 할수록 더 생기므로 자연스럽게 받아들이라는 점, 반면에 강박행동은 되도록 철저히 차단하도록 해야 좋은 치료효과를 가져올 수 있다는 점을 이론적인 배경과 더불어 반복하여 설명하도록 하여야 한다. 구체적으로는 〈표 14-4〉, 〈표 14-5〉, 〈표 14-6〉에 있는 강박사고나 강박행동에 대한 대처요령, 노출-반응방지치료 시 가져야 할 마음가짐을 강조해 주고, 필요할 경우 따로 적어 몸에 지니고 있으면서 마음가짐을 다질 필요가 있을 때 그때그때 꺼내서 읽어 보도록 권유하는 것도 좋다.

노출-반응방지치료의 일반적인 원칙에 관해서는 앞서 고찰된 지금까지의 여러 연구결과 부분과 이 책의 인지치료 부분에도 어느 정도 기술되어 있지만 몇 가지 특히 유의해야 될 사항을 중심으로 노출과 반응방지를 나누어 다시 자세히 기술해 보겠다.

(1) 노 출

노출 과제를 택할 때 우선 몇 가지를 고려해 결정해야 하는데, 첫째 노출은 환자의 핵심공포(core fear)와 관련된 것이 좋다. 둘째, 실제상황노출을 할 것인지, 상상노출을 할 것인지, 아니면 둘 다를 시도할 것인지도 결정해야 한다. 어떤 것을 택하는 데 제일 중요한 요인은 어느 방법이 핵심공포에 접근하는 데 좀 더 유용한가 하는 점이다. 일반적으로는 할 수만 있다면 실제상황노출이 좀 더 좋겠지만 환자의 강박적 공포의 내용이 미래에 대한 재앙에 관련된 것일 경우나 실제상황노출을 실시하기 힘든 경우 상상노출이 도움이 된다. 그러나 잊지 말아야 할 점은 치료자는 어떤 한 가지만 고집할 것이 아니라 기존에 시도한 방법이 기대한 만큼의 각성(arousal) 수준을 유발시키지 못해 효과가 없을 경우 다른 방법을 사용하는 유연성을 보여야 한다는 것이다.

다음 문제로 어느 정도 수준의 노출 과제를 택할 것인가 하는 문제다. 홍수법(flooding)의 경우와 같이 노출-반응방지를 처음 시작할 때부터 극 상위 수준의 주관적 불편감 점수를 가진 유발상황에 노출시킬 수도 있겠으나, 일반적으로는 점수가 낮은 것부터 차차 높은 순서대로 진행되는 것이 기본이다. 그러나 너무 낮은 수준의 주관적 불쾌감 점수에 대한 노출은 의미가 없으므로 어느 정도는 노출 시 불쾌감을 느끼고 그것이 극복되는 느낌을 가질 수 있는 정도의 수준에서 출발

〈표 14-4〉 강박사고에 대한 대처 기술

- 강박사고는 자신의 의지와 관계없이, 원하지 않는데도 들어오는 생각이라는 사실을 잊지 말라. 아무도 저절로 들어오는 생각 자체를 조절할 수는 없다. 그런 생각을 분석하려 들지 말라. 다만 그런 생각이 비합리적이라는 것만 잊지 말라.
- 강박적 사고가 생길 때마다 그것에 관하여 고민하고 매달리지 말고, '걱정하는 시간'을 따로 두고 그때까지 강박증에 매여 있는 시간을 미루어 두는 연습을 하라(worry time 두기).
- 문제가 되는 강박사고를 말로 만들어 오디오테이프에 녹음해 보라(반복형식이 좋음). 이때 내용은 생생한 것이라야 하며, 가능하면 가장 나쁜 결과를 상정해 녹음하라.
- 마찬가지 요령으로 이 내용을 자세히 적어 크게 소리 내어 읽어 보라.
- 강박사고를 일으키는 물건들을 모아 스크랩해 보든지, 콜라주 형식의 작품을 만들어 보라. 이렇게 함으로써 지금까지 두려워하고 회피하려고만 했던 버릇에서 벗어나, 그러한 상황에 적응되고 오히려 익숙해짐으로써 불안감이나 불쾌감이 감소된다.
- 행복했던 과거의 느낌에 젖어 본다든지, 아니면 즐거움을 주는 취미생활이나 활동에 몰입해 보라. 다만 주의할 점은 이것마저 강박적으로 철저하고 완벽하게 하려 들지는 말라.

하여야 하는데, 환자로 하여금 제법 도전정신을 요하기는 하나 다룰 수 없는 정도는 아닌 중간 정도의 불안/불쾌 수준을 유발하는 자극들로부터 시작하는 것이 바람직하다는 견해가 많다.[85]

다음은 노출 시간에 관한 문제로 노출은 환자가 주관적으로 또 생리적 지표 같은 객관적인 면에서 습관화가 이루어졌다고 생각될 때까지 지속되어야 하는데 일부 연구에 의하면 90분 정도의 시간이 적합하다고 한다.[76, 86] 노출치료의 중요 원칙 중 하나는 노출 시간 중 겪었던 가장 높은 수준의 불안에서 50% 정도 불안이 줄어들 때까지는 지속적으로 노출을 지속해야 한다는 것이나, 기본 불안 수준이 너무 높거나 습관화가 너무 천천히 일어나는 경우는 꼭 이 원칙을 고집할 필요는 없으며 불안 수준이 조금밖에 안 떨어지더라도 크게 염려할 필요는 없다. 그보다 더 중요한 원칙은 불안 수준이 올라가고 있는 단계나 최고 수준의 불안을 느낄 때 마쳐서는 안 된다는 점이다.[76, 85]

바로 위에서 설명한 것과 같이 각 회기 내에서의 습관화가 치료의 성공에 매우 필요한 요소이지만 그것만으로 충분하지 않으며, 동시에 한 회기와 이후 회기 사이의 습관화가 반드시 있어야 성공적인 치료를 기약할 수 있겠다. 즉, [그림 14-

〈표 14-5〉 강박행동을 하고 싶은 충동을 느낄 때의 대처 기술

• 관심을 딴 데로 돌리거나 대처할 만한 다른 행동을 함으로써, 강박행동을 하려는 충동을 이겨 보라(주의: 이런 원칙은 강박행동에 관해서 그렇다는 말이며, 강박사고에 대해서는 이런 방법을 적용해서는 안 된다).
• 너무 힘든 경우 "(   )분간은 강박행동을 안 하겠다."는 식으로 일정시간을 정해 두고 저항해 보라. 이렇게 하면 그 시간이 지나가는 동안 강박행동을 하고 싶은 충동이 자연스럽게 소멸될 수도 있을 것이다. 그렇게 해서 충동이 약간 감소되긴 했지만 아직도 남아있어 저항하기 힘들 것 같으면, 다시 시간을 좀 더 연장해 보라. 그러다 보면 충동이 자연스럽게 사라질 수 있다. 이것은 매우 힘든 과정이지만 노력해 보라. 충분히 해 볼 가치가 있다.
• 지금까지 해 오던 강박행동의 양태를 바꾸어 보라(예: 순서를 바꾸어 본다. 어떤 과정은 생략한다 등).
• 강박행동을 하지 말고 다른 사람과 이야기를 해 보라.

1]에서 보듯 회기가 거듭될수록 최고 불안 점수는 차차 낮아지며 습관화에 걸리는 시간은 차차 줄어들어야 하는데, 만약 이렇게 되지 않는다면 뭔가 잘못되어 가고 있는 것이므로 치료방법을 바꾸어야 한다.

이러한 점을 확인하기 위해서 막연한 느낌으로 할 것이 아니라 '노출훈련 기록표'를 만들어 10~15분 단위로 해당 시간에 느낀 주관적 불편감 점수를 매겨 보고 그래프에 그리게 하는 것이 중요하다. 이 그래프는 회기마다 한 장씩 따로 그릴 수도 있겠지만, [그림 14-1]과 같이 같은 내용의 노출 과제에 대해서는 한 그래프 표에 여러 회기의 것을 같이 그려 회기 내 혹은 회기 간에 어떤 변화의 양상을 보이는지 비교해 보는 것이 좋다.

(2) 반응방지

반응방지는 너무 심한 환자의 경우 처음에는 느슨하게 시작하다가 차차 중화행동을 전혀 하지 않도록 점진적으로 강화시켜 나갈 수도 있고 처음부터 아주 엄격히 중화행동을 막는 방법도 있을 수 있지만 원칙적으로는 가능한 한 엄격한 것이 좋다. 오염-청결형 강박증의 경우 10분 정도의 샤워를 1주일에 한두 번만 할 수 있도록 하고 더러운 기름이나 잉크 등이 묻은 경우를 제외하곤 아예 손을 못 씻게 하는 정도로 엄격한 반응방지를 실시하는 경우도 있다.[76] 그러나 이것은 환자에게 너무 무리한 요구이며 치료자 자신이 꺼릴 정도로 비위생적이고 불안전한 상

〈표 14-6〉 노출-반응방지치료를 하고 있을 때의 마음가짐

- 두려워하는 상황에 가능한 한 자주 맞부딪쳐 보라!
- 현재 부딪치고 있는 노출상황을 회피하고 싶더라도, 그러지 마라!
- 강박행동을 해 버리면 좀 편하게 느낄 것 같더라도, 그러지 마라!
- 노출-반응방지 훈련을 가능한 한 길게 하도록 하라!

황에서는 손을 씻도록 하는 등 상식적인 수준에서 필요한 행동은 허용하는 것이 일반적이다.[87, 88] 중요한 것은 중화행동이 일상적인 생활에 지장을 줄 정도라면 그런 중화행동은 하지 않는다는 원칙을 정해 두는 것이다. 그러나 다시 한 번 강조하지만 이론적으로나 실제적으로, 조금이라고 할지라도 노출-반응방지 훈련 도중 중화행동을 허용할 경우 습관화에 분명 지장을 초래하므로 원칙적으로는 강력한 반응방지가 좋은 것은 두말할 필요도 없을 것이다. 다만 처음부터 반응방지를 아예 못하는 것이 환자에게 지나치게 힘든 과제일 정도로 증세가 심각하다면 점차적인 방법을 선택해 볼 수 있다.

노출-반응방지 훈련 중 또 다시 일상생활 속으로 돌아갈 때 어느 정도까지 행동을 허용할지에 대해서 환자와 의논하여 분명한 원칙을 정해 두는 것이 중요하다. 또 이러한 원칙에 대해서 가족들에게 알리고 협조를 구하는 것도 중요한데, 특히 알게 모르게 환자가 가족들을 통해 괜찮다는 확인을 받고(reassurance) 안심을 얻으려고 하는 경우가 많으므로 가족들이 이에 말려들어 확인해 주는 일이 없도록 주의를 환기시켜 주어야 한다. 만약 환자가 이러한 의도에서 어떤 질문을 할 경우 그러한 질문이 강박적 행동임을 상기시켜 주고 남에게 물어 확인을 받으려 들지 말고 스스로가 이에 대해 대답을 구해 보도록 해 주는 것이 좋다.

노출-반응방지 훈련에 앞서 치료자는 오늘 어떤 훈련을 할 것이며 어떤 원칙 하에서 반응방지를 할 것인지 구체적이고 정확히 설명해 주는 것이 필요하다. 또 초반기에는 필요할 경우 치료자가 직접 모델링을 해 줄 수도 있는데 예를 들면, 적절하게 손을 씻는 시범을 보이거나 반복해서 확인하지 않고 문단속을 하는 시범을 보여 줄 수도 있다. 중요한 점은 필요하다고 해서 물리적으로 밀어붙여 억지로 어떻게 하도록 해서는 안 되며, 반응방지를 하는 것은 환자 자신의 책임이며 스스로가 결정을 내려 강박행동을 하지 않도록 노력해야 한다는 것을 명확히 해 주어야 한다는 것이다. 치료자는 환자가 겪는 고통을 이해하고 있다는 점을 표현

해 주어야 하며 점차 반응방지가 진행되어 감에 따라 치료자의 역할은 축소하고 환자의 주도적인 역할을 늘려 가야 한다.

노출–반응방지 훈련 중 원칙은 가능한 적극적으로 환자가 두려워하는 상황에 맞부딪쳐 이겨 내야 한다는 점이기 때문에 그러한 두려움을 흩어지게(distraction) 할 수 있는 것은 치료에 방해가 되는 일종의 금기로 볼 수 있다.[89] 따라서 치료자는 훈련 도중 내내 환자가 두려워하는 상황에 초점을 맞추어 계속 집중하도록 해주어야 하는데, 예를 들어 "자, 이제 당신이 방금 한 일에 주의를 기울여 봅시다. 그것 때문에 당신은 균에 감염이 되었고 이제 그 균은 당신의 온 몸을 돌아다니며 퍼지게 될 것입니다."라는 식으로 일부러 불안감을 유발시키는 말을 하는 것도 도움이 된다. 물론 환자가 노출이나 반응방지에 집중해서 열심히 잘하고 있을 때는 "참 잘하고 있어요." 하는 식으로 격려해 주는 것은 필요하겠지만, 원칙적으로 노출–반응방지 훈련을 하고 있는 동안에는 치료자가 환자를 안심시켜 주는 말을 한다든지, 근육이완이나 호흡법을 실시한다든지, 심지어는 인지적 오류를 지적하고 바로잡아 준다든지 하는 식으로 환자의 불안이나 불쾌감을 감소시켜 주는 것은 좋지 않다. 그러나 훈련 외의 시간에는 즐거운 활동에 참여하는 등 두려움을 흩어지게 함으로써 강박행동을 줄여 줄 수 있는 행동은 오히려 권장되어야 한다는 주장도 있다.[85]

훈련받는 도중에 환자는 느낌이 어떤지 스스로가 살펴보는 것이 중요한데, 치료자가 훈련에 동참할 경우에는 이를 위해 수시로 환자가 어떤 생각, 느낌 및 신체적 감각을 가지고 있는지, 중화행동을 못하게 됨으로써 혹 어떤 종류의 나쁜 일이 생길 것이라고 두려워하고 있지나 않은지, 반응방지에 어떤 어려움이 없는지, 그런 어려움을 겪는 무슨 이유가 있는지 등을 물어 확인해 보도록 해야 하며, 경우에 따라서는 매 10~15분 단위로 심박동수, 호흡횟수, 혈압 등의 객관적 생리지표를 측정해 볼 수도 있다. 훈련 도중뿐만 아니라 훈련시작 전이나 훈련이 끝난 후에도 이상의 점검은 필요하다. 한편 환자가 자신의 행동에 대해서 어떤 의문을 갖거나 질문을 할 경우에는 그러한 행동의 목적이 무엇인지, 그렇다면 그것이 강박행동이 아닌지, 그렇다면 그것 대신 어떤 행동을 하는 것이 좋을지를 질문함으로써 환자 스스로가 생각하고 해답을 얻을 수 있도록 유도하는 것이 좋다.

훈련이 끝난 후에는 따로 시간을 내어 환자와 함께 오늘 회기에서 어떠했는지, 다음 회기 노출 훈련 하기 전에 어떤 변화가 필요한지 등을 검토하고, 집에 돌아가서 더 해 봐야 할 노출 과제 등을 결정한다.

(3) 강박증 유형에 따른 노출-반응방지 실제

오염/청결형

다른 문제가 없이 단순히 오염/청결만 있는 강박증의 행동치료는 상대적으로 단순한 편이다. 치료는 회기당 대개 1시간가량 걸리는데 우선 환자가 만지기를 꺼리는 물건을 설득하여 만지게 하는 것부터 시작한다. 보통은 병원에 와서 화장실, 쓰레기통, 더러운 옷 등을 만지거나 사용하게 하면 되는데 집에 있는 물건만 문제가 될 경우 가져올 수 있으면 환자나 가족이 그러한 물건을 병원에 가져오게 한 후 만지면 된다. 초기에는 치료자가 직접 시범을 보여 주는 것이 좋은데 이렇게 하는 것이 환자의 치료동기를 높여 주는 역할을 하기 때문이다.[30] 불쾌감을 일으키는 물건을 만지게 한 다음, 적어도 나머지 남은 훈련 시간 혹은 훈련이 끝난 후 정해진 일정 시간 동안은 씻거나 닦는 행동을 해서는 안 된다. 그런 다음 훈련 회기까지 집에서 해야 할 비슷한 내용의 과제를 정해 둔다. 초기에는 집에서의 과제 수행을 위해 가족의 협조를 받는 것이 좋다. 물론 가족들에게도 행동치료의 이론적 배경 및 구체적인 시행방법을 설명해 주어야 한다. 특히 초기에 환자들은 집에서 이러한 과제를 수행하는 것이 힘들어서 가족들에게 짜증과 화를 내기 쉬운데, 집에서의 노출치료가 힘들다고 해서 그 일로 가족들에게 분노 표출을 하지는 않겠다는 약속을 받아 두는 것이 필요하다.

또 하나 중요한 문제 중 하나로 행동치료 훈련 기간 외의 평상시에 씻고 닦는 행동을 어느 정도까지 허용해야 하는가 하는 문제이다. 물론 할 수만 있다면 그러한 행동을 가능한 안 하는 것이 좋겠지만 막연히 그런 행동을 안 하는 것이 좋다고 하는 것보다는 구체적인 사항을 명확히 해 두는 것이 좋다. 이에 관해 Stanley와 Averill[85]은 다음과 같은 지침이 적절하다고 추천하고 있는데 우리나라 사람들에게도 적절한 수준으로 판단되며 실제 시행해 본 결과 대부분의 환자들도 합리적이라고 수긍하는 편이다. (a) 옷들은 일주일에 한 차례, 한 번에 빨도록 하며 적어도 한 번 이상은 입은 후에야 다음에 빨 수 있다. (b) 세탁한 옷은 침대나 소파 위에 한 번 얹어 놓고 접고 개어야 한다(다른 깨끗한 천 위에 놓고 개는 것이 아니고). 그런 다음 최소한 한 번은 입어 본 다음에야 다시 빨래나 세탁을 할 수 있다. (c)

집안 청소나 정돈은 하루 15분 이상은 안 된다. 단 일주일에 한 번은 대대적인 청소가 가능한데 그것도 2시간 반 이상은 안 된다. (d) 손 씻는 것은 용변을 보고 난 다음이나 식전에만 허용된다. 한 번에 30초 이상 씻어서는 안 되며 비누와 물만 이용해서 할 수 있으며 알코올이나 기타 다른 세제를 써서는 안 된다. (e) 샤워는 하루에 한 번만 가능한데 15분 이내에 끝내야 한다. (f) 양치는 아침에 일어나서 한 번, 식사 후 각각 한 번씩, 잠자기 전에만 가능한데, 한 번 하는 데 3분 이상 끌어서는 안 된다.

만약 오염/청결형 환자가 확인형 등 다른 강박증 유형과 같이 동반되어 있을 경우는, 우선 치료 과제가 분명하고 치료가 빠른 오염/청결에 대한 행동치료를 먼저 시작하여 어느 정도 좋아진 다음 다른 유형에 대한 행동치료를 시행하는 것이 좋다.

확인형

확인형 강박증의 경우 다른 유형에 대한 행동치료와 다소 다른 면이 있다. 첫째, 반응방지를 환자 스스로 혼자 해 나가도록 하는 것이 좋다는 점이다. 환자들은 우려되는 어떤 상황에 대한 책임감 때문에 자주 확인을 하게 되는데 치료자와 같이 있으면 그 책임감이 나누어져서 확인하고 싶은 충동이 줄어들게 되고 따라서 치료자가 옆에 있으면 치료효과가 떨어진다. 둘째, 집에서는 자신이 큰 책임을 느껴 확인을 많이 하지만 병원에 오게 되면 그러한 책임감이 줄어들기 때문에 확인행위가 많이 없어진다. 따라서 병원에서의 반응방지 훈련이 별 의미가 없을 경우가 제법 있다. 셋째, 병원에서의 치료가 집에서는 일반화되지 못하는 경우가 많다는 점이다. 즉, 병원에서는 곧잘 해나가다가도, 치료자 없이 혼자 있고 자신이 주된 책임을 느끼는 집에서는 제대로 그렇게 하지 못하게 되어 버린다. 따라서 확인형의 경우 집에서 혼자 노출-반응방지 훈련을 많이 하도록 계획을 짜 주는 것이 필요하다.

이상의 여러 이유로 할 수만 있다면 처음에는 치료자가 직접 환자의 집에 가서 행동치료를 실시하는 것이 바람직하겠지만, 그렇게 할 수 없는 형편이라면 우선은 병원에서도 집에서와 마찬가지로 자주 확인을 해야 되는 상황을 위주로 훈련을 하는 것이 좋다. 또 치료자가 집에까지 갈 수는 없는 형편이라고 할지라도 예를 들어 가게에서 물건을 제대로 골랐는지, 계산을 제대로 했는지, 혹시 돈을 떨어뜨리지나 않았는지 확인을 하는 경우에는 치료자가 병원에서 가까운 가게에 가서 반응방지를 도와줄 수 있겠으며, 혹시 차로 사람을 치지나 않았는지 걱정하는 경우에는 환자의 차를 같이 타고 다니면서 도와줄 수 있겠다.

이러한 훈련을 통해 치료자는 '확인하고 싶은 것은 누구나 조금씩은 가지고 있는 자연스러운 충동이지만 시간이 지나면 차차 그러한 충동이 줄어들게 되고 따라서 그런 충동이 조금이라도 일어날 때마다 일일이 확인할 필요는 없다.' 는 사실을 환자가 깨달을 수 있게 도움을 주도록 하여야 하는데, 특히 확인형의 경우 집에 돌아가서도 행동치료를 계속 하도록 철저히 강조해야 하며 매일 매일의 이런 훈련내용을 철저히 기록해서 다음 회기 때 가져오도록 해야 한다.

확인형의 경우 행동치료 도중에 환자들은 반복해서 치료자에게 자주 찜찜하게 생각하고 있는 사실을 확인받고 싶은 보증(reassurance)을 원하여 문제가 되곤 한다. 이럴 경우 치료자는 그것은 강박행동의 일종임을 명확히 해 주고, 자신감 (confidence)을 가져야 자꾸 확인을 하지 않게 되는데, 조금이라도 충동을 느낄 때마다 확인하게 된다면 점점 더 자신감이 없어지고 그래서 다시 더욱더 많은 확인을 하게 되는 악순환을 겪게 되므로 치료자는 그러한 확인을 해 주지 않을 것임을 이해시켜 줌과 동시에, 그러한 자신감을 갖는 것은 수많은 시간과 노력을 거친 행동치료를 통해 이루어질 것이라고 설명하고 격려해 주어야 한다.

확인형은 자극요소 및 상황에 따라 다양한 행동치료가 필요한데 자칫 잘못하면 애매하고 불분명한 치료가 되기 쉬우므로 구체적이고 자세하게 계층화한 자극요소 목록을 만들고 명확한 치료계획을 수립하여야 한다. 예를 들면 어떤 문자에 신경이 쓰이거나 혹시 중요한 것을 놓치지 않았을까 하는 걱정 때문에 책을 읽고 또 읽어 확인하는 경우 읽을 과제의 종류를 무엇으로 할 것인지, 옆에 누구를 둘 것인지 아니면 혼자 읽을 것인지 하는 것뿐만 아니라 소리 내어 읽을 것인지, 속으로만 읽을 것인지, 한 번 읽은 부분을 종이로 가리고 읽을 것인지, 읽은 후 그 내용에 관해 질문을 하거나 시험을 치르게 할 것인지 등 여러 가지 다양한 조합이 있을 수 있는데, 각각에 대해 세밀하게 위계표를 만들어 체계적으로 반응방지를 하도록 할 것이다.

노출 훈련 시간 동안에는 확인하는 행동을 일체 못하도록 하는 것이 원칙이지만 증상이 너무 심해 확인행동을 전혀 하지 않고는 못 견딜 정도의 경우에는 훈련 시간 동안 강박적 확인행동이 허용되는 횟수를 정해 둔 후 해당 횟수만큼 쿠폰을 만들든지 해서 쿠폰 수만큼 확인행동이 가능하게 한 후 차차 그 횟수를 줄여 가는 점진적 행동치료를 할 수도 있으며, 마찬가지 요령으로 훈련시간 외에 집에 돌아가서도 허용되는 횟수를 정해 두고 지키도록 해 주는 것이 좋다. 또 한 가지 좋은 방법으로 '걱정하는 시간(worry time)'을 따로 두는 것이 있는데 하루 중 어떤 일정한 시간을 정해 두고, 생활하다가 확인을 하고 싶은 충동을 느낄 때마다 확인을 하는 것이 아니고 우선은 미루어 두었다가 걱정하는 시간에 가서 확인할 수 있게 하는 방법이다. 이렇게 할 경우 당시에는 확인하고 싶은 충동 때문에 못 견딜 정도라도 나중에 걱정하는 시간이 되면 그 충동 정도가 감소되게 되는 것을 자연스럽게 깨달을 수 있게 된다.

강박증상의 내용은 크게 '회복(repair)'과 '예방(prevention)'으로 나눌 수 있는데 회복은 오염이나 비대칭 같이 이미 발생한 사건들을 회복시키려는 의도가 있으며 이러한 것들은 비교적 쉽게 실제노출(in vivo exposure)을 시행할 수 있지만, 의심 혹은 미래에 발생할지 모르는 것들에 대한 예방과 관련된 내용은 실제노출이 곤란할 때가 많다. 이럴 경우 상상노출(imaginal exposure) 기법을 사용하게 되는데 이에 관해서는 아래에 따로 자세히 언급하기로 하겠다.

겉으로 드러나는 강박행동이 없이 침투사고만 있는 유형

문제가 되는 반복적인 사고는 있으나 겉으로 보이는 강박행동이 없는 경우 치료의 목표는 사고의 내용 자체가 된다. 사고의 내용은 종교나 성적인 것이 많지만 폭력이나 공격적 내용과 관련된 경우도 상당수 있다.

이런 경우 드러난 강박행동이 없기 때문에 행동치료가 상당히 힘든데 제일 먼저 해야 할 일은 환자의 머릿속에 들어오는 생각 중 어떤 것은 단순히 강박사고가 아니고 중화반응에 해당하는 사고가 아닌지를 잘 구분하는 일이다. 예를 들어 죽음을 상징하는 '4'자를 보거나 성적인 자극 등 종교적 양심을 찌르는 내용에 접했을 때 이러한 두려움을 중화시키기 위해 행운의 숫자라는 '7'자를 머리에 떠올리거나 기도에 해당하는 내용이 반복적으로 머릿속에 떠오르는 경우가 있는데 이러한 사고내용은 일종의 강박행동에 해당되는 것이다. 환자에 따라서는 자신이 그 의미를 의식하지 못하는 이러한 중화적 사고가 반복해서 저절로 머리에 떠오르므로 이것이 강박사고라고 생각하는 경우도 있는데 치료자는 환자가 반복적으로 떠오른다고 하는 어떤 생각이 있을 경우, 이것이 강박사고에 해당하는 것인지 중화행동에 해당하는 사고인지를 잘 구분해 치료에 임해야 한다. 그러나 이론과는 달리 실제 뚜렷한 중화행동이라고 판단될 만한 사고가 없는 경우도 있고, 있다고 하더라도 숙련된 전문가가 아니면 이 둘을 구별해 내기 힘든 경우가 많은 것도 사실이지만, 치료자는 자신이 원하지 않는데도 머리에 계속 떠오르게 되는 생각이 있다고 할 때 이것을 무조건 강박사고로만 간주할 것이 아니라, 혹시 인지적 평가에 해당하는 사고나 중화를 위한 사고가 아닌지 세밀하게 판단하여야 한다. 만약 그것이 중화행동에 해당하는 사고라면 당연히 그러한 중화사고는 하지 않도록 해 주어야 한다.

만약 이러한 강박적 사고가 지하철을 탈 때라든지 수영복 차림으로 해변에 있을 때라든지 하는 등의 특정 상황에 맞부딪칠 때만 주로 일어나는 것이라면 실제 노출치료가 가능하지만, 적지 않은 경우에 '반복 녹음 테이프(audio loop tape)'를 듣거나 다른 형태의 상상노출치료가 도움이 되는데 아래에 따로 예를 제시하도록 하겠다.

간혹 분노, 불안, 죄책감 같은 어떤 특정한 감정상태가 강박사고를 유발하는 경우도 있는데 이럴 경우는 이러한 감정을 조절해 줄 수 있는 조치를 취해 주는 것이 강박사고를 줄이는 데 도움이 될 수 있다. 예를 들면 '분노조절 기법'이나 '자기주장하기 훈련', '이완 훈련' 등을 할 수 있겠다. 한 가지 주의할 점은 이완 훈련의 경우 그 효과에 대해 아직 논란이 많으며 아직 뚜렷한 결론이 나있지 않아 이것을 실시할지의 여부에 관해 상당히 조심스럽게 접근해야 한다는 점이다. 강박증 행동치료의 근본원칙은 환자로 하여금 불안하거나 두려워하는 상황에 가급적 높은 강도로 노출시켜야 한다는 것인데, 호흡조절이나 근육이완 등 이완 훈련의 경우 불안을 감소시키는 작용을 하게 되므로, 노출훈련 도중 이러한 기법을 사용하게 하는 것은 일종의 '상호억제(reciprocal inhibition)' 기법에 해당되어 별달리 효과가 없거나 오히려 노출-반응방지치료의 효과를 떨어뜨리는 작용을 하게 한다는 주장이 있다. 또 아직 체계적인 연구결과가 발표된 것은 아니지만 일부 환자의 경우 '이완훈련'을 하게 되면 강박사고가 더 또렷하고 강하게 떠올라 오히려 불안감이 높아져 거의 공황 수준에 이르게 되는 경우도 임상 실제에서 분명히 볼 수 있으므로, 특별히 도움이 되는 경우가 아니면 이완 훈련은 사용하지 않는 것이 원칙이라 하겠다.

노출-반응방지가 확립되기 이전에 흔히 쓰던 방법으로 '사고 중지(thought

stop)' 기법이 있는데 일부 환자에 효과가 있을 수 있다. 이는 강박적 침투사고가 들어올 때 "그만! (또는 멈춰!, stop)"이라고 소리치거나 마음속으로 외쳐 그런 생각을 떨쳐 버리려 하는 방법이다. 그러나 어떤 생각을 떨쳐 버리려고 억지로 노력하면 할수록 그런 생각은 더 강해진다는 소위 '흰곰 효과(white bear effect)' 때문에 오히려 강박증상을 악화시킬 경우가 더 많으며, 앞서 살펴본 바와 같이 실제 여러 연구결과에서도 비효과적인 것으로 드러난바 추천될 수 없는 방법이다. 그보다는 오히려 사고 중지 기법과 반대로 볼 수 있는 '의미 안심(semantic satia-tion)' 기법이 훨씬 더 유용한데, 이것은 문제가 되는 강박사고를 자꾸 반복해서 쓰거나 말하게 하는 방법이다. 예를 들어 죽음과 관련되어 '4' 자에 대해 두려움을 가지고 있는 환자의 경우 그 '4' 자를 444번 쓰게 하면 처음에는 무척 두렵다가도 자꾸 써 내려감에 따라서 강박사고가 그 의미를 잃어버리게 되어 불안감이 감소하고 심지어 우스꽝스럽게 느껴지기까지 하는 경험을 통해 불안에서 해방되는 것이다. 이러한 기법은 두려움을 없애려 하다 보면 오히려 두려움이 증가하고, 반대로 두려움의 내용이나 증상을 적극적으로 표현하면 두려워하는 것이 어리석은 것으로 느껴져 두려움이 감소된다는 '역설적 의도(paradoxical intention)'에 근거한 기법이다.

신성모독이나 근친상간 등 종교적, 도덕적 내용의 강박사고를 가진 경우 실제 노출을 해 볼 수도 있는데, 예를 들어 십자가에 침을 뱉는다든지 던지게 할 수 있고, 근친상간의 대상으로 생각하는 상대방의 속옷을 만져 본다든지 포옹해 본다든지 '섹시하게' 보인다는 식의 말을 해 볼 수 있겠다. 이 경우 조심해야 할 것은 치료 시에 하게 되는 이러한 행동이 해당 종교의 가르침에 반하는 것이 아니라는 것을 명확히 납득시킨 다음 실시해야 한다는 점이다. 또 이런 종류의 강박사고를 가진 환자의 경우 흔히 자신이 아주 음탕한 사람이거나 종교적으로 죄를 많이 지었다는 인지적 오류를 가진 경우가 대부분이고, 오히려 지나칠 정도로 철저히 신앙을 지키거나 양심적인 사람이기 때문에 역설적으로 조그마한 자극에도 그런 생각이 떠오른다는 점을 설명해 주는 것이 치료에 대한 동기 유발이나 강박사고 자체의 감소에도 도움이 된다.

머릿속 생각만 문제가 되는 강박증의 경우 뚜렷이 보이는 강박행동이 없으므로 행동치료 계획을 세우기 힘들고, 하더라도 다른 유형에 비해 덜 효과적인 경우가 많으므로 집중적인 인지치료를 같이 시행하는 것이 효과적일 경우가 많으며, 경우에 따라 너무 증세가 심하거나 행동치료의 계획을 세우기가 애매한 환자들은 우선 약물치료를 시행한 후 그 경과를 보아 필요하다면 행동치료를 해 볼 수 있겠다.

완벽, 균형, 정확, 정돈형

일정한 순서에서 벗어났을 때, 물건이 있어야 할 자리에서 어긋났을 때, 불완전한 상태로 남아 있을 때, 질서정연하지 못할 때, 비대칭일 때, 똑바르지 않을 때 등이 자극요소가 되는데 행동치료의 원칙은 비교적 간단하여 일부러 어지럽히거나, 제멋대로 놓아두거나, 뒤죽박죽 삐딱하게 만들어 놓은 다음, 바로 고쳐 놓고 싶은 강박적 행동을 하지 못하게 하는 것이다.

이 유형의 경우 틱장애를 동반하고 있는 경우가 많은데, 이 경우 틱이나 강박행동 자체를 하지 못하게 '습관환치(habit reversal) 기법'을 사용할 수 있다. 습관환치 기법은 제대로 하자면 상당히 복잡하고 정밀한 과정을 거쳐 훈련되어야 하는데 인식훈련, 자가감지, 전구증상 파악, 불편감 검토, 이완훈련, 반복행동 대항훈련, 수반성 관리/일반화 과정 등의 체계적인 절차를 밟아 나가면서 시행하는 쉽지 않은 기법이기는 하지만, 이 중 제일 중요한 것은 '반복행동 대항 훈련'이다. 이것은 틱이나 강박행동을 할 때 사용되는 동작근육에 대한 길항적인 근육에 등장성 긴장(isometric tension)을 1~3분 정도 가해 그러한 행동을 할 수 없게 만들어 주는 것이다. 예를 들어 코를 씰룩이는 틱이 있을 때 콧구멍을 크게 벌린 후 윗입술을 살짝 내리고 두 입술을 힘을 준 상태로 붙인다든지, 머리를 흔드는(head shake, jerk) 경우 눈을 정면으로 응시한 상태로 목 뒤 근육에 힘을 준다든지 하는 것 따위이다. 이 경우 긴장을 줘야 하는 근육 외 나머지 근육은 이완상태를 유지하도록 하여야 하며, 가능하면 주위 상황과 어울려 남이 보기에 자연스럽게 보이고 정상적인 행위와 병행해서 같이 할 수 있는 동작을 취할 수 있도록 해 주는 것이 좋다. 습관환치는 틱 이외에도 발모광(trichotillomania)이나 피부를 뜯어 내거나 담뱃불로 지지고 싶은 충동 등 자해행위를 이겨 내는 데도 유용한 기법인데, 완벽, 균형, 정확, 정돈형 강박증 환자의 경우 이러한 정신병리 역시 상대적으로 많이 동반되어 나타나므로 습관환치 기법을 쓰는 것이 유용할 경우가 제법 있다.[90]

수집형

이 경우는 버리지 못하는 물건을 가져다 놓고 지금 당장 버릴 물건, 나중에 생각해서 결정할 물건, 버리지 않을 물건을 담아 두는 3개의 통을 만들어 놓고, 각각의 물건을 해당되는 통에 망설이지 말고 구분해 넣도록 하는 것이 가장 보편적인 행동치료 요령이다. 경우에 따라서는 4개나 5개로 좀 더 세분화하여 구분하는 것도 가능하다. 이 경우 특히 중요한 것은 치료자의 조언이나 간섭 없이 환자 스스로 결정하게 만들어 주어야 한다는 점이다. 물론 초기에는 대략의 기본적인 구분원칙 등에 대해 조언을 해 줄 수도 있겠지만 가능하다면 일체의 조언 없이 환자 스스로가 결정하도록 해 주는 것이 원칙이다. 만약 결정하기 힘들어 치료자에게 자문을 구해 온다면 환자 자신은 어느 어느 통에 넣을까 망설이는지, 또 그 이유는 무엇인지를 묻고 스스로가 나름대로의 어떤 기준이나 원칙을 정할 수 있도록 도와주는 역할에 그쳐야 할 뿐 치료자가 직접적인 결정을 내려 주어서는 안 된다.

강박적 지연형

어떤 일을 제대로 시작을 못하고, 하더라도 한 과정 한 과정이 너무 오래 걸려 밥 먹고, 옷 입고, 이 방에서 저 방으로 걸어가는 등의 일상적인 일을 마치는 데도 수 시간씩 걸리는 경우로, 경우에 따라서는 어떤 일은 아무 문제없이 잘 하지만 다른 일은 엄청난 지연으로 인해 거의 수행하지 못하는 경우도 있다. 예를 들어 거의 매사의 일상적인 일을 제대로 못해 내지만 드럼을 치는 경우에는 보통 사람과 다름없이 잘 할 수 있는 경우 등이다. 이 유형의 행동치료는 매우 힘들어 치료자 및 가족들 모두 이런 유형의 환자를 위해서는 끊임없는 인내를 가져야 하며 동시에 굳건한 원칙하에서 도와주어야 한다.

이들에 대한 행동치료는 '모형 만들기(shaping)' 과정으로 이루어지는데, 환자로 하여금 주어진 행동 과제를 시작하거나 완성하는 데 필요한 시간을 주어 그 시간 내에 완수해 내도록 하는 것이다. 물론 환자의 증상에 비추어 너무 무리한 정도로 시간을 짧게 주어서는 안 되며 가능한 환자가 정해진 시간 내에 과제를 완수할 수 있을 정도로 정해 주는 것이 중요한데, 다른 유형의 환자와는 달리 아주 초기에는 심지어 치료자가 환자를 붙잡고 밀든지 하는 식으로 강제적으로라도 (physical prompt) 어떻게 해서든 정해진 시간 내에 과제 완수를 하는 경험을 갖게 해 주는 것이 좋다. 강제로 힘을 보태 주는 것이 어느 정도 완성된 후, 다음으로는 "하나, 둘, 셋, 시작!" 하는 식으로 일정한 숫자를 센 후 신체적 접촉 없이 치료자의 말의 도움만으로(verbal prompt) 환자 스스로 움직일 수 있게 해 주는 단계로 넘어간 후 맨 나중에는 혼자서 정해진 시간 내에 과제를 완수하도록 만들어 주게 된다. 치료자는 환자가 한 동작 한 동작 자신이 다음 단계에 해 나가야 할 과제에 집중할 수 있도록 해 주는 것이 도움이 되는데, 예를 들어 걷는 훈련을 할 경우 치료자는 단순히 "셋을 세면 다음에 걸으십시오." 하는 것보다는 "자 이제는 왼발을 뗄 차례입니다. 왼발입니다. 왼발. 이제 내 눈을 한번 보실래요? 보이죠? 자 이제 딴생각은 하지 마시고 내가 하나, 둘, 셋, 시작하면 그냥 왼발을 떼어 한 발 움직여 보는 겁니다. 자, 자, 내 눈 보고 있죠? 왼발에 집중하는 겁니다. 왼발, 왼발. 준비됐지요? 갑니다. 하나-둘-셋, 시작!" 하는 식으로 집중할 수 있게 말로 도움을 주는 것이 효과적이다.

어쨌든 이 유형에 대한 행동치료는 굉장한 시간 투자와 인내를 요하며 무척이나 더디게 좋아지므로 환자 및 치료자 모두 매우 힘든 작업이겠다.

(4) 상상노출

자신이 제대로 예방을 못한 잘못으로 인해 가족이 죽을지도 모른다는 걱정에 시달리는 경우와 같이 미래에 관한 의심 및 확인에 관련된 강박증이나 강박사고만 있는 경우는 직접 노출을 하기 힘드므로 상상노출을 해야 한다.

상상노출에서 제일 중요한 관건은 환자로 하여금 마치 자신이 지금 그 상황에 놓여 있는 것 같은 느낌을 가지고 충분히 불안을 느끼며 몰입할 수 있도록 생생하고 상세하게 상황을 묘사하는 일이다. 또 환자로 하여금 초점을 분산시키는 어떠한 기법도 사용하지 말도록 하여 주어진 장면에 집중할 수 있도록 해 주어야 한다.

상상노출을 실시하기 전에 먼저 환자가 상상노출을 할 때 해당 장면을 생생하게 이미지로 잘 그려 낼 수 있는지 확인해야 한다. 만약 그렇지 못하다면 우선 '이미지 트레이닝(image training)' 연습을 해 보거나 그것도 마땅치 않으면 실제노출로 돌려야 한다. 장면을 묘사할 때 가구의 위치라든지, 주위의 온도, 환자가 입고 있는 옷의 색상이나 모양 등의 환경적 요소를 기술해 주는 것이 사실감을 높이고 생생한 느낌을 주는 데 도움이 된다. 노출 도중에 치료자는 그 상황 속에서 어떤 상태에 있는지, 그리고 어떤 생각, 감정, 신체감각을 느끼고 있는지 환자에게 수시로 묻고 표현해 보도록 해 주어야 한다. 또 "자, 이제 당신은 방으로 들어가려고 하는데 손바닥에 식은땀이 흐르는 것을 느낄 수 있지요?" "바로 당신이 가장 사랑하는 아내를 죽여 버렸다는 사실에 주목하십시오." 하는 식으로 말을 함으로써 환자가 해당 장면에 집중할 수 있게 해 줄 수 있다. 특히 상상노출을 시작함에 따라 처음에 불안 수준이 점점 높아 갈 때 환자는 그런 생각을 딴생각으로 바꾸려고 하는 경우가 있으므로 더욱 철저히 환자가 가지고 있는 순간순간의 사고, 감정, 이미지 등을 확인하고 환자가 그 장면에 집중하도록 해 주어야 한다. 물론 예외가 있을 수 있지만 상상노출의 경우에도 실제노출의 경우와 마찬가지로 습관화가 일어나 훈련 중 가장 높았던 불안 수준이 최소 50% 정도 감소되었을 때 멈추는 것이 원칙이다.

상상노출은 치료자가 옆에서 말을 해 줌으로써 어떤 장면을 떠올리게 하는 방법, 환자 스스로가 어느 정도 사전에 정해진 각본에 따라 어떤 장면을 떠올리면서 말로 표현하는 방법도 있지만(눈을 감고 하는 것이 효과적이다), 반복되어 녹음된 오디오 테이프(audio loop tape)를 들으면서 하는 방법도 있다. 원래의 반복 녹음 테이프는 어떤 내용을 몇 분 동안 한 번만 녹음하면 반복해서 똑같은 내용이 테이프가 끝날 때까지 저절로 녹음되는 것인데, 1분짜리부터 10분짜리까지 다양한 시간대로 반복 녹음되는 것이 판매된다. 우리나라에는 이러한 테이프가 팔리지 않고 있지만 최근에는 컴퓨터 시스템을 이용해 이러한 반복 녹음을 CD 등에 간단하게 담을 수 있으므로 굳이 따로 테이프를 살 필요는 없겠다. 오디오 테이프를 녹음할 때는, 치료자와 의논해 생생하게 불안감을 일으키는 장면을 세세하게 기술하고 되도록 환자의 핵심공포에 가까우며 생각할 수 있는 아주 나쁜 결과를 상정해 내용을 만든 후, 환자 스스로의 목소리로 녹음한 후 듣게 하는 것이 효과적이다. 환자의 불안감을 효과적으로 높여 주기 위해 중간에 다른 사람들의 비난이나 욕설 같은 목소리를 배경음으로 같이 집어넣거나 갑자기 큰 소리를 질러 환자가 깜짝 놀라게 해 주는 것도 효과가 좋다. 녹음 분량은 짧게는 30초에서 길게는 5분 정도까지 한 내용이 반복해서 녹음되어 대개 1시간가량 지속되는 것을 사용한다. 〈표 14-7〉에 몇 가지 상상노출의 실제 예를 제시하였다.

상상노출 훈련이 끝난 후에는 환자와의 토론이 필요한데 어떤 장면이 가장 실감이 나고 불안을 강하게 유발했는지, 치료자의 어떤 코멘트가 핵심공포를 일으키는 데 도움이 되었는지를 묻는다. 이러한 토론을 통해 필요하다면 다음번 훈련 회기에는 상상 장면을 어떻게 바꿀 것인지를 결정해 둔다. 물론 회기 밖으로 나가 집에 돌아가서 해야 할 실제노출 과제를 주거나 녹음테이프를 듣도록 과제를 주

〈표 14-7〉 상상노출의 예

(1) 치료자가 환자 옆에서 말해주는 상상노출

술 취한 사이 다른 여자를 강간하고 살해했을지 모른다는 생각에 시달리는 남자 환자

　금요일 저녁이다. 한 친구가 자동차로 당신을 데리러 와서 같이 술집에 간다. 친구는 차 안에서 라디오를 켜고, 즐거운 음악이 흘러나와 두 사람은 음악을 듣는다. 그러다 음악이 끝나고 뉴스가 시작된다. 뉴스에서 살인이라는 소리가 들리자 흥미를 느낀 친구가 갑자기 라디오 볼륨을 올리고 뉴스에 집중하게 된다. 뉴스의 내용은 일주일 전 한 여인이 잔혹하게 강간당하고 살해당한 이야기다. 아나운서는 이 사건이 아직 해결의 기미가 없고, 피해자의 가족들은 이 살해범을 잡기 위한 어떠한 정보라도 제공하는 사람에게 보상금을 높여서 주겠다고 말했다고 전한다. 살인사건에 대한 이야기가 끝나고 아나운서가 다른 뉴스를 시작하자 친구는 다시 라디오 볼륨을 줄이면서 당신에게 "이런 미친 살인마 같은 놈한테는 사형도 과분해."라는 이야기를 한다.

　뉴스를 듣고 난 후, 당신은 친구와의 대화에 집중을 하기 어려워진다. 당신은, 만약 당신이 그 여자를 강간하고 살해했다면 어땠을까라고 계속 궁금해하기 시작한다. 살인이 일어난 날짜가 갑자기 알고 싶어져서 수첩을 꺼내어 그날 밤 외출을 했었는지 확인한다. 당신은 자신이 매우 심하게 불안해짐을 느낀다. 얼굴이 화끈거리고, 근육이 빳빳하게 긴장하고…… 심장이 쿵쾅쿵쾅 뛰는 것을 느낀다. 당신이 그 여자를 강간하고 살해하는 장면을 자꾸 상상하게 되고, 상상을 할 때마다 몸이 마비되는 것 같은 느낌을 받는다(이때 떠오르는 그 밖의 다른 생각, 느낌 또는 신체적인 감각을 생각하게 하고 이야기한다). 갑자기, 그 친구가 당신을 이상하게 쳐다보고 있다는 것을 깨닫는다. "괜찮아?" 하고 친구가 물어본다. 당신은 친구에게 미안하다고 하며 다시 친구와의 대화에 집중하려고 하나 자꾸만 살인에 대한 궁금한 생각만 든다. 집에 돌아온 후, 곧바로 당신은 뉴스를 보기 위해 TV를 켠다. 그 살해된 여인에 대한 뉴스가 다시 나오면, 당신은 불안해하며 그 강간과 살인이 일어난 날짜에 주의를 기울인다(이때 떠오르는 추가적인 생각, 느낌 또는 신체적인 감각을 생각하게 하고 이야기한다). 살인사건의 날짜가 보도되자, 당신은 수첩을 꺼내어 그날 밤에 자신이 술 한잔하러 외출했었음을 확인하게 된다. 당시 기억을 더듬어 그때 외출 후 집으로 집에 돌아오던 길을 떠올려 보려고 하지만 흐릿한 게 자세히 기억이 나지 않음을 느낀다. 당신은 그때 그 여인을 집에 돌아오는 길에 만났고, 차를 세워 그녀를 차에 태웠을 거라는 생각이 든다. 아마도 차를 조용한 숲속으로 몰고 가 세우고, 그녀를 잔인하게 강간하고 살해했을 것 같다는 생각이 든다. 그러다 당신은 당신이 그런 행동을 할 리가 없을 것이라고 스스로 외쳐 본다. '나는 그 누구도 다치는 것을 원하지 않아.'라고 당신 스스로 믿어 보려고 노력한다. 그렇지만 당신은 그 여자를 강간하고 살해할 수밖에 없었다는 생각이 자꾸 들면서 실제로 매우 괴로운 느낌이 들게 된다(이때 떠오르는 추가적인 생각, 느낌 또는 신체적인 감각을 생각하게 하고 이야기한다).

　밤에 잠을 자려 하지만, 당신은 자꾸 그 살해된 여인이 생각난다. 당신은 그날 그 여인의 시신이 발견된 숲이 그날 술집에서 집으로 돌아오는 길 바로 거기 어디에 위치하고 있다는 사실을 알고 있다. 당신은 언젠가 그 숲에 간 적이 있었고, 그래서 아마도 이 끔찍한 범죄를 자신이 했을지도 모른다고 생각이 자꾸 든다. 이때, 무시무시한 생각이 떠오른다. 만약 당신이 정말로 그 여인을 강간하고 살해했는데 그 사실을 기억하지 못하고 있었다면, 혹시 그 전에도 수많은 다른 여자들을 바로 내가 강간하고 살해해 온 것은 아닐까? 만약 당신이 반복적으로 밤마다 잠이 들 무렵 밖으로 나가 이런 극악무도한 행동을 해 왔다면 어쩌나(이때 떠오르는 추가적인 생각, 느낌 또는 신체적인 감각을 생각하게 하고 이야기한다)?

이 모든 천인공노할 범죄들을 당신이 저지른 것이라면 이제 어떻게 살아나가야 하나? 이러한 극악무도한 행동들을 한 이후에도 어떻게 당신은 아무렇지도 않은 듯 좋은 일들을 하고 사나? 이러한 자신에 관한 새로운 생각들은 당신의 인생을 파멸의 구렁텅이로 떨어뜨릴 것이다. 당신은 아마 학교에서 퇴학당할 것이다. 이제 당신은 어떤 일을 하던 실패하고 말 것이다. 당신이 다른 여자들에게 어떠한 행동을 해 왔는지 알려지게 되면, 당신은 사람들과 어떻게 친밀한 인간관계를 가질 수 있겠는가?

(2) 반복 녹음 테이프를 이용한 상상노출

지나가는 사람과 옷을 벗고 섹스를 하게 되는 침투사고 및 불확실성에 대한 불안에 시달리는 남자 환자

내 페니스가 벌떡 서 있을지도 몰라. 내가 에이즈에 걸려 있는지도 몰라. 내가 에이즈에 걸려 있는지도 몰라. 내가 지금 바지를 입고 있나? 아니, 벗고 있나? 잘 모르겠는데…… 잘 몰라. 바지를 벗어 버린 것 같은데…… 내가 바지를 입고 있는지 벗고 있는지 잘 모르겠는 걸? 내가 에이즈에 걸려 버렸는지도 몰라. 난 아마 에이즈에 걸리게 될 거야. 누군가 지나가는 사람을 내가 강간하게 될 거야. 자위를 하기 시작하겠지. 난 발가벗기 시작할 거야. 화장실에 가게 되겠지. 근데 누군가에게 들키고 말았어. 난 에이즈에 걸려 있어. 나는 에이즈에 걸리게 될 거야. 나는 에이즈에 걸리게 될 거야. 옷 벗을 때…… 아님 화장실 갈 때…… 아니면 자위할 때…… 누군가 봤던가? 안 봤던가? 그래서 했던가? 아니 안 했던가? 모르겠는데…… 난 에이즈에 걸려 있을 거야. 난 에이즈에 걸려 있을 거야. 난 에이즈에 걸려 있을 거야.

자제력을 잃고 애인을 칼로 찌를까 봐 걱정하는 청년

그 애랑 마주 앉아 있는데, 식탁 테이블에 날카로운 칼 하나가 음산한 시퍼런 빛을 내고 있는 것이 보인다. 칼을 집어 들고 휙 한번 흔들어 본다. 잔인한 미소를 지으면서…… 그리고 겁에 질린 그 애의 심장을 후벼 파듯이 찌른다. 찌르고…… 또 찌르고…… 후벼 찔러…… 칼로 그 애를 찌르고 또 찔러…… 그 애는 고통에 질린 표정을 짓고…… 죽었어. 그 애가 찔려 죽었어. 내가, 내가…… 가장 두려워하던 일이 현실로 벌어지고 있구나(다른 사람들이 욕설하는 소리가 들린 후, 엄청나게 큰 천둥소리가 난다).

는 것도 중요하다.

이런 식의 초기 훈련을 거쳐 어느 정도 습관화가 이룩되었다면 훈련의 횟수를 차차 줄이고 환자 스스로의 책임하에서 자율적으로 노출 훈련을 해 보도록 해 주는데 체계적으로 이 과정을 거치는 것 또한 절대 소홀히 할 수 없는 중요한 과정이다.

6) 행동치료 훈련의 마무리 및 유지요법

집중적인 행동치료가 끝난 후에도, 치료자의 도움을 점차 줄여 가면서 환자 스스로 노출 훈련을 지속하는 것이 도움이 된다는 사실은 임상적으로나 몇몇 연구 결과[39, 91] 분명해 보이지만, 아직까지 집중적 치료가 끝난 후 어느 정도의 주기로 얼마 동안 이러한 치료를 하는 것이 필요한지에 대한 명확한 지표는 마련되어 있지 못한 형편이다. 이러한 유지치료 기간은 환자의 잔여증세 정도, 일상생활 속에서 노출-반응방지 기법을 도입하는 데 스스로가 책임감을 느끼고 실시할 수 있는 능력, 가족 친지 및 사회적 지지 정도, 대인관계의 문제나 기타 정신병리 등의 요소에 따라 달라진다.

개개의 클리닉이나 전문가에 따라 유지요법의 실시방법이나 기간은 다양한 편인데 Stanley와 Averill[85]은 거의 매일 실시하는 2주 동안의 집중적인 훈련이 끝난 후 마무리 단계로 1주일에 두 번씩 2주간의 추가 훈련을 마친 다음, 점차 환자의 책임을 많게 하여 1주일에 한 번씩 수 주간, 그 이후로는 한 달에 한 번 정도 만나는 유지요법 기간을 또 몇 달간 지속하도록 추천하고 있다. 반면 Steketee[76]는 만나는 횟수는 특정하지 않았지만 유지요법에는 최소한 8~10주간의 기간이 필요하다고 하였다. 또 McKay 등[91]은 1주일에 두 번씩 전화통화를 통해 6개월간에 걸쳐 환자 스스로 행동치료를 할 수 있게 도와주는 프로그램을, Hiss 등[39]은 집중 훈련 직후 1주일 정도에 걸쳐 90분간 4번 스트레스 관리나 대인관계 훈련 등 별도의 회기를 더 가진 후 12주 동안 9번의 전화접촉 회기를 갖는 프로그램을 운용하고 있다. 물론 필요에 따라 추가 행동치료 훈련(booster session)을 실시할 수도 있는데, 간격 및 기간은 환자의 상태에 따라 유연하게 결정하면 되겠다.

재발방지를 위한 또 다른 유용한 수단으로 환자들 스스로가 만든 자조모임에 참석하도록 권유할 수 있겠는데, 미국의 경우는 각 지역마다 자조모임이 있고 이들이 또 전국적으로 합쳐진 조직이 체계적으로 잘 짜여 있으며 전문가 집단과의 상호협력관계도 매우 원활하게 운용되고 있다. Steketee[76]는 자조모임의 효용성과 위험성을 동시에 강조했는데, 강박증에 대해 제대로 된 치료를 받아 보지 못한 환자들이 회원으로 많이 가입되어 있을 경우 이들이 주는 잘못된 정보가 오히려 위험요인이 될 수도 있으므로 집중적인 행동치료를 제대로 받아 본 사람들만이 회원자격이 있는 그런 자조모임만이 유용하다고 주장한 바 있다. 우리나라의 경우도 몇몇 자조모임이 있기는 있으나 아직은 체계화된 조직을 갖추고 있지는 않아 환자들에게 큰 도움은 되지 못하고 있는 형편이라는 것이 개인적 판단이다. 또 환자들을 위해 만든 강박증에 관한 여러 가지 책을 읽는 것도 도움이 되겠는데 불행하게도 우리나라의 경우 아직은 이런 책이 그리 많지는 않은 편으로 앞으로의 중요 과제로 볼 수 있겠다.

지금까지 강박증에 매달려 지내 왔던 시간이 줄어들어 여유 시간이 생기게 된 상태에서는 강박증 자체를 위한 치료 이외에 여러 가지 대인관계 개선 및 직업을 구하기 위한 기술을 익힐 수 있도록 도와주는 것도 필요하다. 이를 위해 스트레스 관리법, 대인관계 훈련, 사회기술 훈련 등 환자에게 필요한 여러 문제 영역에 대한 대처능력이 향상될 수 있도록 도움을 주는 것 또한 재발 방지에 많은 도움이 된다.

7) 문제점 점검

훈련 도중 중간 중간에 노출-반응방지가 제대로 잘 되고 있는지, 문제가 있다면 왜 그런 문제가 생겼으며, 어떻게 해결할 것인지 등에 대한 점검을 해 봐야 한다. 여기서는 치료 초기, 중기, 치료 말기 및 유지기로 따로 나누어 노출-반응방지치료가 잘 되고 있지 않다면 각 시기에 주로 점검해야 할 사항이 무엇인지 살펴보기로 하겠다.

(1) 치료 초기

이 시기에는, 첫째 '노출-반응방지의 기본개념이 제대로 환자에게 설명되었는지'를 점검해야 한다. 강박증에 관한 임상양태뿐 아니라, 생물학적 측면을 다루어 줄 때 타고난 생물학적 요인이 있다고 하는 것이 이 병이 가망이 없다는 것을 의미하는 것이 아니고 인지행동치료가 생물학적 요인에 변화를 가져올 수 있다는 점을 설명해 주어야 한다. 물론 인지행동적 측면에서 강박사고와 강박행동이란 불안에 반응한 학습효과라는 점, 노출−반응방지가 치료효과를 가지는 기전, 특히 반복된 훈련으로 습득된 습관화를 통해 불안과 의식의 잘못된 연결고리를 끊을 수 있는데 이 과정은 부단한 노력과 시간이 필요한 과정이라는 점을 설명해 준다. 둘째, '실제적으로 기대될 수 있는 치료효과를 제대로 토의했는가?'의 문제다. 강박증 환자들은 치료를 '전부 아니면 전무' 또 '완벽하게' 해내야 한다는 방식으로 생각하고 있는 경우가 많아 생각만큼 치료효과가 없거나 느리다고 생각하면 자신을 실패자로 규정짓고 절망하게 되어 치료에 대한 의지가 쉽게 꺾여 버리게 된다. 환자에게 이 치료가 모든 증상을 100% 완벽하게 또 평생 동안 없애 버릴 수는 없을지 모르지만 모든 생활을 불편 없이 스스로 통제할 수 있게는 해준다는 사실과, 경우에 따라 증상의 정도가 변하고 간혹 재발하기도 하지만 그것은 자연스러운 과정이며 절망할 필요는 없다는 사실을 알려 준다.

(2) 치료 중기

이 시기에는 강박증이 지속되도록 만드는 모든 요인에 대해 점검하고 환자와 토의하는 것이 중요하다. 이러한 점검과 토론의 과정은 이 단계의 강박증 치료를 위해서뿐만 아니라 이후 환자가 난관에 부딪쳤을 때 스스로 해결할 수 있는 능력을 키워 주고 재발방지에 매우 중요한 요소가 된다.

주요 점검목록을 살펴보면, 첫째 '회피행동이 있는가?'라는 점이다. 적지 않은 경우 치료자는 물론이고 환자 자신도 미처 문제라고 인식 못할 정도로 겉으로 드러나지 않는 은밀하고 교묘한 방식으로 행동적 혹은 인지적인 회피가 있는 경우가 있으므로 유심히 살펴봐야 한다.

둘째, '노출 과제의 위계표가 제대로 짜여 있고 그 체계에 따라 제대로 치료가 되고 있나?' 하는 점이다. 특히 너무 낮은 수준의 불안을 유발하는 과제들로만 치료를 할 경우 그 효과가 떨어지므로 되도록 환자가 통제할 수 있는 가장 강한 수준의 과제에 도전해 보도록 권유하는 것이 중요하다.

셋째, '혹시 가족들이 다른 사람을 통해 확인을 하고 보증을 얻으려는 환자의 의도를 제대로 다루지 못하고 있지 않은가?' 하는 것에 대한 점검이 필요하다.

넷째, 노출−반응방지 훈련을 나름대로 체계적으로 열심히 계속하고 있는데도 습관화가 잘 이루어지지 않고 환자의 불안감이 줄어들지 않을 때 생각해 봐야 할 문제다. 이 경우 혹시 환자가 노출 훈련을 할 때 공포감을 분산시키는 어떤 행동을 하고 있지 않은지 점검이 필요하다. 지나치게 높은 과각성(hyperarousal) 수준을 가지고 있든지 불안에 대한 인내수준이 낮을 때(low anxiety tolerance)도 이런 현상이 생길 수 있는데, 이 경우는 우선 인지치료나 역설적 의도기법을 집중적으로 행해 보고 그래도 효과가 없을 경우 이완 훈련을 시키거나 약물교체를 시도해 볼 수 있겠다.

다섯째, '혹시 다른 정신과적 동반질환이 있지 않은지' 살펴봐야 한다. 공황장애가 동반될 경우 인지적 접근과 더불어 호흡 훈련이나 근육이완 교육이 도움이 된다. 인격장애가 동반되어 있을 때도 치료가 잘 안 되는데 특히 분열성, 경계성 인격장애가 문제가 된다. 이 경우는 필요하다면 인격장애에 대한 치료가 함께 필요하다. 또한 여러 가지 향정신성약물을 복용하고 있을 때도 습관화를 방해할 수 있으므로 이 점도 생각해 봐야 한다.

여섯째, '환자와 치료자의 상호작용 요인'도 생각해 봐야 하는데 행동치료는 무엇보다 환자로 하여금 치료자에게 의존하지 않고 스스로 해결할 수 있는 능력을 배양하는 것이 중요하다. 따라서 다른 문제는 없는데 치료효과가 없다면 '환자가 너무 치료자에게 의존하고 있지 않은가?' 하는 점을 생각해 봐야 한다. 초기라면 모를까 적어도 중기 이후가 되면 치료가 진행됨에 따라 환자 스스로 위계표를 만드는 등 기본적인 행동치료 계획을 수립하고 어느 정도 실행할 수 있어야 한다. 만약 그렇게 하지 못한다면 치료자에게 너무 의존적이라는 반증이 될 수 있다. 또 '혹시 환자가 병원에서의 회기 내 훈련 시간만 치료 시간이라고 생각하고 있지는 않은지' 여부도 중요하다. 이럴 경우 회기 내 훈련 동안뿐 아니라 일상생활 속에서 노출-반응방지 연습을 하는 것도 치료의 연장이라는 점을 강조하고 철저히 점검해 보는 것이 매우 중요하다.

마지막으로 '혹시 치료자가 인간 전체의 관점이 아니라 단지 행동치료의 관점으로만 환자를 쳐다보고 있지 않은가?' 하는 것도 생각해 봐야 한다. 환자는 강박증 이외에도 그들 나름대로 개인적 이슈를 가진 창조적이며 전인적인 인격체라는 사실을 잊지 말아야 한다. 따라서 인지행동치료는 일반적인 지침에 의해서뿐만이 아니라 환자 각 개인의 요구에 맞추어 창조적으로 수립되어야 할 것이다. 모든 사람은 다르다. 따라서 행동치료는 무조건 일률적으로 같은 방식으로 시행되어야 한다는 편견을 버려야 한다. 예를 들면 어떤 사람은 점진적 행동치료가, 또 다른 사람은 홍수법이 더 적합하며, 불안이 심할 경우 어떤 사람에게는 도움이 되는 이완기법이 다른 사람에게는 오히려 방해가 될 수 있다.

(3) 치료 말기 및 유지기

이 시기에는, 첫째 '치료 종결 후에 쓰일 환자의 개인적 인지전략을 제대로 수립해 두었는가?'를 검토해 보고 모자란 부분에 대한 보충을 시도해야 할 것이다.

둘째, '지금까지의 행동치료 훈련을 통해 익힌 기술을 실생활에서 일반화(generalization)할 수 있는 능력이 있는가?' 하는 문제에 대해 생각해 보아야 한다. 이를 위해 사전에 병원과 일상생활 환경의 차이가 무엇인지 환자와 함께 면밀히 검토하고 의논하여 장래의 계획을 세워야 한다. 훈련이 종료된 후 추가 훈련(booster session)을 얼마간, 어느 정도까지, 어느 방식으로 할 것인지 등 환자에 맞는 유지기 치료계획이 필요하다.

셋째, '앞으로 일어날 수도 있는 증상의 재발 가능성에 대해 충분히 이해하고 대비해 두고 있는지'를 생각해 보아야 한다. 이에 관해 치료자는 환자에게 다음의 사실을 상기시켜 줄 필요가 있다. 즉, 증상이 다시 생기는 경우는 얼마든지 있는데, 이 경우 흔히 환자는 자신이 완전히 실패자라는 자괴감에 빠지기 쉬운바, 증상의 재발은 병의 재발을 의미하는 것은 아니며 다만 지금까지 배워온 행동치료나 인지적 대처방식을 좀 더 가다듬어 다시 한 번 담금질을 해야 한다는 신호일 뿐이며, 그렇다고 하더라도 지금까지의 경험이 있으므로 처음에 비해선 훨씬 더 쉽게 이겨 낼 수 있다는 사실이다.

넷째, '적절한 약물 및 인지행동치료가 끝난 후, 경우에 따라 잔여증상이 있더라도 어떻게 생활해 나갈 것인지에 대해 논의되고 이해되었는가?'의 문제다. 최선의 치료를 받더라도 어느 정도의 잔여증상이 남아 있기 마련인데 그러한 잔여증상에 대해 어떻게 인지적으로 대처할 것인지, 또 그러한 잔여증세라는 짐이 가져다 줄 수밖에 없는 어느 정도의 한계를 안고 어떻게 자신의 삶의 목표를 향해 나아갈 것인지 등에 관한 것까지도 환자와 충분히 논의하고 정리해 보는 것이 도움이 되겠다. 마지막으로 '장차 발생할 가능성이 있는 스트레스에 대비한 전략이나 해결책'이 있어야 한다. 강박증 역시 다른 여러 정신과적 질환과 마찬가지로 스트레스 상황에서는 악화되거나 재발하는 경우가 많으므로 스트레스의 대처 능력을 키워 놓은 것도 중요한 과제라 하겠다.

4. 결 론

100여 년 전 Janet가 오늘날의 노출치료에 해당하는 기법을 이용하여 강박증 환자를 치료한 적이 있으나 그 이후로는 정신의학의 주류인 정신분석의 영향으로 인해 강박증에 대한 행동치료는 관심권 밖이었다. 1960년대에 이르러 공포증에 행동치료의 효과가 탁월하다는 것이 알려진 이후 강박증에도 여러 가지 형태의 행동치료 기법이 적용되었는데 그중 노출—반응방지 기법이 가장 탁월하다는 것이 밝혀졌으며 현 단계에서는 약물치료와 더불어 가장 강력한 강박증 치료기법으로 명실 공히 인정받고 있다. 이 장에서는 지금에 이르기까지의 강박증의 행동치료 기법에 관한 역사와 이론, 또 현재 가장 표준적인 행동치료라 할 노출—반응방지치료를 할 때 고려해야 할 변인들 및 치료효과에 영향을 주는 제반 변인 등을 여러 가지 연구결과를 중심으로 살펴보았다. 또 노출—반응방지치료 기법을 적용할 때 어떤 점에 초점을 둘 것이며 어떠한 것을 주의해야 할 것인지 등을 준비 단계부터 유지요법 단계에 이르기까지 각 치료 단계별로 구분하여 살펴보았다. 또한 강박증의 임상 유형별로는 어떤 치료기법을 적용하고 어떤 점을 주의해야 할 것인지, 행동치료가 잘 되지 않을 때 어떤 면을 점검해 봐야 하는지 등을 살펴봄으로써 임상에서 강박증을 치료하는 데 실제적이며 구체적인 도움을 주고자 하였다.

참/고/문/헌

1. Janet P: *Psychological Healing*, Vol 2. New York, Maclillan, 1925.
2. Marks IM: Review of behavioral psychotherapy. I: Obsessive—compulsive disorders. *Am J Psychiatry* 1981; 138:584—592.
3. Freud S: *Three case histories*. New York, Macmillan, 1973. (Translated by Rieff P, Originally published in 1909).
4. Freud S: Turnings in the ways of psychoanalytic therapy. In *Collected Papers*, Vol 2. London, Hogarth Press, 1924. (Originally published in 1919).
5. Wolpe J: *Psychotherapy by Reciprocal Inhibition*. Stanford, Stanford University Press, 1958.

6. Beech HR, Vaughn M: *Behavioral Treatment of Obsessional States.* New York, Wiley, 1978.

7. Cooper JE, Gelder MG, Marks IM: Results of behavioral therapy in 77 psychiatric patients. *Br Med J* 1965; 1:1222-1225.

8. Foa EB, Steketee GS, Ozarow BJ: Behavior therapy with obsessive-compulsives: From theory to treatment, In Mavissakalian M (Ed.), *Obsessive Compulsive Disorders: Psychological and pharmacological treatment.* New York, Plenum, 1985, pp. 49-129.

9. Walton D: The relevance of learning theory to the treatment of an obsessive-compulsive state, In Eysenck HJ (Ed.), *Behaviour Therapy and the Neuroses.* Oxford, Pergamon Press, 1960.

10. Walton D, Mather MD: The application of learning principles to the treatment of obsessive compulsive states in the acute and chronic phases of illness, In Eysenck HJ (Ed.), *Experiments in Behaviour Therapy.* Oxford, Pergamon Press, 1964.

11. Gertz HO: Experiences with the logotherapeutic technique of paradoxical intention in the treatment of phobic and obsessive-compulsive checkers. *Behav Res Ther* 1966; 18:449-455.

12. Solymon L, Garaz-Perez BL, Ledwidge I, Solymon C: Paradoxical intention in the treatment of obsessive thoughts: a pilot study. *Compr Psychiatry* 1972; 13:291-297.

13. Noonan JR: An obsessive-compulsive reaction treated by induced anxiety. *Am J Psychother* 1971; 25:293-295.

14. McCarthy BW: Short term implosive therapy: case study. *Psychol Report* 1972; 30:589-590.

15. Broadhurst A: It's never too late to learn: an application of conditioned inhibition to obsessional ruminations in an elderly patients. In Eysenck HJ (Ed.), *Case Studies in Behavior Therapy.* London, Routledge & Kegan Paul, 1976, pp. 1173-1183.

16. Emmelkamp PM, Kwee KG: Obsessional ruminations: a comparison between thought-stopping and prolonged exposure in imagination. *Behav Res Ther* 1977; 15:441-444.

17. Stern RS: Obsessive thoughts- the problem of therapy. *Br J Psychiatry* 1978; 132:200-205. .

18. Solymon L, Kingstone E: An obsessive neurosis following morning glory

seed ingestion treated by aversion relief. *J Behav Ther Exp Psychiatry* 1973; 13:291−297.

19. Solymon L, Zamanzadeh D, Ledwidge B, Kenny F: Aversion relief treatment of obsessive neurosis. In Rubin RD (Ed.), *Advances in Behavior Therapy.* New York, Academic Press, 1971, pp. 93−109.

20. Rabavilas AD, Boulougouris JC, Stefanis C: Compulsive checking diminished when over−checking instructions were disobeyed. *J Behav Ther Exp Psychiatry* 1977; 8:111−112.

21. Marks IM, Crowe E, Drewe E, Young J, Dewhurst WG: Obsessive−compulsive neurosis in identical twins. *Br J Psychiatry* 1969; 15:991−998.

22. Rubin RD, Merbaum M: Self−imposed punishment versus desensitization. In Rubin RD, Gensterheim H, Lazarus AA, Franks CM (Ed.), *Advances in Behavior Therapy.* New York, Academic Press, 1971, pp. 85−91.

23. Kenny FT, Mowbray RM, Lalani S: Faradic disruption of obsessive ideation in the treatment of obsessive neurosis: a controlled study. *Behav Ther* 1978; 9:209−221.

24. LeBoeuf A: An automated aversion device int the treatment of a compulsive hand washing ritual. *J Behav Ther Exp Psychiatry* 1974; 5:267−270.

25. Wisocki PA: Treatment of obsessive−compulsive behavior by covert sensitization and covert reinforcement: a case report. *J Behav Ther Exp Psychiatry* 1970; 1:233−239.

26. Gullick EI, Blanchard EB: The use of psychotherapy and behavior therapy in the treatment of obsessional disorder: an experimental case study. *J Neurosis Ment Disord* 1973; 156:427−431.

27. Leger LA: Spurious and actual improvement in the treatment of preoccupying thoughts by thought−stopping. *Br J Soc Clin Psychol* 1978; 17:373−377.

28. Stern RS: Treatment of a case of obsessional neurosis using thought−stopping technique. *Br J Psychiatry* 1970; 117:441−442.

29. Stern RS, Lipsedge MS, Marks IM: Obsessive ruminations: a controlled trial of thought−stopping techniques. *Behv Res Ther* 1975; 11:650−662.

30. Rachman S, Hodgson R: *Obsessions and Compulsions.* Englewood Cliffs, NJ, Prentice−Hall, 1980.

31. Hodgson R, Rachman S: The effects of contamination and washing in obsessional patients. *Behav Res Ther* 1972; 10:111−117.

32. Meyer V: Modification of expectations in cases with obsessional rituals.

Behav Res Ther 1996; 4:273-280.

33. Meyer V, Levy R: Modification of behavior in obsessive-compulsive disorders. In Adams HE, Unikel P (Ed.), *Issues and Trends in Behavior Therapy.* Springfield, Charles C Thomas Press, 1973, pp. 77-136.

34. Meyer V, Levy R, Schnurser A: The behavioral treatment of obsessive-compulsive disorders. In Beech HR (Ed.), *Obseseional States.* London, Methuen, 1974, pp. 233-258.

35. Foa EB, Kozak MJ: Psychological treatment for obsessive-compulsive disorder. In Mavissakalian MR, Prien RF (Ed.), *Long-term Treatment of Anxiety Disorders.* Washington, American Psychiatric Association Press, 1996, pp. 285-309.

36. Christensen H, Hadzi-Pavlovic D, Andrews G: Behavior therapy and tricyclic medication in the treatment of obsessive-compulsive disorder: a quantitative review. *J Consult Clin Psychol* 1987; 55:701-711.

37. Van Balkom AJ, Van Oppen P, Vermeulen AWA: A meta-analysis on the treatment of obsessive-compulsive disorders: a comparison of antidepressants, behavior therapy, and cognitive therapy. *Clin Psycho Rev* 1994; 14:359-381.

38. Foa EB, Steketee GS, Grayson JB, Turner RM, Latimer P: Deliberate exposure and blocking of obsessive-compulsive rituals: Immediate and long-term effects. *Behav Ther* 1984; 15:450-472.

39. Hiss H, Foa EB, Kozac MJ: Relapse prevention program for treatment of obsessive-compulsive disorder. *J Consult Clin Psychol* 1994; 62:801-808.

40. Baer L, Minichiello WE: Behavior therapy for obsessive-compulsive disorder. In Jenike MA, Baer L, Minichiello WE (Ed.), *Obsessive-compulsive Disorders: Practical Management.* ed 4, St. Louis, Mosby, 1998, pp. 337-367.

41. Rachman S, Cobb J, Grey S: The behavioral treatment of obsessional-compulsive disorders, with and without clomipramine. *Behav Res Ther* 1979; 17:467-478.

42. Rabavilas AD, Boulougouris JC, Stefanis C: Durations of flooding sessions in the treatment of obsessive-compulsive patients. *Behav Res Ther* 1976; 14:349-355.

43. Foa EB, Chambless DL: Habituation of subjective anxiety during flooding in imagery. *Behav Res Ther* 1978; 16:391-399.

44. Rachman S, De Dilva P, Roper G: The spontaneous decay of compulsive urges. *Behav Res Ther* 1976; 14:445−453.

45. Foa EB, Franklin ME, Kozak MJ: Psychosocial treatments for obsessive−compulsive disorder: Literature review. In Swinson RP, Antony MM, Rachman S, Richer MA (Ed.), *Obsessive−compulsive Disorder: Theory, Research, and Treatment.* New York, Guilford Press, 1998, pp. 258−276.

46. Hodgson R, Rachman S, Marks IM: The treatment of chronic obsessive−compulsive neurosis: follow up and further findings. *Behav Res Ther* 1972; 10:181−189.

47. Foa EB, Kozak MJ, Steketee GS, McCarthy PR: Treatment of depression and obsessive−compulsive symptoms in OCD by imipramine and behavior therapy. *Br J Clin Psychol* 1992; 31:279−292.

48. de Araujo LA, Ito LM, Marks IM, Deale A: Does imagined exposure to the consequences of not ritualizing enhance live exposure of OCD? a controlled study: I. main outcome. *Br J Psychiatry* 1995; 167:65−70.

49. Rachman S, Marks IM, Hodgson R: The treatment of obsessive−compulsive neurotics by modeling. *Behav Res Ther* 1973; 8:383−392.

50. Marks IM, Lelliott PT, Basoglu M, Noshirvani H, Monteiro W, Cohen D, Kasvikis Y: Clomipramine, self−exposure and therapist−aided exposure for obsessive−compulsive rituals. *Br J Psycyiatry* 1988; 152:522−534.

51. Emmelkamp PM, van Kraanen: Therapist controlled exposure in vivo: A comparison with obsessive−compulsive patients. *Behav Res Ther* 1977; 15:491−495.

52. Ost LG: One−session treatment for specific phobias. *Behav Res Ther* 1989; 27:1−7.

53. Foa EB, Steketee GS, Turner RM, Fischer SC: Effects of imaginal exposure to feared disasters in obsessive−compulsive checkers. *Behav Res Ther* 1980; 18:449−455.

54. Steketee GS, Foa EB, Grayson JB: Recent advances in the treatment of obsessive−compulsives. *Arch Gen Psychiatry* 1982; 39:1365−1371.

55. Rachman S, Hodgson R, Marks IM: The treatment of chronic obsessive−compulsive neurosis. *Behav Res Ther* 1971; 9:237−247.

56. Emmelkamp PM, de Haan E, Hoogduin CAL: Marital adjustment and obsessive−compulsive disorder. *Br J Psychiatry* 1990; 156:55−60.

57. Mehta M: A comparative study of family−based and patients−based behav-

ioral management in obsessive—compulsive disorder. *Br J Psychiatry* 1990; 157:133—135.

58. Enright SJ: Group treatment for obsessive compulsive disorder: an evaluation. *Behav Psycyother* 1991; 19:183—192.

59. Fals—Stewart W, Marks AP, Schafer J: A comparison of behavioral group therapy and individual behavior therapy in treating obsessive—compulsive disorder. *J Nerv Ment Disord* 1993; 181:189—193.

60. Buchanan AW, Meng KS, Marks IM: What predicts improvement and compliance during the behavioral treatment of obsessive compulsive disorder? *Anxiety* 1996; 2:22—27.

61. Foa EB: Failure in treating obsessive—compulsives. *Behav Res Ther* 1979; 17:169—176.

62. Marks IM: New approaches to the treatment of obsessive—compulsive disorder. *J Nerv Ment Disord* 1973; 156:420—426.

63. AuBuchon PG, Malatesta VJ: Obsessive compulsive patients with comorbid personality Disorder: associated problems and response to a comprehensive behavior therapy. *J Clin Psychiatry* 1994; 55:448—453.

64. Baer L, Jenike MA, Black SW, Treece C, Rosenfeld R, Greist J: Effect of Axis II diagnoses on treatment outcome with clomipramine in 55 patients with obsessive—compulsive disorder. *Arch Gen Psychiatry* 1992; 49:862—866.

65. Fals—Stewart W, Lucente S: An MCMI cluster typology of obsessive—compulsives. a measure of personality characteristics and its relationship to treatment participation, compliance, and outcome in behavior therapy. *J Psychiatr Res* 1993; 27:139—154.

66. Jenike MA, Baer L, Carey RJ: Coexistent obsessive—compulsive disorder and schizotypal personality disorder: a poor prognostic indicator. *Arch Gen Psychiatry* 1986; 43:296.

67. Mavissakalian M, Hamann MS, Jones B: DSM—III personality disorders in obsessive—compulsive disorder: changes with treatment. *Compre Psychiatry* 1990; 31:432—437.

68. Minichiello WE, Baer L, Jenke MA: Schizotypal personality disorder: a poor prognostic indicator for behavior therapy in the treatment of obsessive—compulsive disorder. *J Anxiety Disord* 1987; 1:273—276.

69. Ravizza L, Barzega G, Bellino S, Bogetto F, Maina G: Predictors of drug treatment response in obsessive—compulsive disorder. *J Clin Psychiatry*

1995; 56:368−373.

70. Hoogduin CA, Duivenvoorden HJ: A decision model in the treatment of obsessive−compulsive neurosis. *Br J Psychiatry* 1988; 152:516−521.

71. Keijsers GPJ, Hoogduin CAL, Schaap CPDR: Predictors of treatment outcome in the behavioral treatment of obsessive−compulsive disorder. *Br J Psychiatry* 1994; 165:781−786.

72. Lax T, Basoglu M, Marks IM: Expectancy and compliance as predictors of outcome in obsessive−compulsive disorder. *Behav Psychother* 1992; 20:257−266.

73. O' Sullivan G, Noshirvani H, Marks I, Monteiro W, Lelliott P: Six−year follow−up after exposure and clompramine therapy for obsessive compulsive disorder. *J Clin Psychiatry* 1991; 52:150−155.

74. Foa EB, Grayson JB, Steketee GS, Doppelt HG, Turner RM, Latimer PR: Success and failure in the behavioral treatment of obsessive−compulsivers. *J Consult Clin Psychol* 1983; 51:287−297.

75. Marks IM, Stern RS, Mawson D, Cobb J, McDonald R: Clomipramine and exposure for obsessive−compulsive rituals I. *Br J Psychiatry* 1980; 136:1−25.

76. Steketee GS: *Treatment of Obsessive−compulsive Disorder.* New York, Guilford Press, 1993.

77. Basoglu M, Lax T, Kasvikis Y, Marks IM: Predictors of improvement in obsessive−compulsive disorder. *J Anxiety Disord* 1998; 2:299−317.

78. Drummond LM: The treatment of severe, chronic, resistant obsessive−compulsive disorder: an evaluation of an in−patient program using behavioral psychotherapy in combination with other treatments. *Br J Psychiatry* 1993; 163:223−229.

79. Foa EB, Goldstein A: Continuous exposure and complete response prevention in the treatment of obsessive−compulsive neurosis. *Behav Ther* 1978; 9:821−829.

80. Hafner RJ: Marital interaction inn persisting obsessive−compulsive disorders. *Aust N Z J Psychiatry* 1982; 16:171−178.

81. Hafner RJ: Obsessive−compulsive disorders. A questionnaire survey of a self−help group. *Int J Soc Psychiatry* 1988; 34:310−315.

82. Emmelkamp PM, de Lange I: Spouse involvement in the treatment of obsessive−compulsive patients. *Behav Res Ther* 1963; 21:341−346.

83. Hoover C, Insel TR: Families of origin in obsessive-compulsive disorder. *J Nerv Ment Disord* 1982; 172:207-215.

84. Steketee GS: Social support systems as predictors of long term outcome following individual treatment. Paper presented at the meeting of the Society for Psychotherapy Research, Wlm, Germany, 1987.

85. Stanley MA, Averill PM: Psychosocial treatment for obsessive-compulsive disorder: Clinical applications. In Swinson RP, Antony MM, Rachman S, Richter MA (Ed.), *Obsessive-compulsive Disorder: Theory, Research, and Treatment*. New York, Guilford Press, 1998.

86. Steketee GS, Turner SM: When time is short, is there effective treatment for OCD? *Behav Ther* 1991; 14:79.

87. Stanley MA: Obsessive-compulsive disorder. In Turner SM, Calhoun KS, Adams HE (Ed.), *Handbook of Clinical Behavior Therapy*. New York, Wiley, 1992, pp. 67-85.

88. Turner SM, Beidel DC: *Treating Obsessive-compulsive Disorder*. New York, Pergamon Press, 1988.

89. Grayson JB, Foa EB, Steketee GS: Exposure in vivo of obsessive-compulsives under distracting and attention-focusing conditions: Replication and extension. *Behav Res Ther* 1986; 24:475-479.

90. Arzin NH, Nunn RG: Habit reversal: a method of eliminating nervous habits and tics. *Behav Res Ther* 1973; 11:619-628.

91. McKay D, Todaro JF, Neziroglu F, Yarura-Tobias JA: Evaluation of a nautralistic maintenance program in the treatment of obsessive-compulsive disorder. a preliminary investigation. *J Anxiety Disord* 1996; 10:211-217.

92. Andrews G, Creamer K, Crino R, Hunt C, Lampe L, Page A: *The Treatment of Anxiety Disorders: Clinician Guides and Patient Manual*. New York, Cambridge University Press, 2003, pp. 363-382.

93. Marks IM, Baer L, Greist J: *BT Steps Clinic: A Computer-aided Behavioral Self-help System for Obsessive-compulsive Disorder*. London, Maudsley, 1996.

94. Baer L: *The Imp of the Mind*. New York, A Dutton Book, 2001, pp. 88-89.

Chapter 15
강박증의 인지 이론과 치료

신민섭, 설순호

1. 서 론

강박증은 반복적이고 통제 불가능한 침투적 사고인 강박사고와 이에 따른 불안감을 감소시키고 공포스러운 결과를 회피하고자 하는 강박행동으로 이루어진다. 이 정의를 보면 알 수 있듯이, 강박증은 인지적 요소(강박사고)와 행동적 요소(강박행동)를 모두 포함하는 장애다. 실제로 인지행동치료(cognitive behavior therapy: CBT)는 강박증의 치료에 있어서 핵심적인 역할을 차지하며 여러 연구들에서 그 효과가 반복적으로 검증되고 있다.[1] 인지행동치료는 약물치료와 동일하거나 그 이상의 효과를 내며 무엇보다 재발을 방지하고 치료효과를 유지시키는 데 있어서 탁월하다. 급성 불안이 심한 환자의 경우 일차적으로 약물치료와 인지행동치료를 병행할 수 있으며, 약물치료를 거부하거나 약물의 효과가 없는 환자에게도 인지행동치료는 독립적인 치료방략으로서 그 중요성을 인정받고 있다.[2] 이 장에서는 우선 인지행동적 측면에서 강박증이 발생하고 유지되는 메커니즘에 대한 이론적 접근들을 고찰한 후에 강박증 환자에게 실질적으로 인지행동치료를 어떻게 적용할 것인지를 살펴보고자 한다.

2. 강박증에 대한 인지행동 모델

강박증상의 특징은 어떠한 사고 및 행동들이 자기 의지와는 상관없이 끊임없이 반복되고 지속되는 것이다. 환자들이 지치고 힘들어하면서도 자기파괴적인 강박행동을 지속하는 이유는 무엇 때문인가? 침투적이고 원치 않는 불쾌한 사고들이 끊임없이 재발하는 이유는 무엇 때문인가? 강박증상의 치료를 위해서는 우선 강박사고와 강박행동이 유지되는 메커니즘을 이해하는 것이 필요하다.

1) 학습 이론

학습 이론가인 Mowrer[3, 4]는 일찍이 공포반응의 획득 및 지속과 관련하여 두 가지 학습 원리를 제안하였는데, 이것이 강박증에서 불안이 형성되고 회피행동이 유지되는 맥락에도 동일하게 적용 가능하다. Mowrer에 따르면 공포반응이 형성되는 것은 고전적 조건형성(classical conditioning)에 의한 것으로, 조건적 자극이 무조건적 자극과 함께 제시되면서 조건적 자극과 무조건적 반응이 연합(association)되기 때문이다. 예를 들어 더러운 공중 화장실에 대한 혐오적 경험은 화장실과 불쾌감을 연합시키고, 이후로는 중성적인 화장실에까지 이러한 반응이 일반화될 수 있다. 반면 공포반응이 지속되는 것은 조작적 조건형성(operant conditioning)으로 설명이 가능하다. 즉, 화장실에 대한 불쾌감이나 오염에 대한 불안감은 아예 공중 화장실에 가는 상황을 회피하도록 만드는데, 이로 인하여 다른 화장실은 불쾌하지 않을 수 있다는 사실을 확인하지 못한 채 회피행동이 부적 강화(negative reinforcement)되는 것이다. 결과적으로 선행되는 회피행동으로 인하여 학습된 회피반응의 소멸은 더욱 어려워지고, 공포감 및 불안감은 계속해서 유지된다.[5]

하지만 학습 이론은 "강박증상이 왜 지속되는가?"라는 물음에는 이론적 설명을 제공할 수 있으나, 장애의 발생 과정과 증상의 내용에 관련된 현상을 포괄적으로 설명하지는 못한다는 단점이 있다. 즉, 강박증 환자들 중에는 과거의 혐오적 사건에 대해 보고하지 못하는 경우가 있으며, 설령 있다 하더라도 논리적으로는 현재의 강박행동과 연결 짓기 곤란한 경우가 많다. 또한 강박증 환자들이 보이는 다양한 주제의 강박사고와 강박행동에 대해서 학습 이론만으로는 충분히 설명하기 어렵다. 이러한 제한점으로 인해 강박증에 대한 인지 이론의 필요성이 대두되기 시작하였다.

2) 인지 이론

강박증을 인지적 모델로 개념화하려는 첫 번째 시도는 Carr[6]에 의해 이루어졌다. 그는 강박증 환자들이 위험자극에 대하여 비현실적으로 과대한 평가를 보인다고 주장하였다. 즉, 바람직하지 않은 일이 발생할 가능성을 높게 평가할 뿐 아니라 그 결과로 겪게 되는 위험성 또한 과대평가한다는 것이다. 이처럼 환자들이 바람직하지 않은 결과가 일어날 확률을 주관적으로 지나치게 높게 평가하기 때문에 주변의 소소한 사건들조차 높은 수준의 불안감을 유발하게 되고, 환자들은 이러한 결과가 일어날 확률을 낮추기 위해 강박적인 의례를 발달시키게 된다. 그리고 이러한 의례는 일시적으로나마 불안감을 감소시킨다는 점에서 부적 강화되어 이후로도 지속적으로 유지된다. 그러나 Carr의 모델은 강박증 환자들이 바람직하지 않은 결과 및 그와 관련된 주관적 부담감들에 대해 왜 지나치게 높은 평가를 하는지에 대해서는 분명히 설명하지 못하고 있다.

이후 McFall과 Wollersheim[7]은 Lazarus[8]와 Carr[6]의 연구에 기초하여 강박증에서 '재앙적 결과에 대한 비현실적이고 주관적인 추정에 영향을 주는 요인'들을 강조하였다. 이들은 Lazarus[8]가 제안한 1차적, 2차적 평가를 강박증에 적용하여, 강박증 환자들이 1차적으로 강박사고라는 위험에 대하여 자신의 지각된 대처 자

〈표 15-1〉 강박증 환자의 평가에 영향을 미치는 비합리적 신념

1차적 평가	2차적 평가
1) 완벽해야만 한다.	1) 뭔가 위험하다면 그것으로 인해 괴로워할 수밖에 없다.
2) 실수를 하면 심한 처벌이나 비난을 받을 것이다.	2) 마술적 의례나 강박적 사고는 두려운 일이 일어나는 것을 막아 줄 수 있다.
3) 우리는 재앙적인 결과를 일으킬 수도 있고 방지할 수도 있다.	3) 마술적 의례나 강박적 사고는 감정이나 사고를 직접적으로 통제하는 것보다 쉽고 효과적이다.
4) 어떤 생각과 감정은 수용 불가능한 것이며 재앙적인 결과를 초래할 수 있다.	4) 불확실감이나 통제력의 상실은 견딜 수 없고 무서운 것이기 때문에 무엇인가 시도해야만 한다.

원과 비교하여 위험을 평가하고, 이후 2차적 평가에서 이러한 위험을 제거하기 위한 대처의례 및 반추 등을 발달시킨다고 보았다. 여기에는 비적응적인 전의식 (preconsciousness)상의 믿음이 관여하는데, 각 평가별로 영향을 미치는 비합리적 신념은 〈표 15-1〉과 같다.

1980년대에 들어서면서 강박증 특유의 인지행동적 모델들이 정립되기 시작하였다. 그 대표적인 모델은 Salkovskis와 Rachman의 이론들로, 이들은 강박증에 있어 인지적 왜곡과 중화행동이 어떻게 증상을 유지 및 공고화시키는지를 체계적으로 개념화하였다.

(1) Salkovskis의 인지적 분석 모델

Salkovskis[9, 10]는 Beck[11]의 인지 이론에 기초하여 강박증에 대한 포괄적인 인지적 분석 모델을 제안하였고([그림 15-1]), 무엇보다 과도한 책임감 지각 및 중화행동을 강조하였다. 그의 이론의 핵심적 요소를 정리하면 다음과 같다.

첫째, Salkovskis는 강박증의 기초 현상인 침투사고(intrusive thought)를 누구에게나 있을 수 있는 자연스럽고 정상적인 경험으로 보았다. 그는 이전까지 병리

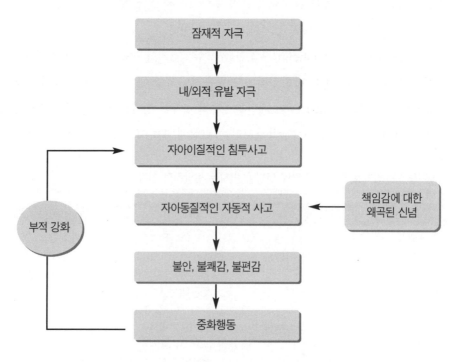

[그림 15-1] Salkovskis[9]의 강박증 모델

적으로 간주되어 왔던 강박사고를 정상과의 연속선상에 위치시켰으며, 강박증과 관련된 현상들의 기초적인 '자극'일 뿐 그 존재 자체가 비정상임을 드러내는 것은 아니라고 주장하였다. 오히려 침투적 사고를 경험한 사람들이 그 생각의 내용과 침투적 사고가 발생했다는 사실, 자신이 그런 침투적인 사고를 지니고 있다는 사실 등에 대해 '비합리적이고 과도한 평가와 해석'을 내림으로써 침투사고는 강박사고로 발달하게 된다.

둘째, 침투사고 혹은 강박사고는 인지적 반응(cognitive response, B)이라기보다는 인지적 자극(cognitive stimuli, A)으로 간주될 수 있다([그림 15-2]). Beck[11]을 위시하여 기존의 인지 모델에서 인지는 주로 대상(A)에 대한 평가로서 또한 정서 경험(C)의 선행 요인으로서 간주되었다. 하지만 Salkovskis[9]는 그의 이론 속에 평가(B)로서의 인지뿐만 아니라, 자극(A)으로서의 인지와 대처행동(C)으로서의 인지를 함께 포함시켰다는 점에서 중요하다. 이때 침투사고(강박사고)와 자동적 사고를 구분하는 것이 중요한데, 침투사고는 특정한 유형의 자동적 사고를 유발하는 자극으로서의 기능을 가지며 그 자체가 정서적 고통을 일으키지는 않으나, 침투사고가 역기능적 도식을 활성화시켜 부정적인 자동적 사고가 나타날 때는 정서적 고통과 대처행동이 뒤따르게 된다는 것이다.

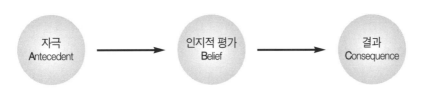

[그림 15-2] ABC 인지 모델

〈표 15-2〉 침투사고(강박사고)와 자동적 사고의 구분

특성	의식 흐름과의 관계	접근 가능성	지각된 침투성	지각된 합리성	신념체계와의 관계
강박사고	침투	매우 쉬움	높음	비합리적	불일치 (자아이질적)
자동적 사고	병행	훈련으로도 어려울 수 있음	낮음	합리적	일치 (자아동조적)

침투사고와 자동적 사고의 차이를 정리해 보면 〈표 15-2〉와 같다. 특히 마지막 부분의 차이가 중요한데, 자동적 사고는 개인에 의해 현실적이고 타당한 것으로 지각되어 수용되는 반면, 강박사고는 비합리적이고 수용하기 어려운 것으로 지각된다.

셋째, 침투사고에 대한 강박증 환자의 오류적 평가의 핵심은 '책임감(responsibility)에 대한 왜곡된 신념'과 관련된다. 책임감이란 만일 예방(prevention) 혹은 회복(repair) 행위를 하지 않는다면 자신이나 혹은 타인에 대한 위험 혹은 위해의 책임이 자신에게 있다는 생각으로서, '치명적인 부정적 결과를 예방하거나 초래할 수 있는 중심적인 힘이 자신에게 있다는 신념'[12]으로 정의되기도 한다. 강박증 환자는 책임감과 관련된 왜곡된 신념으로 인하여 과도한 책임감을 보이게 되는데, 그러한 결과 불편감, 불안, 우울 등이 가중되고 원래의 사고나 관련된 생각들에 대한 접근 가능성은 더욱 증대된다. 더불어 이러한 책임감을 도피 또는 회피하고자 하기 때문에 이후에 설명하게 될 중화행동은 더욱 강화된다.

책임감과 관련된 부정적 평가가 이루어지고 나면 마지막으로 '중화반응(neutralizing response)'이라고 하는 강박증의 두 번째 과정이 시작된다. 중화란 지각된 책임감을 감소시키기 위한 의도로 자발적으로 행해지는 활동들로 정의되며,[1] 상황을 옳은 방향으로 회복시켜서 자신 혹은 타인에 의한 책임 추궁(비난 혹은 비판)의 가능성을 회피 혹은 감소시키고자 하는 것이다. 중화반응은 외현적일 수도 있고(확인이나 청결과 같은 강박행동) 내현적일 수도 있다(나쁜 생각이 들면 좋은 생각을 떠올리는 것이나 기도와 같은 인지적 의례). 강박행동 그 자체나 강박사고와 관련된 상황을 회피하는 것, 책임감을 희석시키거나 분담시키고자 안심을 추구하는 것, 자신의 마음으로부터 사고를 제거하기 위한 사고 억제 시도 등이 모두 중화에 포함된다. 중화반응은 다시 강박현상의 유지와 악화에 기여하는데, Mowrer[4]의 모델에서와 마찬가지로 중화반응을 통하여 불편감이 즉각적으로 감소되면 이에 대한 부적 강화가 일어나게 되고, 결과적으로 중화행동이 지속적으로 유지될 뿐 아니라 그 자체가 스트레스 대처방략으로 발전할 수 있다. 이에 따라 침투적 인지에 대한 오류적인 평가 및 불안을 반증할 기회를 잃게 되고, 또한 중화반응에 뒤따르는 보상적인 비처벌로 인해 부정적 신념이 더욱 타당화되고 강화되기도 한다. 예를 들어 "매번 내 손을 씻었기 때문에 편안해졌고 내가 병에 감염되지 않았다. 만일 씻지 않았더라면……."과 같이 생각하는 것은 강박행동이 부적 강화에 의해 신념 강화 행동(belief–reinforcing behavior) 혹은 신념 타당화 행동(belief–validating behavior)으로 변환되는 과정을 보여 준다.

(2) Rachman의 인지적 모델

Rachman[13]은 Salkovskis[9]의 강박증 모델과 Clark[14]의 공황장애 모델에 기반하여 '침투적 사고에 대한 파국적 오해석(catastrophic misinterpretation)'을 강조하는 강박증의 인지적 모델을 새롭게 제안하였다([그림 15-3]). 그에 따르면 강박증 환자들은 정상적으로 경험하는 침투사고에 대해서도 과도하게 개인적인 중요성을 부과하는 경향이 있는데, 자신의 강박사고에 대하여 비도덕적이고, 죄스럽고, 혐오적이고, 위험하며, 위협적이고, 비정상적이라는 기술이 흔하다. 그 결과 환자들은 강박사고를 자신의 성격에 있어서 중요하지만 일반적으로 숨겨져 있는 측면이라고 해석하게 되는데, 예를 들어 "사실 나의 깊은 곳에는 악마가 숨겨져 있다. 나는 위험하고 비현실적이며 전혀 통제 불가능하다. 언젠가 나는 타인들에게 심각한 위험을 일으킬 것이다."와 같은 평가를 보인다. 특히 공격적, 성적, 신

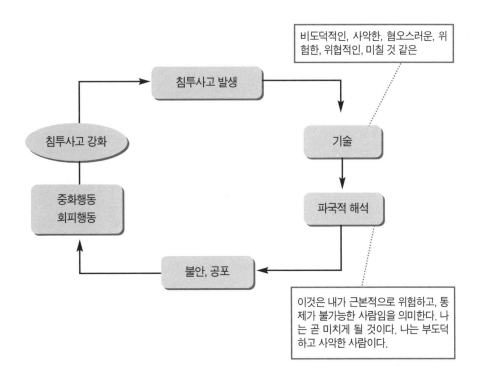

[그림 15-3] Rachman[13]의 강박증 모델

성 모독적 강박사고의 경우 주제 자체가 도덕적 측면에서도 매우 중요한 주제이기 때문에 개인적인 중요성이 더욱 증가된다.

이러한 기술 및 해석들은 "다른 사람들이 나의 강박사고를 안다면 나를 싫어할 것이다. 나는 처벌받아 마땅하며 언젠가 처벌받을 것이다."라는 예기공포 및 고통을 유발하며, 결과적으로 환자들은 자신의 강박사고를 제거하거나 저항하고자 미친 듯이 노력하게 된다. 모든 일들을 제자리로 돌리려는 중화행동도 흔하게 나타나는데 이는 강박사고로부터 예상되는 결과를 예방하거나 취소, 교정하고자 하는 것이다. 그리고 강박행동이나 중화행동이 실제로 강박사고의 불편감을 부분적으로 감소시켜 준다는 점에서 강화되지만, 결과적으로는 강박사고에 대한 파국적 오해석과 이에 따른 불안 메커니즘을 유지시키기 때문에 악순환은 계속된다.

이에 더하여 Rachman은 강박증 환자들이 보이는 인지적 편파(cognitive bias)에 대해서도 설명하고 있다. Salkovskis[9]가 주장한 것처럼 환자들은 자신이 전혀 통제할 수 없는 일들에 대해서 과도한 책임감을 느끼는데, 그 결과 침투사고가 실제로 원치 않는 사건이 일어날 확률을 높일 것이라는 과장된 추정을 하게 되고[15] 이것이 다시 불안에 기여한다는 것이다. 사고행위 융합(thought-action fusion: TAF)이라고 불리는 이러한 인지적 편파는 그 자체가 사고에 대한 오해석을 포함하여 불안감을 강화시키는데, 그 내용상 사고가 실제로 사건의 발생가능성을 증가시킨다는 가능성 융합(likelihood TAF)과 사고가 실제 행위와 도덕적으로 등가라는 도덕성 융합(moral TAF)으로 나누어질 수 있다. 이처럼 왜곡된 신념과 평가 과정이 결합하여 대다수의 사람들이 무의미한 것으로 무시하고 마는 침투적 사고가 강박증 환자에게는 불안, 불편감, 죄책감 등을 유발하고, 점점 통제하기 곤란한 현상으로 변질되고 지속된다. 따라서 침투적 사고에 부여된 파국적인 오해석이 지속되는 한 강박사고도 계속 유지될 것이며, 이러한 오해석이 약화되면 강박사고 또한 감소될 것이다.

3. 강박증상의 인지행동적 개념화

강박증상의 유지에 있어 가장 핵심적인 요소는 침투사고에 대한 오류적 평가 및 중화행동이다. 아래에서는 이러한 선행 모델들을 통합하여 강박증의 세 요인, 즉 침투사고, 인지적 평가 및 신념, 중화행동에 대해 보다 자세하게 논의할 것이다. 더불어 Freeston 등[16~18]은 강박사고에 대한 노출을 중단하고자 하는 중화반응[9]과 달리 침투사고에 대해 집중적으로 생각하고자 하는 새로운 통제방략들을 보고하였고, 이와 관련하여 침투사고의 특성에 따라 인지적 평가와 통제방략이 달라질 수 있음을 제안하였다. 이에 따라 뒷부분에서는 침투사고의 유형에 따른 평가 및 대처방략의 구분을 최근 연구들을 중심으로 개관하도록 하겠다.

1) 침투사고

Rachman[13]은 사고의 과정적 측면에 주목하여 침투사고를 '반복적이며 수용하기 힘들고 원치 않는 생각, 이미지, 충동 등'으로 정의하였다. 즉, 침투사고는 현재 진행되고 있는 생각이나 행위를 방해하고 중단시키며 내부로부터 비롯되는 생각이기 때문에 통제하기 어려운 인지라고 보았다. '강박증적 인지에 대한 작업집단(obsessive compulsive cognitions working group)'[19]에서도 침투사고에 대해 의식으로 침투해 들어오는 원치 않는 생각, 이미지, 충동으로 다수의 사람들이 때때로 경험하는 것이라고 설명하고 있다. 실제로 각 연구들에 따라 정도의 차이가 있기는 하지만 정상인의 80~99%가 침투사고를 경험한다고 알려져 있다.[16, 17, 20~22]

정상인의 침투사고와 환자들의 강박사고는 내용이나 형태 면에서 상당히 유사하며, 여러 과정적 측면에서도 유사성을 띠고 있다.[23, 24] 예를 들어, 둘 다 생각만 침투하는 경우보다는 생각과 이미지가 함께 침투하는 경우에 더 큰 불편감을 유발하고 침투 빈도도 잦아지며, 침투사고의 발생 빈도가 낮을수록 제거하기는 더욱 용이해진다. 정상적인 침투사고에 중요한 개인적 의미를 부과하거나 과도한 책임을 평가하게 되는 경우, 침투사고는 보다 강렬하고 빈번해지며 불편감을 일으키게 되고 점차로 병리적인 강박사고로 발전하게 된다.[13]

2) 인지적 평가 및 신념

인지적 평가(appraisal)란 특정 사건에 의미를 부여하거나 기대나 해석 등의 판단을 하는 것으로, 강박증에서는 (a) 침투사고의 중요성 혹은 침투사고에 대한 책임감, (b) 침투사고 관련 사건의 발생확률, (c) 침투사고 관련 사건이 발생하는 것을 예방하거나 그 결과를 되돌리기 위해 특정방식으로 행동해야 하는 의무 등의 평가가 포함된다고 할 수 있다.[19] 이에 반해 신념(belief) 혹은 가정(assumption)은 특정 사건에 국한되지 않고 범상황적이며 비교적 지속적으로 유지되는 것으로, 우리가 알고 있는 역기능적인 태도나 비합리적인 신념이 전형적인 것들이다. 신념에는 일반 가정과 더불어 보다 강박증상에 특정적인 신념들이 있을 수 있으며, 아래에는 강박증과 긴밀하게 관련되어 있다고 보고된 신념 및 평가 차원들을 정리하였다.

(1) 과도한 책임감

앞서 Salkovskis[9]의 모델에서 언급되었던 것처럼, 강박증 환자는 개인의 통제 범위를 벗어나는 사건에 대해서도 지나치게 자신의 책임을 높게 평가하는 경향이 있다. 여기에는 왜곡된 사고가 포함되는데, 즉 결과에 대해 자신이 어떠한 영향을 미칠 수 있다는 사실은 곧 결과에 대해 자신에게 책임이 있는 것과 동일한 의미라고 생각한다는 것이다.[12] 실제로 정상인들은 부정적인 결과를 야기할 수 있는 행동을 이행하는 것에 비해 부정적인 결과를 예방할 수 있는 행동을 불이행했을 때 책임감의 지각이 감소하는 불이행 편파(omission bias)를 보이는 반면에, 강박증 환자들은 불이행에 대해서도 부적절하게 민감한 특성을 보인다.[12, 25] 즉, 행위에 대한 책임감만큼이나 행동하지 않은 것에 대한 책임감도 중요하게 평가하며, 자신이나 혹은 타인에 대한 위해를 방지하는 데 실패한다는 것은 해를 끼친 것이나 다름없다는 사고의 오류를 보이기도 한다. 특히 자신이 불이행의 결과를 인식해야 하는 특정 의무가 있다고 믿을 때(즉, 책임감이 있을 때)와, 불이행으로부터 발생할 수 있는 부정적 결과들이 실제로 예측될 때라는 두 가지 상황에서 더욱 그러하다. 첫 번째 조건은 강박증 환자들이 과도하게 양심적이어서 불이행도 의무로 지각하기 때문일 수 있으며, 두 번째 조건은 강박사고가 종종 다루지 않으면 잘못될 수 있는 일들에 관한 것이기 때문에 더욱 강화되는 것으로 여겨진다. 이와 관련하여 Salkovskis 등[26]은 책임감과 불이행 편파를 연결시켜, 환자들이 부정적인 결과를 생각하는 것만으로도 자신이 주체라는 느낌을 받을 뿐 아니라, 정상인들이 보이는 불이행 편파가 없기 때문에 이러한 가능한 부정적인 결과에 대해서 무언가를 하지 않는 것에 대하여 과도한 책임감을 경험하는 것이라고 제안하였다. 결국 강박증 환자들은 자신의 부정적인 생각을 어떤 방식으로든 통제함으로써 스스로의 무죄를 입증하지 않으면 안 된다고 느끼는 것이다.

실제로 많은 연구들에서 다른 어떠한 신념보다도 과도한 책임감(inflated responsibility)이 강박증상과 많은 관련이 있다고 보고하고 있다.[17, 18, 27] 만약 인지적 평가가 책임감이라는 요소 없이 단지 위해나 위험에 집중한다면, 우울이나 불안이 유발될 것이며, 책임감-중화로 연결되는 강박사고가 발생하지는 않을 것이다.[9] 이와 관련하여 van Oppen과 Arntz[28]는 사건의 시점과 개인의 책임감 여부에 초점을 맞추어 강박증과 다른 정서장애를 구분하는 시도를 하였다. 이들에 따르면 과거의 재난에 초점을 맞춘 상태에서 자신의 책임감을 낮게 지각하면 분노감이 유발되지만, 자신의 책임감을 높게 평가하면 죄책감이나 우울, 자존감 저하 등의 결과를 보인다고 한다. 반면에 초점이 미래의 재난에 맞춰진 상태에서 책임감을 낮게 지각하면 걱정, 공포반응이 우세하지만, 이에 대한 자신의 책임감을 높게 평가하는 경우에는 강박사고 및 강박행동이 유발될 수 있다는 것이다.

마지막으로, 특히 확인 강박증상 유형에서 책임감이 두드러진다는 연구결과와 관련하여,[13, 27, 28] 기존의 강박증 연구에서는 책임감을 인과적 책임감에만 한정시켰다는 비판이 있다.[25] 사실 McGraw[29]는 책임감을 인과적 책임감과 도덕적 책임감으로 구분하고 있는데, 인과적 책임감은 행위자가 어떤 결과의 원인인 정도와 관련된 것이라면 도덕적 책임감은 행위자가 그 결과에 대해 비난을 받을 만한 정도를 평가하는 것이라는 점에서 차이가 있다. 도덕적 책임감은 강박증의 성격적 특질과도 관련이 있어 보이는데, 강박증 발달에 있어 완벽주의와 함께 과잉 도덕성이 선행된다는 보고가 있으며,[30] 도덕적인 민감성이 과장된 책임감, 사고 행위 융합, 확장된 사적 영향력 등의 신념 요소들과 밀접하게 관련된다는 주장이 있다.[31] 이에 이순희 등[25]은 강박증상을 세분화하여 확인 유형에서는 실제로 인과적 책임감이 우세하지만, 상대적으로 반사회적 충동과 관련된 성적/공격적 강박사고에서는 도덕적 책임감이 더 우세함을 검증하였다.

(2) 생각을 지나치게 중요시함

McFall과 Wollersheim[7]이 강박증에 있어서 '생각을 지나치게 중요시함 (overimportance of thoughts)' 차원을 처음 보고하였다. 이들은 강박증과 관련된 여러 유형의 비합리적 사고 중에서 '어떤 생각이나 느낌은 수용될 수 없고, 이러한, 생각들을 가지는 것은 재난에 이르는 것이므로 이에 대해서 처벌받아야 한다.'는 신념을 제안하였다. Rachman[13]의 모델에서 논의된 것처럼 자신의 생각이 중요하다는 평가는 다양한 오류적 해석으로 이어지며, 생각의 의미에 과도하게 치중하게 하여 결과적으로 강박사고가 지속되는 데 기여한다. 여기에는 데카르트 추론(Cartesian Thinking)이 왜곡되어 나타나기도 하는데, 즉 "이것을 (내가) 생각하고 있기 때문에 중요한 것임에 틀림이 없고, 중요하기 때문에 내가 생각하고 있는 것이다."라고 믿는 것이다. 결과적으로 침투사고가 단순히 흘러가는 잡념이 아니라 자신의 무의식적 본성을 드러내는 것이라고 생각한다면, 난폭하게 누군가를 해치는 공격적 사고는 실제로 자신이 통제력을 잃고 난폭해질 수 있음을 의미한다는 평가에 이르게 되어 더욱 공포심을 불러 일으키게 된다.

무엇보다 강박증 환자들은 생각 자체에 과도한 의미를 부여함에 따라 생각과 행동의 경계가 허물어지면서 생각이 곧 행동과 같은 실제성을 띤 것으로 여겨지는 '사고행위 융합'을 보이게 된다.[32] '가능성 융합'이 생각의 존재로 인해 그러한 사건이 실제로 발생할 가능성이 높아진다는 왜곡된 인지적 평가라면, '도덕성 융합'은 부정적인 생각을 하는 것은 실제로 그런 행동을 저지른 것과 마찬가지라는 평가로, 성경에서 "음탕한 생각을 품는 것은 간음한 것이나 마찬가지다."라고 하는 지극히 율법적인 주장과도 상통하는 것이다. 사고행위 융합은 모두 강박증의 발달과 유지에 기여하는데, 도덕성 융합의 경우 자신의 수용할 수 없는 강박사고에 대해 극도의 불편감을 경험함에 따라 그러한 사고가 더욱 현저해지고 사고억제와 같은 인지적 회피 전략을 촉발한다. 반면에, 가능성 융합은 사고를 중화시키거나 재난적 결과의 발생을 막기 위하여 상황회피 또는 강박적 의례와 같은 중화반응에 몰두하게 한다는 점에서 차이가 있다.[33~35]

사고행위 융합으로 대변되는 생각을 지나치게 중요시하는 평가는 앞서 설명한 책임감 평가와도 관련이 있어 보인다. 실험연구에서 원치 않는 사건들에 대한 책임감을 증가시킬 때 원치 않는 사건이 실제로 일어날 확률에 대한 추정치가 증가한다는 보고가 있으며,[36] 이는 과장된 책임감이 강박적 사고에 대해 파국적인 해석을 일으키는 취약성 요인으로 작용할 수 있음을 보여 준다.[13] 특히 Rachman[32]은 사고행위 융합이 개인의 생각에 대한 오해석을 포함하기 때문에 불행에 대한 지각된 책임감을 증가시키고 죄책감을 증폭시키며, 또한 이렇게 고양된 책임감은 다시 사고행위 융합의 발생에 기여한다고 개념화함으로써 이들 사이의 연결 고리를 강조하였다. Shafran 등[35]도 Salkovskis의 이론을 사고행위 융합으로 설명하면서 사고행위 융합이 일종의 상위인지로서 강박증 환자들의 고양된 책임감 지각에 선행하는 인지적 왜곡일 수 있음을 제안하였고, Rassin 등[33]은 사고행위 융합이 정상 강박사고가 비정상 강박사고로 변환되는 데 기여하며, 책임감은 강박사고만을 하다가 강박행동을 하게 되는 과정에서 특정 역할을 한다고 제안하였다.

(3) 사고 통제의 중요성

강박증 환자들은 자신의 강박사고를 너무나 중요하게 평가한 나머지 과도하게 사고를 통제하려는 노력을 보이기도 한다. Clark과 Purdon[37]은 강박증 환자들에게서 나타나는 사고 통제의 중요성(importance of controlling one's thoughts)에 대한 역기능적 초인지 신념(metacognitive belief)에 초점을 맞추었고, 이들이 정신적 활동을 통제하는 능력에 어려움이 있다고 보고하였다. 사고 통제 믿음에는 (a) '원치 않는 침투사고를 통제해야만 한다.' (b) '침투사고에 대한 통제를 유지하는 것이 중요하다.' (c) '침투사고를 통제해야 할 개인적 책임이 있다.' (d) '사고를 통제하는 데 일차적 중요성이 있다.' (e) '원치 않는 사고를 통제하는 능력은 좋은 성격을 의미한다.' (f) '원치 않는 침투적 사고를 예방하거나 적어도 발생했을 때 바로 마음속에서 제거해야만 한다.' (g) '침투사고 통제의 결여는 부정적인 정서와 상관된다.' 와 같은 세부 신념들이 관여한다.[38]

과도한 사고 통제는 원치 않는 침투사고를 경험한 환자들이 사고행위 융합이나 다른 인지적 평가로 인하여 자신의 침투사고를 위협적으로 받아들임에 따라 강박증상의 결과로 나타날 수 있다. 하지만 사고 통제가 다시 침투사고에 대한 평가 과정에 영향을 미치고, 강박증상의 발생과 유지에 기여한다는 점에서 강박증 환자의 주요한 신념 중 하나로 고려할 필요가 있다.

(4) 불확실성에 대한 두려움과 우유부단성

Ribot[39]이 강박증을 '의심하는 질병'이라고 명명한 것처럼, 강박증 환자들은 불확실성에 대한 두려움(fear of uncertainty)으로 인하여 모호한 것이나 새롭고 생소한 것을 두려워하는 경향을 보인다. 이들의 세심함, 세부에 대한 집착, 결정을 할 때 모든 가능한 대안들을 고려함으로써 결정이 지연되는 경향 등은 강박적 의심 유형에서도 잘 드러난다. 여기에는 확실해야 한다는 필요성에 대한 신념, 예기치 못한 변화에 대처할 능력이 없다는 신념, 애매모호한 상황에서 적절하게 기능하는 것이 어렵다는 신념 등이 관여하는 것으로 보인다.

이와 관련하여 Beech[40]는 강박증은 한편으로 정서장애에서 비롯되지만 다른 한편으로 그 자체가 의사결정과 관련된 인지적 장애의 결과라고 주장하였다. Reed[41] 또한 강박적 의심 혹은 불확실성은 한 과제 혹은 일련의 과제를 적절하게 완수했다는 근본적 확신이 결핍된 상태를 반영하는 것으로 강박행동을 반복하게 만드는 중요한 요인이 된다고 보았으며, 강박사고와 강박행동은 다른 식으로는 획득할 수 없는 인지상태에 도달하기 위한 보상적 노력을 반영한다고 주장하였다. 불확실성에 대한 두려움 혹은 우유부단성(indecissiveness)의 차원은 특히 강박행동 유형의 증상들과 관련이 있는 것으로 보인다.[31, 42~44]

(5) 완벽주의

강박증 환자들이 보이는 완벽함이나 완전한 상태에 대한 추구는 불확실성에 대한 두려움과도 상통하는 것으로, 확실성에 대한 요구, 완벽하게 상황을 통제해야 한다는 요구, 완벽한 상태라는 것이 존재한다는 신념 등과 관련되는 인지적 평가 내용이다. Frost와 Hartl[43]은 일반적으로 과도하게 높고 엄격한 기준을 설정하고 이에 도달하기 위해 노력하는 것을 완벽주의(perfectionism)라고 정의하였으며, Guidano와 Liotti[45]는 앞서 제시한 우유부단성을 완벽주의의 결과로 이해하기도 하였다. 실제로 우유부단성과 완벽성 간에는 매우 밀접한 경험적 관련성이 존재하는 것으로 보이며,[44] Reed[41]는 둘 다 보다 근본적인 인지적 조직화에서 결핍이 일어난 결과로 나타난다고 개념화하였다. 민병배[46] 또한 완벽주의와 불확실성의 회피를 연결하여, 확실하고 완벽한 상태를 추구하려는 내적인 동기 부여와 그러한 상태에 도달했다는 근본적인 확신을 갖지 못하는 성향이 강박적 의심과 반복적인 강박행동을 초래하는 것으로 제안하였다. 즉, 강박행동이 유지되는 이유는 일시적으로 불안이 감소되는 효과 때문만이 아니라 강박행동을 종료하기 위한 결정을 내리는 데 있어 확실성의 요구가 압도적이기 때문이라는 것이다. 불확실성의 회피 및 완벽주의 성향이 많은 사람들은 좁고 제한된 영역만을 선택하여 그 영역 내에서 자신의 인지적 동기를 충족하려는 경향이 강하며 이것이 강박증상으로 나타날 수 있다. 한편 Summerfeldt 등[47]은 완벽주의를 사회적으로 부과된 완벽주의[48]와 스스로 부과한 완벽주의 두 가지 차원으로 나누었으며, 특히 후자의 완벽주의가 강박증의 핵심 특성으로 이해될 수 있다고 제안하였다. 스스로 부과된 완벽주의는 신경증적 완벽주의,[49] 만족하지 못하는 완벽주의[50]와도 유사한 특성을 보인다.

(6) 위험의 회피 혹은 위협의 과대평가

Carr[6]는 Lazarus[8]의 '위협 평가' 개념에 기초하여, 강박증의 핵심은 '비현실적인 위협 평가'에 있다고 개념화하였다. 강박적인 사람들은 부정적인 결과의 발생확률과 그 대가의 심각성을 과도하게 추정하는 경향(threat overestimation)이 있다는 것이다. 이후 McFall과 Wollersheim[7]은 비현실적으로 파국적인 결과를 추정하는 인지 경향이 강박행동을 수행하는 데 있어서 핵심적인 매개 역할을 한다고 보고, 이와 관련된 신념들을 정의하였다. 동일한 맥락에서 Foa와 Kozak[51]은 강박증 환자들이 인식론적 추리상의 문제를 보인다고 보고하였는데, 즉 정상인들은 위험하다고 증명되기 전까지는 안전하다고 믿는 반면에 강박증 환자들은 안전하다고 증명되기 전까지는 위험하다고 믿는다는 것이다. 하지만 이러한 신념은 강박증뿐 아니라 거의 모든 정서장애의 '일반적인 취약성 요인'으로 간주할 수 있다.[46] 실제로 위협에 대한 과도한 회피(harm avoidance)는 신경증적인 경향성(neuroticism),[52] 부정적 정서성[53] 및 특질 불안[54]과 관련된다는 연구결과가 있다.

3) 안전추구행동 및 중화행동

사실 강박증뿐 아니라 많은 불안장애 환자들이 다양한 안전추구행동(safety seeking behavior)을 보이며, 이 때문에 자신이 두려워하는 상황이 실제로는 발생하지 않는다는 것을 깨닫지 못하고 계속해서 불안해한다. 이들은 우선 불안한 상황을 적극적으로 회피(avoidance)하고자 하는데, 예를 들어 강박증 환자는 더러운 화장실의 사용을 회피하거나 장의차가 지나가는 것을 보지 않으려 하며, 공황장애 환자들은 슈퍼마켓이나 다리 위와 같은 공황발작을 유발하는 상황을 적극적으로 회피한다. 마찬가지로 사회공포증 환자들은 다른 사람들 앞에서 발표하는 상황을 피한다. 또 다른 안전추구행동은 불안한 상황에 처했을 때 이로부터 도피(escape)하는 것이다. 앞의 예를 들면 공황장애 환자들은 일단 공황발작과 관련된 징후(어지러움, 숨가쁨 등)가 느껴지면 바로 슈퍼마켓을 빠져나오며, 사회공포증 환자들도 얼굴이 빨개지고 손에 땀이 나는 등 부정적인 평가와 관련된 단서가 관찰되면 준비된 발표를 다 소화하기도 전에 성급히 끝마치려고 한다. 하지만 회피나 도피조차 어려운 상황에서는 공포스러운 결과를 방지하기 위하여 아주 미묘하게 회피행동을 보이기도 한다. 즉, 공황장애 환자들은 어지러움이나 숨가쁨이 느껴지면 쇼핑 카트를 꽉 붙들거나 바닥에 주저앉음으로써 공황발작을 모면하려 하며, 사회공포증 환자들은 손에 힘을 주거나 들고 있던 발표물을 꽉 잡는 등의 행동을 보이는 것이다. 강박증 환자들의 중화행동도 이러한 맥락에서 이해될 수 있는데, 즉 더러운 물질에 오염되었다는 생각이 들면 반복적인 씻기 강박행동을 함으로써 이러한 불안감을 떨쳐 버리려고 하며, 장의차와 관련된 불길한 생각이 떠오르면 이를 중화시키기 위해 정신적 의례(mental rituals)를 반복하는 식이다.

하지만 불안장애 환자들이 보이는 이러한 다양한 안전추구행동들은 실제로는 그들의 두려움이 실재하지 않는 것이라는 점을 깨닫지 못하게 하며, 오히려 자신들이 수행한 행동으로 인하여 불길한 일이 일어나는 것을 막았다는 생각에 더욱 적극적으로 이러한 행동에 몰두하게 만든다. 결과적으로는 오해석의 발단이 되었던 증상들을 오히려 가중시킴으로써 불안을 더욱 증가시킬 수도 있다. 사실 이러한 양상이 가장 두드러지는 경우가 바로 강박증 환자인데, 이들은 원치 않는 침투적 사고를 억압하거나 중화시키기 위한 시도에 골몰하게 된다. 그러나 사고 억제의 역설적 효과에 관한 연구들에서 보고되고 있듯이, 자연스럽게 일어나는 침투적 사고를 의식적으로 억제하려는 노력은 오히려 그 생각을 증가시키는 역설적 효과를 내게 된다. 강박증의 경우 강박사고를 통제하고 억제하려는 지나친 노력(예를 들어 강박행동, 회피행동, 중화행동)으로 인해 강박사고가 더욱 빈번하고 더욱 조절되지 않는 방식으로 경험된다.

여기서 '중화행동' 이라는 개념을 보다 명확하게 정의할 필요가 있다. 강박행동은 중화행동인가? 또는 중화행동은 강박행동이라고 할 수 있는가? Salkovskis[9]는 '중화(neutralization)'를 침투적 사고의 내용과 관련된 불편감을 제거하기 위한 의도적 행위라고 정의하였으며, 침투적 인지에 대한 모든 대처 통제반응을 지칭한다고 개념화하였다. 유사하게 Freeston과 Ladouceur[55]도 침투적 사고 혹은 침투적 사고에 관련된 불편감을 제거하거나 예방하고 혹은 완화시키기 위해, 또는 침투적 사고의 존재나 그 내용에 부여된 의미를 바꾸기 위해서 시도되는 자발적이고 의도적이며 애를 써서 하는 내적(인지), 외적(행동)인 행위로 중화행동을 정의하였다. 사실 중화행동과 강박행동은 동일하다고 볼 수 없는데,[13, 15] 둘 다 불안을 일시적으로 경감시킴으로써 자체적인 강화의 속성을 지닌다는 점에서는 공통적이긴 하나, 강박행동처럼 상동화되지 않고(stereotyped) 강박적인 충동과도 무관하게 실행되는 중화행동이 존재할 수 있다는 점에서는 차이가 있다. 또한 중화행동은 특정 상황의 강박사고를 다루기 위해 선택적으로 사용하는 방략적(strategic) 성질을 띠며, 강박적 행위처럼 자아이질적인 속성을 갖고 있지 않고 저항감을 불러 일으키지 않는다는 점에서도 다르다. 하지만 장기적으로는 오류적인 신념이나 평가를 반증할 기회를 박탈한다는 점에서 강박행동과 마찬가지로 부적응적이며 역기능적인 것이 사실이다.

실상 아직까지 중화행동의 개념적 범위가 명확히 확립되어 있지는 않다. 하지만 결과적으로 침투적인 생각 자체를 제거하기 위한 것, 그 의미를 바꾸기 위한 것, 위해를 방지하거나 되돌리기 위한 것, 관련된 부정적 정서를 감소시키기 위한 것, 생각의 발생을 방지하기 위한 예비적인 것 등 여러 가지 표적과 목표를 지니는 '의도적인 통제방략'들이 중화반응으로 나타나며, 이는 강박행동보다 넓은 범위의 개념이라고 할 수 있겠다.

4) 강박사고 유형에 따른 인지적 평가와 통제방략의 차이

Salkovskis[9] 이후 강박사고와 관련된 인지적 평가와 통제방략에 대한 연구는 셀 수 없이 많이 이루어졌으며, 수많은 연구들에서 강박증에 핵심적이라고 주장한 인지적 평가와 통제방략에 대한 변인들도 다양하다. Freeston 등[16]은 정상인들의 99%가 침투사고를 경험하는 것과 마찬가지로 정상인의 95%는 침투사고에 대한 대처반응 전략을 하나씩은 가지고 있다고 보고하였다. 이때 침투사고에 대해 어떠한 통제방략을 주로 사용하느냐에 따라 집단을 구분하였을 때, 최소 주의(사고와 관련하여 아무것도 하지 않기), 지속적 주의(사고에 집중해서 계속 생각하기), 회피/도피적 방략(사고 대치, 사고 중지, 안도감 구하기)이라는 세 집단이 구분되었고, 특히 회피/도피적 방략이 우울, 불안과의 상관이 높고 침투사고를 떨쳐버리는 데 있어 가장 비효과적이라는 결과를 보였다.

실제로 강박증 환자 및 강박성향을 가진 사람들은 사고 억제라는 회피방략을 많이 사용한다.[56, 57] 하지만 불편감을 감소시키기 위하여 침투사고를 억제하려는 시도는 오히려 원치 않는 사고의 빈도를 증가시키는 역설적 효과를 가지는데,[12, 13, 58, 59] 이는 사고 억제 시 주의분산을 위해 다른 사고를 의도적으로 탐색하는 동시에 한편으로는 억제하려는 해당 사고를 자동적으로 탐색하기 때문(ironic process theory)이다.[60] Tolin 등[58]은 어휘판단 과제를 사용하여 강박증 환자들이 사고 억제의 즉각 증진효과를 보임을 밝혔으며, 국내에서 원호택과 이용승[59]의 연구에서도 강박성향자들이 사고 억제 이후 침투사고가 더 증가하는 인지적 반동뿐 아니라 피부 전도 수준이 증가하는 정서적 반동효과를 보인다고 보고하였다. 이에 대해 Wells와 Davies[61]는 사고 억제가 전략적 정의라기보다는 목적적 정의에 해당하며, 사고를 억제(통제)하기 위한 전략적 방법은 '주의분산, 사회적 통제, 걱정, 처벌, 재평가' 등 매우 다양할 수 있다고 주장하였다. 특히 이 중에서 처벌과 걱정이 여러 정신병리 측정치와 상관을 보이며, 강박증 환자들을 가장 잘 변별할 수 있는 통제방략으로 나타났다.[56, 62]

(1) 침투사고의 구분 및 인지적 평가와 통제방략 간의 관련성

침투사고에 대한 인지적 평가와 통제방략을 연구하던 Freeston 등[16, 17, 18]은 침투사고에 대한 '발생확률(likelihood)' 및 '불수용성(disapproval)'이라는 두 가지 평가 차원에 따라 통제방략 사용이 달라진다는 점을 처음으로 제안하였다. 발생확률은 낮지만 불수용성에서 높은 평가를 받는 침투사고는 주로 회피적인 유형의 통제방략을 유발하는 반면에, 발생확률이 높고 거부감의 차원에서 낮은 평가를 불러일으키는 침투사고는 주의 집중적인 유형의 통제방략을 유발할 가능성이 크다는 것이다. Freeston 등[18]은 특히 침투사고가 자아이질적인 강박사고인지 아니면 현실적인 염려에 기반을 둔 자아동질적인 걱정인지에 따라 이러한 인지적 평가와 통제방략의 차이가 나타날 수 있다고 제안하였다. 이후 강박증뿐 아니라 범불안장애까지 포함하여 침투사고에 대한 인지적 평가 및 통제방략의 관련성을 살펴보는 연구들이 두드러졌으나 일관된 연구결과를 얻기는 어려웠고, 다만 여러 가지 통제방략이 사용되는 데 있어서 환자가 처한 환경이나 문맥과 같은 외적인 요인뿐 아니라 침투사고의 발생확률과 강도, 특정 통제방략의 선호와

같은 내적 요인들도 작용한다는 보고들이 있어 왔다.[21, 56, 61, 62]

하지만 이한주[63, 64]는 침투사고라는 자극 자체의 속성에 주목하여 강박사고를 자생성 강박사고와 반응성 강박사고로 구분하였고, 두 유형이 사고 내용에 따라 이후 상이한 평가와 통제방략을 유도한다고 주장하였다. 그에 따르면 '자생성 강박사고(autogenous obsession)' 란 대체로 명확한 유발자극이나 관련된 상황 없이 갑작스럽게 침투해 들어오는 사고로서 성적/공격적 생각, 신성 모독적 생각과 같이 비현실적이고 자아이질적인 내용으로 이루어지는 반면, '반응성 강박사고(reactive obsession)' 는 비교적 관련된 상황자극에 대한 해석이나 반응으로서 보다 현실적이고 합리적인 내용으로 수용되는 것들이다. 예를 들어, 오염, 확인, 정보 상실에 대한 생각들이 여기에 포함된다. 결과적으로 자생성 강박사고는 사고의 중요성 및 사고 통제의 중요성이 높게 평가되어 정서초점적인 회피방략이 사용되지만, 반응성 강박사고는 문제초점적인 직면방략이 사용된다는 점에서 차이를 보인다.

이후 민병배[46]는 이러한 연구 흐름을 통합하여 강박사고의 두 유형과 걱정을 함께 비교하였고, 그 결과 반응성 강박사고와 걱정은 둘 다 '침투적 걱정' 의 형태로 현실성 및 인과적 책임감 평가를 이끌어 내고 불안으로 인한 직면방략이 주로 사용된다는 공통점을 가진다고 제안하였다. 이에 반해 자생성 강박사고는 자아이질성 및 도덕적 책임감 평가가 중요하고 주로 죄책감을 유발하여 회피방략을 사용하게 한다는 점에서 '침투적 충동' 으로 구분될 수 있다고 보았다. 하지만 반응성 강박사고는 현실적 통제수단이 존재하고 즉각적인 통제효과가 발생한다는 점에서 걱정에 비해 유관성(contingency) 및 유능성이 높은 것으로 평가되었다. 이러한 결과들을 종합해 볼 때 침투사고는 인지적 평가와 통제방략 차원에서 어느 정도의 연속선이 존재하는 것으로 보이며, 특히 자생성 강박사고, 반응성 강박사고, 침투적 걱정이 이러한 연속선상에 위치하는 것일 수 있다.[46, 65]

4. 강박증의 인지행동치료

강박증의 행동치료는 불안의 학습 이론에 기반을 두고 있으며 노출-반응방지(exposure and response prevention: ERP)를 핵심적 치료 전략으로 사용한다. 강박증에 대한 행동치료는 병동이나 다른 집중치료 현장에서 처음으로 시작되었으며,[66] 행동치료 프로그램들의 성공률은 75% 이상으로 보고되고 있다.[67, 68] 외래 환자들을 대상으로 자가노출 과제를 강조하는 치료 또한 효과적이다.[69] 하지만 행동치료는 외현적인 강박행동이 없이 내적인 반추를 특징으로 보이는 환자에게는 적용하기 어려우며, 치료 거부나 탈락을 보이는 경우가 흔하다. 특히 강박사고만을 보이는 환자의 경우에 강박사고로부터 완전히 자유로워지는 경우는 드물고, 치료가 끝나고 오랜 기간이 지난 후에도 사회적 직업적 손상이 어느 정도 유지되었다.[70] 따라서 순수 강박사고 유형의 경우에는 노출과 반응방지 기법의 세심한 변용과 인지적 전략의 차용이 부가적으로 필요하다.

이에 따라 강박증의 인지행동치료에서는 침투사고에 대한 잘못된 평가를 이끄는 신념들과 이러한 신념을 유지시키는 행동을 파악하고 수정하는 것을 목표로 한다. 이때 행동적 전략은 역기능적 신념을 유지시키는 행동을 파악하고 수정하는 데 초점을 맞추며, 인지적 전략은 침투적 사고에 대한 오해석 및 역기능적 신념 자체를 수정하는 데 초점을 둔다. 인지행동치료를 통해서 환자는 침투사고에 대한 평가와 위험을 예방하려는 통제 노력이 불필요할 뿐만 아니라 오히려 증상을 증폭시킨다는 사실을 이해하고, 침투사고에 대한 새롭고 덜 위협적인 신념체계를 구축할 수 있게 된다. 다음에 제시한 인지행동치료의 전략 및 시행방식은 현재 서울대병원 강박증클리닉에서 사용되고 있는 매뉴얼[71]에 입각한 것이다.

1) 행동적 전략

강박사고는 조건 형성을 통하여 불안과 연합되며, 이는 소멸되기 어렵다. 사람들은 도피 및 회피행동을 발달시키고 이는 다시 불안의 소거를 방지하는 역할을 한다.[5] 따라서 행동치료에서는 오히려 환자들에게 강박적 사고를 유발하는 자극에 노출시키고 불안 상황으로부터 회피하거나 도피하려는 일체의 시도를 방지하도록 한다. 두려워하는 자극에 의도적으로 노출하는 것은 환자들에게 상당한 불안감을 유발할 수 있지만, 습관화(habituation) 기제에 의해 결과적으로 불안은 환자들이 참아 낼 수 있을 정도로 감소하게 된다.

특히 Hodgson과 Rachman[72]은 노출-반응방지 기법의 실험적 근거를 제공하였다. 오염공포 강박증 환자들에게 강박행동을 수행해야만 하는 압박감을 일으키

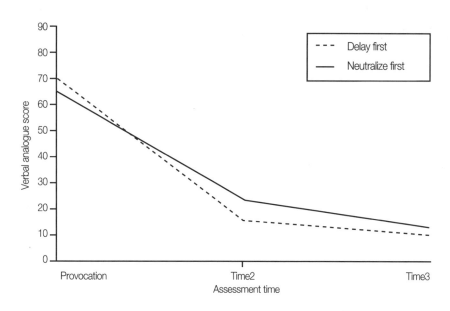

[그림 15-4] 노출-반응방지 후 주관적 불안감의 감소[15](재인용)

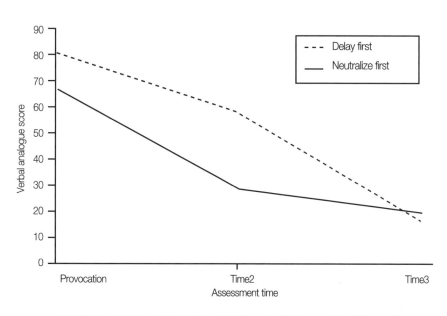

[그림 15-5] 노출-반응방지 후 중화행동에 대한 욕구의 감소[15](재인용)

는 '오염물'을 제시한 후, 이들이 중화행동을 수행하기 전과 후의 주관적 불안감 수준을 측정하고 비교하는 실험을 수행한 결과, 실험적으로 유도된 오염자극은 강박증 환자들의 불안을 증가시켰다. 또한 중화행동을 허용한 경우와 차단한 경우를 비교했을 때 중화행동을 수행한 집단에서는 고조되었던 불안이 신속히 감소한 반면, 중화행동을 하지 못한 집단에서는 오히려 불안이 일시적으로 상승하는 결과를 보였다. 하지만 중화행동을 하지 못하도록 하고 약 30분 정도의 시간이 지나자 오염자극에 의해 유발되었던 불안감이 자연적으로 감소하기 시작하였으며, 주관적인 불안감이나 맥박, 피부 전도 반응 등의 생리적 측정치들도 모두 감소하여 중화행동을 수행한 집단과 유사할 정도로 떨어지는 결과를 보였다. [그림 15-4]와 [그림 15-5]에서는 각 집단이 주관적으로 보고한 불안감 정도와 중화행동에 대한 욕구를 그래프로 제시하였다.

결론적으로, 환자들을 불안자극에 노출시키고 반응을 방지하였을 때 일시적으로는 불안이 급증할 수 있지만 시간이 조금 지나면 불안과 불편감은 자발적으로 감소한다. 더불어 다음 노출 시, 중화행동을 보인 환자들의 경우 여전히 동일한 수준의 불안감이 유발된 반면에, 중화행동을 차단했던 집단의 환자들은 이전보다 오염물에 대한 불안감의 상승 정도가 더욱 감소하는 것으로 나타나 ERP의 치료적 효율성이 입증되었다. 행동치료의 자세한 실제적 내용에 대해서는 이 책의 다른 장에서 다루어질 것이므로 생략하도록 하겠다.

2) 인지적 전략

인지적 전략은 행동적 전략에서 얻어진 변화를 지속시키는 데 기여하며, ERP에서 얻을 수 없었던 효과를 더해 증상의 조절과 재발방지에 중요한 역할을 한다. Freeston과 Ladouceur[55]에 따르면 인지적 기법을 사용하는 이유는 1차적으로 환자의 염려(생각을 중요시함, 책임감, 사고의 결과)를 살펴봄으로써 노출의 효과를 촉진할 수 있을 뿐 아니라, 노출 기법에 보충하여 ERP 이후 새로운 정보를 통합하고 일반화하여 이후 재발 가능성을 최소화하는 조건을 만들어 내기 위한 것이다. 인지적 전략의 표적은 앞서 설명한 강박증 환자의 인지적 왜곡과 잘못된 신념들로서, 생각의 중요성을 과대평가하는 것(TAF), 과도한 책임감, 생각에 대한 완벽주의적 통제 및 확실성 추구, 생각의 내용과 관련된 결과의 확률 및 심각성을 과대추정하는 것 등이 포함된다. 환자로 하여금 자신의 인지적 왜곡을 확인하고 이를 보다 대안적이고 융통성 있는 사고로 전환시키기 위해서는 지속적으로 강박증 자기관찰 기록지(부록 p. 467)를 사용하도록 하는 것이 도움이 된다. 다음에 제시한 치료 예들은 Freeston과 Ladouceur[55]의 사례와 서울대병원 강박증클리닉에서 이루어진 치료 사례들을 다소 변화시켜 제시한 것이다.

(1) 과도한 책임감 감소시키기

Van Oppen과 Arntz[28]는 강박증의 인지적 모델을 근거로 강박증이 가지고 있는 과도한 책임감을 감소시킬 수 있는 몇 가지 기법들을 소개하고 있다. 첫째, '파이 기법(pie-chart technique)' 이다. 우선 재앙적 사건의 원인이 될 수 있다고 가정되는 모든 요인들의 목록을 작성하고 그런 다음에 한 개의 파이 모양의 원을 그린다. 이후 환자는 원인으로 작용할 수 있는 요인들의 중요성 정도를 비교해서 각각을 크기가 다른 파이 조각들로 분할하는데, 모든 요인들이 파이 조각으로 분할되어야 하며 환자 개인에게 귀속되는 원인의 중요성은 맨 마지막에 채워 넣도록 한다. 예를 들어, 자전거를 탈 때 교통사고를 낼 것이라는 생각 때문에 과도하게 확인행동을 보이는 환자에게 이를 적용해 보자. 다른 차와 충돌을 일으킬 수 있는 원인들로는 상대방 운전자의 운전 미숙이나 과실, 시야를 확인하기 어려운 날씨, 도로의 교통 사정 및 접근하는 차량 수, 자동차 정비공의 책임 정도 등이 있을 수 있다. 이상의 요인들에 대해 환자가 각각 45%, 25%, 20%, 5%의 책임을 부여하고 나자 실제 환자 자신의 책임은 나머지 5% 정도에 해당하는 것으로 나타났다. 파이 기법의 도움으로 환자는 재앙적인 사건의 책임이 자신보다는 다른 요인들에 더 많이 있으며, 자신의 책임은 평소에 생각했던 것보다 훨씬 적다는 것을 알 수 있다.

또한 치료자가 환자에게 일어날 수 있는 동일한 사건이 다른 사람들에게 발생한다면 그들에게 죄를 물을 수 있는지, 이를 자신에게 일어났을 경우와 비교하게 하는 '이중 기준 기법(double standard technique)' 을 사용할 수도 있다. 예를 들어, "내 딸이 암에 걸린다면 사람들이 모두 나를 비난할 것이고 그렇게 되면 아무도 나와 어울리려 하지 않을 것이다." 라는 생각을 갖고 있는 환자가 있다. 우선 치료자는 환자에게 만일 친구의 딸이 암에 걸린다면 자신의 친구를 어떻게 대할지를 확인하도록 했다. 환자는 친구의 딸이 암으로 사망했을지라도 친구에게 잘

못이 없으며 죄가 있다고 생각지는 않는다고 보고하였다. 결과적으로 치료자는 환자가 사용하는 이중 기준, 즉 다른 사람을 평가할 때와 자신을 평가할 때 다른 기준을 사용하고 있다는 것을 알려 주고, 이러한 이중 기준을 갖게 되는 이유를 검토하고 논의함으로써 강박사고에 대한 과도한 책임감과 죄의식을 감소시킬 수 있다.

유사하게 '법정 절차(courtroom procedure)'를 사용할 수도 있다.[73] 이 방법은 일종의 역할 연기로서 환자가 검사 역할을 맡아서 왜 이 환자가 죄책감을 느껴야 하는지에 대한 근거를 제시하도록 하는 것인데, 이 자체만으로 환자는 상황을 좀 더 객관적으로 해석하고 중립적으로 관찰할 수 있는 기회를 가지게 된다. 처음에는 치료자가 변호사의 역할을 맡아 환자의 입장을 옹호하도록 하며, 이러한 토론이 충분히 이루어지고 난 후에는 역할을 바꾸어 치료자가 검사 역할을 하고 환자가 변호사의 역할을 맡아서 자신의 무죄(과도한 책임감 지각)를 직접 증명하도록 한다.

마지막으로 어느 정도 불안감을 다룰 수 있는 환자에게는 '행동 실험(behavioral experiment)'을 권유하는 것도 좋은 방법이다. 예를 들어, 집 안이 깨끗하지 않으면 아무도 자기 집을 방문하지 않을 것이라는 생각 때문에 지나치게 집 안을 청결하게 유지하는 환자에게 이를 적용해 보자. 이 환자에게 실시된 행동 실험은 일주일 동안 집을 청소하지 않은 채로 둔 후 몇 명의 친구들을 집으로 초대하고, 실제로 집 안이 어질러져 있어서 친구들이 더 이상 방문하지 않는지를 확인하게 하는 것이었다. 실험결과 예상했던 바와 같이 친구들은 집 안이 깨끗하지 않다는 것에 신경을 쓰지 않았으며 예전과 같이 방문하는 것을 확인할 수 있을 것이다.

(2) 생각을 지나치게 중요시하는 것을 감소시키기

Rachman[13]은 침투적 사고의 중요성에 대한 파국적 오해석을 교정하면 강박사고가 사라질 것이라고 생각하였고, 이에 따라 다음과 같은 치료 전략을 제안하였다. 우선적으로 원치 않는 침투적 사고, 이미지, 충동들은 거의 모든 사람이 겪을 수 있을 만큼 흔하게 일어난다는 사실을 교육시키는 것이다. 이때 정상적인 침투 사고들의 흔한 예를 나열해서 제시하는 것도 환자들에게는 도움이 될 수 있는데, 이렇게 침투사고들이 정상적인 경험이라는 것을 알게 하는 것은 특히 강박사고를 개인적인 공포, 수치심의 원인으로 숨겨온 환자들에게 얼마간의 죄책감과 불안을 해소할 수 있도록 도와준다. 두 번째 단계에서는 강박사고를 포함한 침투적 사고들이 깊이 숨겨진 자신의 성격의 일부를 드러내는 것이 아니라는 것을 알려 주는 것이다. 유명한 사람들을 포함하여 많은 사람들이 강박사고를 겪고 있고, 이런 원치 않는 파편적인 사고들보다는 그 사람의 개인적 내력, 성취, 가치, 기준, 행동이 더 그 사람의 성격을 증명하는 것이라고 설명해 준다. 다음에는 환자들이 경험하는 강박사고 내용들을 모두 조사한 후, 이를 예전처럼 수치스럽고 고통스러우며 위협적인 것이 아닌 임상적 문제로서 접근하여 감정적이지 않은 침착한 방식으로 논의하는 것이다. 환자가 자신의 강박사고를 서술하고 기록하게끔 격려하는 것이 이러한 강박사고를 이해하고 그것의 중요성을 변화시키는 데 도움을 줄 수 있다. 이때 필요한 인지적 개입으로는 침투적 사고에 대한 대안적 해석을 제공하여 원래의 파국적 해석과 이에 대한 대안을 지지하는 증거(반대증거)를 비교하는 것 등이 있다.

'연속선 기법(continuum technique)'도 사고의 중요성에 대한 과도한 평가, 특히 '도덕성 융합'에 대해 개입할 때 많이 사용하는 전략이다. 우선 환자에게 0~100점까지의 눈금을 적도록 하고 양 극단에 가장 악한 사람과 가장 선한 사람의 예를 위치시킨 후, 자신은 어디에 위치하고 있는지 대답하게 한다. 도덕성 융합이 심한 경우 자신의 강박사고와 관련하여 자신이 매우 나쁜 사람이라고 생각하는 경우가 흔한데, 만약 환자가 자신을 최악의 사람으로 위치시킨다면 치료자는 다른 여러 사람들, 예를 들어 행인에게 길을 안내한 사람, 동료를 속인 사람, 아이를 때린 사람, 탈세한 사람들을 제시하여 각 사람이 어디에 위치해야 하는지를 환자에게 직접 정하도록 한다. 그리고 이를 바탕으로 "(아이를 해치는 생각은 들지만, 실제 행동으로는 옮기지 않은) 당신이 실제로 아이를 해친 사람만큼 나쁘단 말입니까?"라는 도전적인 질문을 통해 환자의 자기 지각이나 자기 개념에 변화를 가져올 수 있다. 특히 도덕성 융합의 오류에 대한 대안적인 해석을 찾는 과정에서 다음과 같은 점이 강조되어야 한다. 첫째, 생각과 행동을 구분하는 것이 중요하다. 도덕적인 사람들이란 비도덕적인 행동을 하는 것에 대한 유혹을 느끼면서도 양심에 따라 이에 반하여 행동하는 사람을 일컫는 것이다. 둘째, 의도적으로 나쁜 생각을 하거나 시작하는 것과 나쁜 생각을 갖지 않기 위해서 지나치게 노력하는 것의 역설적인 결과는 분명히 구분되어야 한다.

자신의 부정적인 사고가 실제로 부정적인 일의 발생확률을 증가시킨다고 생각하는(가능성 융합) 환자에게는 행동 실험을 제안할 수도 있다. 어떤 일에 대해서 반복적으로 생각함으로써 그 일이 일어나도록 만들어 보라고 요구하는 것인데, 예를 들어 하루 한 시간씩 복권을 사서 당첨될 것이라는 생각을 일주일 동안 하게 한 후 실제로 복권 당첨이라는 결과가 일어나는지를 확인하게 하는 것이다. 이를 통해 생각이 어떤 사건의 발생 여부와는 무관하다는 결론에 도달할 수 있게 된다. 즉, 부정적인 생각 자체가 부정적인 결과를 일으키는 어떠한 영향력도 지니고 있지 않음을 인식시키고, 부정적인 사고를 의도적으로 통제할 필요가 없음을 주지시키는 것이다.

(3) 완벽주의 감소시키기

완벽주의적 신념은 주로 흑백논리의 형태로 드러나게 된다. 즉, 강박증 환자들은 실패 아니면 성공, 내 편이 아니면 적이라는 극단적인 이분법적 사고를 보이는데, 이에 대해서는 '삼분법적 사고(trichotomatic thinking)'를 통하여 적절히 잘하거나 어느 정도만 확실한 것이 오히려 보다 수용할 만하고, 생산적이고, 위험하지 않은 것임을 알도록 도울 수 있다.[55] 예를 들어, 무언가를 읽을 때 완벽하게 이해하지 못한다는 강박사고로 인하여 괴로워하는 대학원생의 경우에는 "내가 읽은 것을 모두 이해하지 못한다는 것은 아무것도 이해하지 못한다는 뜻이고, 내가 알아야 하는 것을 모른다면 결국 나는 실패할 수밖에 없다."라는 인지적 오류를 보이고 있는 것이다. 이때 치료자는 모든 것을 완벽하게 알려고 노력하는 것의 장점과 단점을 찾은 후 장점에 도전할 필요가 있다. 즉, '아는 것을 아는 것'이 장점인데 이것은 잘 실현되지도 않을 뿐 아니라, 실제로 더 많은 단점들(자기의심, 독서를 덜하게 되고 읽어도 즐겁지가 않음, 주의분산, 피로감)에 의해서 고생하고 있음을 밝히는 것이다.

행동 실험을 통하여 모든 것을 이해하지 못하면 종국에 내가 실패할 것이라는 기저 신념에 도전할 수도 있다. 즉, 읽어야 할 것을 단지 읽기만 하면 되는 것(신문, 광고), 읽고 나서 일반적으로 이해하면 되는 것(배경 지식, 재미 삼아 읽는 것), 읽고 나서 제대로 이해해야 하는 것(시험 내용, 직장 지원서)이라는 세 가지 범주로 구분하는 것이다. 이후 환자는 읽을 거리를 범주에 따라 속독, 일반 속도, 정독이라는 다른 방식으로 읽은 후에도 자신이 실패하지 않는다는 것을 알게 될 뿐 아니라 독서의 즐거움이 증가하고 책 읽는 속도가 빨라졌으며 주의분산은 감소하였다는 것을 발견할 수 있다.

보통 완벽주의적인 강박증 환자들은 자기 능력을 뛰어넘는 막연하게 완벽적인 기준을 설정하는 경향이 있으므로, 구체적으로 평가할 수 있고 수행 과정에 대한 피드백도 받을 수 있는 분명한 단기적인 목표를 설정하는 것도 필요하다. 어떤 활동에 대해서 분명하고 구체적인 목표를 설정하고, 수행 과정 중에 어느 정도 목표를 설정했고 자신에 대해서 어떻게 느끼는지 등에 대한 객관적인 평가를 시도하는 것이 바람직하다. 비현실적이고 성취하기 어려운 기준으로 인해 좌절감을 느끼지 않도록 구체적이고 성취 가능한 목표를 적절히 설정하는 과정을 반복적으로 연습하도록 도와줄 필요가 있다.

(4) 위험에 대한 과도한 평가 줄이기

강박증 환자들은 위험한 상황이 일어날 가능성이나 그 위험 정도를 과도하게 평가하며, 상대적으로 자신의 대처 능력은 매우 작게 평가하는 경향을 보인다. 이러한 환자에게는 '누적 확률 계산(cumulative odds ratio)'이 효과적일 수 있다.[74] 즉, 최악의 상황이 발생하기 위해서 그 이전에 반드시 일어나야 하는 일련의 사건들을 나열하고, 각각의 확률을 계산하여 최종적으로 누적된 실제 발생 확률이 얼마인지를 계산하도록 하는 것이다. 예를 들어 자신이 담뱃불을 제대로 끄지 않아서 집에 불이 날지도 모른다는 생각에 담뱃불을 과도하게 확인하는 환자의 경우, 집에 불이 난다는 최악의 상황에 도달하기 위해서는 담뱃불이 꺼지지 않아야 하고(1/10), 불이 마루로 번져야 하고(1/10), 카펫에 불이 붙어야 하고(1/10), 불이 붙은 것을 발견하지 못해야 하고(1/100), 불을 너무 늦게 발견하고 아무 대처도 하지 못해야 한다(1/100). 결국 최종적으로 이 같은 상황이 발생할 확률은 1/10,000,000이 되는 것이다. 이처럼 각 단계에서 고려할 수 있는 수많은 대안적인 해석을 통해 과잉일반화, 이분법적 사고 등을 같이 다루어 준다면 결과 평가에서 좀 더 객관성을 획득할 수 있게 될 것이며, 위협에 대한 과도한 지각에서 발생 확률을 객관화할 수 있을 것이다.

'조사(survey)'를 통하여 객관적인 정상 행위(normal behavior)에 대한 기준이 되는 정보를 얻을 수도 있다. 특히 확인 유형의 환자들은 자신이 문을 잠근 것을 기억하지 못하면 문이 잠겨 있지 않을 것이라고 가정한다. 주변의 친한 친구들이나 동료들 10명에게 문을 잠근 기억이 있는지 질문하게 하면, 전형적으로 거의 모든 사람들이 문을 잠갔는지와 같은 일상적인 행동에 대한 사실을 기억하지 못하는 경우가 많다. 이를 통해 기억하지 못하는 것을 사건의 발생과 동일시하는 오류적인 평가의 대안을 찾고 위협 평가의 확률을 저하시킬 수 있다. 조사를 실시하기 전에 반드시 결과에 대한 예언을 해야 하고, 이후에 실제 조사 결과와 비교해야 한다. 이 기법에서 주의해야 할 것은 조사를 처음 실시할 때는 대안적인 평가를 위한 정보 수집이지만, 이것이 재차 사용될 때는 확신추구(reassurance seeking)라는 중화행위로 변질될 수 있다는 점이다.

3) 종결 및 재발방지

점진적으로 치료 간격을 늘려 가면서 치료가 종결되어야 한다. 이 기간 동안 치료자와 환자는 치료 이후 환자가 새로운 상황에 적절하게 적응하는 방법을 학습하도록 서로 면밀하게 조율해야 한다. 특히 치료의 후반기로 갈수록 다음과 같은 필수적인 정보들이 중요시된다.[55] 첫째, 강박증상의 인지행동적 모델에 대한 충분한 이해는 환자로 하여금 남아 있는 증상들의 수준을 이해하고 재발의 초기신호를 인식할 수 있도록 돕는다. 둘째, 남아 있는 증상 중에 어떠한 것이 일시적으로 보다 빈번해지고 강도가 심해질 수 있다는 사실에 대해 언급함으로써 증상에 대한 현실적인 기대를 갖도록 해야 한다. 하지만 환자가 이에 대처할 수 있는 능력이 있다는 것도 함께 인식시켜야 한다. 마지막으로, 재발되는 경우 환자가 해야 할 일들에 대한 지시를 함께 써 보도록 한다. 당황하지 말 것, 강박증상 모델을 다시 살펴볼 것, 강박사고를 지나치게 중요시하지 말고 파국화하지 말 것, 중화반응을 하거나 회피하지 말 것, 노출 기법을 적용해 볼 것, 인지 기법을 이용하여 사건이 일어날 확률이나 책임감을 다시 평가할 것, 스트레스를 확인하고 문제해결 방식을 적용할 것, 재발을 실패가 아니라 이론을 실험해 볼 수 있는 기회로 바라볼 것 등이 그것이다.

사실 환자가 재발할 수 있는 원인은 여러 가지가 있다. 치료 종결과 함께 아무런 노력을 하지 않는 경우에는 당연히 증상이 재발하기도 한다. 환자에게 치료가 끝난 후에도 지속적으로 노출-반응방지 훈련을 해야 하며, 노출을 연습할 수 있는 모든 기회를 이용하고, 어떤 상황을 회피하고 싶을 때마다 거기에 직면하도록 격려한다. 또한 스트레스 사건(실직, 가족의 불행 등)을 경험하는 경우에 재발률이 높아지는데, 이에 대해서는 환자에게 직접 예상할 수 있는 스트레스 상황을 떠올리게 함으로써 대비하게 하고, 이러한 경우 주변에 자신의 증상을 잘 알고 있는 가까운 사람이나 치료자에게 도움을 요청하도록 설명해 준다. 마지막으로 인지행동치료에서 자신이 가장 두려워하는 혹은 심한 증상에 대한 노출 훈련까지 진행되지 않은 경우에는 개인적인 노력을 통해 혹은 다시 치료에 참여함으로써 남아 있는 심한 증상까지 다루는 것이 좋을 것이다.

가장 중요한 것은 치료 종결 후 증상이 재발하거나 다시 옛날로 돌아가는 것처럼 느껴지더라도 절대로 실망하고 포기해서는 안 된다는 사실이다. 일시적인 재발은 얼마든지 나타날 수 있지만 거기에 실망하면 재발은 더욱 커지게 될 것이다. 증상이 다시 나타나는 것을 "좀 더 노력하라."라는 신호로 여기고 그동안 배우고 연습했던 것들을 계속 해 나가도록 주지시킬 필요가 있다.

5. 사 례

1) 사례 1: 오염 강박사고와 씻기 강박행동을 보이는 35세 여자

현정 씨는 8년 전 중매 결혼하여 슬하에 1남을 두고 있는 가정주부다. 결혼 직후부터 시댁에서 혼수 문제로 트집을 잡고, 현정 씨는 한다고 하는데도 맏며느리로서 할 도리를 하지 않는다고 비난하여 마음고생이 심하였다. 또 남편은 이러한 문제에 전혀 개입하지 않고 오히려 시댁 편만 들어 시댁에 갔다 오는 날엔 꼭 큰 싸움이 나곤 하였다. 현정 씨는 이혼을 할까 싶다가도 친정의 부모님과 아이를 생각하며 "내가 참자."라고 억누르면서 지금껏 지내 왔다. 5년 전 아이를 낳고 새 집으로 이사를 한 후부터는 예전 집의 먼지나 더러운 오염 물질들이 새 집으로 옮겨 온 것 같다며 불안해하기 시작하였다. 연약한 아기에게 더러운 병균이 묻어 죽을지 모른다는 생각에, 하루에 한 번씩은 온 집안을 쓸고 닦으며 청소를 하였고, 특히 더러워 보이는 물건들은 내다 버리고 새로 사기를 수십 번 하였다. 그래도 집에 뭔가 더러운 것이 있을지 모른다는 생각은 끊임없이 들었고, 남편에게 차라리 집을 내놓고 미국으로 이민을 가자고 조르기도 하였지만, 남편은 현정 씨를 이해하지 못하였다. 증상은 점차 심해져 나중에는 비닐 봉투를 손에 끼지 않고는 어면 물건도 만지지 못하였고, 혹시라도 더러운 것이 묻었다는 생각이 들면 특정 순서와 방식으로 손 씻기를 한두 시간씩 하였다. 결국 집안일을 전혀 할 수 없게 되었으며, 특히 외부의 먼지를 묻혀 들어오는 남편이 앉았던 자리, 남편이 만진 물건들에 대해서는 회피행동이 더욱 심하여 남편과도 각방을 쓰게 되었다.

강박증상과 우울감이 점차 심해지면서 이렇게는 살 수 없다는 생각에 현정 씨자의로 신경정신과에 내원하였다. 내원 당시 예일-브라운 강박척도(Yale-Brown Obsessive Compulsive Scale: Y-BOCS) 점수가 27점으로 중상 정도의 강박증상을 보였고, 벡 우울척도(Beck Depression Inventory: BDI)도 17점으로 중등도의 우울감이 동반되고 있었다. 불안 수준이 매우 높아 보여 약물치료와 병행하여 인지행동치료를 적용하기로 하였다. 증상에 대한 사례 개념화 시 '오염'에 대한 강박사고로 인한 씻기 강박행동도 있지만 그보다는 회피행동이 지나치게 만연되어 있고, 이것이 부적 강화의 형태로 강박사고-회피행동의 악순환을 유지시키고 있음이 드러났다. 하지만 현정 씨가 주변의 오염물질에 대하여 확신하는 정도가 높은 편이기에(80점), 강박사고의 적합성보다는 일단 강박행동 및 회피행동으로 인해 현재의 생활이 크게 제약되고 있다는 점을 부각시켜 노출-반응방지(ERP) 훈련을 시작하도록 하였다. 불안 위계표 상에서 가장 불안한 상황(100점)은 '남편의 방에 들어가 남편의 물건들을 몸에 문지르는 것'이었고, ERP의 시작점은 50점 정도의 불안감을 유발시키는 '손에 비닐 봉투를 끼지 않고 거실 물건 만지기'로 잡았다. ERP 시작 전 몇 차례의 이완 훈련을 거듭하여 환자 혼자서도 불안감을 조절할 수 있도록 도왔고, 치료자가 직접 모델링을 하거나 노출 훈련에 참여하여 불안감의 수위를 조절하였다. 남편과의 관계에서 스트레스가 불거질 때마다 치료가 퇴보하기도 하였지만, 전반적으로 노출 훈련에 잘 적응하여 4달 후에는 최고 불안한 상황에까지 노출이 가능하였다. 더불어 강박사고와 관련된 왜곡된 인지적 평가에 대해서도 인지치료적 개입을 하였다. 현정 씨의 경우 '위험에 대한 과도한 평가, 과도한 책임감에 대한 평가'에 대해 집중적으로 개입하면서, 최종적으로 자신의 강박사고가 "남편은 더럽다. 남편으로부터 나도 오염될지 모른다."라는 분노감과 맞닿아 있음이 드러났다. 이후 현정 씨가 남편에 대한 자신의 분노감을 인정하고, 또한 이러한 분노감과 남편이 오염되었을지 모른다는 강박사고는 별개의 것임을 수긍하면서 강박증상은 상당히 호전되었다. 넉 달 후 현정 씨의 강박증상은 Y-BOCS 12점, 우울감은 BDI 12점으로 평가되었다.

2) 사례 2: 종교적인 강박사고와 정신적 의례를 보이는 19세 남자

독실한 기독교인인 민호는 고등학교 때 반 친구에게 3개월 정도 폭행을 당하고 돈을 빼앗긴 적이 있으며 이후부터 "사람들이 나를 괴롭힐 것 같다."라며 대인관계를 회피하기 시작하였다. 시간이 지나면서 아무 일이 없는 것이 불안하다면서 자신의 손톱을 물어뜯거나 팔에 자그마한 상처를 내는 등의 자해행동을 보였고, 더불어 종교적인 단어나 심상이 떠오르면 죄책감과 불안감이 심하게 들어 특정한 행동(예: 십자가 만지기, 주변 정돈하기, 모든 행동을 멈추고 특정 자세로 심호흡하기)이나 생각(예: 주기도문 외우기, '나는 하나님을 사랑해' 반복하기)을 강박적으로 해야만 했다. 이러한 강박증상 때문에 공부를 제대로 할 수가 없어 성적은 계속 떨어졌고, 가족들은 민호가 자신의 종교적 사고에 대해 일일이 이야기하고 확인하며 사소한 일에도 짜증을 많이 내는 것 때문에 힘들어하였다.

결국 민호의 상태를 염려한 가족들이 민호를 데리고 치료 센터를 방문하였다. 치료자는 민호의 강박증상이 내면의 적대감과 공격성(다른 사람에게 화가 나거나 부정적인 생각을 품는 것)에 대한 공포심 및 죄책감과 관련되며, 이에 따라 관련 사고를 통제하고 중화시키고자 하는 제반 강박행동이 발달한 것으로 개념화하였다. 여기에 민호의 완벽주의적이고 경직된 도덕적 해석이 불안감을 더욱 증폭시킬 가능성이 있었다. 치료자는 민호가 자신의 공격적 또는 종교적 사고를 다른 사람들이 알까 불안해하며 사회적 상황에서 회피해 왔음에 착안하여 집단 인지행동치료에 민호를 참여하도록 하였다.

집단 초반에 상당히 어색해하던 민호는 점차 다른 사람들과 이야기를 나누면서 자신이나 자신의 강박증상이 비정상적이고 수치스러운 것이 아니라는 점을 알게 되었다. 자해행동과 종교적 의미의 강박증상들이 집단에 공유되고 지지를 받으면서 일차적으로 불안감이 감소되었다. 이후 각 집단원들이 작성한 불안 위계표에 따라 집단에서 할 수 있는 ERP가 계획되었다. 민호는 우선 상상노출 기법을 사용하여 머릿속으로 최대한 생생하게 종교적 심상들을 떠올리면서도 특정한 중화행동을 하지 않기로 하였다. 이후 집단원들이 동시에 민호가 두려워하는 종교적 단어들을 이야기하거나 관련 그림을 가지고 와서 보여 주는 집단노출까지도 가능하게 되었다. 민호는 ERP에 빠르게 적응하였고, 나중에는 혼자서도 대부분의 불안 상황에 스스로를 노출시키는 숙제를 해 왔다. 더불어 민호는 부정적인 자동적 사고 대신에 다른 대안적 사고(예: "내가 나에게 자비로우면 하나님도 나에게 자비로울 것이다.")를 대처 카드에 적어서 불안해질 때면 수시로 읽었고, '생각을 지나치게 중요시하는 왜곡된 평가, 도덕적 사고행위 융합, 완벽주의에 대한 왜곡된 평가'와 같은 역기능적 신념에 접근하는 인지적 기법들을 통해서도 도움을 받았다. 14회기의 집단 인지행동치료가 끝날 때 민호의 강박사고는 Y-BOCS 19점에서 8점으로 감소하였다.

6. 결 론

학습 이론은 강박증이 불안한 대상(강박사고)에 대한 회피행동이나 중화행동을 통하여 부적으로 강화되어 지속된다고 설명한다. 하지만 인지 이론은 정상적인 침투사고가 강박사고로 변질되어 가는 과정을 보다 잘 설명해 준다. 즉, 강박증에 대한 인지 이론에서는 과도한 책임감의 지각[9]이나 침투사고에 대한 파국적 오해석[13] 등이 침투사고의 현저성을 증가시키고 중화행동을 더욱 강화시킴으로써 강박증 메커니즘을 유지시킨다고 설명한다. 침투사고에 대한 오류적 평가 및 이에 영향을 미치는 역기능적 신념에는 생각을 지나치게 중요시함(사고행위 융합), 과도한 책임감, 사고 통제의 중요성, 불확실성에 대한 두려움, 완벽주의, 위협에 대한 과도한 평가 등이 있다. 중화행동은 침투적 사고의 불편감을 제거하고 예방하며 사고 자체의 내용을 바꾸기 위해 시도되는 의도적인 통제방략으로서, 최근 연구에서는 침투사고 유형에 따라 이러한 인지적 평가와 통제방략이 달라진다고 주장하고 있다. 강박증의 인지행동치료에서는 노출-반응방지 기법을 중심으로 한 행동적 전략을 통하여 강박증상을 유지시키는 중화행동 및 회피행동의 고리를 끊으며, 이와 아울러 인지적 전략을 사용하여 환자들의 왜곡된 평가 및 비합리적 신념을 수정하고 보다 융통성 있고 현실적인 평가로 대체시키도록 돕는다.

참/고/문/헌

1. Salkovskis PM, Kirk J: Obsessive-compulsive disorder. In Clark DM, Fairburn CG (Eds.), *Science and Practice of Cognitive Bhaviour Therapy*. New York, Oxford University Press, 1997, pp. 179-208.

2. Baer L, Minichiello ME: Behavior therapy for obsessive-compulsive disorder. In Jenike MA, Baer L, Minichiello WE (Eds.), *Obsessive-Compulsive Disorders: Theory and Management*. Chicago, Year Book Medical Publishers, 1990, pp. 203-248.

3. Mowrer OH: A stimulus-response theory of anxiety. *Psychol Rev* 1939; 46:553-565.

4. Mowrer OH: *Learning Theory and Behavior*. New York, Wiley, 1960.

5. Rachman S, Hodgson R: *Obsessions and Compulsions*. Englewood Cliffs, NJ, Prentice-Hall, 1980.

6. Carr AT: Compulsive neurosis: a review of the literature. *Psychol Bull* 1974; 81:311-318.

7. McFall ME, Wollersheim JP: Obsessive-compulsive neurosis: a cognitive-behavioral formulation and approach to treatment. *Cognitive Ther Res* 1979; 3:333-348.

8. Lazarus RS: *Psychological Stress and the Coping Process*. New York, McGraw-Hill, 1966.

9. Salkovskis PM: Obsessional-compulsive problems: a cognitive-behavioral analysis. *Behav Res Ther* 1985; 23:571-583.

10. Salkovskis PM: Cognitive-behavioural factors and the persistence of intrusive thoughts in obsessional problems. *Behav Res Ther* 1989; 27:677-682.

11. Beck AT: *Cognitive Therapy and the Emotional Disorders*. New York, International Universities Press, 1976.

12. Salkovskis PM: Understanding and treating obsessive-compulsive disorder. *Behav Res Ther* 1999; 37(suppl 1):29-52.

13. Rachman S: A cognitive theory of obsessions: elaborations. *Behav Res Ther* 1998; 36: 385-401.

14. Clark DM: A cognitive approach to panic disorder. *Behav Res Ther* 1986; 24:461-470.

15. Rachman S, Shafran R, Mitchell D, Trant J, Teachman B: How to remain neutral: an experimental analysis of neutralization. *Behav Res Ther* 1996; 34:889−898.

16. Freeston MH, Ladouceur R, Thibodeau N, Gagnon F: Cognitive intrusions in a non−clinical population. I : response style, subjective experience, and appraisal. *Behav Res Ther* 1991; 29:585−597.

17. Freeston MH, Ladouceur R, Thibodeau N, Gagnon F: Cognitive intrusions in a non−clinical population. II : associations with depressive, anxious, and compulsive symptoms. *Behav Res Ther* 1992; 30:263−271.

18. Freeston MH, Ladouceur R, Gagnon F, Thibodeau N: Beliefs about obsessional thoughts. *J Psychopathology Behav Assessment* 1993; 15:1−21.

19. Obsessive Compulsive Cognitions Working Group: Cognitive assessment of OCD. *Behav Res Ther* 1997; 35:667−681.

20. Clark DA: Depressive, anxious, and intrusive thoughts in psychiatric inpatients and outpatients. *Behav Res Ther* 1992; 30:93−102.

21. Purdon C, Clark DA: Obsessive intrusive thoughts in nonclinical subjects. Part II: cognitive appraisal, emotional response and thought control strategies. *Behav Res Ther* 1994; 32:403−410.

22. Reynolds M, Salkovskis PM: The relationship among guilt, dysphoria, anxiety and obsessions in a normal population: an attempted replication. *Behav Res Ther* 1991; 30: 259−265.

23. Salkovsksis PM, Harrison J: Abnormal and normal obsessions: a replication. *Behav Res Ther* 1984; 22:549−552.

24. Rachman S, de Silva P: Abnormal and normal obsessions. *Behav Res Ther* 1978; 16:233−238.

25. 이순희, 신민섭, 김중술: 책임감과 강박증상의 차별적 관련성. 한국 심리학회지 임상 2004; 23(3):697−723.

26. Salkovskis PM, Richard C, Forrester E: The relationship between obsessional problem and intrusive thoughts. *Behav Cogn Psychotherapy* 1995; 23: 281−298.

27. Rheaume L, Ladouceur R, Freeston MH, Letaret H: Inflated responsibility in obsessive compulsive disorder: validation of an operational definition. *Behav Res Ther* 1995; 33:159−169.

28. Van Oppen P, Arntz A: Cognitive therapy for obsessive−compulsive disorder. *Behav Res Ther* 1994; 32:79−87.

29. McGraw KM: Guilt following transgression: an attribution of responsibility approach. *J Pers Soc Psychol* 1987; 53:247−256.

30. Rasmussen SA, Eisen JL: Clinical features and phenomenology of obsessive−compulsive disorder. *Psychiat Ann* 1989; 19:67−73.

31. Tallis F, Rosen K, Shafran R: Investigation into the relationship between personality traits and OCD: a replication employing a clinical population. *Behav Res Ther* 1996; 34:649−653.

32. Rachman S: Obsessions, responsibility, and guilt. *Behav Res Ther* 1993; 31: 149−154.

33. Rassin E, Muris P, Schmidt H, Muris P: Relationships between thought− action fusion, thought suppression, and obsessive−compulsive symptoms: a structural equation modeling approach. *Behav Res Ther* 2000; 38:889−897.

34. Rassin E, Merckelbach H, Muris P, Schmidt H: The thought−action fusion scale: further evidence for its reliability and validity. *Behav Res Ther* 2001; 39:537−544.

35. Shafran R, Thordarson D, Rachman S: Thought−action fusion in obsessive compulsive disorder. *J Anxiety Disord* 1996; 10:379−391.

36. Lopatka C, Rachman S: Perceived responsibility and compulsive checking: an experimental analysis. *Behav Res Ther* 1995; 33:673−684.

37. Clark DA, Purdon C: New perspectives for a cognitive theory of obsessions. *Aust Psychol* 1993; 28: 161−167.

38. Clark DA, Purdon C, Wang A: The meta−cognitive beliefs questionnaire: development of a measure of obsessional beliefs. *Behav Res Ther* 2003; 41:655−669.

39. Ribot T: *Les Maladies de la Volonte*. Paris, Alcan, 1904.

40. Beech HR: Ritualistic activity in obsessional patients. *J Psychosomatic Res* 1971; 15:417−422.

41. Reed GF: *Obsessional Experience and Compulsive Behaviour: a Cognitive− Structural Approach*. Toronto, Academic Press, 1985.

42. Frost RO, Gross RC: The hoarding of possessions. *Behav Res Ther* 1993; 31:367−381.

43. Frost RO, Hartl TL: A cognitive−behavioral model of compulsive hoarding. *Behav Res Ther* 1996; 34:341−350.

44. Frost RO, Shows DL: The nature and measurements of compulsive indecisiveness. *Behav Res Ther* 1993; 31:683−692.

45. Guidano VF, Liotti G: *Cognitive Processes and Emotional Disorders*. New York, Guilford, 1983.

46. 민병배: 강박사고와 걱정: 침투사고 대처과정 및 관련 성격특성에서의 유사점과 차이점. 서울대학교 박사학위 청구논문, 2000.

47. Summerfeldt LJ, Huta V, Swinson RP: Personality and obsessive-compulsive disorder. In Swinson RP, Atony MH, Rachman S, Richter MA (Eds.), *Obsessive-Compulsive Disorder: Theory, Research, and Treatment*. New-York, Guilford Press, 1998, pp. 79-119.

48. Hewitt PL, Flett GL: Perfectionism in the self and social contexts: conceptualization, assessment, and association with psychopathology. *J Pers Soc Psychol* 1991; 60:456-470.

49. Hamachek DE: Psychodynamics of normal and neurotic perfectionism. *Psychology* 1978; 15:27-72.

50. Slade PD: Towards a functional analysis of anorexia nervosa and bulimia nervosa. *Brit J Clin Psychol* 1982; 30:169-76.

51. Foa EB, Kozak MJ: Emotional processing of fear: exposure to corrective information. *Psychol Bull* 1986; 99:20-35.

52. Costa PT, MaCrae RR: *Revised NEO Personality Inventory (NEO-PI-R) and NEO Five-Factor Inventory (NEO-FFI) Professional Manual*. Odessa, FL, Psychological Assessment Resources, 1992.

53. Watson D, Clark LA: Negative affectivity: the disposition to experience aversive emotional states. *Psychol Bull* 1984; 96:465-490.

54. Spielberger CD: Anxiety as an emotional state. In Spielberger CD (Eds.), *Anxiety: Current Trends in Theory and Research*. New York, Academic Press, 1972, pp. 10-30.

55. Freeston MH, Ladouceur R: The cognitive-behavioral treatment of obsessions. In Cavallo VE (Eds.), *International Handbook of Cognitive and Behavioral Treatment for Psychological Disorders*. Yew York, Pergamon, 1998.

56. Amir N, Cashman L, Foa EB: Strategies of thought control in obsessive-compulsive disorder. *Behav Res Ther* 1997; 35:775-777.

57. Freeston MH, Ladouceur R: What do patients do with their obsessive thoughts? *Behav Res Ther* 1997; 35:335-348.

58. Tolin DF, Abramowitz JS, Przeworski A, Foa EB: Thought suppression in obsessive-compulsive disorder. *Behav Res Ther* 2002; 40:1255-1274.

59. 원호택, 이용승: 통제방략의 차이에 따른 침투사고 통제에 관한 연구. 한국심리학회지 임상 2000; 19(4):681-696.

60. Wegner DM: Ironic processes of mental control. *Psychol Rev* 1994; 101:34-52.

61. Wells A, Davies MI: The thought control questionnaire: a measure of individual differences in the control of unwanted thoughts. *Behav Res Ther* 1994; 32:871-878.

62. Abramowitz JS, Whiteside S, Kalsy SA, Tolin DF: Thought control strategies in obsessive-compulsive disorder: a replication and extension. *Behav Res Ther* 2003; 41:529-540.

63. 이한주: 자생성 강박사고와 반응성 강박사고에 대한 평가와 통제방략의 차이. 서울대학교 석사학위 청구논문, 1999.

64. Lee HJ, Kwon SM: Two different types of obsession: autogenous obsessions and reactive obsessions. *Behav Res Ther* 2003; 41:11-29.

65. Lee HJ, Lee SH, Kim HS, Kwon SM, Telch MJ: A comparison of autogenous/reactive obsessions and worry in a nonclinical population: a test of the continuum hypothesis. *Behav Res Ther* 2005; 43:999-1010.

66. Marks IM, Stern RS, Mawson D, Cobb J, McDonald R: Clomipramine and exposure for obsessive rituals I. *Brit J Psychiat* 1980; 136:1-25.

67. Abel JL: Exposure with response prevention and serotonergic antidepressants in the treatment of obsessive-compulsive disorder: a review and implications for interdisciplinary treatment. *Behav Res Ther* 1993; 31:463-478.

68. Christensen H, Hadzi-Pavolvic D, Andrews G, Mattick R: Behavior therapy and tricyclic medication in the treatment of obsessive-compulsive disorder: a quantitative review. *J Consult Clin Psychol* 1987; 55:701-711.

69. Marks IM, Lelliott P, Basoglu M, Noshirvani H: Clomipramine, self-exposure and therapist aided exposure for obsessive-compulsive rituals. *Brit J Psychiat* 1988; 152:522-534.

70. Kasvikis Y, Marks IM: Clomipramine, self-exposure, and therapist-accompanied exposure in obsessive-compulsive ritualizers: two year follow-up. *J Anxiety Disord* 1988; 2:291-298.

71. 서울대병원 신경정신과 강박증클리닉: 강박증의 인지행동치료 매뉴얼. 미발표.

72. Hodgson R, Rachman S: The effects of contamination and washing in

obsessional patients. *Behav Res Ther* 1972; 10:111−117.

73. Freeston MH, Rheaume J, Ladouceur R: Correcting faulty appraisals of obsessional thoughts. *Behav Res Ther* 1996; 34:433−446.

74. Whittal ML, McLean PD: Cognitive behavior therapy for OCD: the rationale, protocol, and challenges. *Cogn Behav Pract* 1999; 6:383−396.

Chapter 16
난치성 강박증의 수술적 치료

김찬형

1. 서 론

강박증은 비교적 흔한 정신과 질환이며 이들 환자 중 일부는 증상이 만성화되고 악화되어서 결국은 일상생활, 직업적(학업적) 기능 그리고 사회적 활동에서 상당한 장애를 보인다.[1] 강박증의 치료는 지난 세기 동안 많은 발전이 있었다. 오늘날의 표준적인 치료는 크게 두 가지로 구분될 수 있는데 약물치료와 인지행동치료가 그것이다.

강박증의 약물치료는 주로 세로토닌의 재흡수 차단 효과에 초점을 맞추고 있는데 세로토닌의 재흡수 차단 효과가 크다고 알려진 클로미프라민(clomipramine)과 같은 삼환계 항우울제(tricyclic antidepressant)나 선택적 세로토닌 재흡수 억제제(selective serotonin reuptake inhibitor: SSRI)가 주로 사용되어 왔고 최근에는 세로토닌-노르아드레날린 재흡수 억제제(serotonin and noradrenaline reuptake inhibitor: SNRI)인 벤라팍신(venlafaxine)도 일부 환자에서 효과적인 약물로 밝혀져 사용되고 있다.[2] 인지행동치료 기법들 역시 강박증의 치료에 효과가 있는 것으로 입증되었다. 이들 중에서는 노출-반응방지(exposure and response prevention: ERP) 기법이 경험적으로 처음 확립된 기법이다.[3]

그러나 실제 강박증 환자의 경우 적극적인 약물치료와 행동치료에도 불구하고 상당수는 치료에 반응하지 않는다. 이러한 '난치성 강박증' 환자에게는 약물치료나 행동치료 이외의 다른 치료방법, 즉 수술적 방법이 도움이 될 수 있다. 이 장에서는 난치성 강박증 환자에게 시행할 수 있는 수술적 방법에 대해 설명할 것이다.

2. 난치성 강박증의 치료

1) 난치성 강박증

우울증과 불안장애에서는 관해(remission)가 궁극적인 치료목표로서 인식되지만 강박증의 경우에는 이와 같은 궁극적인 치료목표에 대한 합의가 없는 상황이다. 이는 강박증이 우울증이나 다른 불안장애에 비해 치료가 어렵고 예후가 좋지 않다는 것을 반영한다고 볼 수 있다. 지금은 강박증을 치료함에 있어서도 일정 수준 이상으로 증상이 호전되기를 기대하는 것과 같은 모호한 치료목표가 아니라 표준적인 최종 치료목표에 대한 합의가 필요한 시점이다. 이러한 합의를 위해서는 치료에 대한 반응을 기술하는 일관된 기준이 필요한데 아직까지는 이러한 기준조차 없는 상황이다. 40%에서 많게는 60%의 환자들이 세로토닌 재흡수 억제제에 잘 반응하지 않는다고 한다.[4, 5~10] 그렇다면 여기서 말하는 치료에 '반응하지 않는(non-response)'의 구체적인 의미는 무엇인가? 지금까지는 '비반응자(non-responder)', '치료저항성(treatment-resistant)' 그리고 '난치성(treatment-refractory)'과 같은 표현들이 각각 다른 의미로 사용되기도 했고 때로는 동의어처럼 사용되기도 하였다. 이처럼 치료반응에 대한 개념이 혼란스러운 상황에서 2006년, Pallanti 등은 여러 의견들을 반영하여 치료반응의 단계를 일곱 단계로 구분하고 각각의 단계에 대해 기술하였다(〈표 16-1〉).[11] 특히 '치료저항성'과 '난치성'의 개념은 자주 혼돈되어 사용되었다. 일반적으로 '치료저항성'은 한 가지의 세로토닌 재흡수 억제제를 적절하게 사용하였으나 치료에 실패한 경우를 말하고 '난치성'은 적어도 두 가지 이상의 세로토닌 재흡수 억제제를 사용한 후에도 전혀 치료에 반응을 보이지 않는 경우를 말한다.[12] '난치성 강박증'은 적어도 두 가지 이상의 세로토닌 재흡수 억제제를 사용한 후, 더 포괄적인 의미로는,

〈표 16-1〉 강박증에서 치료반응의 단계

	단계	기준
I	회복(recovery)	전혀 병이 없음. Y-BOCS 총점 8점 이하
II	관해(remission)	Y-BOCS 총점 16점 이하
III	충분한 반응 (full response)	Y-BOCS 총점이 35% 이상 감소되고 CGI 호전점수가 1 또는 2인 경우
IV	부분 반응 (partial response)	Y-BOCS 총점의 감소가 25% 이상 35% 이하인 경우
V	무반응 (non-response)	Y-BOCS 총점의 감소가 25% 이하인 경우, 또는 CGI 호전점수가 4인 경우
VI	재발(relapse)	관해되었던 환자가 3개월 이상의 적절한 치료 후에 증상이 다시 심해진 경우(CGI 호전점수가 6 또는 관해상태에 비해 Y-BOCS 총점이 25% 이상 증가한 경우)
VII	불응성(refractory)	모든 가능한 치료에도 불구하고 변화가 없거나 또는 악화된 경우

충분히 표준적인 치료를 받은 후에도 전혀 치료에 반응을 보이지 않거나 오히려 증상이 악화되는 강박증이라고 정의할 수 있다.

2) 난치성 강박증의 치료

일단 난치성 강박증이라고 판명되면 임상의는 난치성 강박증의 치료를 위한 최선의 전략은 무엇인지 숙고해야 한다. 치료저항성 강박증의 치료를 위해서는 우선 세로토닌 재흡수 억제제와 인지행동치료를 더욱 세심하고 적극적으로 시행함으로써 치료효과를 볼 수 있다. 그러나 여전히 상당수의 환자들은 세심하고 집중적인 약물치료와 인지행동치료에 치료반응이 없다. 따라서 난치성 강박증의 치료를 위해서는 다른 새로운 대안들이 요구되었고 이러한 필요성에 따라 여러 가지 다양한 대안들이 제시되었다. 이러한 대안은 크게 새로운 약물치료와 비약물적 치료로 구분할 수 있는데 우선 새로운 약물치료의 전략부터 간략히 살펴보고자 한다.

3) 난치성 강박증의 약물치료

(1) 세로토닌 노르아드레날린 재흡수 억제제: 벤라팍신

세로토닌 재흡수 억제제에 반응하지 않는 환자들을 위한 새로운 약물치료의 전략으로는 세로토닌 재흡수 억제제를 벤라팍신(venlafaxine)과 같은 세로토닌 노르아드레날린 재흡수 억제제로 교체하는 것을 들 수 있다. 2003년, Hollander 등은 세로토닌 재흡수 억제제에 치료저항성을 보인 환자들을 대상으로 벤라팍신의 치료효과에 대한 연구결과를 발표했다. 환자들은 비교적 고용량으로 치료받았으며(용량 범위 하루 37.5~375mg, 평균용량 하루 232.2mg), 치료반응(response)은 CGI 호전점수가 1 또는 2인 경우로 정의하였다. 이 연구에서는 1개 이상의 세로토닌 재흡수 억제제에 반응을 보이지 않았던 29명의 환자 중에서 22명(75.9%)이 벤라팍신에 반응을 보였고, 2개 이상의 세로토닌 재흡수 억제제에 반응을 보이지 않았던 22명의 환자 중에서는 18명(81.8%)이 벤라팍신의 치료에 반응을 보였다.[2] 이 결과는 특정 강박증 환자들은 여러 신경전달물질 시스템에 작용하는 약물에 더 잘 반응하기 때문인 것으로 생각되지만 아직까지는 이러한 결과에 대한 증거가 부족한 실정이다.

(2) 항정신병약물

난치성 강박증을 치료하는 데 있어 세로토닌 재흡수 억제제에 항정신병약물을 추가하는 것 또한 중요한 치료 전략이 될 수 있다. McDougle 등은 세로토닌 재흡수 억제제로 치료했을 때 난치성이었던 환자를 대상으로 리스페리돈(risperidone)을 추가로 사용하였다. 36명의 환자가 무작위로 배정되어, 6주간 세로토닌 재흡수 억제제와 함께 리스페리돈(N=20) 혹은 위약(N=16)을 투약받았다. 5주째가 되면서 리스페리돈을 투약받은 환자들은 위약을 투약받은 환자들보다 통계적으로 유의미한 증상의 호전을 보였다. 리스페리돈을 투약받은 18명의 환자 중에서 9명(50%)이 반응을 보였으며 위약을 투약받은 15명의 환자들은 한 명도 반응을 보이지 않았다. 맹검 기간이 끝난 후 위약을 투약받았던 14명의 환자가 리스페리돈을 투약받았는데 그중에서 7명(50%)이 치료에 반응을 보였다.[13]

(3) 정맥내투여

난치성 강박증 환자에게 클로미프라민(clomipramine)을 정맥내투여(intra-venous)했을 때 치료효과가 있었다는 보고도 있다. Koran 등은 Y-BOCS 점수가 25점 이상인 5명의 중증 강박증(4명의 난치성 강박증을 포함)에게 클로미프라민을 정맥내투여하였다. 환자들은 1주당 6일씩, 6주 내지 7주 동안 투여받았고 하루 25mg의 용량으로 시작해서 4주째에는 평균 하루 140mg을 투여받았다. 치료후, 환자들의 Y-BOCS 점수는 시작 시점보다 평균 71% 감소했고 가장 적게 반응한 경우도 26%가 감소했다.[14] 난치성 강박증 환자에게 시탈로프람(citalopram)을 정맥내투여한 연구도 있었다. Pallanti 등은 39명의 난치성 강박증 환자에게 시탈로프람을 정맥내투여했는데 연구를 마친 38명의 환자 중에서 27명(71%)이 반응을 보였으며 평균 Y-BOCS 점수는 시작시점 30.2점에서 연구가 끝날 때 22.5점으로 25% 감소했다.[15] 이들 소규모 연구결과를 보면 일부 난치성 강박증 환자의 경우 약력학적 특징으로 인해 경구약물은 효과가 없으며 정맥내투여가 효과가 있을 가능성이 제기된다. 그러나 아직 이에 대한 연구는 부족한 실정이다.

(4) 기 타

단가아민 산화효소 억제제(monoamine oxidase inhibitor: MAOI), 항경련제(anticonvulsant), 아편계약물(opiate agents)과 같은 다양한 약물이 난치성 강박증의 치료를 위해 시도되었으며 그 결과는 다양하다.[16] 최근에는 강박증에서 글루타메이트(glutamate)의 역할이 주목받고 있다. 안와전두피질(orbital frontal cortex)과 줄무늬체(striatum)는 흥분성 신경전달물질인 글루타메이트 신경분포(glutamatergic innervation)에 의해 연결되는데 따라서 글루타메이트 신경분포의 억제(inhibition)는 강박증상을 감소시킬 수 있을 것으로 기대된다. 현재는 자가수용체(autoreceptor)에 작용하여 글루타민(glutamine)의 위상성 분비(phasic release)를 억제시키는 N-glu-R2 효현제(agonist)에 대한 연구가 진행 중에 있다. serotonin-1D(5-HT1D)가 강박증의 증상과 관련이 있다는 증거도 있는데.[17] 현재 이러한 serotonin-1D가설을 이용한 새로운 약물도 개발 중이다.

4) 난치성 강박증의 비약물적 치료

여러 가지 약물치료를 시도한 후에도 치료반응이 없는 경우라면 비약물적 치료 전략을 고려해야 한다. 이런 경우에 전기경련요법(electroconvulsive therapy: ECT), 반복적 경두개자기자극술(repetitive transcranial magnetic stimulation: rTMS), 미주신경자극술(vagal nerve stimulation: VNS)이 시도되어 왔고 그 외에도 신경외과적 치료법들, 즉 속섬유막절개술(capulotomy), 띠이랑절개술(cingulotomy) 등과 같이 병소(lesion)을 만드는 수술과 최근에는 심부뇌자극술(deep brain stimulation: DBS)이 시도되었다.

우울증과 같은 정신과적 질환에서 효과적으로 사용되어 왔던 전기경련요법(ECT)은 강박증의 치료에서는 거의 효과가 입증되지 못했다. 강박증을 동반한 우울증 환자에게는 유용성이 보고된 바 있었지만 그것이 강박증상에 두드러지게 더 큰 영향을 미쳤던 것 같지는 않다.[2] 우울증의 치료에 주로 사용되어 온 반복적 경두개자기자극술도 난치성 강박증 환자에게 시도되어 왔다.[18] Greenberg 등은 우뇌의 외측 전전두엽(lateral prefrontal)에 반복적 경두개자기자극술을 시행했을 때, 시행 후 8시간 동안 유의미한 정도의 강박행동의 감소가 관찰되었지만 강박사고의 감소는 유의미하지 않았다고 보고하였다.[19] 다만 반복적 경두개자기자극술은 강박증과 관련된 신경회로들(neurocircuitries)을 규명하는 데 있어서 그 역할이 주목된다. 미주신경자극술 역시 주로 우울증의 치료를 위해 사용되어 왔지만 강박증의 치료를 위해서도 시도되었다. 강박증의 치료에서 미주신경자극술의 효과는 일관되지 않으며 추가적인 연구가 필요한 상황이다.[16] 그 외에도 속섬유막절개술과 같이 병소를 만드는 수술들이 시도되어 왔으며, 최근에는 심부뇌자극술과 같은 신경외과적 시술이 난치성 강박증의 치료를 위해 도입되어 시도되고 있다. 다음에서는 난치성 강박증의 치료를 위한 신경외과적 치료법에 대해 자세히 살펴보겠다.

3. 정신외과적 치료의 역사

정신질환자들의 치료를 위한 최초의 신경외과적 접근은 Egas Moniz에 의해 기술된 사례에서 볼 수 있다.[20] 1940년대와 1950년대에는 다른 치료적 대안이 없었기 때문에 때때로 무분별하게 느껴질 만큼 이러한 수술적 치료법이 많이 시도되었다. 당시 신경외과 센터에서는 전전두엽백질절개술(pre-frontal leucotomy)을 많이 시행하였는데 그러한 시술의 결과로 성격의 변화나 전두엽 기능장애(frontal lobe dysfunctions)가 발생하는 것은 일반적인 일이었다. 그러던 중 효과적인 약물이 출현하고 점차 수술의 부정적인 효과에 대한 여론의 압력이 거세지면서 정신외과(psychosurgery) 시술은 격감하게 되었다.

1947년은 최초의 정위적 신경외과술(stereotactic neurosurgery)이 발전하기 시작한 해였다. 당시 정위적 신경외과술은 수술 후에 발생하는 부작용과 합병증을 상당 부분 감소시킬 수 있는 획기적인 시술이었다. 이후로 세계 곳곳의 센터들은 다양한 정위적 신경외과술을 발전시키기 시작했다. 미국에서는 1947년, Spiegel 등에 의해 앞쪽 띠이랑절개술(anterior cingulotomy)이 발전하기 시작하였고 스웨덴에서는 1967년, Ballantine 등에 의해 속섬유막절개술[21]이 시작되었으며 후에 영국과 호주에서는 꼬리핵 아래 신경로절단술(subcaudate tractotomy)[22]과 변연계백질절개술(limbic leucotomy)[23]이 발전하였다. 이후에 Leksell 등에 의해 코발트-60(cobalt-60) 동위원소(radioactive isotope)로 빛을 내는 감마선 빔(gamma rays beams)으로 속섬유막(internal capsule)에 초점을 맞춤으로써 속섬유막절개술 병소(capsulotomy lesion) 부위를 시뮬레이션 할 수 있게 되었다.[24] 근래에 들어서는 앞쪽 내측 창백핵절개술(anteromedial pallidotomy)을 동반한 외측 중앙 시상절개술(lateral central thalamotomy)과 같은 수술법이 연구되고 있다.[25]

지난 20년 동안 정신장애(mental disorders), 특히 강박증의 치료에서 신경외과술이 가지는 중요성이 새롭게 조명되고 있다. 많은 환자들이 기존의 치료법에 반응을 보이지 않았고 정위적 시술이 도입되면서 문제가 되었던 부작용이나 합병증을 획기적으로 줄일 수 있는 계기가 마련되었기 때문이다. 최근에는 심부뇌자극술(deep brain stimulation)과 같은 가역적인 시술이 시행되고 있으며 감마나이프 방사선 수술(gamma-knife radiosurgery)을 이용하면 두개골을 열지 않고도 수술이 가능하게 되었다.

4. 정신외과적 치료의 이론적 근거

1) 강박증의 뇌영상 연구

정신외과적 수술(psychosurgery)의 이론적인 근거를 이해하기 위해서는 강박증의 신경생물학에 대한 이해가 선행되어야 한다. 강박증의 신경생물학을 이해하기 위해서 전산화 단층촬영(CT), 자기공명영상(MRI) 등의 구조적 영상기술뿐만 아니라 양전자 방출 단층촬영(PET), 단일광자 단층촬영(SPECT), q-뇌파검사(q-EEG)와 같은 기능적 영상기술을 이용하여 많은 연구들이 시행되었다. 이러한 연구를 통해 강박증 환자는 안와전두피질(orbitofrontal cortex)과 꼬리핵(caudate nucleus)에서 대사율이 증가한다는 사실이 꾸준히 보고되어 왔고[26, 27] 띠피질(cingulate cortex)에서의 혈류 증가도 보고되고 있다.[28]

이상의 소견들이 이들 부위가 강박증의 병태생리와 관련되어 있다는 점을 시사하는데 만약 이러한 점이 사실이라면 강박증 환자를 적절히 치료한다면 이들 부위에서 어떠한 변화가 있을 것이라는 예측도 가능하게 된다. 실제 강박증 환자에게 적절한 약물치료 혹은 인지행동치료를 시행하면 이들 부위의 대사율이 정상화되거나 감소된다고 보고한 연구들이 있으며[26, 29] 정신외과적 수술치료에서도 유사한 결과가 보고되었다. Mindus 등은 5명의 강박증 환자를 대상으로 치료 전과 속섬유막절개술 후에 일정기간마다 추적관찰하면서 양전자 방출 단층촬영을 시행하였다. 이들은 1년 후에 당 대사의 절대치가 유의미한 정도로 감소함을 보고하였는데 이는 국소적 뇌 대사의 감소가 속섬유막절개술에 의한 증상의 호전과 관련되어 있음을 보여 주는 것이다. 특히 안와전두피질(orbitofrontal cortex)과 꼬리핵(caudate nucleus) 간의 상관성이 치료 전과 후에 다르게 나타난다는 결과는 이들 부위 간의 기능적 불균형이 강박증의 병인에 중요한 역할을 하고, 이러한 기능적 불균형이 적절한 치료를 통해 회복될 수 있음을 보여 주는 것이다.

2) 강박증의 신경 모델

(1) 강박증의 뇌영상 연구

강박증의 정신외과적 치료의 근거를 이해하기 위해서는 강박증의 병인과 관련된 신경구조(neuronal architecture)를 이해할 필요가 있다. 이 부분에 대해서는 이전 장들에서 자세히 언급되었다.

피질-줄무늬체-시상피질 고리(cortico-striato-thalaomocortical loop: CSTC)는 정신과적 질환의 발병기전과 밀접한 관련이 있는 것으로 알려져 있는데 특히 강박증의 증상 형성 및 치료반응에 있어서는 분명한 관련성이 확인되고 있다. 현재에는 많은 기존의 연구들을 통해서 강박증의 병인을 이루는 신경구조(neuronal architecture)를 구성해 볼 수 있게 되었고 이러한 신경해부학적 이해를 통해서 강박증 환자에 대한 정신외과적 수술의 이론적 근거를 가지게 되었다.

하나의 해부학적 및 생리학적인 결함만으로 강박증의 모든 병인을 충분히 설명할 수 있는 그런 강박증의 신경 모델을 구성하는 것은 불가능하다. 그보다는 몇몇 신경회로들 사이에서의 조절이상(dysregulation)이 강박증의 병인과 관련되는 것으로 생각된다. 이러한 다회로 모델(multicircuit model)에 따르면 발병의 일차적인 기제는 내쪽시상핵(medial thalamic nuclei), 등쪽 내쪽 시상핵(dorsomedial thalamic nuclei), 앞쪽 시상핵(anterior thalamic nuclei), 안와전두피질(orbitofrontal cortex), 앞쪽 띠피질(anterior cingulate cortices) 내에 있을 수도 있

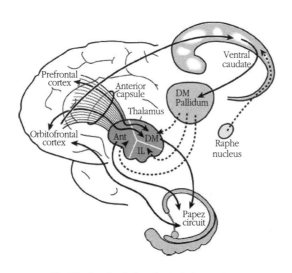

[그림 16-1] 강박증과 관련된 신경회로

고 이들 상호 간의 신경활동을 조절하는 바닥핵/변연계줄무늬체회로(basal gan-glia/limbic striatal circuits)의 조절이상(dysregulation) 때문일 수도 있다.[30~32]

(2) 강박증 신경 모델의 구성요소

강박증의 신경 모델(neuronal model)은 세 가지 구성요소를 가진다. 첫 번째 요소는 안와전두엽과 전전두엽에서 속섬유막 전지(anterior limbs of the internal capsule)를 경유하여 배쪽 내쪽 시상핵(dorsomedial thalamic nuclei)에 이르는 상호적 양적 되먹임 고리(reciprocal positive feedback loop)를 포함하는 것이다. 이때 피질시상 투사(corticothalamic projection)는 주로 글루탐산염(glutamate)과 아스파라진산염(aspartate)에 의해 매개되는 흥분성(excitatory)이다. 상호적(recip-rocal) 시상피질 투사(thalamocortical projection)의 신경전달물질에 대해서는 추가적인 연구가 필요한 상황이지만 주로 흥분성인 글루탐산염이 관련될 것으로 생각된다.[30, 33]

두 번째 구성요소는 안와전두엽, 전전두엽, 배쪽 꼬리핵(ventral caudate), 등쪽 내쪽 창백핵(dorsomedial pallidum), 앞쪽 시상핵(anterior thalamic nuclei) 그리고 등쪽 내쪽 시상핵(dorsomedial thalamic nuclei)을 포함하는 것이다. 배쪽 줄무늬체(ventral striatum)로부터 등쪽 내쪽 창백핵(dorsomedial pallidum)으로의 투사는 감마아미노부티릭산(r−aminobutyric acid)과 P 물질(substance P)을 비롯한 다양한 신경전달물질을 포함하는 반면에, 등쪽 내쪽 창백핵을 경유하여 시상으로 향하는 출력(output)은 거의 전적으로 감마아미노부티릭산(r−aminobutyric acid)에 의해 매개되는 억제성(inhibitory)이다. 이 구성요소는 전술한 흥분성 양적 되먹임 안와전두엽 시상 고리(excitatory positive feedback orbitofrontal thala-mic loop)를 조절하는 역할을 한다. 이 구성요소의 또 다른 중요한 부분은 중뇌(midbrain)의 등쪽 솔기핵(dorsal raphe nuclei)으로부터 배쪽 줄무늬체(ventral striatum)로의 억제성(inhibitory)의 세로토닌성 투사(serotonergic projection)다.

세 번째 구성요소는 변연계와 파페즈 회로(the circuit of Papez)를 포함한다. 강박증의 많은 현상은 불안장애와 많은 공통점이 있으며 강박사고 및 강박행동이 환자의 감정적인 상태에 미치는 다양한 영향은 강박증의 또 다른 중요한 측면이다. 강박증 모델에서는 등쪽 내쪽 시상핵(dorsomedial thalamic nuclei)과 안와전두엽을 통해서 파페즈 회로로 향하는 수많은 연결이 있고 앞쪽 띠피질(anterior cingulate cortex)로부터 줄무늬체(striatum)의 측중격핵(nucleus accumbens)으로 연결되는 수많은 투사(projections)가 있다. 이러한 연결은 강박증의 불안 및 감정 적인 요소와 관련될 수 있다.

3) 정신외과적 치료의 이론적 근거

강박증의 신경모델을 고려해 볼 때 강박증의 증상은 상호적인 흥분성 전두시상 신경경로(reciprocally excitatory frontothalamic neuronal pathway)가 줄무늬체창 백핵시상(striatopallidothalamic) 활동에 의해 부적절하게 억제 및 조절되는 상황 에서 양적 되먹임 고리(positive feedbackloop)에 탈선(aberrance)이 생겨남으로써 발생하는 것으로 생각된다. 따라서 강박증의 증상은 줄무늬체창백핵시상의 활동 이 비정상적으로 감소되는 경우나 혹은 안와전두시상(orbitofrontothalamic) 활동 이 비정상적으로 증가하는 상황에서 나타날 것이라 예상할 수 있다. 역으로 생각 해 보면 조절 고리(modulating loop)의 기능을 증가시키거나 흥분 고리(excitatory loop)의 기능을 감소시킬 수만 있다면 강박증의 증상은 호전될 것이라 기대할 수 있다. 또한 파페즈 회로를 조절할 수만 있다면 강박사고 혹은 강박행동이 환자의 감정상태에 미치는 효과도 제거할 수 있을 것이다.

전술한 내용을 근거로 하여 다양한 정신외과적 시술이 가능하며 실제로 시행되 고 있다. 전두엽/줄무늬체/창백핵/시상전두엽회로는 속섬유막 전지를 경유하는 데 속섬유막절개술(capsulotomy)은 바로 이 부위를 목표 부위로 한다. 이 외에도 띠이랑절개술,[31, 34] 꼬리핵 아래 신경로절개술(subcaudate tractotomy),[35] 변연계 백질절개술(limbic leukotomy)[36]이 시행되었는데 정도의 차이는 있더라도 모두 강 박증 증상을 호전시켰다. 결론적으로 해부학적 치료목표 부위는 다르지만 기능적 목표 부위는 동일할 수 있으며 또한 특정한 뇌 부위의 병소가 다른 부위에도 영향 을 줄 수 있다.

5. 정신외과적 수술의 종류

아직까지는 난치성 강박증에 대해 정신외과적 치료프로그램을 시행하고 있는 병원은 소수이고 이를 시행하는 병원이라고 해도 단지 한 가지의 특정한 수술만을 하는 경우가 많다. 모든 시술이 정위적 시술법(stereotactic intervention)을 이용하고 있지만 여러 방법 간의 장단점을 비교하여 가장 좋은 수술방법을 선택하는 경우는 드물고 대체로 각 병원의 전통에 따라 수술법을 결정하는 경우가 많다. 어떤 수술법이 가장 효과적인지에 대한 연구는 최근까지도 부족한 상황이다. 다음에서 각각의 수술방법에 대해 간략히 살펴보고자 한다.

1) 앞쪽 속섬유막절개술

앞쪽 속섬유막절개술(anterior capsulotomy)은 스위덴에서 Leksell, 프랑스에서 Talairach에 의해 발전하기 시작했고 1949년 이후로 난치성 정신질환의 치료에 사용되어 왔으며 일반적으로 여러가지 수술방법 중에서 가장 표준적인 방법으로 인정받고 있다. 이것은 속섬유막 전지의 부위에 양측성으로 병소를 만드는데 이를 통해 중앙 등쪽 시상(middledorsal thalamus), 안와전두피질, 무릎 아래 앞쪽 띠이랑(subgenual anterior cingulate)를 상호연결(interconnection)하는 신경섬유가 잘려진다.[32] 따라서 수술을 통해 주로 차단되는 경로는 꼬리핵 아래 신경로절개술(subcaudate tractotomy)과 같이 안와전두엽시상회로(orbitofrontalthalamic pathway)다. 수술 후에 두통을 호소하는 경우는 드물지만 1주일 정도 피로감(fatigue)을 호소하는 경우가 있다. 수술 후, 2~3개월 정도 주도성(initiative)이나 정신적 욕구(mental drive)의 감소를 호소하는 경우도 있다. 이러한 증상들은 수술 시에 만든 병소(lesion) 주변으로 부종이 생겼기 때문으로 생각되고 3개월이 지나면서 서서히 수술 전 수준으로 회복된다. 임상적인 판단 하에 2차 수술(second capsulotomy)을 시행할 수 있는데 최근의 한 전향적 연구에 의하면 앞쪽 속섬유막절개술을 시행받은 22명의 환자 중, 7명이 2차 수술을 받았고 그중 4명이 증상의 호전을 보였다고 한다. 2차 수술 후 증상이 호전된 환자들은 1차 수술에서 좋은 반응을 보였으나 3~4개월 후에 재발한 환자였다. 재발시기는 수술 후 병소 주변의 부종이 사라지는 시기와 관련이 있는데 이러한 점을 고려해 볼 때, 1차 수술 이후 재발하게 되는 원인은 수술한 부위(site), 양(volume), 형태(configuration)가 적당하지 못한 것과 관련이 있을 것으로 생각된다.

2) 앞쪽 띠이랑절개술

띠이랑(cingulate gyrus)에 시행한 수술의 역사는 1940년대까지 거슬러 올라가지만 1967년, Ballantine이 현대적인 정위적 시술을 처음으로 도입하였다. 이후로는 강박증뿐만 아니라 불응성 통증(intractable pain), 주요우울장애(major depressive disorder), 비강박적 불안장애의 치료에도 많이 사용되어 왔다.[37] 이 방법은 전두엽피질로부터 파페즈 회로나 변연계로 가는 중간 통로 역할을 하는 양측 앞쪽 띠이랑(anterior cingulum)을 목표 부위로 한다. 환자에게 줄 수 있는 치료적 이득에 비해 부작용 및 합병증이 상대적으로 적기 때문에 비교적 안전한 수술방법으로 알려져 있어 속섬유막절개술과 함께 비교적 흔히 사용되는 수술법이며, 하버드 의대를 중심으로 활발하게 연구되고 시술되었다.[38, 39] 이 수술은 전신마취뿐만 아니라 국소마취하에서도 시행할 수 있고 병소를 확장시키기 위한 2차 수술이 필요한 경우에도 비교적 쉽게 안전하게 시행할 수 있다는 장점이 있다. 1990년, Chiocca 등은 전세계에서 시행된 강박증 환자를 대상으로 한 띠이랑절개술의 수술성적을 분석했는데 그 결과에 의하면 띠이랑절개술의 강박증 환자에 대한 수술 성공률은 약 50%였다. 우리나라에서는 연세의대 강박증클리닉에서 1998년부터 앞쪽 띠이랑절개술을 시행해 왔다. 14명의 난치성 강박증 환자를 대상으로 앞쪽 띠이랑절개술을 시행한 후 1년간 추적 조사한 결과에서 6명 (43%)이 Y-BOCS 점수가 35% 이상 호전을 보인 치료반응군으로 분류되었고 나머지 8명의 환자들도 상당한 정도의 증상 호전을 보였다. 대상 환자들에게서 부작용은 거의 관찰되지 않았고 일부의 인지기능장애도 수술 후에 점차 호전되는 양상을 보였으며 이는 강박증의 호전에 기인된 것으로 생각된다.[40]

3) 꼬리핵 아래 시상로절개술

꼬리핵 아래 시상로절개술(subcaudate tractotomy)은 1965년, Knight에 의해 런

던에서 발전하기 시작했는데 수술 후 경련과 인지적, 인격적 장애를 최소화하면서 우울, 불안 및 강박증상을 완화시키기 위해 고안되었다. 소위 무명질(substantia innominata)로 알려진 꼬리핵의 두부(head of caudate)의 바로 아래쪽에 위치한 백색질(white matter)을 목표 부위로 한다. 안와전두피질, 무릎 아래 앞쪽 띠이랑(subgenual anterior cingulate), 줄무늬체(striatum), 시상(thalamus)을 포함하는 상호 간의 연결을 절단하고 편도체(amygdala)로부터 안와전두피질과 무릎 아래 앞쪽 띠이랑으로 향하는 신경섬유에도 영향을 주는 것으로 알려져 있다.[31] 우울증이 가장 흔히 시술되는 질환이었고 강박증을 포함한 불안장애 환자에게도 시술되었다.

4) 백질절개술

앞서 언급한 다른 수술들이 하나의 해부학적 구조를 목표로 한 것이라면 백질절개술(leukotomy)은 두 개의 다른 구조에서 시술하게 된다. 변연계백질절개술(limbic leucotomy)이라는 이름으로 1973년, Kelly 등에 의해 영국에서 발전되기 시작했는데 이것은 띠이랑절개술과 꼬리핵 아래 시상로절개술을 동시에 시술하는 것과 유사하다. 즉, 꼬리핵 아래 시상로절개술을 통하여 안와전두엽시상회로(orbitofrontothalamic pathway)를 차단하고 띠이랑절개술을 통하여 파페즈 회로의 결절 부위(nodal point)를 차단하게 된다. 강박증상과 그 밖의 불안증상에도 영향을 주어 치료효과를 극대화할 수 있다는 장점이 있다. 1980년, Kelly의 보고에 의하면 이 수술을 받은 49명의 환자 중에서 20개월 후에 89%의 환자가 증상의 호전을 보였다고 한다. 2001년, Sachdev 등은 안와 내측 백질절개술(orbito-medial leucotomy)이 시행하였는데 이는 양측 안와 내측 피질(orbitomedial cortex) 상부의 전두엽 피질을 국소적으로 절제하는 방법이다.[41] 이들은 이 방법이 기존의 방법에 비해 안전한 시술이라고 보고하였으나 시행 사례가 적어 더 많은 연구가 필요한 상황이다.

5) 앞쪽 내측 창백핵절개술을 동반한 외측 중앙 시상절개술

가장 최근에는 '앞쪽 내측 창백핵절개술을 동반한 외측 중앙 시상절개술(lateral central thalamotomy with anteromedial pallidotomy)'도 시도되고 있고 있는데 이것은 시상의 외측 중앙핵의 후반부(posterior part)와 창백핵(globus pallidus)의 앞쪽 내측 부분에 병소를 만드는 것이다. 이 시술의 목적은 시상피질(thalamocortical) 활성을 정상화시키는 것이다. 2003년, Nuttin 등이 발표한 연구결과가 유일한 것인데 그 연구는 강박증을 포함하여 정신과적 동반이환을 가진 8명의 환자들을 대상으로 한 것이었다.[42]

6) 감마나이프 수술

최근에는 감마나이프 수술(gamma knife surgery)을 이용해 띠이랑절개술과 속 섬유막절개술이 시행되었고 이러한 감마나이프 수술법은 비침습적이라는 장점 이 있다. 하지만 정신외과적 수술의 경우는 일반적인 수술과 달리 정상 조직에 병 소를 만들어야 하고 또한 신경세포가 아닌 회로에 병소를 만들어야 한다는 차이 점이 있다. 따라서 정신외과적 수술을 위해 감마나이프 수술법을 이용하는 경우 에는 상당한 양의 방사선을 조사하여야 하고 더욱이 수술의 성적을 높이기 위해 서는 병소의 크기를 양측으로 크게 만들어야 하는 경우가 많기 때문에 이에 따라 2차적인 주위의 생체조직이 손상되어 다양한 합병증이 발생할 수도 있다. 따라서 감마나이프 수술을 이용한 정신외과적 수술을 실제적으로 임상에 적용하기 위해 서는 추가적인 연구가 필요하다.

6. 정신외과적 수술의 효과와 부작용

1) 정신외과적 수술의 효과

난치성 강박증 환자에서 정신외과적 수술이 효과가 있는 것이냐에 대한 논란이 있어 왔다. 과거의 많은 보고들은 대부분의 경우가 방법론적으로 근본적인 문제 를 안고 있었는데 대부분의 연구가 후향적 연구였다. 또한 타당도와 신뢰도가 높 은 평가도구를 이용하여 평가하지 못했으며 진단기준은 연구가 진행되고 있는 도중에도 바뀌어 왔다. 뿐만 아니라 환자의 선정과 치료에 직접 참여한 의사들이 치료결과를 직접 평가함으로써 발생하는 편견오차 역시 중요한 문제점이었고,

거짓 수술(sham surgery)은 윤리적으로 수용할 수 없다는 문제점이 있어서 이러한 연구는 한계가 있었다. Dougherty 등은 띠이랑절개술을 받은 44명의 난치성 강박증 환자를 전향적으로 장기 추적하였고 이들 중 32%(14명)가 치료에 반응하였으며 부분적으로 반응한 경우까지 포함하면 45%(20명)에 이른다고 하였다. 9명(20%)에서 부작용이 관찰되었고 기억감퇴 2명, 기력감퇴 1명, 뇌부종 1명, 배뇨장애 3명, 경련 1명이었으며 1명은 자살을 하였는데 8년간 우울증을 앓았던 환자가 띠이랑절개술을 시행받은 지 5년이 지난 후에 자살한 경우였다.[34] 연세의료원 강박증클리닉에서 띠이랑절개술을 받은 14명의 난치성 강박환자들을 1년 후 평가했을 때는 6명(43%)이 치료에 반응하였고 1명에서 뇌부종이 있었는데 일시적인 두통, 불면 등의 경미한 부작용이었고 이러한 부작용들은 수술 후 4개월 내에 호전되었다.[40] Lopes는 여러 정위적 수술의 치료효과와 부작용에 대해 평가하면서 띠이랑절개술, 속섬유막절개술, 꼬리핵 아래 신경로절개술, 변연계백질절개술, 앞쪽 내측 창백핵절개술을 동반한 외측 중앙 시상절개술은 각각 27~57%, 56~100%, 33~67%, 61~69%, 62.5%의 수술 후 전반적인 향상을 보인다고 하였다. 그렇지만 어떠한 수술법도 다른 수술보다 임상적으로 더 뛰어나다고 말할 수 있을 만큼의 통계적 유의성을 가지지는 못한다고 하였다. 또한 속섬유막절개술로 인한 증상의 악화는 기술된 적이 없었으며 띠이랑절개술, 꼬리핵 아래 시상로절개술, 변연계백질절개술은 각각 7~30%, 0~5%, 6~13%에서 증상의 악화를 보였다.[43]

2) 정신외과적 수술의 부작용

정위적 신경외과적 수술은 뇌를 노출시키는 개방적 신경외과적 수술(open neurosurgery)보다 부작용과 합병증이 훨씬 적다. 흔히 볼 수 있는 신경과적 부작용으로는 수술 후 경련을 들 수 있다. 대개는 일시적인 경련(isolated convulsion)이어서 지속적인 항경련제의 사용은 필요하지 않다. 비교적 사소한 신경과적인 문제로는 섬망과 두통을 들 수 있다. 드물기는 하지만 띠이랑절개술에서 뇌내 출혈(intracranial hemorrhage)이 보고되기도 했다. 또한 수술 후 일시적인 경조증과 조증의 사례가 보고되었다.[40, 43]

방사선수술에 대해서 가장 보편적인 부작용은 뇌부종이었는데 이런 환자들은 주로 두통을 호소하였으나 덱사메사손에 잘 반응했다. 또한 비대칭적으로 꼬리핵 경색(caudate nucleus infarct)을 보고하는 경우도 있었다. 두개골을 열 필요가 없기 때문에 뇌내 출혈, 감염 등은 예방할 수 있다. 앞쪽 내측 담창구절개술을 동반한 외측 중앙 시상절개술에 대한 수술 후 부작용 혹은 합병증에 대한 언급은 없었다.[35] 자살률은 수술한 사례에서 속섬유막절개술은 1.1%에서 변연계백질절개술은 3.2%였다. 하지만 이러한 수술을 받은 사람 중에는 이전에 자살사고 및 자살시도의 기왕력이 있는 사람이 포함되어 있었던 점을 염두에 두어야 할 것이다. 특히 난치성 강박증으로 수술적 치료를 받은 환자는 수술적 치료를 마지막 치료 방법으로 생각하는 경향이 있기 때문에 치료가 실패한 경우 매우 절망적이라고 느낄 수 있다. 따라서 수술 전 및 수술 후에 환자의 심리상태를 잘 파악하고 치료해야 환자의 자살 및 극단적인 행동을 방지할 수 있다. 한편, Lopes 등은 382가지 사례 중에서 신경외과적 합병증으로 사망한 경우는 꼬리핵 아래 시상로절개술을 시행한 단지 한 사례였다고 보고하였다.[43]

정위적 수술은 대단히 드물기는 하지만 기억력, 집중력 장애 및 논리적 행위(logical performance)의 장애를 초래할 수 있다. 일반적으로 관찰되는 신경인지적 결핍(deficit)은 특정 신경심리검사(neuropsychological tests)에 특이적이며 심각한 인지기능 손상은 초래하지 않는다. 또한 이러한 변화들 중 상당수는 장기간 추적관찰하는 동안 지속적으로 유지되지도 않는다. 인격의 변화가 존재한다면 이른바 전두엽 증상(frontalization symptoms)이라 불리는 것이 나타난다. 가장 흔하게 나타나는 양상은 속섬유막절개술, 꼬리핵 아래 시상로절개술, 변연계백질제거술에서 관찰되는 무감동증인데 대략 0.3%~9.9%에서 관찰된다. 변연계백질제거술에서는 정신속도의 둔화(mental slowing)가 4.6%, 꼬리핵아래시상로절개술에서는 짜증(irritability)이 3.1%에서 관찰된다. 주로 변연계백질제거술에서 공격적 행동(aggressive behavior)이 1.8%에서, 환자의 0.3%~3.3%가 행동상 통제의 결여(behavioral lack of inhibition)를 보였다. 방사선수술(capsulotomy)과 관련하여서는 현재까지 신경심리(neuropsychological) 혹은 인격(personality)검사에서 특별한 문제는 기술되지 않았다.

7. 심부뇌자극술

1) 심부뇌자극술

앞서 언급한 바와 같이 정위적 신경외과적 수술(stereotactic neurosurgery)은 뇌를 노출시키는 개방적 신경외과적 수술(open neurosurgery)보다는 부작용과 합병증이 훨씬 적다. 하지만 병소를 만드는 정신외과적 수술은 본질적으로는 비가역적인 수술이므로 가능성이 많이 줄어들기는 했지만 영구적인 신경과적 혹은 정신과적 이환의 가능성은 여전히 있는 셈이다. 따라서 병소를 만드는 정신외과적 수술을 통해서 난치성 강박증을 치료하는 것이 정당한가에 대해서는 여전히 논란의 여지가 있다. 따라서 병소를 만드는 정신외과적 수술과 같은 치료효과를 기대할 수 있으면서도 영구적으로 신경과적 혹은 정신과적 이환의 가능성을 피할 수만 있다면 매우 바람직한 치료방법이 될 것이다.

그런데 일정 수준에서 전류(electrical currents)로 목표 조직을 자극하면 조직 손상은 초래하지 않으면서 병소를 통해 얻을 수 있는 치료효과와 비슷한 결과를 얻을 수 있다는 사실이 밝혀졌다.[44, 45] 이러한 사실에 근거하여 이식할 수 있는 자극시스템(implantable stimulation system)이 발달할 수 있었는데 이러한 자극 시스템은 영구적인 신경과적 혹은 정신과적 이환의 가능성을 피할 수 있었기 때문에 정신외과적 수술이 효과적이라고 알려져 있지만 비가역성 때문에 사용이 제한될 수밖에 없었던 여러 신경과적 질환들을 치료하기 위한 치료적 대안이 될 수 있었다. 몇몇 난치성 운동장애(movement disorder)에서 시상(thalamus)과 바닥핵(basal ganglia)을 목표 조직으로 한 고주파(high-frequency) 심부뇌자극술(deep brain stimulation)은 효과적인 치료 기술로 받아들여지게 되었는데 본태성 진전(essential tremor)과 파킨슨병(Parkinson disease)에서의 심부뇌자극술의 적용에 대한 연구들은 안전하면서도 신경외과적 손상을 이용한 수술적 치료와 비슷한 치료효과를 보여 주었다.[46, 47] 뿐만 아니라 최근에는 다른 신경과적 질환과 정신과적 질환, 즉 근긴장이상증(dystonia),[48, 49] 간질(epilepsy),[50] 강박증(obsessive-compulsive disorder), 우울증(depression), 그리고 뚜렛 증후군(Tourette's syndrome)의 영역에 이르기까지 그 적용범위가 넓어지고 있다.

2) 심부뇌자극술의 증례들

심부뇌자극술은 고주파 전류(high-frequency current)를 통해 자극된 조직으로부터의 신경 홍분의 방출을 감소시키고 비동조화(desynchronization)시킨다. 이때 조직에 병소를 만들지 않기 때문에 훨씬 더 폭넓게 받아들여져 임상적으로도 다양하게 적용되어 왔다.[51] 이러한 경험에 바탕을 두고 많은 연구기관에서는 난치성 강박증의 치료를 위해 병소를 만드는 신경외과적 수술을 대신하여 심부뇌자극술을 연구하기 시작하였고 이미 상당수의 증례들이 보고되었다.

1999년, Nuttin 등은 오랫동안 치료저항성을 보인 4명의 강박증 환자에서 속섬유막절개술을 대신하여 속섬유막 전지에 만성뇌자극을 시행하였고 이 중 3명에서 어느 정도의 치료적 효과가 있음을 보고하였다.[52] Nuttin 등은 또한 2003년, 장기추적(long-term follow up) 결과를 보고하였는데 심부뇌자극술을 시행한지 21개월이 지난 후에도 강박증의 핵심 증상들은 감소되어 있었다. 또한 기능적 자기공명영상(functional magnetic resonance imaging)과 양전자 방출 단층촬영(positron emission tomography)을 통해 심부뇌자극술이 국소 뇌 활성(regional brain activity)의 변화를 가져온다고 보고하였다.[42] 그 이외에도 강박증 환자에서 속섬유막 전지에 심부뇌자극술을 시행한 결과가 보고되었는데 2003년, Gabriels 등은 3명의 난치성 강박증 환자 중 2명에서 뚜렷한 증상의 호전을 보고하면서 심부뇌자극술이 강박증의 병태생리에 중요한 치료적 이점을 가질 뿐만 아니라 관찰기간 동안 어떠한 해로운 부작용도 없었음을 보고하였다.[53] 같은 해 Anderson 등도 유사한 결과를 보고하였다.[54]

2003년, Sturm 등은 4명의 중증 강박/불안장애 환자들에서 측중격핵(nucleus accumbens)의 껍질 지역(shell region)에 심부뇌자극술을 시행한 결과 3명에서 유의미한 증상의 호전이 있었음을 보고하였다. 이 보고에서 이러한 임상적인 결과와 심부뇌자극술을 시행하는 동안 촬영된 양전자 방출 단층촬영 연구를 토대로 측중격핵(nucleus accumbens)이 편도체(amygdala), 바닥핵(basal ganglia), 중심부변연계의 도파민계(mesolimbic dopaminergic areas), 내측 등측 시상(mediodorsal thalamus) 그리고 전전두엽 사이에서 중심중계구조(central relay-structure)의 역할을 하며 따라서 측중격핵이 편도체 복합체(amygdaloid complex)로부터 이상에서 언급한 나머지 영역으로의 정보 흐름을 조절하는 역할을 한다고 주장하였다. 따라서 심부뇌자극술을 측중격핵의 껍질 지역에 시행하는 것은 측중격핵의 껍질 지역에서의 정보의 흐름을 차단하는 효과를 가져오므로 심부뇌자극술이 치료효과를 가질 수 있다.[55]

2004년, Fontaine 등은 파킨슨병(Parkinson disease) 및 중증 강박증을 가지고 있는 환자에게 시상아래핵(subthalamic nucleus)에 심부뇌자극술을 시행하여 강박증의 증상이 극적으로 호전되었음을 보고하였고.[56] 같은 해, Aouizerate 등은 난치성 강박증 및 주요우울장애가 있는 환자에서 배쪽 꼬리핵(ventral caudate nucleus)에 심부뇌자극술을 시행하여 강박증과 주요우울장애의 증상이 호전됨을 보고한 바 있다.[57] 2005년, Abelson 등은 강박증에 대한 속섬유막 전지에서의 심부뇌자극술 효과를 알아보기 위해 4명의 강박증 환자들에서 단기, 눈가림, 켜기-끄기 설계(short-term, blinded, on-off design)를 하고 장기, 공개 추적관찰을 하였는데 이들 환자에서 기분, 불안, 강박증상의 호전을 보고하였다.[58]

난치성 강박증 환자에서 시행한 심부뇌자극술과 연관된 부작용의 증례도 몇 가지 보고되었다. Shapira 등은 2006년, 속섬유막 전지와 측중격핵에서 심부뇌자극술을 시행한 결과 심각한 공황발작(panic attack)이 있었음을 보고하였다.[59] Greenberg 등은 2006년, 10명의 난치성 강박증 환자들에서 배쪽 속섬유막/배쪽 줄무늬체(ventral capsule/ventral striatum)에 심부뇌자극술을 시행하여 8명의 환자를 3년간 추적관찰한 결과 6명에서 강박증상, 우울, 불안의 호전을 보고하였다.[60] Okun 등은 2006년, 원격조정 프로그램(telemetric programming)을 사용해서 속섬유막 전지와 측중격핵에서 심부뇌자극술의 급성 효과들(acute effects)을 연구하였으며, 특히 눈가림 형식으로 시행될 때 심부뇌자극술의 급성 효과들을 연구하는 것은 심부뇌자극술에 치료적으로 반응할 수 있는 부분을 국소화(localization)하는 데 도움이 될 것이라고 하였다.[61] 현재 국내에서도 난치성 강박증 환자를 대상으로 심부뇌자극술이 시행되기 시작하였다.

3) 심부뇌자극술의 작용기전

심부뇌자극술은 연구에서 그리고 임상에서 이미 적용되고 있지만 아직까지 심부뇌자극술의 작용기전에 대한 충분한 이해는 부족한 실정이다. 현재까지 심부뇌자극술의 치료적 작용기전을 설명하기 위한 일반적인 가설은 모두 네 가지가 있다.[62~64] 첫째, 자극 전극(stimulating electrode) 근처에서의 신경방출(neural output)을 차단하는 전압작동 전류(voltage-gated currents) 활성화(activation)의 변화(depolarization blockade),[65] 둘째, 자극 전극 근처의 신경세포들과 시냅스로 연결된 축삭 말단들(axon terminals)의 활성화(activation)를 통해 신경 발출(neuronal output)의 간접적인 억제(synaptic inhibition),[66] 셋째, 신경전달물질의 고갈을 통해 자극된 신경세포들의 시냅스 전달(synaptic transmission) 실패(synaptic depression), 넷째, 자극을 통한 병적 네트워크 활성(activation)의 붕괴(stimulation-induced modulation of pathologic network activity)[67]가 해당된다. 하지만 아직까지는 어떤 것도 가설일 뿐 심부뇌자극술의 명확한 치료적 작용기전은 확실하지 않다. 향후 심부뇌자극술이 강박증의 강력한 치료적 대안으로 발전하기 위해서는 추가적인 심부뇌자극술의 치료적 작용기전에 대한 연구가 필요할 것으로 생각된다.

4) 오늘날의 심부뇌자극술

심부뇌자극술은 난치성 강박증 환자에서 치료적 효과가 있음이 입증되었고 대체적으로 안전한 치료방법으로 인정되고 있다. 더욱이 최근에는 증례보고의 차원을 넘어서 눈가림 형식의 연구도 이루어지고 있다. 속섬유막전지뿐만 아니라 다른 목표조직, 즉 측중격핵, 시상아래핵, 배쪽 꼬리핵에서 시행한 심부뇌자극술도 치료효과가 입증되고 있으며 심부뇌자극술에 치료적으로 반응할 수 있는 부분을 국소화(localization)하고자 하는 노력도 이루어지고 있다. 심부뇌자극술은 파킨슨병으로 대표되는 운동장애(movement disorder)를 중심으로 주로 신경과적 질환의 치료를 위해서 발전해 왔지만 최근에는 심부뇌자극술을 여러 정신과적 질환의 치료에 적용하기 위한 노력도 계속되고 있다. 특히 심부뇌자극술은 강박증뿐만 아니라 우울증, 약물중독, 뚜렛 증후군 등 치료가 잘 안 되는 난치성 정신질환에게로 치료적 영역이 확대하고 있다. 이러한 상황이지만 아직 국내에서는 정신과적 질환에 대한 심부뇌자극술의 적용 가능성에 대한 보고가 없다. 다만 최근에 연세의대 강박증클리닉에서 속섬유막 전지와 측중격핵에서 심부뇌자극술을 시행하여 치료적인 효과를 확인한 바가 있다.

8. 정신외과적 수술의 윤리적 문제

1) 정신외과적 수술의 적응증과 금기증

현재까지도 난치성 강박증 환자에게 수술적 치료를 하는 것이 좋은가에 대해서는 논란이 있다. 논란의 근본은 수술적 치료가 윤리성과 과학성을 갖춘 치료법인가에 있다. 윤리적인 문제는 제쳐 두고라도 수술적 치료가 효과가 있는 치료인지에 대해서도 의문을 제기하는 사람들이 있다. 일부 정신과 의사들은 약물치료와 인지행동치료를 적절히 시행한다면 수술적 치료까지 할 필요가 없다고 주장하기도 한다. 뿐만 아니라 수술적 치료의 부작용과 합병증의 문제를 제기하면서 반대하는 사람들도 있다. 그러나 최근의 수술적 치료기법의 발전에 따라 안전성의 문제는 상당부분 해결되었다고 보인다. 윤리적인 측면에서는 수술적 치료의 남용을 막기 위해 철저한 적응증과 금기증을 제기하고 있다. 적응증과 금기증에 있어서 정신외과적 수술을 시행하는 센터 간에 다소의 차이는 있지만 여기서는 미국 매사추세츠 종합병원[38, 39, 68]에서 적용하고 있는 적응증과 금기증을 소개한다. 연세의대 강박증클리닉에서도 이 기준을 사용하고 있다.[40]

(1) 정신외과적 수술의 적응증

적응증은 다음과 같다. (a) 강박증의 진단기준에 부합한다. (b) 유병 기간이 5년을 초과한다. (c) 질병으로 인해 고통을 겪고 있다는 것이 증명되어야 한다. (d) 질병으로 인해 정신적, 사회적 고통을 겪고 있다는 것이 증명되어야 한다. (e) 현 시점에서 가장 최신의 치료적 개입이 충분한 기간 동안 체계적으로 이루어졌는데도 불구하고 증상의 호전이 없거나 부작용으로 인해 치료를 계속할 수 없어야 한다. (f) 동반되는 정신과적 질환이 있다고 하더라도 강박증에 대한 적절한 일차 치료를 하여야 한다. (g) 신경외과적 치료를 하지 않을 경우 예후가 불량할 것으로 판단되어야 한다. (h) 환자의 서면동의를 얻어야 한다. (i) 환자가 수술 전 평가 프로그램에 참여한다는 데 동의하여야 한다. (j) 환자가 수술 후 재활 프로그램에 참여한다는 데 동의하여야 한다. (k) 수술을 의뢰하는 의사가 수술 후 장기간 환자를 치료할 책임이 있다는 것을 기꺼이 인정하여야 한다.

(2) 정신외과적 수술의 금기증

상대적 금기증은 다음과 같다. (a) 18세 미만이거나 65세 이상인 경우. (b) 현재 또는 일생 동안 기질성 뇌증후군, 망상장애, 알코올 남용, 진정제 남용, 약물 남용 등의 축 I 진단과 합병되어 있거나 합병된 적이 있는 경우. 일부에서는 신체화장애도 포함시킨다. 여기서 합병이라고 정의하는 경우는 합병 질환에 의해 기능 수준이 악화되고 치료에 방해가 되거나 치료순응도에 저해가 되는 경우를 말한다. (c) 축 II 질환 중 cluster A 질환이나 cluster B 질환과 합병된 경우. cluster C 질환은 강박증의 치료가 성공적으로 이루어지면 함께 호전될 가능성이 많기 때문에 금기증으로 생각할 수 없다. (d) 뇌에 병리가 있는 축III 질환과 합병된 경우 등이다. 예를 들어 대뇌 피질 위축, 뇌 중풍(stroke), 뇌종양, 과거력상 심각한 뇌수술을 받은 경우, 현재의 뇌 수술이 합병증을 악화시킬 수 있는 경우 등이다.

2) 정신외과적 수술의 윤리적 문제

최근 시도되고 있는 정신외과적 수술법은 현재 그 효과가 검증되고 있는 과정에 있는 경우가 많아 윤리적인 문제를 명확히 해야 할 상황이 발생하고 있다. 정신과 영역에서 윤리적 개념의 원칙은 다음 몇 가지에 기초하고 있다.[69, 70] 즉, 자율성(autonomy), 비해악성(nonmalefficence), 이익성(beneficence), 정의(justice)와 같은 4가지 기본원칙에 따라 정신과적 처치 과정이 결정된다. 자율성의 원칙은 가장 중요시되는 원칙으로서 정신외과적 수술을 시행할 때 항상 먼저 고려되어야 하는 원칙이다. 이는 환자에게 자율적 선택을 할 수 있는 권리를 충분히 보장해야 한다는 원칙에 근거하며 '고지된 동의(informed consent)'를 받은 후 처치를 하도록 하는 근거가 된다. '고지된 동의'는 다음 3가지 조건이 충족되는 경우에 발효가 될 수 있다. 첫째, 환자의 의도(intention)가 반영되어야 하며, 둘째 외적으로 가해지는 영향력이 없는 상태에서 자유 의지(free will)에 따라 결정되어야 하며, 셋째 처치 등의 대한 사항에 대해 합리적인 이해(rational understanding)가 이루어진 상태여야 한다. 이러한 3가지 조건을 충족하기 위해서 환자는 먼저 자유의지(free will)에 따라 결정을 내릴 수 있는 능력(competence)이 있는지 판단되어야 한다.

정신과적 처치에서 자율성과 함께 이익성(beneficence)이 고려된다. 이익성이라 함은 해악을 제거하거나 예방하고 이익(well-being)을 증가시키는 것이라고 정의된다. 이 원리는 1960대 이후에 대두된 의료소비자 권리 강화의 측면이 강조되기 이전에 의학적, 정신과적 처치의 주된 원리였다. 즉, 정신과 의사는 환자의 질병 경과와 임상적 연구에 이익이 되는 방향으로 결정을 내릴 수 있는 근거가 되는 것이다. 이익성이 자율성에 우선하는 기준은 환자가 실질적인 해악과 위험에 노출된 경우, 해악을 최대한 감소시킬 수 있는 경우, 추가되는 위험을 감소시킬 수 있는 경우 등에 한정된다.

이상에 언급한 바대로 정신외과적 수술법은 이익성과 자율성의 두 가지 주요 원리에 따라 시술의 적용 여부가 결정된다.[71] 두 가지 원리 중 수술법의 성격상 최근에는 자율성의 원리를 더 중요하게 간주한다. 즉, 환자의 자율적인 의지에 따라 수술의 적용 여부를 결정하도록 하는 것이다. 이렇게 환자의 자율적인 의지에 따라 수술의 적용 여부가 결정되어야 하는 바탕에는 다음과 같은 주요한 윤리적 문제가 대두된다. 첫째, 수술법의 안전성이다. 이는 환자에게 정신외과적 수술이 부작용을 어느 정도 초래하느냐에 따라 수술 여부가 결정되어야 한다는 것이다.[72] 둘째, 수술법의 효과의 정도다. 수술법이 적용될 만한 충분한 효과가 있는가에 따라 적용 여부가 결정되어야 한다는 것이다. 따라서 충분한 효과가 없는 정신외과적 수술이 시술되는 것은 비윤리적인 것이라고 주장한다.[72] 셋째, 시험 연구를 시행할 때 행하는 수술의 적용 여부다. 실제로 연구와 관련된 여러 가지 윤리적 문제가 다른 제기될 수 있다.[73]

그러나 어떤 면에서는 현재 약물치료나 인지행동치료를 장기간 충분히 시행했음에도 불구하고 치료효과가 전혀 없는 환자에게 수술 등의 다른 치료법이 있음을 설명하고 치료 가능성 여부를 고려하지 않는 것도 비윤리적이라고 볼 수 있다. 이를 위해서는 객관적인 치료지침이나 알고리듬이 필요할 수 있고 객관적인 평가가 선행되어야 할 것이다. 이때 중요하게 고려할 것은 '고지된 동의'와 환자의 법적 판단 능력의 평가다. 이 두 가지 조건은 객관적 평가기구의 심의를 받아야 한다. 연구가 진행되는 기관의 윤리 심의 기구, 예를 들면 임상시험평가기구(Institution of Research Board)를 통해 두 가지 조건에 대한 심의와 전반적 연구 과정에 발생할 수 있는 윤리적 문제들을 검증받아야 한다. 최근 시행되고 있는 강박증 환자를 대상으로 하는 정신외과적 수술은 난치성 강박증을 대상으로 하고 있다. 이는 강박증 환자의 증상의 심각성의 정도에 따라 정신외과적 수술의 적용 정도가 결정되며 충분한 기간의 약물치료 및 인지행동치료에도 효과가 없는 경우에 시행되고 있다.

9. 결 론

강박증 환자에 대한 약물치료와 인지행동치료 등의 치료법이 발전했음에도 불구하고 상당수의 환자들은 이들 치료에 반응이 없다. 최근 신경생화학적 및 뇌영상 연구 등을 통해 강박증의 병인에 대한 이해가 깊어지고 신경외과적 시술의 안전성이 매우 높아진 것을 기반으로 난치성 강박증에 대한 신경외과적 시술이 새롭게 조명되고 있다. 특히 1990년대 말부터 보고되기 시작한 심부뇌자극술은 난치성 강박증의 치료법으로 새로운 기대를 주고 있다. 그러나 아직 이에 대한 연구는 부족한 실정이며 세심한 평가와 적극적인 치료 후에도 난치성으로 판명된 환자만을 대상으로 이들 신경외과적 치료법이 시행되어야 할 것이다.

참/고/문/헌

1. Skoog G, Skoog I: A 40-year follow-up of patients with obsessive-compulsive disorder. *Arch Gen Psychiatry* 1999; 56(2):121-127.

2. Hollander E, Friedberg J, Wasserman S, Allen A, Birnbaum M, Koran LM: Venlafaxine in treatment-resistant obsessive-compulsive disorder. *J Clin Psychiatry* 2003; 64(5):546-550.

3. Treatment of obsessive-compulsive disorder. The Expert Consensus Panel for obsessive-compulsive disorder. *J Clin Psychiatry* 1997; 58 Suppl 4:2-72.

4. The Clomipramine Collaborative Study Group: Clomipramine in the treatment of patients with obsessive-compulsive disorder. *Arch Gen Psychiatry* 1991; 48(8):730-738.

5. Goodman WK, McDougle CJ, Price LH: Pharmacotherapy of obsessive compulsive disorder. *J Clin Psychiatry* 1992; 53 Suppl:29-37.

6. Jenike MA, Rauch SL: Managing the patient with treatment-resistant obses-

sive compulsive disorder: current strategies. *J Clin Psychiatry* 1994; 55 Suppl:11−17.

7. McDougle CJ, Goodman WK, Leckman JF, Barr LC, Heninger GR, Price LH: The efficacy of fluvoxamine in obsessive−compulsive disorder: effects of comorbid chronic tic disorder. *J Clin Psychopharmacol* 1993; 13(5):354−358.

8. McDougle CJ, Goodman WK, Leckman JF, Price LH: The psychopharmacology of obsessive compulsive disorder. Implications for treatment and pathogenesis. *Psychiatr Clin North Am* 1993; 16(4):749−766.

9. Piccinelli M, Pini S, Bellantuono C, Wilkinson G: Efficacy of drug treatment in obsessive−compulsive disorder. A meta−analytic review. *Br J Psychiatry* 1995; 166(4):424−443.

10. Pigott TA, Seay SM: A review of the efficacy of selective serotonin reuptake inhibitors in obsessive−compulsive disorder. *J Clin Psychiatry* 1999; 60(2):101−106.

11. Pallanti S, Quercioli L: Treatment−refractory obsessive−compulsive disorder: methodological issues, operational definitions and therapeutic lines. *Prog Neuropsychopharmacol Biol Psychiatry* 2006; 30(3):400−412.

12. Pallanti S, Hollander E, Goodman WK: A qualitative analysis of nonresponse: management of treatment−refractory obsessive−compulsive disorder. *J Clin Psychiatry* 2004; 65 Suppl 14:6−10.

13. McDougle CJ, Epperson CN, Pelton GH, Wasylink S, Price LH: A double-blind, placebo−controlled study of risperidone addition in serotonin reuptake inhibitor−refractory obsessive−compulsive disorder. *Arch Gen Psychiatry* 2000; 57(8):794−801.

14. Koran LM, Faravelli C, Pallanti S: Intravenous clomipramine for obsessive−compulsive disorder. *J Clin Psychopharmacol* 1994; 14(3):216−218.

15. Pallanti S, Quercioli L, Koran LM: Citalopram intravenous infusion in resistant obsessive−compulsive disorder: an open trial. *J Clin Psychiatry* 2002; 63(9):796−801.

16. Hollander E, Bienstock CA, Koran LM, Pallanti S, Marazziti D, Rasmussen SA, RavizzaL, Benkelfat C, Saxena S, Greenberg BD, Sasson Y, Zohar J: Refractory obsessive−compulsive disorder: state−of−the−art treatment. *J Clin Psychiatry* 2002; 63 Suppl 6:20−29.

17. Zohar J, Kennedy JL, Hollander E, Koran LM: Serotonin−1D hypothesis of

obsessive-compulsive disorder: an update. *J Clin Psychiatry* 2004; 65 Suppl 14:18-21.

18. George MS, Nahas Z, Lisanby SH, Schlaepfer T, Kozel FA, Greenberg BD: Transcranial magnetic stimulation. *Neurosurg Clin N Am* 2003; 14(2):283-301.

19. Greenberg BD, George MS, Martin JD, Benjamin J, Schlaepfer TE, Altemus M, Wassermann EM, Post RM, Murphy DL: Effect of prefrontal repetitive transcranial magnetic stimulation in obsessive-compulsive disorder: a preliminary study. *Am J Psychiatry* 1997; 154(6):867-869.

20. Rasmussen SA, Eisen JL: Treatment strategies for chronic and refractory obsessive-compulsive disorder. *J Clin Psychiatry* 1997; 58 Suppl 13:9-13.

21. Ballantine HT Jr, Cassidy WL, Flanagan NB, Marino R Jr: Stereotaxic anterior cingulotomy for neuropsychiatric illness andintractable pain. *J Neurosurg* 1967; 26(5):488-495.

22. Mindus P, Rasmussen SA, Lindquist C: Neurosurgical treatment for refractory obsessive-compulsive disorder: implications for understanding frontal lobe function. *J Neuropsychiatry Clin Neurosci* 1994; 6(4):467-477.

23. Knight G: The Orbital Cortex as an Objective in the Surgical Treatment of Mental Illness. the Results of 450 Cases of Open Operation and the Development of the Stereotactic Approach. *Br J Surg* 1964; 51:114-124.

24. Kelly DH, Walter CJ, Sargant W: Modified leucotomy assessed by forearm blood flow and other measurements. *Br J Psychiatry* 1966; 112(490):871-881.

25. Jeanmonod D, Schulman J, Ramirez R, Cancro R, Lanz M, Morel A, Magnin M, Siegemund M, Kronberg E, Ribary U, Llinas R: Neuropsychiatric thalamo-cortical dysrhythmia: surgical implications. *Neurosurg Clin N Am* 2003; 14(2):251-265.

26. Baxter LR Jr: Neuroimaging studies of obsessive compulsive disorder. *Psychiatr Clin North Am* 1992; 15(4):871-884.

27. Nordahl TE, Benkelfat C, Semple WE, Gross M, King AC, Cohen RM: Cerebral glucose metabolic rates in obsessive compulsive disorder. *Neuropsychopharmacology* 1989; 2(1):23-28.

28. Perani D, Colombo C, Bressi S, Bonfanti A, Grassi F, Scarone S, Bellodi L, Smeraldi E, Fazio F: [18F]FDG PET study in obsessive-compulsive disorder. A clinical/metabolic correlation study after treatment. *Br J Psychiatry* 1995;

166(2):244−250.

29. Swedo SE, Pietrini P, Leonard HL, Schapiro MB, Rettew DC, Goldberger EL, Rapoport SI, Rapoport JL, Grady CL: Cerebral glucose metabolism in child-hood−onset obsessive−compulsive disorder. Revisualization during pharmacotherapy. *Arch Gen Psychiatry* 1992; 49(9):690−694.

30. Modell JG, Mountz JM, Curtis GC, Greden JF: Neurophysiologic dysfunction in basal ganglia/limbic striatal and thalamocorticalcircuits as a pathogenetic mechanism of obsessive−compulsive disorder. *J Neuropsychiatry Clin Neurosci* 1989; 1(1):27−36.

31. Saxena S, Brody AL, Schwartz JM, Baxter LR: Neuroimaging and frontal−subcortical circuitry in obsessive−compulsive disorder. *Br J Psychiatry* 1998; *Suppl* 35:26−37.

32. Rauch SL: Neuroimaging and neurocircuitry models pertaining to the neuro-surgical treatment of psychiatric disorders. *Neurosurg Clin N Am* 2003; 14(2):213−223, vii−viii.

33. Breiter HC, Rauch SL, Kwong KK, Baker JR, Weisskoff RM, Kennedy DN, Kendrick AD, Davis TL, Jiang A, Cohen MS, Stern CE, Belliveau JW, Baer L, O' Sullivan RL, Savage CR, Jenike MA, Rosen BR: Functional magnetic reso-nance imaging of symptom provocation in obsessive−compulsive disorder. *Arch Gen Psychiatry* 1996; 53(7):595−606.

34. Dougherty DD, Baer L, Cosgrove GR, Cassem EH, Price BH, Nierenberg AA, Jenike MA, Rauch SL: Prospective long−term follow−up of 44 patients who received cingulotomy for treatment−refractory obsessive−compulsive disor-der. *Am J Psychiatry* 2002; 159(2):269−275.

35. Greenberg BD, Price LH, Rauch SL, Friehs G, Noren G, Malone D, Carpenter LL, Rezai AR, Rasmussen SA: Neurosurgery for intractable obses-sive−compulsive disorder and depression: critical issues. *Neurosurg Clin N Am* 2003; 14(2):199−212.

36. Montoya A, Weiss AP, Price BH, Cassem EH, Dougherty DD, Nierenberg AA, Rauch SL, Cosgrove GR: Magnetic resonance imaging−guided stereotac-tic limbic leukotomy for treatment of intractable psychiatric disease. *Neurosurgery* 2002; 50(5):1043−9; discussion 1049−1052.

37. Mindus P, Jenike MA: Neurosurgical treatment of malignant obsessive com-pulsive disorder. *Psychiatr Clin North Am* 1992; 15(4):921−938.

38. Rauch SL, Dougherty DD, Cosgrove GR, Cassem EH, Alpert NM, Price BH,

Nierenberg AA, Mayberg HS, Baer L, Jenike MA, Fischman AJ: Cerebral metabolic correlates as potential predictors of response to anterior cingulotomy for obsessive compulsive disorder. *Biol Psychiatry* 2001; 50(9):659–667.

39. Rauch SL, Makris N, Cosgrove GR, Kim H, Cassem EH, Price BH, Baer L, Savage CR, Caviness VS Jr, Jenike MA, Kennedy DN: A magnetic resonance imaging study of regional cortical volumes following stereotactic anterior cingulotomy. *CNS Spectr* 2001; 6(3):214–222.

40. Kim CH, Chang JW, Koo MS, Kim JW, Suh HS, Park IH, Lee HS: Anterior cingulotomy for refractory obsessive-compulsive disorder. *Acta Psychiatr Scand* 2003; 107(4):283–290.

41. Sachdev P, Trollor J, Walker A, Wen W, Fulham M, Smith JS, Matheson J: Bilateral orbitomedial leucotomy for obsessive-compulsive disorder: a single-case study using positron emission tomography. *Aust N Z J Psychiatry* 2001; 35(5):684–690.

42. Nuttin BJ, Gabriels LA, Cosyns PR, Meyerson BA, Andreewitch S, Sunaert SG, Maes AF, Dupont PJ, Gybels JM, Gielen F, Demeulemeester HG: Long-term electrical capsular stimulation in patients with obsessive-compulsive disorder. *Neurosurgery* 2003; 52(6):1263–72; discussion 1272–1274.

43. Lopes AC, de Mathis ME, Canteras MM, Salvajoli JV, Del Porto JA, Miguel EC: [Update on neurosurgical treatment for obsessive compulsive disorder]. *Rev Bras Psiquiatr* 2004; 26(1):62–66.

44. Benabid AL, Pollak P, Gervason C, Hoffmann D, Gao DM, Hommel M, Perret JE, de Rougemont J: Long-term suppression of tremor by chronic stimulation of the ventral intermediate thalamic nucleus. *Lancet* 1991; 337(8738):403–406.

45. Benabid AL, Pollak P, Louveau A, Henry S, de Rougemont J: Combined (thalamotomy and stimulation) stereotactic surgery of the VIM thalamic nucleus for bilateral Parkinson disease. *Appl Neurophysiol* 1987; 50(1–6):344–346.

46. Krack P, Batir A, Van Blercom N, Chabardes S, Fraix V, Ardouin C, Koudsie A, Limousin PD, Benazzouz A, LeBas JF, Benabid AL, Pollak P: Five-year follow-up of bilateral stimulation of the subthalamic nucleus in advanced Parkinson's disease. *N Engl J Med* 2003; 349(20):1925–1934.

47. Rehncrona S, Johnels B, Widner H, Tornqvist AL, Hariz M, Sydow O: Long-

term efficacy of thalamic deep brain stimulation for tremor: double-blind assessments. *Mov Disord* 2003; 18(2):163-170.

48. Coubes P, Roubertie A, Vayssiere N, Hemm S, Echenne B: Treatment of DYT1-generalised dystonia by stimulation of the internal globus pallidus. *Lancet* 2000; 355(9222):2220-2221.

49. Yianni J, Bain P, Giladi N, Auca M, Gregory R, Joint C, Nandi D, Stein J, Scott R, Aziz T: Globus pallidus internus deep brain stimulation for dystonic conditions: a prospective audit. *Mov Disord* 2003; 18(4):436-442.

50. Hodaie M, Wennberg RA, Dostrovsky JO, Lozano AM: Chronic anterior thalamus stimulation for intractable epilepsy. *Epilepsia* 2002; 43(6):603-608.

51. Benabid AL: Deep brain stimulation for Parkinson's disease. *Curr Opin Neurobiol* 2003; 13(6):696-706.

52. Nuttin B, Cosyns P, Demeulemeester H, Gybels J, Meyerson B: Electrical stimulation in anterior limbs of internal capsules in patients with obsessive-compulsive disorder. *Lancet* 1999; 354(9189):1526.

53. Gabriels L, Cosyns P, Nuttin B, Demeulemeester H, Gybels J: Deep brain stimulation for treatment-refractory obsessive-compulsive disorder: psychopathological and neuropsychological outcome in three cases. *Acta Psychiatr Scand* 2003; 107(4):275-282.

54. Anderson D, Ahmed A: Treatment of patients with intractable obsessive-compulsive disorder with anterior capsular stimulation. Case report. *J Neurosurg* 2003; 98(5):1104-1108.

55. Sturm V, Lenartz D, Koulousakis A, Treuer H, Herholz K, Klein JC, Klosterkotter J: The nucleus accumbens: a target for deep brain stimulation in obsessive-compulsive- and anxiety-disorders. *J Chem Neuroanat* 2003; 26(4):293-299.

56. Fontaine D, Mattei V, Borg M, von Langsdorff D, Magnie MN, Chanalet S, Robert P, Paquis P: Effectof subthalamic nucleus stimulation on obsessive-compulsive disorder in a patient with Parkinson disease. Case report. *J Neurosurg* 2004; 100(6):1084-1086.

57. Aouizerate B, Cuny E, Martin-Guehl C, Guehl D, Amieva H, Benazzouz A, Fabrigoule C, Allard M, RougierA, Bioulac B, Tignol J, Burbaud P: Deep brain stimulation of the ventral caudate nucleus in the treatment of obsessive-compulsive disorder and major depression. Case report. *J Neurosurg* 2004; 101(4):682-686.

58. Abelson JL, Curtis GC, Sagher O, Albucher RC, Harrigan M, Taylor SF, Martis B, Giordani B: Deep brain stimulation for refractory obsessive−compulsive disorder. *Biol Psychiatry* 2005; 57(5):510−516.

59. Shapira NA, Okun MS, Wint D, Foote KD, Byars JA, Bowers D, Springer US, Lang PJ, Greenberg BD, Haber SN, Goodman WK: Panic and fear induced by deep brain stimulation. *J Neurol Neurosurg Psychiatry* 2006; 77(3):410−412.

60. Greenberg BD, Malone DA, Friehs GM, Rezai AR, Kubu CS, Malloy PF, Salloway SP, Okun MS, Goodman WK, Rasmussen SA: Three−year outcomes in deep brain stimulation for highly resistant obsessive−compulsive disorder. *Neuropsychopharmacology* 2006; 31(11):2394.

61. Okun MS, Mann G, Foote KD, Shapira NA, Bowers D, Springer U, Knight W, Martin P, Goodman W: Internal capsule and nucleus accumbens region DBS: Responses observed during active and sham programming. *J Neurol Neurosurg Psychiatry* 2006.

62. Dostrovsky JO, Lozano AM: Mechanisms of deep brain stimulation. *Mov Disord* 2002; 17 Suppl 3:63−68.

63. McIntyre CC, Thakor NV: Uncovering the mechanisms of deep brain stimulation for Parkinson's disease through functional imaging, neural recording, and neural modeling. *Crit Rev Biomed Eng* 2002; 30(4−6):249−281.

64. Vitek JL: Mechanisms of deep brain stimulation: excitation or inhibition. *Mov Disord* 2002; 17 Suppl 3:69−72.

65. Beurrier C, Bioulac B, Audin J, Hammond C: High−frequency stimulation produces a transient blockade of voltage−gated currents in subthalamic neurons. *J Neurophysiol* 2001; 85(4):1351−1356.

66. Dostrovsky JO, Levy R, Wu JP, Hutchison WD, Tasker RR, Lozano AM: Microstimulation−induced inhibition of neuronal firing in human globus pallidus. *J Neurophysiol* 2000; 84(1):570−574.

67. Montgomery EB Jr, Baker KB: Mechanisms of deep brain stimulation and future technical developments. *Neurol Res* 2000; 22(3):259−266.

68. Rauch SL, Jenike MA: Neurobiological models of obsessive−compulsive disorder. *Psychosomatics* 1993; 34(1):20−32.

69. Tannsjo T: Against personal autonomy. *Int J Appl Philos* 1989; 4(3):45−56.

70. Clare AW: Ethical issues in psychiatry. *Practitioner* 1979; 233(1333):89−96.

71. Spronz SC: Return to the cuckoo's nest: an examination of the National

Commission report on psychosurgery. *Hofstra Law Rev* 1978; 6(4):941–971.

72. Plamondon AL: Psychosurgery: the rights of patients. *Loyola Law Rev* 1977; 23(4):1007–1028.

73. Greenblatt SJ: The ethics and legality of psychosurgery. *NY Law Sch Law Rev* 1977; 22(4):961–980.

Chapter 17
강박증에서의 경두개자기자극술

채정호

1. 서 론

　강박증은 반복되거나 지속되는 원하지 않는 사고, 이미지, 충동 등의 강박사고 및 대개 불안과 불편감을 해결하기 위한 반복행동이나 정신적 활동을 의미하는 강박행동이 나타나는 질환으로 일반인구 중 2~3%의 유병률을 나타내는 흔한 정신질환이다.[1] 세로토닌 계통 약물이 소개되기 이전까지는 매우 치료가 어렵고 만성화되는 병으로 알려져 있었으나 클로미프라민(clomipramine)과 선택적 세로토닌 재흡수 억제제(selective serotonin reuptake inhibitors: SSRI)가 사용된 이후 치료효율이 크게 높아졌다. 그럼에도 불구하고 단일 약물치료에 반응하지 않는 환자들이 많아 현 시점에는 비정형 항정신병약물(atypical antipsychotics)을 포함하여 다양한 약물이 치료적 효과를 얻기 위해 사용되고 있다.[2] 그러나 약물치료만으로는 반응하지 않는 환자들도 상당수가 있어 일찍이 정신외과수술 등의 소위 이학적 치료방법이 소개되어 시행되어 온 질환이다.

　이 장에서는 강박증의 치료에 있어서 다양한 두뇌에 대한 직접적 개입술 중에 최근 각광을 받고 있는 경두개자기자극술(transcranial magnetic stimulation: TMS)에 대하여 개관하고자 한다.

2. TMS

1) TMS의 개요

1985년 영국의 Barker가 두뇌의 운동피질 부위를 전자기 코일로 자극하여 사지의 움직임을 유발시킬 수 있는 현대적 개념의 TMS를 개발한 이후 두뇌의 특정 부위를 자극하기 위하여 많이 사용되고 있다.[3] TMS는 전자기 코일에 매우 강력한 전기의 흐름을 단속시켜서 100–200msec 정도 지속되는 약 2Tesla 내외의 강한 자기장 파동을 생성시키고, 이 파동을 이용하여 두뇌피질을 자극하는 기법이다.[4] 이러한 TMS 파동을 반복하여 주기적으로 주는 것을 반복적 TMS(repeated rhythmic TMS: rTMS)라 하고, 그 반복 주기를 높게 하여 1Hz 이상 고빈도로 자극하는 것을 급속 혹은 고빈도 rTMS라고 지칭한다.[5] 1Hz 이하로 자극하는 것은 저빈도 rTMS이며 이는 일반적으로 특정 두뇌 영역 자극 시에 피질 기능을 억제하는 것으로 알려져 있고 반면에 고빈도 자극은 피질 기능을 활성화시킨다.

초기의 TMS는 주로 중추 및 말초신경계의 전도도 등을 검사하는 것을 위주로 사용되어 왔었으나 점차 시각정보처리, 언어, 기억, 감정 및 운동 등 다양한 두뇌 기능을 국재화(localization) 및 지도화하는 데에 널리 사용되고 있다.[5] 이렇게 두뇌피질을 국소적으로 자극할 수 있다는 특징으로 인해 이 방법이 여러 가지 신경정신과적 질환의 새로운 치료방법으로 이용할 수 있는 가능성이 다양하게 제시되고 있다.[5] 이 중 임상적으로 가장 많은 관심이 기울여지고 실제 응용이 되었던 부분은 우울증의 치료에 대한 부분이며,[6] 국내에서도 2002년에 정신과 분야에 도입되어 임상 및 연구 목적으로 다양하게 사용되고 있다([그림 17–1]).[7~12]

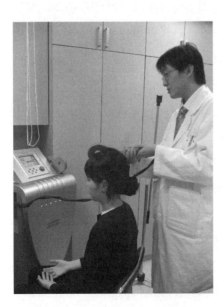

[그림 17–1] TMS 시술 장면

2) 강박증에서 rTMS 치료의 기왕 연구결과

강박증 환자에서 전전두엽(prefrontal cortex)의 과대사 또는 과관류를 보인다는 이전의 연구들을 바탕으로 하여 강박증은 두뇌 기능의 이상으로 나타나는 질환이라는 것이 확인되어 가며,[13] 두뇌에 직접 영향을 미칠 수 있는 rTMS를 시행할 때 효과가 있을 수 있으리라는 판단하에 강박증에서 rTMS 사용이 고려되기 시작하였다.

rTMS가 강박증의 치료에 사용될 수 있을 것이라는 것은 오른쪽 외측 전전두부(right lateral prefrontal site)의 rTMS가 강박충동을 감소시킨다는 예비적 연구[14]로 시작되었다. 미국 국립정신건강연구원의 Greenberg 등은 6명의 주요우울증의 현증 또는 과거력이 있던 환자를 포함한 12명의 강박증 환자[예일-브라운 강박척도(Yale-Brown Obsessive Compulsive Scale: Y-BOCS), 평균 점수 19.8 ± 9.7]들을 무작위화하여 활성군 대조 허위자극 맹검 연구를 시행하였다. 대상 환자들을 오른쪽 및 왼쪽 외측 전전두부(right or left lateral frontal sites)의 활성자극 혹은 중앙후두부(midoccipital region)의 허위자극군으로 구분하여 8자 모양 코일을 이용하여 자극하였다. 운동역치(motor threshold)는 이완상태에서 1차운동피질(primary motor cortex)을 자극하여 짧은엄지벌림근(abductor pollicis brevis)을 움직이게 하는 자극의 크기를 기준으로 하여 설정하였고, 그 운동역치 자극 강도의 80% 세기로, 20Hz로 2초/분, 20분간을 시행하는 1회의 rTMS 치료를 시행하였다. 자극하는 동안, 자극 30분 이후, 자극 8시간 이후의 세 시점에서 증상 평가를 시행하였다. 오른쪽 외측 전전두부(right lateral prefrontal site)에 rTMS를 시행한 경우에 치료 중, 자극 30분 이후, 자극 8시간 후 모두 강박적 충동이 자극 전에 비해 상당히 감소되었으나, 왼쪽 외측 전전두부(left lateral prefrontal site)에 시행한 rTMS의 경우는 중앙 후두부(midoccipital site)의 rTMS와 별다른 차이가 없었다. 강박사고는 어떠한 경우에도 변화를 보이지 않았다. 오른쪽 전전두부 rTMS는 긍정사고를 다소 증가시켰지만 왼쪽 전전두부 자극 및 중앙 후두부 자극은 기분에 영향을 주지 않았다. 이 연구는 강박증에서 rTMS를 이용한 두뇌 자극의 효과를 시사하게 한 최초의 연구로, 비록 소수의 대상자이지만 오른쪽 전전두부 rTMS가 강박행동에 영향을 줄 수 있다는 중요한 시사점을 제시하였다. 대상자 중에서 두 명이 경도의 두통을 호소하였으나 특이한 부작용은 발견되지 않았고 단 1회기의 치료를 한 것, 치료 후에 Y-BOCS와 같은 통상적으로 사용되는 객관적 척도를 사용하지 않았던 점 등이 이 연구의 단점이었다.

이후 스페인의 Alonso 등[15]은 18명의 공존질환이 없는 강박증 환자를 대상으로 하여 저빈도의 오른쪽 전전두부 rTMS[1Hz, 운동역치(motor threshold) 110%, 전체 시간 20분, 원형 코일, 주당 3회씩 6주간 전체 18회]를 10명에게 시행하고, 8명에서는 동일한 방법이나 운동역치의 20%만으로 허위자극하는 이중맹검, 무작위 배정, 허위 대조 연구를 시행하였다. 이 연구결과 양쪽 집단 모두 현저한 증상의 변화는 없었고 실제 rTMS를 받은 환자 중에서 확인하는 강박행동을 가진 두 명의 환자와 허위자극을 받은 환자 중에서 성적/종교적 강박을 가진 한 환자가 반응군으로 분류되는 효과를 얻을 수 있었다. 이 연구는 결론적으로는 효과가 없었다는 부정적 연구결과이지만 대상자 수가 10명밖에 되지 않은 작은 규모의 연구였고 통상적인 rTMS 치료와는 다르게 주당 3회씩 격일로 치료를 시행하여 6주간 치료하는 독특한 고안을 하였던 것이 단점으로 지적된다. 아울러 rTMS 실제 시행군에서는 Y-BOCS 점수가 치료 전의 평균 24.0에서 치료 후에 20.6으로 감소하였고, 허위자극군에서는 치료 전 25.6에서 치료 후 25.3으로 거의 변화가 없어 비록 통계적으로는 유의하지 않더라도 강박증상 측정 수치가 감소된 것에 차이가 있다는 것, 또 허위군에서 운동역치의 20%라는 미미한 강도로 허위자극을 설정하였으나 완벽하게 자극을 차단한 것이 아니므로 어느 정도 자극이 가해졌을 가능성이 있다는 점 등은 향후 연구에서 보완이 고려되어야 할 점이라고 하겠다.

이후 호주의 연구자들은 왼쪽 및 오른쪽 rTMS의 효과를 비교하는 연구를 시행하였다.[16] 평균 항강박치료를 5.2회 받았으며, 평균 0.8회의 행동치료를 받았던 12명의 치료저항성 강박증 환자들을 대상으로 단일맹검 무작위 배정 연구를 시행하여 오른쪽 및 왼쪽 전전두부 rTMS(10Hz, 운동역치 110% 강도, 30초 중 5초 간 자극과 25초의 휴지, 15분간 시행, 8자 모양 코일) 치료를 시행하였다. 이 중 10명은 벤조디아제핀(benzodiazepine), 항우울제(antidepressant), 항정신병약물(antipsychotics) 등의 약물치료를 받았으나 치료 이전 8주간과 치료 기간 동안에는 같은 용량을 유지하였다. 치료 2주 후 및 4주 후에 시행한 평가에서 양 집단 간에 유의한 차이 없이 Y-BOCS로 측정한 강박사고 및 강박행동의 유의한 감소가 있었다. 4명(전체 치료 대상자 중의 33%)의 환자들에서 40% 이상 Y-BOCS 점수가 호전되는 상당한 호전을 보였다. 이 중 두 명은 오른쪽 rTMS를 나머지 두 명은 왼쪽

rTMS를 시행받았었다. 이 환자들 중에서 2명은 2주 시점에서 거의 관해상태에 이를 정도로 호전되었으나 한 환자는 6주 후에 재발하여 4주간 치료를 받고 호전상태로 회복되었다. 세 명에서 두통을 보고한 것 이외에는 특별한 부작용 없이 치료를 종결할 수 있었다. 이 연구는 rTMS가 치료 불응성 강박증 환자들에게 왼쪽, 오른쪽 관련 없이 임상적 의미가 있는 치료방법이라는 것을 시사하였으나 대조치료군이 없으며 일부 정신약물학적 치료를 병행하였다는 것이 연구의 단점으로 부각된다.

저자는 미국에서 성인기까지 증상이 지속되고 있는 뚜렛 증후군(Tourette's syndrome) 환자를 대상으로 한 rTMS 연구에서 강박증상에 대한 효과를 살펴본 바 있다.[17] 이 연구는 8명의 성인 뚜렛 환자에서 5일간 운동 역치의 110% 강도의 rTMS를 왼쪽 운동피질과 왼쪽 전전두피질에 각기 1Hz 및 15Hz로 자극하는 것과 무작위로 코일을 45도 각도를 들어서 허위자극을 하는 것 등의 5가지 조건에서 시행하여 효과를 보는 예비적 연구였다. 이 연구의 1차 목적은 rTMS가 뚜렛 증상에 미치는 영향을 살펴본 연구이나 8명의 대상자 중에서 4명이 강박증을 가지고 있었으며 이들의 평균 Y-BOCS 증상점수가 19.6점일 정도로 유의한 강박증상을 가지고 있었다. 치료 종결 이후에 강박증상 점수가 평균 8.1점으로 감소되는 등 전반적인 호전을 나타내어 강박증상에 rTMS가 효과가 있을 수 있다는 것을 시사하였다.

국내 정신과 영역에 rTMS를 도입하여 시행한 10명의 강박증 환자를 대상으로 한 오른쪽 전전두엽 저빈도 rTMS(1Hz, 운동역치 100%, 20분간 시행, 15회, 원형 코일)를 시행한 개방연구에서 강박, 우울, 및 불안증상이 모두 호전되는 효과를 거두었다.[18] 이들은 2년 이상 충분한 항강박치료를 받아 왔으나 임상적 호전이 없던 환자들로 rTMS 기간 동안 같은 약물로 유지치료를 하고 있었다. 비록 소수를 대상으로 한 개방연구였지만 치료저항성 강박증 환자에서 부가적 요법으로서 rTMS 치료의 가능성을 제시한 또 하나의 결과라고 하겠다.

이탈리아에서 시행된 한 개방연구[19]는 약물치료로 실패했던 병력이 있는 10명의 환자들(5명의 강박증, 3명의 뚜렛 증후군, 2명의 강박증 및 뚜렛 증후군 공존 환자)을 대상으로 저빈도 rTMS를 2주간 10회기 시행(1Hz, 운동역치의 100%, 1,200자극/일, 2분 간격으로 5분간 자극)하였다. 모든 환자들은 안정된 용량으로 최소 12주간 약물적 치료를 받아 왔으며 이 약물치료를 rTMS 시행기간과 추적관찰 기간 동안 같은 용량으로 유지하였다. rTMS는 보조운동 영역(supplementary motor area: SMA)에 시행하였고, 보조운동 영역 양측을 동시에 자극하기 위해 시상봉합 중앙선에 코일을 위치시킨 후 자극하였다. 10명 중 8명이 치료를 마쳤으며, 부작용으로 인한 탈락은 없었다. 치료 1주와 2주 후, 1개월 후 및 3개월 후 임상 전반적 인상(clinical global impression: CGI) 척도로 측정하였을 때 상당한 임상적 호전이 있었다. 강박증만을 가진 5명의 환자 중 3명이 Y-BOCS 점수가 40% 이상 감소되는 효과를 보였으며, 뚜렛 증후군을 가진 환자들의 3분의 2에서 2주째 완벽한 관해가 있었다. 모든 대상 환자 중 60%가 3개월간의 추적에서 임상적으로 호전된 상태를 유지하였다. 이 연구는 비록 소수를 대상으로 한 개방 연구이나 rTMS 치료의 긍정적 효과를 기대하게 하였다.

반면에 최근 체코에서 시행된 연구[20]는 33명의 환자들을 대상으로 rTMS와 허위 자극을 이중맹검 허위자극 대조연구를 시행하여 2주와 4주 시점의 효능을 평가하였다. 운동역치의 110%로 1Hz의 rTMS를 왼쪽 등외측 전전두피질(dorsolateral prefrontal cortex) 부위를 자극하였고 같은 위치에 허위자극을 하여 비교하였다. 30명의 환자가 치료를 종결하였고 연구결과 양 군 모두 호전되어 실제 치료와 허위 치료 간의 차이를 발견하지 못했다.

이와 같이 강박증의 치료에 대해서 여러 연구가 시행되었으나 긍정적인 결과와 부정적인 결과가 모두 보고되고 있어 아직 그 효과를 명확하게 규명할 수는 없는 실정이다. 현재까지 수행된 연구들의 대상자가 불과 몇 명에서 30명대 이하에 불과했다. 또한 이들 연구에서 사용된 rTMS의 치료방식이 모두 달랐는데 치료방식에 따라 rTMS는 다른 효과를 낼 수 있다는 측면에서 보다 유용한 치료법을 탐색하는 것이 필요할 것이다. 이것은 각각의 연구 디자인, 자극 부위, 치료 기간, 그리고 자극 변수(parameters) 등에 차이가 있기 때문이다. 아직 강박증의 병인이 명확하게 밝혀지지 않은 상황에서 임의적으로 자극 변수를 설정한 현재까지의 임상 연구들은 결국은 추론적인 것에 지나지 않으며 향후 보다 체계적인 연구가 필요한 시점이라고 할 수 있다.

rTMS를 이용한 대부분의 연구에서 특별한 부작용이 발견되지 않았으며 심각한 수준의 탈락자가 없는 등 비교적 안전한 기법이라고 할 수 있다. 그러나 두뇌에 강력한 자기장을 부가하는 치료의 본질상 간질 발현 유발 등의 부작용 가능성을 항상 염두에 두어야 한다. 통상적으로 치료 시행 이전 뇌파 검사를 시행하여

간질 위험성이 있는 대상자를 배제하고 매일 혹은 자주 운동역치를 조사하여 두뇌의 전기적 활성도에 변화가 있는지를 관찰할 필요가 있다. 아울러 최근까지 알려진 rTMS의 안전 지침을 지키도록 유의해야 한다.[7]

3) 강박증에서 rTMS 효과의 기제

이제까지의 다양한 연구결과를 종합하면 강박증은 두뇌 내 바닥핵/변연계/줄무늬체(basal ganglia/limbic/striatal)회로와 안와전두피질(orbitofrontal cortex)과 내측 시상핵(medial thalamic nuclei) 간의 신경회로의 기능 조절 이상으로 인하여 발생하는 것으로 추론할 수 있다. Modell 등[13]이 제안한 가설에 의하면 강박증상은 상호 흥분적인 전전두시상(prefronto-thalamic) 간의 비정상적인 신경 교환에 의해서 발현하는 것이며 이는 줄무늬체(corpus striatum)의 배내측(ventro-medial) 변연 부분에서 부적절하게 통합되거나 억제되어 나타나는 것으로 이해할 수 있다. 이들은 기능적으로 강박증상을 강박 요인(행동 욕동)과 억제 요인(조절 및 조절 상실)으로 구분하였고 안와부 시상 과활성은 강박 요인 증상의 증가와 연관되며 바닥핵 및 변연 줄무늬체 부분은 억제 요인과 관련되는 것으로 추론하였다. 즉, 강박증상은 줄무늬체-창백핵-시상(striatal-pallidal-thalamic) 활동이 비정상적으로 감소하거나 상호적으로 안와부 시상 활성이 비정상적으로 증가될 때 발현된다고 가정할 수 있다. rTMS는 이러한 두뇌회로에 영향을 줄 수 있는 분명한 방법이므로 적절하게 자극 혹은 억제가 가능하다면 충분히 치료적인 효과를 거둘 가능성이 있다.

그러나 비록 최근의 강박증에 대한 많은 정보가 이러한 가설에 대한 근거를 높이고 있음에도 불구하고 아직 확정적인 병태생리는 밝혀지지 않고 있다. 아울러 rTMS 자체도 그 처치 프로토콜에 따라 다양한 효과를 거둘 수 있다는 점 때문에 더욱 혼선을 가져올 수 있다. 우선 고빈도 자극과 저빈도 자극에 따라 두뇌의 특정 부위 활성을 촉진시키거나 억제시킬 수 있다는 보고[21, 22]를 참조한다면 두뇌 기능상 과잉억제 및 과잉활성이 있는 부분에 rTMS가 어떻게 작용하느냐에 따라 다른 결과가 나올 수 있다. 초기에는 rTMS는 두뇌피질 표면에 가까운 부분에만 영향을 끼칠 수 있다고 알려져 있어 강박증과 같이 심부의 두뇌 기능에 이상이 있는 경우에는 효과적으로 작용하기 어려울 것이라는 추론이 있었으나 직접적인 신경자극 효과 이외에도 신경회로를 통한 영향을 끼칠 수 있다는 가능성[23]과 아울러 rTMS는 시상하부-뇌하수체-부신피질 체계의 스트레스 유발 활성을 완화시키는 신경내분비적 효과가 있다는 것,[24] 바소프레신(vasopressin), 아미노산, 단가아민 등의 다양한 두뇌 내 물질에 영향을 미칠 수 있다는 보고,[25, 26] 뇌인성 신경성장요소(brain-derived neurotrophic factors: BDNF) 등을 촉진하여 신경보호 작용을 할 수 있다는 소견[27] 등 다양한 두뇌에 미치는 영향이 지속적으로 보고되고 있으므로 이러한 복합적 기제가 강박증에 어떻게 효과를 가져올 수 있는지에 대한 지속적이고 체계적인 연구가 필요할 것이다.

3. 결 론

다양한 동물실험 및 인체 임상시험에 의하면 rTMS는 안전하며 장기간 사용될 수 있는 비침습적 두뇌자극방법이다. 현재까지 강박증에 시도된 rTMS 연구는 매우 기초적인 단계를 벗어나지 못했으며 일부 연구에서는 상당히 유의한 치료적 성과를 거두기도 하였으나 그렇지 못한 결과를 제시한 연구도 있다. 그러나 두뇌 특정 부위 신경원의 활성을 증가시키거나 감소시킬 수 있다는 rTMS의 장점은 강박증에서 유용하게 이용될 수 있을 것이다. 비록 유의한 치료적 성과를 거둘 수 없을지라도 강박증 환자에서 특정 부위에 rTMS의 특정 패러다임이 미치는 영향을 조사함으로써 강박증의 두뇌-행동 간의 병태생리를 탐색하는 데에는 유용할 것이다.

참/고/문/헌

1. Sadock BJ, Sadock VA: *Synopsis of Psychiatry: Behavioral Sciences/Clinical Psychiatry*, ed 4, New York, Lippincott Williams & Wilkins, 2002.
2. Bloch MH, Landeros-Weisenberger A, Kelmendi B, Coric V, Bracken MB, Leckman JF: A systematic review: antipsychotic augmentation with treatment refractory obsessive-compulsive disorder. *Mol Psychiatry* 2006; 11(7):622-

632.

3. Barker AT, Jalinous R, Freeston IL: Non-invasive magnetic stimulation of the human motor cortex. *Lancet* 1985; 1:1106-1107.

4. Bohning DE: Introduction and overview of TMS physics, In George MS, Belmaker RH (Eds.), *Transcranial Magnetic Stimulation in Neuropsychiatry*. Washington, American Psychiatric Press, 2000. pp. 13-44.

5. George MS, Lisanby SH, Sackeim HA: Transcranial magnetic stimulation: application in neuropsychiatry. *Arch Gen Psychiatry* 1999; 56:300-311.

6. George MS, Nahas, Li X-B, Chae J-H, Oliver N, Najib A, Anderson B: New depression treatment strategies: what does the future hold for therapeutic uses of minimally invasive brain stimulation? In Greden JF (Ed.), *Treatment of Depression* (Review of Psychiatry Series, Vol 20, No 5: Oldham JM & Riba MB, series editors). Washington, American Psychiatric Publishing, 2001. pp. 103-142.

7. 채정호, 전태연: 경두개 자기 자극(Transcranial Magnetic Stimulation)의 신경정신과적 응용. 신경정신의학 2001; 40:3-11.

8. 채정호, 이창욱, 박원명: 우울증에서 경두개자기자극(transcranial magnetic stimulation)의 치료적 응용. 대한정신약물학회지 2003; 14(2):77-83.

9. 정경희, 최충식, 박진수, 이규항, 함웅, 이승환, 채정호: 치료 저항성 환청을 나타내는 만성 정신분열병 환자에서 측두두정부 반복 경두개 자기 자극의 효과. 신경정신의학 2004; 43(5): 546-551.

10. 오해정, 김원, 이경욱, 박원명, 전태연, 한진희, 채정호: 저빈도 반복성 경두개 자기자극이 정상인의 시각적 단기 기억에 미치는 영향. 신경정신의학 2004; 43(5):590-595.

11. 송정민, 채정호: 외상후 스트레스 장애의 경두개자기자극치료. 신경정신의학 2005; 44(2):158-164.

12. 이경욱, 권용실, 채정호: 기분장애에서의 경두개 자기 자극 치료. 우울조울병 2005; 3:23-29.

13. Modell JG, Mountz JM, Curtis GC, Greden JF: Neurophysiologic dysfunction in basal ganglia/limbic striatal and thalamocortical circuits as a pathogenetic mechanism of obsessive-compulsive disorder. *J Neuropsychiatry Clin Neurosci* 1989; 1(1):27-36.

14. Greenberg BD, George MS, Martin JD, Benjamin J, Schlaepfer TE, Altemus M, Wassermann EM, Post RM, Murphy DL: Effect of prefrontal repetitive transcranial magnetic stimulation in obsessive-compulsive disorder: a pre-

liminary study. *Am J Psychiatry* 1997; 154(6):867-869.

15. Alonso P, Pujol J, Cardoner N, Benlloch L, Deus J, Menchon JM, Capdevila A, Vallejo J: Right prefrontal repetitive transcranial magnetic stimulation in obsessive-compulsive disorder: a double-blind, placebo-controlled study. *Am J Psychiatry* 2001; 158(7):1143-1145.

16. Sachdev PS, McBride R, Loo CK, Mitchell PB, Malhi GS, Croker VM: Right versus left prefrontal transcranial magnetic stimulation for obsessive-compulsive disorder: a preliminary investigation. *J Clin Psychiatry* 2001; 62(12):981-984.

17. Chae JH, Nahas Z, Wassermann E, Li X, Sethuraman G, Gilbert D, Sallee FR, George MS: A pilot safety study of repetitive transcranial magnetic stimulation (rTMS) in Tourette's syndrome. *Cogn Behav Neurol* 2004; 17(2):109-117.

18. Chae JH, Lee KU, Bahk WM, Jun TY, Kim KS: Right low frequency prefrontal transcranial magnetic stimulation with non-focusing round coil for treatment resistant obsessive compulsive disorder. 2004; 24th Annual Anxiety Disorders Association of America Conference. Final Program 28.

19. Mantovani A, Lisanby SH, Pieraccini F, Ulivelli M, Castrogiovanni P, Rossi S: Repetitive transcranial magnetic stimulation (rTMS) in the treatment of obsessive-compulsive disorder (OCD) and Tourette's syndrome (TS). *Int J Neuropsychopharmacol* 2006; 9(1):95-100.

20. Prasko J, Paskova B, Zalesky R, Novak T, Kopecek M, Bares M, Horacek J: The effect of repetitive transcranial magnetic stimulation (rTMS) on symptoms in obsessive compulsive disorder. A randomized, double blind, sham controlled study. *Neuro Endocrinol Lett* 2006; 27:327-332.

21. Gerschlager W, Siebner HR, Rothwell JC: Decreased corticospinal excitability after subthreshold 1 Hz rTMS over lateral premotor cortex. *Neurology* 2001; 57(3):449-455.

22. Peinemann A, Reimer B, Loer C, Quartarone A, Munchau A, Conrad B, Siebner HR: Long-lasting increase in corticospinal excitability after 1800 pulses of subthreshold 5 Hz repetitive TMS to the primary motor cortex. *Clin Neurophysiol* 2004; 115(7):1519-1526.

23. Kim EJ, Kim WR, Chi SE, Lee KH, Park EH, Chae JH, Park SK, Kim HT, Choi JS: Repetitive transcranial magnetic stimulation protects hippocampal plasticity in an animal model of depression. *Neurosci Lett* 2006; 405(1-

2):79−83.

24. Evers S, Hengst K, Pecuch PW: The impact of repetitive transcranial magnetic stimulation on pituitary hormone levels and cortisol in healthy subjects. *J Affect Disord* 2001; 66(1):83−88.

25. Ikeda T, Kurosawa M, Uchikawa C, Kitayama S, Nukina N: Modulation of monoamine transporter expression and function by repetitive transcranial magnetic stimulation. *Biochem Biophys Res Commun* 2005; 327(1):218−224.

26. Yukimasa T, Yoshimura R, Tamagawa A, Uozumi T, Shinkai K, Ueda N, Tsuji S, Nakamura J: High−frequency repetitive transcranial magnetic stimulation improves refractory depression by influencing catecholamine and brain−derived neurotrophic factors. *Pharmacopsychiatry* 2006; 39(2):52−59.

27. Zanardini R, Gazzoli A, Ventriglia M, Perez J, Bignotti S, Rossini PM, Gennarelli M, Bocchio−Chiavetto L: Effect of repetitive transcranial magnetic stimulation on serum brain derived neurotrophic factor in drug resistant depressed patients. *J Affect Disord* 2006; 91(1):83−86.

Chapter 18
강박증의 장기치료

유소영, 권준수

1. 서 론

강박증은 일반적으로 증상이 오래 지속되는 만성적인 질환이며 이로 인해 장기 간의 치료가 요구되는 질환이다.[1, 2] 하지만 급성기 치료(일반적으로 약물복용 후 6개월까지를 급성기 치료라고 간주)에 대해서는 많은 연구들이 이루어진 것에 비하여 강박증의 장기치료에 대한 연구는 상대적으로 그 수가 적고, 뚜렷한 지침이 부족한 상태다. 이 장에서는 외국에서 이루어진 일련의 연구들 가운데 최근에 강박증의 치료에 많이 사용되는 세로토닌 재흡수 억제제(serotonin reuptake inhibitor: SRI)를 중심으로 장기치료에서 부딪힐 수 있는 문제들, 즉 강박증의 급성기 치료로 얻은 효과가 어느 정도 지속이 되는지, 치료를 어느 정도의 기간 동안 지속해야 하는지, 장기치료에서 적절한 용량은 얼마인지 등에 대하여 살펴보고자 한다.

2. 치료는 얼마나 유지하여야 하는가

급성기 치료로 증상 호전을 보인 경우 과연 약물치료를 언제까지 유지해야 하는가는 장기치료가 필요한 질환에서는 매우 중요한 문제 중의 하나다. 치료 기간을 결정하는 데는 초기치료로 얻어진 증상의 호전이 치료를 계속 받으면서 유지되는지 혹은 지속적으로 증상의 호전이 이루어지는지가 중요한 영향을 미칠 것이다. 강박증에서 이와 관련된 연구들은 주로 급성기 치료에 효과를 보인 환자들을 대상으로 일정 기간 추적관찰하여 증상을 평가하는 방법을 취하였고, 그 결과 대부분의 연구들은 1, 2년의 추가적인 약물치료 기간 동안에 급성기 치료 동안 이루어진 증상의 호전상태가 유지되거나 혹은 증상의 호전이 추가적으로 이루어진다는 보고를 하였다. 다음은 각 약물별로 그 결과들을 살펴보았다.

1) 클로미프라민

클로미프라민(clomipramine)과 위약 간의 비교를 시행한 Katz 등[3]의 연구를 살펴보면, 이 연구에서는 클로미프라민과 위약의 무작위 배정으로 10주간 치료를 한 후 증상 호전을 보인 피험자 124명을 대상으로 추가로 52주간 이중맹검으로 추적관찰이 이루어졌다. 그 결과 클로미프라민의 효과가 52주 동안에도 위약의 효과보다 우수했으며, 클로미프라민을 복용한 피험자 중 절반에서는 강박증상이 더 이상 삶에 영향을 주지 않는다고 응답하였다. 하지만 이 연구는 클로미프라민을 복용한 피험자 중 23%가 부작용으로 인하여 시험 기간 초기에 탈락하였다는 맹점이 있다.

다른 연구에서는 장기적인 예후에 클로미프라민과 위약 간의 차이는 없었으며, 초기치료에 병행했던 행동치료를 얼마나 오래 받았는지가 예후에 더 영향을 미친다고 보고한 바 있다.[4]

여러 연구들의 결과들을 종합하여 보았을 때 최근에는 클로미프라민의 강박증에 대한 효과는 인정이 되더라도 부작용으로 인하여 장기적인 치료에는 다른 세로토닌 재흡수 억제제 약물이 더 적합하다는 의견이 우세하다.[5]

2) 플루옥세틴

Tollefson 등[6]은 플루옥세틴(fluoxetine)을 세 가지 고정용량(20, 40, 60mg)으로 13주간 사용한 급성기 연구에서 호전을 보인 76명의 피험자들을 대상으로 24주간 추가로 평가하였다. 그 결과 세 가지 용량에서 모두 증상의 호전이 유지되었고 60mg에서는 추가 기간에도 유의미한 증상의 호전이 있었다. 부작용으로 인하여 연구에서 탈락한 비율은 6%였다.

Levine 등[7]이 75명의 환자들을 대상으로 5개월간 추적관찰한 연구에 의하면 5개월 동안 플루옥세틴을 복용한 환자들은 강박증상뿐만 아니라 우울증, 불안감 등의 모든 측면에서 지속적으로 호전을 보였다고 보고하였다.

3) 서트랄린

Greist 등[8]이 시행한 49주간의 유지치료 연구에서는 서트랄린(sertraline)과 위약의 12주간 이중맹검 연구에서 효과를 보인 118명의 환자들을 대상으로 추가적으로 40주간 이중맹검 상태를 유지하며 추적관찰하였다. 그 결과 서트랄린을 지속 복용한 환자들은 50, 100, 200mg 용량군 모두에서 지속적으로 증상이 호전됨을 보고하였다. 총 13%의 탈락률이 발생하였는데, 이 중 1/3은 부작용 때문이었으며, 나머지는 증상의 호전도가 만족스럽지 않기 때문이었다. 하지만 부작용은 시간이 지남에 따라 호전되었고, 실험실 검사와 생체징후상으로 서트랄린과 위약 간의 유의미한 차이는 없어서 안정성을 보고하였다.[8]

소아, 청소년을 대상으로 한 장기 추적관찰 연구로는 Wagner 등[9]이 소아 72명과 청소년 65명을 대상으로 시행한 연구가 있다. 이 연구에서는 피험자들이 1년간 서트랄린을 50~200mg 범위에서 복용한 결과 연구 종료 시점에서 47%의 환자가 완전 완치(Y–BOCS<8)되었으며, 25%의 환자가 부분 완치(Y–BOCS 8~16)된 것으로 나타났다. 총 65명(47%)의 환자들이 1년간의 연구 일정을 완료하였으며, 중도 탈락된 피험자는 16명(12%)이 부작용, 13명(9%)이 불충분한 효과 등의 이유로 실험을 중단하였고 나머지 43명은 추적관찰이 이루어지지 않았다. 발생한 부작용으로는 두통, 불면, 오심, 설사, 졸림, 복통, 운동과다증(hyperkinesia), 신경과민(nervousness), 소화불량, 구토 등의 증상이 있었으며, 심전도, 생체징

후 그리고 실험실적 수치에서 의미 있는 변화는 관찰되지 않았다.

4) 플루복사민

Cottraux 등[10]은 플루복사민(fluvoxamine)과 위약을 투여하며 환자들을 48주간 관찰한 결과 플루복사민이 위약에 비해서 우수한 효과가 관찰이 되었으나, 강박증상이 아닌 우울증상에서만 우수한 효과가 관찰되었다고 보고하였다.

5) 시탈로프람

Thomsen 등[11]이 보고한 바에 의하면, 시탈로프람(citalopram)을 복용한 청소년 30명을 1~2년간 추적관찰한 결과 Y-BOCS 점수가 첫 10주에는 23.3, 6개월 후에는 20.04, 그리고 1년 후에는 18.44로 점차 호전되는 양상을 보였다. 하지만 1년째와 2년째 사이에는 유의미한 증상 호전은 관찰되지 않았다. 입마름, 오심 등의 대부분의 부작용은 약물복용을 시작한 지 6개월이 지나면서 발생하지 않았으나, 성적 기능 저하(sexual dysfunction), 불면, 체중 증가가 소수에서 관찰이 되었다.

3. 치료는 언제 중단해야 하는가

약물을 중단할 수 있는가에 대한 답을 하기 위해서는 과연 약물의 지속적인 복용이 증상의 악화 혹은 재발을 방지하는 효과가 있는가에 대한 답이 있어야 할 것이다. 하지만 이러한 질문에 답을 하기 위한 연구는 여러 가지 제약을 가지는데, 하나는 연구방법상의 제약이다. 즉, 현재 약에 반응을 보이는 환자들을 약물을 복용하지 않는 군과 지속하는 군으로 무작위 배정하여 증상의 악화가 보이는 비율을 비교하는 방법이 가장 효과적인데 이러한 연구는 현실적, 윤리적으로 제약이 많은 방법이다. 또 한 가지는 중단으로 인한 영향을 평가하는 데 있어 만성 경과를 갖는 질환, 즉 강박증의 경우 '재발', '의미 있는 임상적 호전'에 대한 정의를 내리기가 쉽지 않다는 것이다. 실제로 지금까지 수행된 많은 연구에서 강박증의 '재발'은 다양한 기준으로 정의되고 있으며, 그 기준을 어떻게 정하느냐에 따라 재발률은 연구마다 다르게 보고되어 왔다.

이러한 점들을 감안하더라도 대부분의 연구들은 치료의 중단이 대부분의 환자들(23~90%)에서 증상의 재발을 가지고 오는 것으로 보고하고 있으며, 그 재발률은 이전에 치료를 받은 기간과는 상관이 없다고 보고하고 있다.[12~15]

다음은 약물의 종류에 따라 약물중단 후에 증상 재발에 관한 보고를 정리해 보았다.

1) 클로미프라민

많은 약물의 경우 약을 중단하면 몇 주 이내에 재발이 되었는데, 클로미프라민(clomipramine)의 초기연구의 경우에는 이러한 재발은 약물중단에 의한 금단증상(withdrawal symptom)과 연관되어 있는 경우가 많은 것으로 생각되어 그 결과를 해석하는 데 유의해야 한다.

Pato 등[13]은 16명의 환자를 대상으로 클로미프라민을 10.7±5.5개월 동안 투여(평균 용량 236mg/day)한 뒤 지속적으로 호전을 보이던 환자들이 blinded discontinuation을 거치면서 추적관찰을 한 결과 16명이 4주 만에 모두 재발하였음을 보고하였다. 약물복용을 중단한 이후 환자들의 증상이 점차적, 증진적으로 악화되었으며, 재발 여부는 약물을 복용한 기간과는 상관이 없었다. 또한, 모든 환자들이 다시 클로미프라민을 복용하고 8주 뒤에는 약을 끊기 전의 상태로 호전됨을 확인하였다.

Leonard 등[12]은 위약으로 바꾼 지 2개월 이내에 재발률이 89%라고 보고하였으며, 이후 시행한 연구에서는 클로미프라민(145mg/day)을 17.1±8.3개월 동안 투여하였으나 부분적인 호전을 보인 8명의 환자들이 데시프라민(desipramine)으로 교체하는 동안 재발을 한 그룹에 다시 클로미프라민을 투여하였을 때 첫 1개월 이내에 교체 전 수준으로 회복되는 것을 관찰하였다.[16] 하지만 이 연구와 달리 중단 이후 재투여에 의한 증상 호전에 대해서는 부정적인 결과들도 보고되고 있다.[13]

2) 플루옥세틴

Romano 등[17]이 시행한 연구에서는 피험자들이 20주간의 플루옥세틴(fluoxetine) 고정용량을 복용한 후 약을 중단하거나 위약을 복용하는 군으로 무작위 배정되었다. 1년간 추적관찰 결과 38%의 재발률을 보였는데, 중단 이전에 가장 높은 용량(60mg)을 복용한 군에서 가장 낮은 재발률(17.5%)을 보인 것으로 나타났다.

23명의 소아, 청소년(평균 연령 12.0±2.3)을 대상으로 시행한 연구에서는 플루옥세틴 20mg/day을 20주간 복용한 이후 약물을 중단하고 2년간 추적관찰한 결과 10명(43.5%)의 환자들이 재발하였으나 모두 플루옥세틴을 다시 투여하였을 때 호전을 보였다.[18]

3) 서트랄린

서트랄린(sertraline)의 경우는 Koran 등[19]이 수행한 200여 명의 대규모 연구가 있다. 이 연구에서는 서트랄린을 복용한 군이 재발 혹은 불충분한 효과로 인한 약물복용을 중단한 비율이 위약군보다 유의미하게 낮았으며(9% 대 24%), 증상의 급격한 악화를 보인 비율도 12% 대 25%로 유의미한 차이를 보였다. 또한, 서트랄린의 지속적인 복용은 강박증상과 삶의 질 척도에서 꾸준한 호전을 가지고 왔다.

4) 파록세틴

Hollander 등[20]이 수행한 대규모 연구에서는 3개월간의 파록세틴(paroxetine)과 위약을 이중맹검으로 배정하여 치료효과를 보인 피험자들을 6개월간 오픈 라벨(open-label)로 파록세틴을 복용하도록 하였다. 이후 6개월의 치료에 효과를 보인 106명을 대상으로 파록세틴과 위약군으로 무작위 배정하여 6개월간 추적관찰하여 장기간의 효과 및 재발방지에 대한 효과를 밝히고자 하였다. 그 결과 위약에 배정받은 대상자들은 59%의 재발률을 보인 반면에 파록세틴(20~60mg)에 배정받은 군은 38%만이 재발한 것으로 나타나 재발을 방지하는 데 유의한 효과가 있음을 보고하였다.

하지만 이와 상반되는 연구결과가 소아 및 청소년을 대상으로 보고되기도 하였

다. Geller 등[21]은 청소년을 대상으로 파록세틴이 재발을 방지하는 효과가 있는
지에 대한 연구를 진행하였다. 4개월간 오픈 라벨로 파록세틴을 복용한 이후 효
과를 보인 193명의 피험자들을 무작위로 파록세틴 혹은 위약군으로 배정하여 추
가적으로 4개월간 관찰한 결과 전반적인 재발률은 두 군 간의 유의미한 차이가
보이지 않았다(43.9% 대 34.7%).

하지만 피험자들의 절반이 공존질환이 있다는 것을 감안하여 위약을 복용한 군
에서 공존질환의 여부에 따라 추후검정을 시행한 결과 공존질환이 있는 군이 그
렇지 않은 군보다 재발률이 높음을 보고하였다.

5) 에스시탈로프람

에스시탈로프람(escitalopram)이 재발방지 효과가 있는지를 보기 위한 연구에
서는 4개월간의 치료에 효과를 보인 320명의 환자들을 대상으로 위약과 에스시
탈로프람군으로 무작위 배정하여 6개월간 이중맹검 연구를 진행하였다. 그 결과
위약을 복용한 군에서 재발을 한 경우가 52%인 데 반해 에스시탈로프람을 복용
한 군에서는 23%로서($p < 0.001$), 에스시탈로프람이 재발방지에 효과가 있음을
보고하였다.[22]

6) 기 타

Ravizza 등[14]은 클로미프라민(150mg/day), 플루옥세틴(40mg/day) 그리고 플
루복사민(300mg/day)을 각각 6개월간 복용하여 호전을 보인 130명을 대상으로
추적관찰을 시행한 대규모 연구결과를 발표하였다. 2년간 추적관찰을 통하여 약
물의 유지용량 또는 약물중단에 따른 변화를 관찰하였는데, 급성기 치료기간 동
안 복용하던 용량과 같은 용량을 복용한 군과 그 절반의 용량을 복용한 군 간에
효과의 차이는 없었으나, 두 군이 약물을 중단한 군에 비해서는 재발을 예방하는
효과는 뛰어난 것으로 보고하였다.

Mania 등[23]은 388명의 강박증 환자들을 각각 클로미프라민, 플루옥세틴, 플루
복사민, 파록세틴을 복용하는 4개 군으로 배정한 뒤 6개월 이상의 급성기 치료를
마치고, 증상의 호전을 보인 183명(52.4%)을 대상으로 1주일간에 걸쳐 약을 중단

〈표 18-1〉 강박증 약물의 재발방지 연구-이중맹검 연구들

연구	약물	약물치료 기간	참여자 수	약물중단 이후 추적기간	결과
Flament 등[24]	클로미프라민	5주	19	5주	위약군에서 강박증 악화
Pato 등[13]	클로미프라민	5~27 개월	18	7주	위약군의 99.4% 재발
Leonard 등[12]	클로미프라민	17개월	21	5주	위약군의 89% 재발
Romano 등[17]	플루옥세틴	20주	71	52주	재발률: 위약 = 플루옥세틴 전체 용량군 위약 > 플루옥세틴 60 mg
Koran 등[19]	서트랄린	52주	223	28주	재발률: 위약 = 서트랄린 강박증의 급성 악화: 위약 > 서트랄린 재발로 인한 중도 탈락: 위약 > 서트랄린
Geller 등[21]	파록세틴	16주	193	16주	재발률: 위약 = 파록세틴
Hollander 등[20]	파록세틴	12주	105	36주	재발률: 위약 > 파록세틴

시켰다. 이후 매달 평가를 시행하며 6개월간 관찰한 결과 181명 중 81명(44.7%)이 재발하였다. 대부분의 경우 2개월 이내에 증상이 재발하였으나 플루옥세틴을 복용한 군은 3개월 이후에 대부분이 재발하였다. 이들은 다시 급성기 때 복용하였던 약물을 같은 용량으로 복용하였고, 그 결과 증상은 다시 급성기 치료가 완료된 시점과 유사하게 호전되었다.

4. 장기간의 치료에서 가장 적절한 용량

유지치료기간 동안 어느 정도까지 용량을 감소할 수 있는지에 대한 연구는 그 수가 매우 적다.

클로미프라민의 초기연구를 살펴보면, Pato 등[25]은 오랜 기간(270±20mg/day) 동안 클로미프라민을 복용해 오던 10명의 강박증 환자를 대상으로 약물감량에 따른 증상 변화를 관찰하였다. 점차적으로 약물용량을 165mg/day과 105mg/day

까지 줄인 결과 두 군 간의 증상의 차이는 없는 것으로 나타났다. 연구에 참여한 환자들이 이전에 약물중단으로 인해 증상이 악화되어 다시 약물투여를 시작한 환자들이었기 때문에 이 연구에서는 약물을 중단할 수 없는 환자들일지라도 장기치료에서 약물을 감량하는 것은 가능하다고 제안하였다.

Mundo 등[26]이 클로미프라민 혹은 플루복사민을 복용하고 있는 30명의 환자들을 대상으로 초기용량에 비해 감량비율을 달리해서 증상 변화에 대한 연구를 시행하였다. 세 군(감량하지 않은 군, 33~40% 감량, 60~65% 감량)으로 무작위 배정한 뒤 102일 동안 관찰한 결과 세 군간의 증상 악화를 보이는 환자들의 비율에는 차이가 없음을 보고하였다. 따라서 이 연구에서는 이러한 결과를 바탕으로 장기치료에서는 낮은 용량으로 유지하는 것이 약물순응도, 내약성 등에서 좋을 것이라는 제안을 하였다.

하지만 플루옥세틴의 경우에는 위의 결과들과 다른 결과를 보인 연구결과가 보고되었다. 20주간의 플루옥세틴 20, 40, 60mg/day를 복용하면서 호전을 보인 환자들을 약물을 유지하는 군과 위약군으로 무작위 배정한 뒤 재발 여부를 관찰한 Romano 등[17]의 연구에서는 플루옥세틴을 복용한 군이 위약군에 비해 전반적으로 재발률이 낮기는 하였어도, 가장 높은 용량(60mg)을 복용한 군에서만 통계적으로 유의한 차이를 보였고 나머지 두 군은 통계적으로 유의한 차이를 보이지 못하였다. 이는 유지치료 역시 높은 용량을 유지하는 것이 필요하다는 것을 지지하는 결과이다.

5. 장기치료와 관련된 부작용

위에서 기술된 바와 같이 장기치료에서 나타나는 부작용은 급성기에서 보이는 부작용과 유사한 것으로 보고되었다. 가장 최근의 연구로 소아 및 청소년을 상대로 서트랄린의 장기간 복용에 따른 내약성 및 효과를 살펴본 Alderman 등[27]의 연구가 있다. 24주간 시행된 이 연구(43명 대상, 종료 시점에서 평균 최대 복용용량 157±49mg)에서 156일째 약을 복용한 시점에 피험자 한 명이 신경과민을 호소하여 결국 약물복용을 중단하였으며, 6~12세 연령대에서는 81%, 13~18세 연령대에서는 70%의 부작용을 보고하였다. 참여한 피험자의 10% 이상이 호소한 부작용으로는 불면, 졸림, 두통, 신경과민, 과다운동증, 오심, 재채기 등이 있었다. 7명 (16%)의 환자에서 수축기 혹은 이완기 혈압이 내려가는 소견을 보였으나 대부분의 경우 연구가 종결되면서 회복이 되었다. 혈액검사 소견으로는 21명(49%)의 환자가 이상 소견을 보였는데, 15명이 헤마토크릿 수치가 낮았으며, 2명은 헤모글로빈 수치 저하, 4명은 알부민 저하, 2명은 호산구(eosinophil)의 증가 소견을 보였다. 하지만 모든 부작용들이 약물복용 중단이 요구되는 수준은 아니었다.

이 외의 많은 장기 추적 연구에서도 보고된 부작용들은 급성기 때 보이는 부작용과 다르지 않으며, 많은 경우 부작용은 호전되는 양상이 관찰되었다. [7, 28~32]

6. 장기치료에 따른 반응 예측인자

치료반응을 예측하는 것은 어떤 정신질환이든지 장기치료를 위한 계획을 세우는 데 가장 중요하게 고려되는 사항이다. 하지만, 강박증의 경우에도 다른 질환과 같이 명확한 예후를 예측할 수 있는 예측인자는 아직까지 밝혀지지 않고 있다.

Orloff 등[33]은 1년간 선택적 세로토닌 재흡수 억제제(SSRI)를 복용한 85명의 환자들의 초진 기록을 검토하여 예측인자를 찾고자 하였지만, 발병연령, 첫 평가를 받기까지 걸린 시간, 증상척도 점수들 중에서 증상 호전을 예측하는 인자는 찾지 못하였다.

Ravizza 등[34]은 클로미프라민 혹은 플루옥세틴을 6개월간 복용한 53명의 환자를 치료반응군과 비반응군으로 나누어 살펴본 결과 22명의 비반응군에 속한 환자들(41.5%)이 유의하게 이른 발병연령, 오랜 이환 기간, 강박행동의 높은 빈도, 잦은 손닦기, 만성적인 경과, 입원 병력, 정신분열형 인격장애 공존 등의 특징을 지니는 것으로 보고하였다. 이 중에서 정신분열형 인격장애가 공존하는 경우, 강박행동이 있는 경우, 그리고 이환 기간이 긴 경우에는 치료에 반응을 보이지 않을 것으로 예측할 수 있다고 결론지었다.

소아 청소년 강박증 환자의 장기예후에 관한 연구 22편을 분석한 논문에 의하면, 강박증의 예후는 동반된 정신과적 공존질환이 있는 경우와 초기치료의 반응이 나쁠수록 예후가 좋지 않은 것으로 보고하였다.[35]

이 외에도 성적/종교적 내용의 강박사고가 장기치료의 나쁜 예후를 예측하는 인자이고 초기의 약물에 대한 반응은 장기적인 예후를 예측해 주지는 못한다는 보고가 있으며,[28] 증상의 정도, 치료에 대한 동기, cluster A 인격장애 여부가 예후를 예측한다는 결과도 보고된 바 있다.[36]

7. 결 론

비록 강박증의 장기치료에 대한 연구들이 수적으로 충분하지 않다고 하더라도, 위에 기술된 여러 연구결과들과 전문가들의 경험을 토대로 강박증의 장기치료에 대한 지침은 어느 정도 확립된 상태다.

The Expert Consensus Guidelines(이하 ECG로 표기)에서는 강박증의 급성기 치료가 끝난 시점으로부터 최소한 3~6개월간 유지치료 기간을 받기를 권유하였다. 하지만 보통은 더 오랜 기간(2년이 넘는)이 필요한 경우가 대부분이며, 2~4번의 재발을 경험한 경우에는 평생 약물치료를 받는 것이 좋다고 권유하고 있다.[37]

최근의 치료 지침에서는 더욱 강하게 장기치료를 권유하고 있으며 치료에 반응을 보이는 환자의 경우에라도 최소 1~2년은 약물치료를 유지해야 한다고 권유하고 있다. 만약 필요에 의하여 약물복용을 중단해야 하는 경우라면 점진적으로 약의 용량을 줄여 나가서 약물중단으로 인한 효과를 최소화하도록 해야 하며, 환자에게 재발의 조기증상에 대해 충분한 설명을 해 주어서 증상이 악화되더라도 약물을 다시 복용하면 이전의 호전되었던 상태로 회복될 수 있음을 설명해 주어야 한다고 하였다.[21]

재발에 관한 명확한 예측이 가능한 시기가 오기 전까지는 아직은 많은 경우에 일생에 거쳐 오랫동안 약물을 복용하는 것이 최선의 방법일 수 있을 것이다.

마지막으로 '한국형 강박증 약물치료 알고리듬' 의 장기치료에 관한 지침을 소개하면서 이 장을 마치도록 하겠다.

'한국형 강박증 약물치료 알고리듬' 지침

'한국형 강박증 약물치료 알고리듬' 에서는 약물치료 후 완전 관해된 경우 향후 6개월간 월 1회, 부분 관해된 경우에는 2주에 1회 추적방문하는 것을 1차적으로 권고한다. 검토위원들은 완전 관해된 경우에는 향후 6개월간 월 2회 방문을 상위 2차 전략으로, 주 1회 방문을 하위 2차 전략으로 응답하였다. 또한 부분 관해된 경우에는 6개월간 월 1회와 주 1회 방문을 상위 2차 전략으로 응답하였다.

ECG[37]에서는 약물 단독치료만으로 완전 또는 부분 관해된 경우 3~6개월 동안 한 달에 한 번씩 방문하는 것을 추천하고 있다. 우리나라 전문가들이 부분 관해의 경우 좀 더 자주 추적방문시키는 경향을 보였는데, 그 이유로는 ECG에서 의미하는 외래 방문은 약물만 조절하는 엄격한 의미의 약물치료 단독을 의미하는 반면, 우리나라의 경우 임상 실제에서와 마찬가지로 약물치료를 주로 하더라도 제한된 범위에서의 인지행동치료를 병행하는 외래 방문을 의미하기 때문일 것으로 추측되었다.

첫 삽화의 경우 감량하여 중단하기 전에 유지치료의 기간으로는 인지행동치료를 시행하지 않는 경우는 18개월 또는 24개월을 1차 전략으로 추천하였다. 또한 12개월 또는 부정장기간을 상위 2차 전략으로 6개월을 하위 2차 전략으로 추천하였다. 반면, 인지행동치료를 시행한 경우에는 18개월 동안 유지치료하는 것을 1차 전략으로 선택하였다. 그 외에 1년, 2년 또는 부정장기간 지속적으로 치료하는 것을 상위 2차 전략으로, 6개월 동안 유지치료하는 것을 하위 2차 전략으로 선택하였다.

경도~중등도의 증상으로 3회~4회 이상 재발한 경우, 심한 증상으로 2~4회 이상 재발한 경우에는 일생 동안 유지치료(life-long maintenance therapy)할 것을 권장한다. ECG[37]에서도 경도~중등도 증상인 경우에는 3~4회 재발한 경우, 심한 증상인 경우에는 2~4회 재발한 경우에는 평생 동안 약물을 유지할 것으로 제안하고 있다. The National Institute for Health and Clinical Excellence (NICE) 가이드라인에서는 성인의 경우 선택적 세로토닌 재흡수 억제제 치료가 효과적인 경우 재발의 방지와 증상의 개선을 위해 최소 12개월 이상 유지치료를 해야 하고 관해 12개월 이후에는 초기삽화의 심각도와 기간, 이전 삽화의 횟수, 잔여 증상의 유무, 동반된 심리사회적 어려움 등을 고려해서 계속 유지치료를 할 것인지를 결정할 것을 추천하고 있다. 참고로 소아, 청소년의 경우 선택적 세로토닌 재흡수 억제제에 반응하는 경우 관해 이후 최소 6개월 이상 유지치료를 권장하고 있다.

치료의 종결에 있어서는 약물치료만으로 성공적으로 치료된 경우, 재발이 없었던 환자에서는 점진적인 중단 후 2주마다 방문하거나 2개월 후 추적방문하는 것을 1차 전략으로 선택하였으며 재발이 있었던 환자에서는 점진적인 중단, 2주마다 방문을 1차 전략으로, 점진적인 중단, 2개월 후 추적방문을 상위 2차 전략으로 선택하였다. ECG에서도 약물치료만으로 성공적으로 치료된 경우 재발이 없었던 환자에서는 점진적 중단 이후 2주마다 방문 또는 2개월 후 추적방문할 것을, 재발이 있었던 환자에서는 2주마다 추적방문만을 1차 전략으로 추천하고 있다.

참/고/문/헌

1. Catapano F, Perris F, Masella M, Rossano F, Cigliano M, Magliano L, Maj M: Obsessive-compulsive disorder: a 3-year prospective follow-up study of patients treated with serotonin reuptake inhibitors OCD follow-up study. *J Psychiatr Res* 2006; 40(6):502-510.

2. Rufer M, Hand I, Alsleben H, Braatz A, Ortmann J, Katenkamp B, Fricke S, Peter H: Long-term course and outcome of obsessive-compulsive patients after cognitive-behavioral therapy in combination with either fluvoxamine or placebo: a 7-year follow-up of a randomized double-blind trial. *Eur Arch Psychiatry Clin Neurosci* 2005; 255(2):121-128.

3. Katz RJ, DeVeaugh-Geiss J, Landau P: Clomipramine in obsessive-compulsive disorder. *Biol Psychiatry* 1990; 28(5):401-414.

4. O' Sullivan G, Noshirvani H, Marks I, Monteiro W, Lelliott P: Six-year follow-up after exposure and clomipramine therapy for obsessive compulsive disorder. *J Clin Psychiatry* 1991; 52(4):150-155.

5. Montgomery SA: Long-term management of obsessive-compulsive disorder. *Int Clin Psychopharmacol* 1996; 11 Suppl 5:23-9

6. Tollefson GD, Rampey AH Jr, Potvin JH, Jenike MA, Rush AJ, Kominguez RA, Koran LM, Shear MK, Goodman W, Genduso LA: A multicenter investigation of fixed-dose fluoxetine in the treatment of obsessive-compulsive disorder. *Arch Gen Psychiatry* 1994; 51(7):559-567.

7. Levine R, Hoffman JS, Knepple ED, Kenin M: Long-term fluoxetine treatment of a large number of obsessive-compulsive patients. *J Clin Psychopharmacol* 1989; 9(4):281-283.

8. Greist JH, Jefferson JW, Kobak KA, Chouinard G, DuBoff E, Halaris A, Kim SW, Koran L, Liebowtiz MR, Lydiard B, et al.: A 1 year double-blind placebo-controlled fixed dose study of sertraline in the treatment of obsessive-compulsive disorder. *Int Clin Psychopharmacol* 1995; 10(2):57-65.

9. Wagner KD, Cook EH, Chung H, Messig M: Remission status after long-term sertraline treatment of pediatric obsessive-compulsive disorder. *J Child Adolesc Psychopharmacol* 2003; 13 Suppl 1:53-60.

10. Cottraux J, Mollard E, Bouvard M, Marks I, Sluys M, Nury AM, Douge R, Cialdella P: A controlled study of fluvoxamine and exposure in obsessive-compulsive disorder. *Int Clin Psychopharmacol* 1990; 5(1):17-30.

11. Thomsen PH, Ebbesen C, Persson C: Long-term experience with citalopram in the treatment of adolescent OCD. *J Am Acad Child Adolesc Psychiatry* 2001; 40(8):895-902.

12. Leonard H, Swedo S, Rapoport JL, Coffey M, Cheslow D: Treatment of childhood obsessive compulsive disorder with clomipramine and desmethylimipramine: a double-blind crossover comparison. *Psychopharmacol Bull* 1988; 24(1):93-95.

13. Pato MT, Zohar-Kadouch R, Zohar J, Murphy DL: Return of symptoms after discontinuation of clomipramine in patients with obsessive-compulsive disorder. *Am J Psychiatry* 1988; 145(12):1521-1525.

14. Ravizza L, Barzega G, Bellino S, Bogetto F, Maina G: Drug treatment of obsessive-compulsive disorder (OCD): long-term trial with clomipramine and selective serotonin reuptake inhibitors (SSRIs). *Psychopharmacol Bull* 1996; 32(1):167-173.

15. Thoren P, Asberg M, Bertilsson L, Mellstrom B, Sjoqvist F, Traskman L: Clomipramine treatment of obsessive-compulsive disorder. II. Biochemical aspects. *Arch Gen Psychiatry* 1980; 37(11):1289-1294.

16. Leonard HL, Swedo SE, Lenane MC, Rettew DC, Cheslow DL, Hamburger SD, Rapoport JL: A double-blind desipramine substitution during long-term clomipramine treatment in children and adolescents with obsessive-compulsive disorder. *Arch Gen Psychiatry* 1991; 48(10):922-927.

17. Romano S, Goodman W, Tamura R, Gonzales J: Long-term treatment of obsessive-compulsive disorder after an acute response: a comparison of fluoxetine versus placebo. *J Clin Psychopharmacol* 2001; 21(1):46-52.

18. Semerci ZB, Unal F: An open trial and discontinuation study of fluoxetine in

children and adolescents with obsessive-compulsive disorder. *Turk J Pediatr* 2001; 43(4):323-328.

19. Koran LM, Hackett E, Rubin A, Wolkow R, Robinson D: Efficacy of sertraline in the long-term treatment of obsessive-compulsive disorder. *Am J Psychiatry* 2002; 159(1):88-95.

20. Hollander E, Allen A, Steiner M, Wheadon DE, Oakes R, Burnham DB: Acute and long-term treatment and prevention of relapse of obsessive-compulsive disorder with paroxetine. *J Clin Psychiatry* 2003; 64(9):1113-1121.

21. Geller DA, Biederman J, Stewart SE, Mullin B, Farrell C, Wagner KD, Emslie G, Carpenter D: Impact of comorbidity on treatment response to paroxetine in pediatric obsessive-compulsive disorder: is the use of exclusion criteria empirically supported in randomized clinical trials? *J Child Adolesc Psychopharmacol* 2003; 13 Suppl 1:19-29.

22. Fineberg NA, Tonnoir B, Lemming O, Stein DJ: Escitalopram prevents relapse of obsessive-compulsive disorder. *Eur Neuropsychopharmacol* 2007.

23. Maina G, Albert U, Bogetto F: Relapses after discontinuation of drug associated with increased resistance to treatment in obsessive-compulsive disorder. *Int Clin Psychopharmacol* 2001; 16(1):33-38.

24. Flament MF, Rapoport JL, Kilts C: A controlled trial of clomipramine in childhood obsessive compulsive disorder. *Psychopharmacol Bull* 1985; 21(1):150-152.

25. Pato MT, Hill JL, Murphy DL: A clomipramine dosage reduction study in the course of long-term treatment of obsessive-compulsive disorder patients. *Psychopharmacol Bull* 1990; 26(2):211-214.

26. Mundo E, Bareggi SR, Pirola R, Bellodi L, Smeraldi E: Long-term pharmacotherapy of obsessive-compulsive disorder: a double-blind controlled study. *J Clin Psychopharmacol* 1997; 17(1):4-10.

27. Alderman J, Wolkow R, Fogel IM: Drug concentration monitoring with tolerability and efficacy assessments during open-label, long-term sertraline treatment of children and adolescents. *J Child Adolesc Psychopharmacol* 2006; 16(1-2):117-129.

28. Alonso P, Menchon JM, Pifarre J, Mataix-Cols D, Torres L, Salgado P, Vallejo J: Long-term follow-up and predictors of clinical outcome in obses-

sive-compulsive patients treated with serotonin reuptake inhibitors and behavioral therapy. *J Clin Psychiatry* 2001; 62(7):535-540.

29. Cook EH, Wagner KD, March JS, Biederman J, Landau P, Wolkow R, Messig M: Long-term sertraline treatment of children and adolescents with obsessive-compulsive disorder. *J Am Acad Child Adolesc Psychiatry* 2001; 40(10):1175-1181.

30. Frenkel A, Rosenthal J, Nezu A, Winston A: Efficacy of long-term fluoxetine treatment of obsessive-compulsive disorder. *Mt Sinai J Med* 1990; 57(6):348-352.

31. Geller DA, Biederman J, Reed ED, Spencer T, Wilens TE: Similarities in response to fluoxetine in the treatment of children and adolescents with obsessive-compulsive disorder. *J Am Acad Child Adolesc Psychiatry* 1995; 34(1):36-44.

32. Rasmussen S, Hackett E, DuBoff E, Greist J, Halaris A, Koran LM, Liebowitz M, Lydiard RB, McElroy S, Mendels J, O' Connor K: A 2-year study of sertraline in the treatment of obsessive-compulsive disorder. *Int Clin Psychopharmacol* 1997; 12(6):309-316.

33. Orloff LM, Battle MA, Baer L, Ivanjack L, Pettit AR, Buttolph ML, Jenike MA: Long-term follow-up of 85 patients with obsessive-compulsive disorder. *Am J Psychiatry* 1994; 151(3):441-442

34. Ravizza L, Barzega G, Bellino S, Bogetto F, Maina G: Predictors of drug treatment response in obsessive-compulsive disorder. *J Clin Psychiatry* 1995; 56(8):368-373.

35. Stewart SE, Geller DA, Jenike M, Pauls D, Shaw D, Mullin B, Faraone SV: Long-term outcome of pediatric obsessive-compulsive disorder: a meta-analysis and qualitative review of the literature. *Acta Psychiatr Scand* 2004; 110(1):4-13.

36. de Haan E, van Oppen P, van Balkom AJ, Spinhoven P, Hoogduin KA, Van Dyck R: Prediction of outcome and early vs. late improvement in OCD patients treated with cognitive behaviour therapy and pharmacotherapy. *Acta Psychiatr Scand* 1997; 96(5):354-361.

37. March JS FA, Kahn DA, Carpenter D: Treatment of obsessive-compulsive disorder. The Expert Consensus Panel for obsessive-compulsive disorder. *J Clin Psychiatry* 1997; 58 Suppl 4:2-72.

부록
서울대학교병원 강박증클리닉의
운영 현황 및 소개

1. 서울대학교병원 강박증클리닉

1) 현 황

서울대학교병원 신경정신과에서는 매주 목요일 오전 강박증클리닉을 운영하고 있다. 2008년 3월 현재 1,230여 명이 서울대학교병원 강박증클리닉에 등록되어 있으며 최근 5년간 매해 3,200여 명(연인원)이 방문하여 치료를 받고 있다. 특히 강박증을 앓고 있으나 치료를 받은 적이 없는 환자들을 대상으로 하여 자기공명영상(MRI)과 신경인지검사 등의 정밀검사를 시행하여 뇌기능을 평가하고 치료경과에 따른 뇌기능 변화를 알아보는 프로그램이 시행되고 있다. 또한 강박증치료에서 약물치료와 함께 중요한 치료방법으로 받아들여지고 있는 인지행동치료 프로그램이 운영되고 있다.

2) 인지행동치료 프로그램

(1) 인지행동치료 프로토콜

1년에 3번 외래를 통해 환자를 모집: 1분기(3~6월), 2분기(7~10월) 그리고 3분기(11~2월)

각 분기는 총 16회기로 구성되어 매주 1회기씩 진행: 약 4개월이 소요

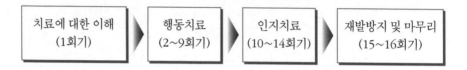

치료에 대한 이해 (1회기) → 행동치료 (2~9회기) → 인지치료 (10~14회기) → 재발방지 및 마무리 (15~16회기)

각 회기는 그룹치료와 개인치료로 구성: 총 2시간 정도 소요

그룹치료
5~6명의 환자가 한 그룹이 되며 2명의 치료자가 그룹치료를 진행: 약 1시간 소요

개인치료
한 치료자당 2~3명의 환자가 배정되어 과제 점검, 과제 제시, 회기 평가 그리고 면담을 진행: 약 1시간 정도 소요

회기	주제	증상 평가
1	환자교육	BDI, BAI, Y-BOCS
2	집단 구조화 및 증상 목록표 작성하기	
3	새로운 불안완화 기법 학습 및 증상에 대한 상세한 탐색	
4	행동적 전략의 도입: ERP의 시작	
5~9	단계적 ERP 훈련(1~5)	BDI, BAI, Y-BOCS
10	강박증의 인지 모델 소개 및 인지적 평가 다루기	
11	왜곡된 인지적 평가의 수정	
12~14	강박증에 공통적인 인지적 평가 다루기(1~3)	
15	재발방지	
16	매듭짓기	BDI, BAI, Y-BOCS

(2) 인지행동치료 구성

1회기: 환자교육

강박증 전반에 걸쳐 소개하고, 이에 대한 인지행동치료에 대해 설명한다.

2회기: 집단 구조화 및 증상 목록표 작성하기

A. 집단 구조화
- 집단 성원 소개하기
- 집단 규칙 설정 및 서약서 작성

B. 불안에 대한 이해 / 증상 형성 과정에 대한 이해

C. 증상 목록표 작성

3회기: 새로운 불안완화 기법 학습 및 증상에 대한 상세한 탐색

A. 불안 다루기
- 기존의 불안완화 기법 검토
- 복식호흡 및 긴장이완 훈련

B. 증상에 대한 상세한 탐색 및 우선순위표 작성

4회기: 행동적 전략의 도입 — ERP(exposure and response prevention)의 시작

A. ERP를 하기 위한 준비

B. ERP 실시하기

5~9 회기: 단계별 ERP 훈련을 집중적으로 실시하기

A. 노출 훈련

B. 오염에 대한 노출 훈련의 예

C. 상상노출

D. 그 외 다른 기법들

E. 중간평가

10회기: 강박증의 인지 모델 소개 및 인지적 평가 다루기

A. 인지행동 모델 소개

B. 강박증의 인지행동 모델 및 인지적 평가

11회기: 왜곡된 인지적 평가의 수정

A. 대안적 사고의 탐색

B. 개별 연습

12~14회기: 강박증에 공통적인 인지적 평가 다루기

A. 사고의 중요성에 대한 과도한 평가(overimportance of thoughts) (12회기)

B. 과도한 책임감(inflated responsibility) (13회기)

C. 완벽주의(perfectionism)와 통제(control) (13회기)

C. 위협에 대한 과도한 평가(overestimation of threat) (14회기)

D. 불안의 결과에 대한 왜곡된 판단(14회기)

15회기: 재발방지

16회기: 매듭짓기

A. 치료 과정 정리하기

B. 소감 발표하기

C. 치료 과정에 대한 평가

(3) 인지행동치료의 효과

서울대학교병원 신경정신과 강박증클리닉의 인지행동치료에 참여한 18세에서 46세까지의 강박증 환자 13명에 대해서 인지행동치료의 치료효과를 분석해 보았다. 13명 전원이 항불안제 내지 항우울제를 복용하고 있었고 대부분 급성 강박증상은 완화된 상태였다(출처: 윤화영, 정승희, 신민섭, 김중술, 김명선, 권준수: 강박증의 집단인지행동치료의 효과. 신경병리학 2000; 9(2):142~156).

주 1회씩 총 16회기로 구성된 인지행동치료에서 강박증상의 유의한 감소를 보였으며 우울과 불안의 감소, 증상대처와 관련한 자기 조절감의 증가 및 불편감의 감소를 나타냈다.

⟨표 1⟩   Result of repeated measures ANOVA test

Measurement	Pre-treatment M±SD	Post-treatment M±SD	Follow up(6Mo.) M±SD	F ratio*
obsession	12.15± 6.85	8.46±4.96	6.38±4.80	11.385***
compulsion	12.53± 5.15	8.07±4.36	5.84±3.89	11.593***
depression	16.92± 8.99	8.53±5.47	6.07±4.00	21.556***
anxiety	17.00±12.70	8.92±6.00	7.15±4.41	12.205**
sense of SR	2.76± 0.59	7.92±1.49	8.53±0.660	183.940***
SUDs	9.23± 0.92	2.92±0.75	2.00±0.707	381.474***

• obsession: Y-BOCS obsession scale score • compulsion: Y-BOCS compulsion scale score
• depression: BDI scores of each times • anxiety: BAI scores of each times
• sense of SR: self-regulation feeling about symptoms ratings of each times
• SUDs: subjective units of distress ratings of each times
*: calculated by repreated measures ANOVA Test
**: $p<.01$ ***: $p<.001$

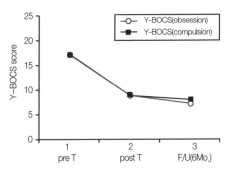

[그림 1] change of Y-BOCS score (obsession & compulsion)

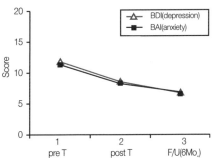

[그림 2] change of BDI & BAI scores

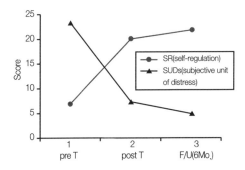

[그림 3] change of SR(self-regulation) & SUDs(subjective units of distress)

2. 참고자료

1) 인지행동치료 매뉴얼

〈1~2회기〉

치료 프로그램을 시작할 때의 네 가지 도전

도전1. 당신의 증상을 정복하려는 결심이 서야 한다.

지금이 강박증상을 정복하기 위한 최상의 기회임을 알아야 한다.

강박증상을 극복할 수 있다고 믿어야 한다.

위험을 감수하고서라도 새로운 행동을 시도해야 한다.

도전2. 당신의 걱정들이 불합리하다는 생각을 가져야 한다.

강박증은 일종의 불안장애일 뿐이며 비현실적인 문제에 불안하게 집착하는 것이다.

도전3. 강박행동을 하는 것이 고통을 줄이는 유일한 방법이 아님을 알아야 한다.

강박증을 지닌 사람은 강박행동을 하지 않으면 고통이 절대로 없어지지 않을 것이라고 생각하는데, 당신도 이런 생각을 가지고 있다면 그 믿음에 기꺼이 도전해 봐야 한다. 새로운 행동을 시도하지 않고서는 강박행동을 그만둘 수 없으며 그러기 위해서는 용기가 필요하다.

도전4. 당신의 강박사고에 저항하는 대신 그것을 받아들여라.

강박사고에 더 많이 저항할수록 당신의 마음속에 더 오래 남게 되고 더 자주 생기게 된다. 그것을 두려워하고 오래 싸울수록 계속 강력해질 것이다. 이런 원리에 대해 진심으로 신뢰하는 것이 실제 그렇게 될 수 있는 유일한 방법이다.

치료 참여 시의 태도

1. 나는 이제 이 문제를 극복하기로 결정했다.

2. 나의 강박사고는 과장되었고 비현실적인 하나의 증상일 뿐이다.

3. 나의 고통과 불안을 줄일 수 있는 다른 방법이 있다.

4. 나는 나의 강박사고를 그대로 받아들이겠다.

강박증 자기관찰 기록지(200 년 월 일 총 회)

번호	강박증의 구체적 내용	상황 (언제/어디서/무엇 때문에 하게 되었나)	불편감 (0~100)	통제감 (0~100)	대처방법	대처 후 불편감	대처 후 통제감

회기 기록지

회기 (200 년   월   일)

I. 과제 수행 평가

1. 지난 회기의 과제는 무엇이었습니까?

2. 과제 수행 정도에 대해 스스로 평가한다면 몇 점을 줄 수 있을까요? _____ /100점

3. 과제 수행 중 어려웠던 점이 있었다면 무엇이었습니까?

II. 회기 평가

1. 이번 회기의 주제는 무엇이었습니까?

2. 회기 내용 중 나에게 도움이 되었던 점은 무엇이었습니까?

3. 회기 내용 중 가장 어려웠던 점은 무엇이었습니까?

III. 증상 평가

강박증상에 따른 불안감 및 일상 생활에서 느끼는 불편감, 그리고 내가 증상을 통제할 수 있는 정도를 평가해 봅시다.

■ 불안감 : _____ /100
■ 불편감 : _____ /100
■ 통제감 : _____ /100

기록인 : _____

〈3회기〉

증상 탐색표

1. 강박증상을 유발하는 상황들

번호	상황	고통 (0~100)
1	문단속을 마친 후 잠자리에 들었을 때	65
2	여러 사람이 다니는 건물의 현관 손잡이를 만졌을 때	80
3	형이 베란다에 서서 아래를 내려다보고 있는 것을 보았을 때	85

2. 불안, 두려움, 답답함 등의 주관적 고통을 유발하는 생각, 이미지, 충동들(강박사고)

번호	생각/이미지/충동	고통 (0~100)
1	내가 현관문을 정확히 잠갔나	70
2	수많은 사람이 이 손잡이를 만졌을 것이고 분명히 온갖 세균이 들끓을 텐데, 그게 내 손에 잔뜩 묻었을 게 분명해	85
3	내가 형에게로 다가가서 형을 아래로 밀어 버리는 장면	90

3. 불안을 감소하기 위한 반복적이거나 의식적인 행동들

번호	행동	빈도 (1일)	지속시간 (1회)	고통 (0~100)
1	현관문이 잠겨 있는지 확인한다.	약 7~8회	약 2~3분	65
2	정해진 절차대로 손을 씻는다.	약 20회	약 5분	80
3	고개를 세 번 흔든 후 속으로 1~10을 거꾸로 센다.	불규칙	5~20분	90

4. 강박증상으로 인해 회피해야 하는 상황들

번호	상황	정도* (0~100)
1	자기 전에 문단속이 안 된 상황	90
2	사람들이 많이 다니는 공공건물, 특히 손잡이는 절대로 만지지 않음	85
3	베란다로 시선을 두지 않으려 함	85

* 정도: 0=전혀 회피하지 않는다, 100=항상 회피한다.

5. 강박사고에서 두려워하는 결과 및 강박행동을 하지 않거나 회피하지 않았을 때 벌어질 것으로 예상되는 두려운 결과들

번호	상황	발생 가능성 (0~100)	고통 (0~100)
1	밤 사이에 도둑이 들어 가족을 해칠 수도 있다.	70	90
2	더러운 세균에 오염되어 심각한 병에 걸릴 것이다.	80	90
3	내가 형을 베란다 아래로 밀어 버릴지도 모른다.	70	90

〈4~9회기〉

노출 훈련 기록표

날짜	목표증상	주관적인 불편감(불안, 답답함 등등, 0~100)										
		시작	5분	10분	15분	20분	25분	30분	35분	40분	45분	끝
9/5	화장실 밸브를 만지고 내 물건을 오염시킨다.	70	65	60	55	50	40	물건 오염 ~60	50	40	35	30

〈10회기〉

자동적 사고 이끌어 내기

〈ABC 모델〉

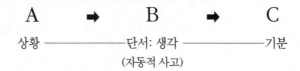

A ➡ B ➡ C

상황 ————————단서: 생각 ————————기분
(자동적 사고)

왜 자동적(automatic)인가?

- 머릿속에 언어 혹은 심상의 형태로 갑자기 빠르게 스쳐 가고 이것에 대해 신 중하게 생각해 보려고 하지 않기 때문
- 자발적으로 발생하고 의도적이거나 심사숙고해서 형성되는 것이 아님. 대부 분의 상황에서 사람들은 감정만을 인식하지만 약간만 훈련하면 자신의 자동 적 사고에 대해 알 수 있음.

자동적 사고의 예

- 상황(A):

  인지치료 시간에 앉아 있음.
- 기분(C):

  나도 모르게 불안이나 슬픔, 초조, 당황함 등을 느낌.
- 자동적 사고(B):

  - 이때에 치료자가 무슨 말을 하는지 정말 이해를 못하겠어.
  - 나는 그에게 단지 한 환자에 불과할 뿐이야.

자동적 사고를 알아내기 위한 질문

기분이 변한 바로 그때 <u>마음속에 무엇이 스쳐 갔습니까?</u>

연습 문제

다음의 상황이 일어났다고 상상하고 당신의 기분과 당신의 마음을 스쳐 지나가는 생각을 적어 보라.

1. 상황: 가방이 낡아서 새로 사려고 여기저기 다녀 봤지만, 가격이 너무 비싸거나 아니면 디자인이 마음에 들지 않았다. 어느 날 우연히 백화점에 들렀다가 가격과 디자인이 모두 마음에 꼭 드는 가방을 발견하였는데, 그 날은 돈이 없었다. 다음 날 돈을 가지고 백화점에 갔더니 점원은 그 가방이 오늘 다 팔렸다고 했다.

   기분: (예) 우울하다.
   스치는 생각(자동적 사고): (예) 나는 아무것도 되는 일이 없다.

2. 상황: 처음으로 친구들을 집에 초대했다. 평소에 친해지고 싶은 사람들이어서 음식을 준비하는 데도 신경이 많이 쓰이고, 어떤 요리는 내가 직접 만들기도 했다. 식사 시간이 되자 몇 사람이 내가 만든 음식을 먹어 보고는 "어쩜 이렇게 요리 솜씨가 좋으냐?"라고 했다.

   기분: (예) 우울하다
   스치는 생각(자동적 사고): (예) 몇몇 사람은 별로 맛이 없는 듯한 표정을 짓고 있는 걸 보니, 음식이 맛이 없는데 그냥 인사치레로 하는 말인 것 같다.

3. 상황: 직장에 출근하여 일을 하고 있을 때 부장이 다가와서 말을 걸었다. 이야기를 하다가 "참, 어제 작성한 보고서가 아주 좋던데, 수고했어요."라는 말을 듣는 순간 왠지 모르게 불안하고 두려워졌고, 아침 내내 그 기분을 떨쳐 버릴 수가 없었다.

   스치는 생각: (예) 앞으로 나에게 기대를 많이 할 텐데, 내 능력은 미치지 못하기 때문에 언젠가는 실망할 것이다.

침투적 사고 및 이에 대한 인지적 평가

날짜	상황	침투적 사고	인지적 평가
9/2	슈퍼마켓에 가는 길에 장례차를 보았다.	내게 불길한 일이 생길 것만 같은 생각이 든다.	내가 그렇게 생각을 하기 때문에, 그 일이 실제로 일어날 가능성이 높을 것이다.
9/3	동창들을 만나기 위해 외출을 했다.	문을 잠그지 않고 나온 것 같다.	만약 도둑을 맞는다면 그건 모두 내 책임이다.

〈11회기〉

인지적 평가 및 대안적 사고

날짜	상황	침투적 사고	인지적 평가	대안적 사고
9/2	슈퍼마켓에 가는 길에 장례차를 보았다.	내게 불길한 일이 생길 것만 같은 생각이 든다.	내가 그렇게 생각을 하기 때문에, 그 일이 실제로 일어날 것이다.	생각한다고 해서 그 일이 일어날 가능성이 높아지는 것은 아니다.
9/3	동창들을 만나기 위해 외출을 했다.	문을 잠그지 않고 나온 것 같다.	만약 도둑을 맞는다면 그건 모두 내 탓이다.	실제로 도둑을 맞는다고 하더라도, 모두 내 책임만은 아니다. 아파트 경비, 경찰, 다른 가족 등 책임의 소재는 여러 사람에게 있을 수 있다.

〈12~14회기〉

사고의 중요성에 대한 과도한 평가(overimportance of thoughts)

사고의 중요성에 대한 과도한 평가는 다양한 오류적 해석으로 이어지며, 생각의 의미에 대해 탐구하게 만들고, 강박사고가 지속되는 데 기여한다. 그 종류에는 데카르트식 추론, 사고 행동융합오류, 마술적 사고가 있다.

1. 데카르트식 추론

"이것을 생각하고 있기 때문에 중요하고, 중요하기 때문에 내가 생각하고 있는 것이다."

☞ **과연 그럴까요?**

① 흰곰 실험

• 지금부터 1분 동안 흰곰을 생각하고 이미지가 생생하게 떠오를 때마다 표시를 해 봅시다.

• 지금부터 1분 동안은 절대로 흰곰을 생각하지 않도록 합시다.

• 지금부터 1분 동안 다시 흰곰에 대해 생각하고 이미지가 떠오를 때마다 표시를 해 봅시다.

＊흰곰을 생각하지 않기 위한 노력이 내게 어떤 영향을 미쳤을까요? 함께 생각해 봅시다.

② 내 생각을 들여다봅시다.

• 내 의식 속에 떠오르는 생각들을 모두 적어 봅시다. 말이 되지 않거나, 아무리 사소한 것이라도 있는 그대로 기록해 봅시다.

```


```

＊내 의식 속에는 어떤 생각들이 있습니까? 생각이 떠올랐다고 해서 모두 중요하다고 할 수 있을까요?

지금 나는 단지 그 생각이 떠올랐다는 사실만으로 지나치게 많은 의미와 중요성을 부여하고 있지는 않은가요?

2. 사고 행위 융합(thought-action fusion)

1) 도덕성 융합(moral fusion)
"부정적인 생각을 가지는 것은 그러한 행동을 실제로 저지른 것과 마찬가지다."

☞ **과연 그럴까요?**

① 다음 일직선의 양 극단에는 이 세상에서 가장 악한 사람과 선한 사람이 있습니다. 나의 위치는 어디에 해당되는지 표시해 봅시다.

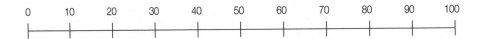

자, 그럼 다음의 사람들은 어디에 해당되는지 표시해 봅시다.
- 길을 안내하는 사람 / 직장 동료를 속인 사람 / 아이를 때리는 사람 / 탈세한 사람
- 휴지를 줍는 사람 / 사람을 죽인 사람 / 길에서 담배를 피우는 사람
- 지하철에서 큰 소리로 통화하는 사람 / 불우이웃돕기 성금을 내는 사람

과연 생각만 하는 것과 실제로 그런 행동을 하는 것이 동등하게 '나쁜' 일일까요?

- 생각과 행동은 명백하게 다릅니다.
- 의도적으로 나쁜 생각을 하는 것과 나쁜 생각을 하지 않기 위해 노력한 결과로 그 생각이 더 많이 떠오르게 되는 것은 명백하게 다릅니다.

2) 가능성 융합(likelihood fusion)
"내가 생각을 하면 할수록, 그 생각이 많이 떠오를수록 실제로 일어날 가능성이 높아진다."

☞ **과연 그럴까요?**

① 데이비드 카퍼필드가 되어 봅시다.

지금 당장 이루어졌으면 하는 일들에 대해 서로 이야기해 봅시다. 그리고 그 일을 반복해서 생각해 봅시다. 과연 이루어졌나요?

어떤 일을 생각하는 것과 실제로 그 일이 일어나는 것은 서로 무관합니다. 때문에 당신이 부정적인 생각을 한다고 해서 부정적인 결과가 일어나지는 않습니다. 그렇다면 의도치 않게 떠오르는 부정적인 생각들을 과연 의도적으로 통제할 필요가 있을까요?

〈15회기〉

치료가 끝난 뒤… 다시 증상이 나타나면 어떻게 하나요?

■ 증상이 다시 생기거나 악화되는 이유는 무엇일까요?

① 증상이 좋아지면, 노출 훈련이나 대안적 사고 훈련을 더 이상 안 해도 되지 않나요?

☞ **과연 그럴까요?**

② 만일 스트레스나 좋지 않은 일을 겪게 되면, 훈련에 신경 쓸 여유가 없지 않나요?

☞ **그렇다면 어떻게 해야 할까요?**

③ 어느 정도 노출 훈련이 되었다 싶으면 그만두어도 괜찮지 않을까요?

☞ **과연 그럴까요?**

④ 그 밖에 치료가 끝난 후 증상을 악화시킬 수 있는 원인이나 상황에는 어떤 것들이 있을까요?

■ 만일 증상이 악화되거나 재발된다면 우리는 희망이 없는 걸까요?

☞ **최악의 상황을 예상해 보고 그에 대한 느낌을 떠올려 봅시다. 그리고 그 상황에서**

정말로 내가 할 수 있는 일이란 절망밖에 없는지 생각해 봅시다.

증상을 극복하는 데 있어 나에게 가장 중요하고 필요한 것은 무엇일까요?

〈16회기〉

16주간의 강박증 집단 인지행동치료를 마치며

1. 전반적인 치료 과정에 대한 평가를 해 주세요.

_____

_____

_____

이번 집단 인지행동치료에 대해 어느 정도 만족하세요? (100을 최대 만족, 0을 최대 불만족, 50을 이도 저도 아닌 상태라고 봤을 때)

_____점

2. #1에서 만족하는 쪽에 답하셨다면,
치료 과정에서 어떤 부분이 자신에게 도움이 되었다고 생각하십니까?

_____

_____

_____

3. #1에서 불만인 쪽에 답하셨다면
치료 과정에서 어떤 부분에 특히 시정이 필요하다고 생각하십니까?

_____

_____

_____

4. 16회기 중 출석하신 회기가 몇 회기가 됩니까?

_____ 회기

5. 치료 과정에 있어 자신의 참여도(집단 시간에 적극적으로 개입하기, 과제에 충실하기, 시간에 늦지 않기 등)는 몇 점 정도 줄 수 있을까요? (0에서 100 중에서)

_____점

6. 증상은 어느 정도 호전되었나요? (집단치료 시작 때를 100으로 보았을 때 몇 점 정도로 감소되었나요?)

_____점

7. 증상의 호전에 대한 만족도는 몇 점 정도인가요? (0에서 100 중에서)

_____점

8. 다음의 집단 인지행동치료를 위해 제안하실 말씀이 있으시다면 허심탄회하게 적어 주세요.

_____

_____

_____

9. 마지막으로 현재의 강박증상에 따른 불안감 및 일상생활에서 느끼는 불편감, 그리고 내가 증상을 통제할 수 있는 정도를 평가해 봅시다.

■ 불안감 : _____ /100
■ 불편감 : _____ /100
■ 통제감 : _____ /100

※ 16주 동안 정말 수고 많으셨습니다. 이번 집단치료 참여가 여러분의 전환점이 되고 보다 행복하게 사시는 밑거름이 되었으면 합니다. 열심히 참여해 주셔서 감사합니다.

2) 평가 도구

예일-브라운 강박척도(Y-BOCS)

Obsession

1. 강박적인 사고들을 하는 데 얼마나 많은 시간이 소비되었습니까? 그 강박사고는 얼마나 자주 떠올랐습니까?

   ⓪ 전혀 없음

   ① 하루에 한 시간 미만, 혹은 이따금씩 침투(하루에 여덟 번 이상은 생각나지 않음)

   ② 하루에 한 시간에서 세 시간, 혹은 빈번하게 침투(하루에 여덟 번 이상 생각나지만 하루의 대부분의 시간은 그 생각으로부터 자유로움)

   ③ 하루에 세 시간 이상 여덟 시간까지, 혹은 아주 빈번하게 침투(하루에 여덟 번 이상, 하루의 대부분의 시간 동안 생각남)

   ④ 하루에 여덟 시간 이상, 혹은 거의 지속적으로 침투(셀 수 없을 정도로 많이 생각나서 그런 강박사고들을 생각하지 않고서 보내는 시간이 없을 정도)

2. 이런 강박사고들이 귀하의 사회적, 직업적 활동을 얼마나 방해했습니까? (만약 귀하가 현재 직업을 가지고 있지 않다면 그 강박사고가 귀하의 일상생활을 얼마나 방해했는지 생각해 보십시오.)

   ⓪ 전혀 없음

   ① 사회적, 직업적인 수행에서 경미한 방해, 하지만 수행이 저조해지지는 않았음

   ② 사회적, 직업적인 수행에서 중간 정도의 분명한 방해. 하지만 여전히 감당할 만했음

   ③ 심각한 방해. 사회적, 직업적인 수행에 실질적인 손상

   ④ 극도의 감당할 수 없는 방해

3. 강박사고들로 인해 얼마나 고통스러웠습니까?

   ⓪ 전혀 없음

   ① 약간, 가끔 씩의 그리 괴롭지 않은 고통

   ② 중간 정도의 빈번하고, 괴로움을 주는 고통. 하지만 여전히 감당할 만했음

   ③ 심각하고, 아주 빈번하고, 많은 괴로움을 주는 고통

   ④ 극도의 거의 지속적이고 감당할 수 없는 고통

4. 그 강박사고들에 저항하기 위해 얼마나 많은 노력을 기울였습니까? 이런 사고들이 마음속에 떠오를 때, 얼마나 자주 이들을 떨쳐 버리기 위해 노력했습니까?

   ⓪ 나는 항상 떨쳐 버리려고 노력했다. (혹은 그 강박사고들이 아주 미미해서 그것들을 떨쳐 버리려는 노력이 별로 필요 없었다.)

   ① 나는 대부분의 시간 동안 떨쳐 버리려고 노력했다. (즉, 시간의 절반 이상을 떨쳐 버

리려고 노력했다.)

② 나는 떨쳐 버리려고 약간의 노력을 했다.

③ 나는 강박사고들을 통제하려고 하지 않고, 그 사고들이 마음속에 떠오르도록 내버려 두었다. 그러기는 싫었지만 어쩔 수 없었다.

④ 나는 완전히, 기꺼이 모든 강박사고들이 일어나도록 내버려 두었다.

5. 강박사고들을 얼마나 통제할 수 있었습니까? 강박적 사고들을 떠올리지 않도록 하는 것이 얼마나 성공적이었습니까? (만약 귀하가 떨쳐 버리려고 노력하지 않았다 할지라도 이 문제에 답하기 위해서 당신이 흔하지 않지만, 그 강박사고들을 중지하려고 노력했던 경우를 생각해 보십시오.)

⑩ 완전히 통제

① 많이 통제: 나는 약간 노력을 기울이고 집중하면 강박사고들을 중지하거나 생각하지 않을 수 있었다.

② 중간 정도의 통제: 나는 때때로 강박사고들을 중지하거나 생각하지 않을 수 있었다.

③ 거의 통제 불가: 나는 강박사고들을 거의 중지시킬 수 없었고, 이 생각에서 주의를 돌리는 것은 많이 힘들었다.

④ 통제 불가: 나는 그 강박사고들을 일시적으로 무시하는 것조차 힘들었다.

Compulsion

1. 강박적인 행동들을 하는 데 얼마나 많은 시간이 소비되었습니까? 그 강박행동들을 얼마나 자주 합니까? (만약 귀하의 의식행동들이 일상생활들과 관련이 있다면, 이런 의식행동들 때문에 일상 행동들을 완수하는 데 얼마나 많은 시간이 지체되었는지를 생각해 주십시오.)

⑩ 전혀 없다.

① 강박행동들을 하는 데 하루에 한 시간 미만, 혹은 이따금씩 그런 행동들을 행함(하루에 여덟 번 이상은 아님)

② 하루에 한 시간에서 세 시간 보냄, 혹은 빈번하게 행함(하루에 여덟 번 이상, 하지만 하루의 대부분의 시간은 그 행동으로부터 자유로움)

③ 하루에 세 시간 이상 여덟 시간까지 보냄, 혹은 아주 빈번하게 행함(하루에 여덟 번 이상, 하루의 대부분의 시간 동안 행함)

④ 하루에 여덟 시간 이상, 혹은 거의 지속적으로 행함(셀 수 없을 정도로 많이 해서 그런 강박행동들을 하지 않고서 보내는 시간이 없을 정도)

2. 이런 강박행동들이 귀하의 사회적, 직업적 활동을 얼마나 방해했습니까? (만약 귀하가 현재 직업을 가지고 있지 않다면 그 강박사고가 귀하의 일상생활을 얼마나 방해했는지 생각해 보십시오.)

　⓪ 전혀 없다.

　① 사회적, 직업적인 수행에서 경미한 방해, 하지만 수행이 저조해지지는 않았음

　② 사회적, 직업적인 수행에서 중간 정도의 분명한 방해, 하지만 여전히 감당할 만했음

　③ 심각한 방해, 사회적, 직업적인 수행에 실질적인 손상

　④ 극도의 감당할 수 없는 방해

3. 귀하의 강박행동들을 하지 못하게 된다면 어떻게 느껴질까요? 귀하는 얼마나 불안할 것 같습니까?

　⓪ 전혀 불안하지 않다.

　① 강박행동을 하지 못하게 된다면 단지 약간만 불안함

　② 강박행동을 하지 못하게 된다면 불안이 증가하겠지만, 여전히 감당할 만했음

　③ 강박행동이 방해받으면 불안이 아주 현저하게 증가되어 괴로움

　④ 강박행동들을 감소시키려는 목적의 어떤 개입에도 극도의 감당할 수 없는 불안

4. 그 강박행동들에 저항하기 위해 얼마나 많은 노력을 기울였습니까? 이런 행동들을 하지 않으려고 얼마나 자주 노력했습니까?

　⓪ 나는 항상 떨쳐 버리려고 노력했다. (혹은 그 강박행동들이 아주 미미해서 그것들을 떨쳐 버리려는 노력이 별로 필요 없었다.)

　① 나는 대부분의 시간 동안 떨쳐 버리려고 노력했다. (즉, 시간의 절반 이상을 떨쳐 버리려고 노력했다.)

　② 나는 떨쳐 버리려고 약간의 노력을 했다.

　③ 나는 강박행동들을 통제하려고 하지 않고 그 행동들을 하도록 내버려 두었다. 그러기는 싫었지만 어쩔 수 없었다.

　④ 나는 완전히, 기꺼이 모든 강박행동들을 하도록 내버려 두었다.

5. 강박행동들을 얼마나 통제할 수 있었습니까? 그 의식행위들을 하지 않는 것이 얼마나 성공적이었습니까?

　⓪ 나는 완전히 통제했다.

　① 나는 약간의 노력과 의지력을 기울여 강박행동들이나 의식행동들을 대개 중지할 수 있었다.

　② 나는 때때로 강박행동들을 중지할 수 있었지만, 그렇게 하기에는 아주 힘이 들었다.

　③ 나는 강박행동들을 단지 지연시킬 수만 있었고, 결국에는 그 행동을 다 했어야 했다.

　④ 나는 강박행동들을 일시적으로라도 늦출 수조차 없었다.

벡 우울척도(BDI)

이 질문지는 여러분이 일상생활에서 경험할 수 있는 내용들로 구성되어 있습니다. 각 내용은 모두 네 개의 문장으로 구성되어 있습니다. 그중 지난 1주일 동안의 자신을 가장 잘 나타낸다고 생각되는 하나의 문장을 선택하여 체크하여 주십시오. 빼지 말고 반드시 한 문장만을 선택하시되, 너무 오래 생각하지 마시고 솔직하게 응답해 주시기 바랍니다.

1.	
나는 슬프지 않다.	0
나는 슬프다.	1
나는 항상 슬프고 기운을 낼 수 없다.	2
나는 너무나 슬프고 불행해서 도저히 견딜 수 없다.	3
2.	
나는 앞날에 대해서 별로 낙담하지 않는다.	0
나는 앞날에 대한 용기가 나지 않는다.	1
나는 앞날에 대해 기대할 것이 아무것도 없다고 느낀다.	2
나의 앞날은 아주 절망적이고 나아질 가망이 없다고 느낀다.	3
3.	
나는 실패자라고 느끼지 않는다.	0
나는 보통 사람보다 더 많이 실패한 것 같다.	1
내가 살아온 과거를 뒤돌아보면 실패투성이인 것 같다.	2
나는 인간으로서 완전한 실패자라고 느낀다.	3
4.	
나는 전과 같이 일상생활 속에 만족하고 있다.	0
나의 일상생활은 예전처럼 즐겁지 않다.	1
나는 요즘에는 어떤 것에서도 별로 만족을 얻지 못한다.	2
나는 모든 것이 다 불만스럽고 싫증난다.	3

5.		
	나는 특별히 죄책감을 느끼지 않는다.	0
	나는 죄책감을 느낄 때가 많다.	1
	나는 죄책감을 느낄 때가 아주 많다.	2
	나는 항상 죄책감에 시달리고 있다.	3
6.		
	나는 벌을 받고 있다고 느끼지 않는다.	0
	나는 어쩌면 벌을 받을지도 모른다는 느낌이 든다.	1
	나는 벌을 받을 것 같다.	2
	나는 지금 벌을 받고 있다고 느낀다.	3
7.		
	나는 나 자신에게 실망하지 않는다.	0
	나는 나 자신에게 실망하고 있다.	1
	나는 나 자신에게 화가 난다.	2
	나는 나 자신을 증오한다.	3
8.		
	내가 다른 사람보다 못한 것 같지는 않다.	0
	나는 나의 약점이나 실수에 대해서 나 자신을 탓하는 편이다.	1
	내가 한 일이 잘못되었을 때에는 언제나 나를 탓한다.	2
	일어나는 모든 나쁜 일들은 모두 내 탓이다.	3
9.		
	나는 자살 같은 것은 생각하지 않는다.	0
	나는 자살할 생각을 가끔 하지만 실제로 하지는 않을 것이다.	1
	자살하고 싶은 생각이 자주 든다.	2
	나는 기회만 있으면 자살하겠다.	3
10.		
	나는 평소보다 더 울지는 않는다.	0
	나는 전보다 더 많이 운다.	1
	나는 요즈음 항상 운다.	2
	나는 전에는 울고 싶을 때 울 수 있었지만 요즈음은 울래야 울 기력조차 없다.	3

11.		
	나는 요즈음 평소보다 더 짜증을 내는 편이 아니다.	0
	나는 전보다 더 쉽게 짜증이 나고 귀찮아진다.	1
	나는 요즈음 항상 짜증을 내고 있다.	2
	전에는 짜증스럽던 일이 요즈음은 너무 지쳐서 짜증조차 나지 않는다.	3
12.		
	나는 다른 사람들에 대한 관심을 잃지 않고 있다.	0
	나는 전보다 사람들에 대한 관심이 줄었다.	1
	나는 사람들에 대한 관심이 거의 없어졌다.	2
	나는 사람들에 대한 관심이 완전히 없어졌다.	3
13.		
	나는 평소처럼 결정을 잘 내린다.	0
	나는 결정을 미루는 때가 전보다 더 많다.	1
	나는 전에 비해 결정 내리는 데에 더 큰 어려움을 느낀다.	2
	나는 더 이상 아무 결정도 내릴 수 없다.	3
14.		
	나는 전보다 내 모습이 나빠졌다고 느끼지 않는다.	0
	나는 매력 없어 보일까 봐 걱정한다.	1
	나는 내 모습이 매력 없이 변해 버린 것 같은 느낌이 든다.	2
	나는 내가 추하게 보인다고 믿는다.	3
15.		
	나는 전처럼 일을 할 수 있다.	0
	어떤 일을 시작하는 데 전보다 더 많은 노력이 든다.	1
	무슨 일이든 하려면 나 자신을 매우 심하게 채찍질해야만 한다.	2
	나는 전혀 아무 일도 할 수가 없다.	3
16.		
	나는 평소처럼 잠을 잘 수 있다.	0
	나는 전에 잤던 만큼 잠을 자지는 못한다.	1
	나는 전보다 일찍 깨고 다시 잠들기 어렵다.	2
	나는 평소보다 몇 시간이나 일찍 깨고 한 번 깨면 다시 잠들 수 없다.	3

17.		
	나는 평소보다 더 피곤하지는 않다.	0
	나는 전보다 더 쉽게 피곤해진다.	1
	나는 무엇을 해도 피곤해진다.	2
	나는 너무나 피곤해서 아무 일도 할 수 없다.	3
18.		
	내 식욕은 평소와 다름없다.	0
	나는 요즈음 전보다 식욕이 좋지 않다.	1
	나는 요즈음 식욕이 많이 떨어졌다.	2
	요즈음에는 전혀 식욕이 없다.	3
19.		
	요즈음 체중이 별로 줄지 않았다.	0
	전보다 몸무게가 2Kg가량 줄었다.	1
	전보다 몸무게가 5Kg가량 줄었다.	2
	전보다 몸무게가 7Kg가량 줄었다.	3
20.		
	나는 현재 음식조절로 체중을 줄이고 있는 중이다.	☐예 ☐아니오
21.		
	나는 건강에 대해 전보다 더 염려하고 있지는 않다.	0
	나는 여러 가지 통증, 소화불량, 변비 등과 같은 신체적 문제로 걱정하고 있다.	1
	나는 건강이 너무 염려되어 다른 일을 생각하기 힘들다.	2
	나는 건강이 너무 염려되어 다른 일은 아무것도 생각할 수 없다.	3
22.		
	나는 요즈음 성(Sex)에 대한 관심에 별다른 변화가 없다.	0
	나는 전보다 성(Sex)에 대한 관심이 줄었다.	1
	나는 전보다 성(Sex)에 대한 관심이 상당히 줄었다.	2
	나는 성(Sex)에 대한 관심을 완전히 잃었다.	3

벡 불안척도(BAI)

아래의 항목들은 흔히 일상생활에서 느낄 수 있는 경험들을 열거한 것입니다. 각 항목들을 주의 깊게 읽고 오늘을 포함해서 지난 한 주 동안, 당신이 경험한 정도를 아래와 같이 그 정도에 따라 적당한 숫자에 체크하여 주십시오.

	정 도
0	전혀 느끼지 않았다.
1	조금 느꼈다. 그러나 별 문제가 되지 않았다.
2	상당히 느꼈다. 힘들었으나 견딜 수 있었다.
3	심하게 느꼈다. 견디기가 힘들었다.

문 항	정 도			
1. 가끔씩 몸이 저리고 쑤시며 감각이 마비된 느낌을 받는다.	0	1	2	3
2. 흥분된 느낌을 받는다.	0	1	2	3
3. 가끔씩 다리가 떨리곤 한다.	0	1	2	3
4. 편안하게 쉴 수가 없다.	0	1	2	3
5. 매우 나쁜 일이 일어날 것 같은 두려움을 느낀다.	0	1	2	3
6. 어지러움(현기증)을 느낀다.	0	1	2	3
7. 가끔씩 심장이 두근거리고 빨리 뛴다.	0	1	2	3
8. 침착하지 못하다.	0	1	2	3
9. 자주 겁을 먹고 무서움을 느낀다.	0	1	2	3
10. 신경이 과민 되어 있다.	0	1	2	3
11. 가끔씩 숨이 막히고 질식할 것 같다.	0	1	2	3
12. 자주 손이 떨린다.	0	1	2	3
13. 안절부절못한다.	0	1	2	3
14. 미칠 것 같은 두려움을 느낀다.	0	1	2	3
15. 가끔씩 숨 쉬기 곤란할 때가 있다.	0	1	2	3
16. 죽을 것 같은 두려움을 느낀다.	0	1	2	3
17. 불안한 상태에 있다.	0	1	2	3
18. 자주 소화가 잘 안 되고 뱃속이 불편하다.	0	1	2	3
19. 가끔씩 기절할 것 같다.	0	1	2	3
20. 자주 얼굴이 붉어지곤 한다.	0	1	2	3
21. 땀을 많이 흘린다. (더위로 인한 경우는 제외).	0	1	2	3

| 찾아보기 |

▶인 명

▶용어

저자 소개

대표저자

권준수
서울대학교 의과대학 정신과학교실 교수
서울대학교 대학원 뇌과학 및 인지과학 협동과정 겸임교수
서울대학교병원

공저자(가나다순)

강도형
서울대학교 의과대학 정신과학교실 임상교수
서울대학교병원

김붕년
서울대학교 의과대학 정신과학교실 조교수
서울대학교병원

김영윤
경기대학교 범죄심리학과 교수

김의태
건강증진사업 기획관
경기도청 보건사업지원단

김찬형
연세대학교 의과대학 정신과학교실 부교수
영동세브란스병원

박세란
서울대학교 의과대학 정신과학교실 임상심리
서울대학교병원

백기청
단국대학교 의과대학 정신과학교실 교수
단국대학교병원

설순호
서울대학교 의과대학 정신과학교실 임상심리
서울대학교병원

신민섭
서울대학교 의과대학 정신과학교실 부교수
서울대학교병원

신영철
성균관대학교 의과대학 정신과학교실 교수
강북삼성병원

신용욱
인대애나 대학교

유소영
가천의과학대학교 정신과학교실 임상강사
가천의과학대학교 길병원

이경진
침례병원 정신과

이승재
경북대학교 의과대학 정신과학교실 임상교수
경북대학교병원

장준환
서울대학교 의과대학 정신과학교실 임상강사
서울대학교병원

정명훈
서울대학교 의과대학 정신과학교실 임상강사
서울대학교병원

채정호
가톨릭대학교 의과대학 정신과학교실 교수
가톨릭대학교 성모병원

최정석
서울대학교 의과대학 정신과학교실 임상강사
서울대학교병원

하태현
서울대학교 의과대학 정신과학교실 조교수
분당서울대학교병원

홍순범
안동류병원

강박증의 통합적 이해

2009년 1월 15일 1판 1쇄 발행
2010년 9월 10일 1판 2쇄 발행

지은이 • 권 준 수 외
펴낸이 • 김 진 환
펴낸곳 • ㈜ 학지사

　　　　　121-837 서울시 마포구 서교동 352-29 마인드월드빌딩 5층

대표전화 • 02) 330-5114　　　팩스 • 02) 324-2345

등록번호 • 제313-2006-000265호

홈페이지 • http://www.hakjisa.co.kr
커뮤니티 • http://cafe.naver.com/hakjisa

ISBN 978-89-93510-98-0 93510

정가 27,000원